“十二五”普通高等教育本科国家级规划教材
“十三五”高等医学院校本科规划教材

供基础、临床、护理、预防、口腔、中医、药学、医学技术类等专业用

系统解剖学

Systematic Anatomy

（第4版）

主　编　张卫光　张雅芳　武　艳

副主编　田德润　金昌洙　李志军
　　　　　宋焱峰　付升旗

编　委（按姓名汉语拼音排序）

顿爱社（泰山医学院）
付升旗（新乡医学院）
高小青（西南医科大学）
郭开华（中山大学中山医学院）
黄海辉（福建医科大学）
黄绍明（广西医科大学）
黄文华（南方医科大学）
金昌洙（滨州医学院）
李建华（青海大学医学院）
李　岩（大连医科大学）
李志军（内蒙古医科大学）
刘　丽（首都医科大学）
刘学敏（长治医学院）
刘　洋（黑龙江中医药大学）
孟海伟（山东大学齐鲁医学院）
倪秀芹（哈尔滨医科大学大庆校区）
乔海兵（山西医科大学汾阳学院）
秦丽华（北京大学医学部）
宋焱峰（兰州大学医学院）
孙宝飞（贵州医科大学）
田德润（天津医科大学）
韦立顺（河北工程大学医学院）
武　艳（首都医科大学）
闫军浩（北京大学医学部）
姚立杰（齐齐哈尔医学院）
张红旗（复旦大学上海医学院）
张卫光（北京大学医学部）
张雅芳（哈尔滨医科大学）

主编助理：方　璇（北京大学医学部）

北京大学医学出版社

XITONG JIEPOUXUE

图书在版编目（CIP）数据

系统解剖学 / 张卫光，张雅芳，武艳主编．－ 4 版．
－北京：北京大学医学出版社，2018.8（2023.7 重印）
ISBN 978-7-5659-1802-5

Ⅰ．①系… Ⅱ．①张… ②张… ③武… Ⅲ．①系统解
剖学 Ⅳ．① R322

中国版本图书馆 CIP 数据核字 (2018) 第 105362 号

系统解剖学（第 4 版）

主　　编： 张卫光　张雅芳　武　艳
出版发行： 北京大学医学出版社
地　　址：（100191）北京市海淀区学院路 38 号　北京大学医学部院内
电　　话： 发行部 010-82802230；图书邮购 010-82802495
网　　址： http：//www.pumpress.com.cn
E-mail： booksale@bjmu.edu.cn
印　　刷： 北京强华印刷厂
经　　销： 新华书店
责任编辑： 赵　欣　郭　颖　　**责任校对：** 靳新强　　**责任印制：** 李　啸
开　　本： 850 mm × 1168 mm　1/16　**印张：** 25.5　**字数：** 736 千字
版　　次： 2018 年 8 月第 4 版　2023 年 7 月第 6 次印刷
书　　号： ISBN 978-7-5659-1802-5
定　　价： 98.00 元

修订说明

国务院办公厅颁布《关于深化医教协同进一步推进医学教育改革与发展的意见》、以“5+3”为主体的临床医学人才培养体系改革、教育部本科临床医学专业认证等一系列重要举措，对新时期高等医学教育人才培养提出了新的要求，也为教材建设指明了方向。

北京大学医学出版社出版的临床医学专业本科教材，从2001年开始，历经3轮修订、17年的锤炼，各轮次教材都高比例入选了教育部“十五”“十一五”“十二五”国家级规划教材。为了顺应医教协同和医学教育改革与发展的要求，北京大学医学出版社在教育部、国家卫生健康委员会和中国高等教育学会医学教育专业委员会指导下，经过前期的广泛调研、综合论证，启动了第4轮教材的修订再版。

本轮教材基于学科制课程体系，在院校申报和作者遴选、编写指导思想、临床能力培养、教材体系架构、知识内容更新、数字资源建设等方面做了优化和创新。共启动46种教材，其中包含新增的《基础医学概论》《临床医学概论》《诊断学》《医患沟通艺术》4种。《基础医学概论》和《临床医学概论》虽然主要用于非临床医学类专业学生的学习，但须依托于临床医学的优秀师资才能高质量完成，故一并纳入本轮教材中。《诊断学》与《物理诊断学》《实验诊断学》教材并存，以满足不同院校课程设置差异。第4轮教材修订的主要特点如下：

1．为更好地服务于全国高等院校的医学教育改革，对参与院校和作者的遴选精益求精。教材建设的骨干院校结合了研究型与教学型院校，并注重不同地区的院校代表性；由各学科的委员会主任委员或理事长和知名专家等担纲主编，由教学经验丰富的专家教授担任编委，为教材内容的权威性、院校普适性奠定了坚实基础。

2．以“符合人才培养需求、体现教育改革成果、教材形式新颖创新”为指导思想，以深化岗位胜任力培养为导向，坚持“三基、五性、三特定”原则，密切结合国家执业医师资格考试、全国硕士研究生入学考试大纲。

3．部分教材加入了联系临床的基础科学案例、临床实践应用案例，使教材更贴近基于案例的学习、以问题为导向的学习等启发式和研讨式教学模式，着力提升医学生的临床思维能力和解决临床实际问题的能力；适当加入知识拓展，引导学生自学。

4．为体现教育信息化对医学教育的促进作用，将纸质教材与二维码技术、网络教学平台相结合，教材与微课、案例、习题、知识拓展、图片、临床影像资料等融为一体，实现了以纸质教材为核心、配套数字教学资源的融媒体教材建设。

在本轮教材修订编写时，各院校对教材建设提出了很好的修订建议，为第 4 轮教材建设的顶层设计和编写理念提供了详实可信的数据储备。第 3 轮教材的部分主编由于年事已高，此次不再担任主编，但他们对改版工作提出了很多宝贵的意见。前 3 轮教材的作者为本轮教材的日臻完善打下了坚实的基础。对他们的贡献，我们一并表示衷心的感谢。

尽管本轮教材的编委都是多年工作在教学一线的教师，但囿于现有水平，书中难免有不当之处。欢迎广大师生多提宝贵意见，反馈使用信息，以臻完善教材的内容，提高教材的质量。

“十三五”高等医学院校
本科规划教材评审委员会

序

国务院办公厅《关于深化医教协同进一步推进医学教育改革与发展的意见》（以下简称《意见》）指出，医教协同推进医学教育改革与发展，加强医学人才培养，是提高医疗卫生服务水平的基础工程，是深化医药卫生体制改革的重要任务，是推进健康中国建设的重要保障。《意见》明确要求加快构建标准化、规范化医学人才培养体系，全面提升人才培养质量。要求夯实5年制临床医学教育的基础地位，推动基础与临床融合、临床与预防融合，提升医学生解决临床实际问题的能力，推进信息技术与医学教育融合。从国家高度就推动医学教育改革发展作出了部署、明确了方向。

高质量的医学教材是满足医学教育改革、培养优秀医学人才的核心要素，与医学教育改革相辅相成。北京大学医学出版社出版的临床医学专业本科教材，立足于岗位胜任力的培养，促进自主学习能力建设，成为临床医学专业本科教学的精品教材，为全国高等医学院校教育教学与人才培养工作发挥了重要作用。

在医教协同的大背景下，北京大学医学出版社启动了第4轮教材的修订再版工作。全国医学院校一大批活跃在教学一线的专家教授，以无私奉献的敬业精神和严谨治学的科学态度，积极参与到本轮教材的修订和建设工作当中。相信在全国高等医学院校的大力支持下，有广大专家教授的热情奉献，新一轮教材的出版将为我国高等医学院校人才培养质量的提高和医学教育改革的发展发挥积极的推动作用。

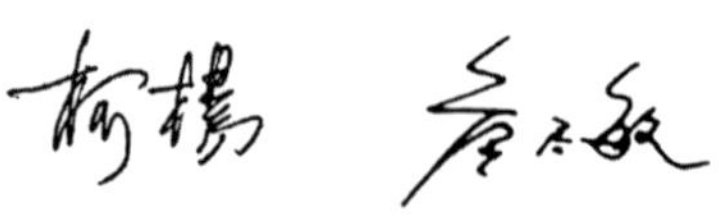

前　言

“十三五”全国高等医学院校本科规划教材《系统解剖学》（第 4 版）是在北京大学医学出版社前 3 版的《系统解剖学》和《人体解剖学》基础上，依照“三基、五性、三特定”的原则，本着突出重点、兼顾全面、删繁就简、除旧布新的编写思路，由北京大学、哈尔滨医科大学、首都医科大学等国内 25 所医学院校的 28 位教学经验丰富的老师合力完成。

本版教材按篇章节编排，以增加知识的条理性和实用性，全书分运动系统、内脏学、脉管系统、感觉器和神经系统 5 篇，骨、骨连结、骨骼肌、消化系统、呼吸系统、泌尿系统、男性生殖系统、女性生殖系统、腹膜、心血管系统、淋巴系统、视器、前庭蜗器、周围神经系统、中枢神经系统、内分泌系统等 18 章，每章中包括 2 节及以上内容。编写时综合参考了国家医学考试中心考试大纲及各学校的教学大纲，各章节的内容通过文字字号的不同大小，明确区分系统解剖学的深度和广度，尽可能实现言简意赅和重点突出，达到教师易教、学生易学的编写目的。

本版教材在注重系统解剖学基础理论、基本知识和基本技能传授的同时，特别加强了数字化的线上服务，形成了区别前 3 版教材的特色内容。本教材为立体化教材，即纸质教材、数字教学平台加二维码的方式，并专为合适的章节制作了解剖微课。通过二维码扫描，读者可以轻松得到知识链接、解剖拓展、案例分析和院校印象 4 个数字板块。知识链接主要以图表的形式对相应的内容进行归纳总结，便于记忆；解剖拓展是将相关的新知识理论、研究进展、临床疾病的诊疗、跨学科思维等引入解剖学的学习中，旨为明目；案例分析以特征性的临床案例为主线，突出临床医学实践与人体解剖学的联系，重在开心；院校印象通联了各编委所在的医学院校发展历程，彰显风采。

本版教材突出图文并茂，选用了 420 余幅四彩线条插图，是与第 3 版教材的不同之处，插图线条细腻清晰，色彩区分度高，有很强的科学性和可观性，并增加了 16 幅影像和断面图等，力争最大程度地与文字呼应和契合。本版教材中还配套有数十幅 3D 数字解剖图片，应用手机直接扫描图片，便会有一张立体、可放大缩小、能够旋转的解剖图跃然纸上，形成了本版教材的亮点。本版教材中采用的解剖学名词以全国科学技术名词审定委员会于2014年公布的《人体解剖学名词》（第2版）为准。

由于本版教材的修订工作时间紧，新增内容较多，更换了几乎所有的图片，数字化内容也是从无到有，这些均给每位编委和出版社带来了巨大的压力，本书的如期出版离不开各方的大力支持和通力合作，在此报以衷心的感谢！

本版教材我们竭尽所能，力求精益求精，但鉴于水平、条件有限，必然存在某些欠缺和不妥之处，敬请同仁和读者予以指正和谅解。

张卫光　张雅芳　武　艳

二维码资源索引

续表

资源名称	资源类型	页码
知识链接：主要胸肌的作用和神经支配简表	下载资源	66
知识链接：腹肌的作用和神经支配简表	下载资源	69
知识链接：上肢带肌的作用和神经支配简表	下载资源	72
知识链接：臂肌的作用和神经支配简表	下载资源	73
知识链接：前臂肌前群的作用和神经支配简表	下载资源	74
知识链接：前臂肌后群的作用和神经支配简表	下载资源	75
知识链接：主要手肌的作用和神经支配简表	下载资源	76
解剖拓展：上肢的局部记载	下载资源	77
知识链接：主要髋肌的作用和神经支配简表	下载资源	78
知识链接：大腿肌的主要作用和神经支配简表	下载资源	81
知识链接：小腿肌的作用和神经支配简表	下载资源	82
解剖拓展：下肢的局部记载	下载资源	83
解剖拓展：体表的肌性标志	下载资源	84
院校风采：哈尔滨医科大学大庆校区	文本	88
案例分析	下载资源	89
知识链接：软腭肌简表	下载资源	90
知识链接：牙的萌出和脱落时间表	下载资源	91
解剖拓展：胃的分型	下载资源	99
解剖拓展：胃镜检查的路径和方法	下载资源	99
知识链接：肛管齿状线上、下部的比较	下载资源	105
院校风采：新乡医学院	文本	111
案例分析	下载资源	112
知识链接：喉肌的名称、起止、作用和神经支配	下载资源	118
解剖拓展：喉的血管、淋巴回流和神经	下载资源	119
知识链接：肺段	下载资源	122
知识链接：肺和胸膜下界的体表投影	下载资源	124
解剖拓展：肺的血管和神经	下载资源	125
院校风采：山西医科大学汾阳学院	文本	127
案例分析	下载资源	128
解剖拓展：肾段动脉与肾段	下载资源	130
解剖拓展：肾移植	下载资源	131
院校风采：齐齐哈尔医学院	文本	134
案例分析	下载资源	135
知识链接：男性生殖系统组成简表	下载资源	135

续表

续表

资源名称	资源类型	页码
院校风采：复旦大学上海医学院	文本	250
案例分析	下载资源	251
院校风采：福建医科大学	文本	262
案例分析	下载资源	262
知识链接：脑神经概要	下载资源	262
院校风采：中山大学中山医学院	文本	277
案例分析	下载资源	278
知识链接：内脏器官的神经支配表	下载资源	286
院校风采：广西医科大学	文本	287
案例分析	下载资源	288
知识链接：脊髓灰质板层与核团的对应关系简表	下载资源	292
院校风采：长治医学院	文本	296
案例分析	下载资源	297
解剖拓展：脑干的动脉	下载资源	313
案例分析	下载资源	313
知识链接：小脑脚和通过的主要纤维束简表	下载资源	317
院校风采：黑龙江中医药大学	文本	318
案例分析	下载资源	318
解剖拓展：下丘脑“三带四区”的主要核团	下载资源	322
解剖拓展：下丘脑的临床联系	下载资源	323
案例分析	下载资源	323
解剖拓展：解开大脑关联学习之迷	下载资源	325
解剖拓展：丘脑辐射	下载资源	335
院校风采：首都医科大学	文本	336，368
案例分析	下载资源	337
知识链接：上、下运动神经元损伤表现比较	下载资源	345
知识链接：硬脑膜窦内的血液流向归纳简表	下载资源	351
案例分析	下载资源	353
院校风采：青海大学医学院	文本	361
知识链接：垂体的分部	下载资源	363
案例分析	下载资源	364

目录

第三篇　脉管系统

第四篇　感觉器

第五篇　神经系统

绪　论

一、人体解剖学的任务和分科

（一）人体解剖学的任务

人体解剖学 human anatomy 是研究正常人体形态结构的科学。学习人体解剖学的任务在于理解和掌握人体各系统器官的形态结构、位置毗邻及相关联系（包括功能作用和临床意义），为学习其他基础医学和临床医学课程奠定坚实的基础。

解剖含有持刀剖割之意。远在两千多年前，我国古代医典《灵枢经》中即已有“解剖”一词的记载，直到现在仍是研究人体形态结构的最基本方法。

人类自诞生之日起，就要与疾病抗争，而人体是极其复杂的，揭示人体之迷的最基础学科就是人体解剖学。只有充分认识了正常人体的形态结构，正确把握人体的生理功能和病理变化，正确判断人体的正常与异常，从而正确区别生理与病理状况，否则就不可能对疾病做出正确的判断和治疗。因此，人体解剖学是一门重要的医学基础课，是学习其他基础医学和临床医学课程的基石。

（二）人体解剖学的分科与系统解剖学

构成人体的基本结构是**细胞** cell。当人的卵子和精子融合为受精卵细胞时，生命就开始了，受精卵细胞不断地分裂与分化，发育为由多达 100 万亿个细胞组成的新生个体。细胞和细胞间质共同组成的结构称为**组织** tissue。人体的基本组织包括上皮组织、结缔组织、肌组织和神经组织。几种组织相互结合构成**器官** organ，如胃、肺等。若干器官相互组合构成**系统** system，如运动系统、呼吸系统等，并完成某种生理功能。

对细胞、新生个体的发育、组织、器官和系统的形态结构进行系统研究的科学称为**广义解剖学**，包括细胞学、胚胎学、组织学和人体解剖学。

人体解剖学又分为系统解剖学、局部解剖学和断层解剖学等。**系统解剖学** systematic anatomy 是按人体器官功能系统阐述人体器官形态结构的科学，一般所说的人体解剖学就是指系统解剖学；**局部解剖学** topographic anatomy 或 regional anatomy 是按人体的局部分区，研究各区域内器官和结构的形态位置、毗邻关系和层次结构的科学；**断层解剖学** sectional anatomy 是运用切片技术与 CT（计算机断层扫描）、MRI（磁共振成像）、超声等影像技术相结合，研究正常人体不同断面上器官结构的位置、形态及其相互关系的科学。系统解剖学、局部解剖学和断层解剖学主要用肉眼观察机体的宏观结构，又称巨视解剖学，即**大体解剖学** gross anatomy。细胞学、胚胎学和组织学主要用显微镜观察机体的细微结构，又称**微观解剖学** microanatomy。

人体解剖学依据研究的方法与目的的不同又可分为若干门类。如运用 X 线技术研究人体器官形态结构的 X 线解剖学 X-ray anatomy，研究神经形态与功能的神经解剖学 neuroanatomy，密切联系手术的外科解剖学 surgical anatomy，分析研究人体运动器官的形态结构、提高体育运动效率的运动解剖学 locomotive anatomy，等等。

二、人体解剖学发展简史

人体解剖学是一门古老的科学，是伴随着医学的发展而逐渐发展起来的。通常认为有文字记载的解剖学资料始于古希腊和中国。

《Hippocrates 文集》中记载了心有两个心室和两个心房，还对颅骨进行了正确的描述。公元二世纪以后的西方解剖学发展造就出了许多的科学巨匠，包括意大利人 Leonardo da Vinci、比利时人 A.Vesalius、英国人 W. Harvey 等。

Galen（盖伦，131－200 年）是继 Hippocrates（希波克拉底，公元前 460－前377 年）之后最杰出的古代医生，也是古代最伟大的解剖学家。他提倡的解剖学研究思想，最早把西方医学领入了因果关系明确的科学轨道。他的解剖学工作在《论解剖过程》和《论身体各部器官的功能》两书中得到完整的阐述，并达到古希腊医学研究的顶峰。他对动物进行的解剖学研究和对人体器官结构与功能密切相关的理念，主宰欧亚大陆医学的理论和实践达 1400 年。同时必须承认，由于他的研究资料主要来自动物，并以此对人体结构进行判断，正如其后继者 Vesalius 所说："Galen 是一位大解剖学家，他解剖过很多动物，但限于条件，就是没有解剖过人体，以致造成很多错误。在一门解剖课程中，我能指出他的 200 多处错误，但我还是尊重他。"

Leonardo da Vinci（达芬奇，1457－1519 年）是文艺复兴时代的博学家，现代解剖学的开创者之一（图 0-1）。他首先是一位伟大的绘画大师，曾被恩格斯誉为绘画史上巨人中的巨人，他同时也是一位伟大的解剖学家。文艺复兴时期所倡导的艺术需要精确地再现自然的理念，这极大地促进了解剖学的发展。人体是美丽的，是值得研究的。由于艺术的需要，不朽的 Leonardo da Vinci 亲自解剖 30 多具不同年龄的男女尸体，并进行了准确的描绘，他绘制的千余张精美的解剖学图谱，是一部划时代的巨作。

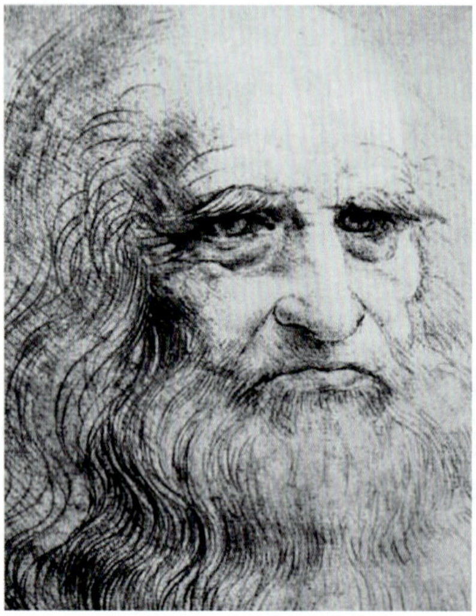
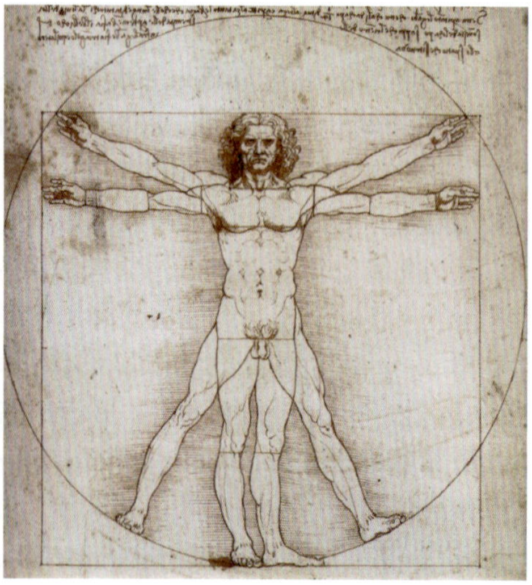

图 0-1 Leonardo da Vinci 和平衡人体

A. Vesalius（维萨里，1514－1564 年）是解剖学的革新者，现代解剖学的奠基人（图 0-2）。他的解剖学研究是紧接着 Galen 而予以深入和发展的，其革新之处是直接地解剖人体，而不是单纯地研究 Galen 的书本。在当时，获得尸体是很困难的，为此，他曾挖掘过坟墓，曾在夜里到绞刑架下运走尸体。通过解剖，他掌握了丰富的人体解剖知识。1543 年，正是哥白尼《天体运行论》出版的那一年，他在巴塞罗那出版了著名的力作《人体的构造》。该书共七卷，图文并茂，详细描述了人体各部分的结构。这是人类历史上第一部科学而系统的人体解剖学著作，是对医学做出最伟大贡献的著作之一，并成为人

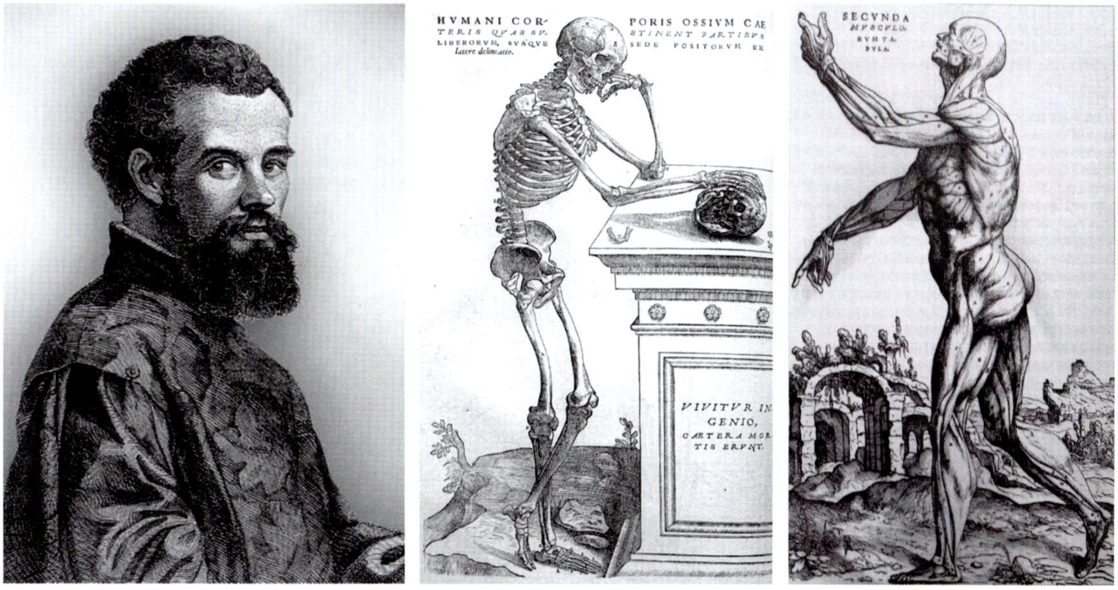

图 0-2 Vesalius 和《人体的构造》中的版画

体解剖学的经典。尽管书中仍有类似 Galen 的错误，但他终究接近了一个目标——真实地描绘人体的构造，而不管这种描绘与古代权威的观点有何不同。

W. Harvey（1578－1657 年）是一位伟大的解剖学家，他以严格的人体解剖和动物的活体解剖为基础，于 1628 年发表了现代生理解剖学的奠基之作《心血运行论》，首次证明“在动物体内，血液被驱动着进行不停的循环运动，这正是心脏通过脉搏所执行的功能，而搏动则是心脏运动和收缩的唯一结果”。他开创了解剖学结构与生理功能相联系的实验研究。他的贡献是巨大的，由于其对心血管系统的出色的研究，他被后人誉为“近代生理学之父”。

中国的解剖学尽管发展缓慢，但在不同的历史年代，也曾有一定量的解剖记载。两千年前的中医奠基之作《黄帝内经》有关人体形态的记载是“若夫八尺之士，皮肉在此，外可度量切循而得之，其尸可解剖而视之”“其脏之坚脆，腑之大小，谷之多少，脉之长短……皆有大数”。张仲景（150－219 年）的《伤寒杂病论》、南宋的宋慈所著的《洗冤集录》（约 1247 年）对全身的骨骼进行了详细的描述，并附有插图；清代的王清任所著的《医林改错》对古医书的错误进行了校正等。

我国的现代解剖学开始于 19 世纪，是在西方现代医学传入之后才得以发展起来的。1893 年（清光绪 19 年）在天津开办的北洋医学堂，率先开设了人体解剖学课程。1913 年 11 月，汤尔和教授起草并获批了中国的第一部解剖法令《解剖学条例》，为人体解剖和病理解剖取得了合法地位。此后，我国的解剖学逐步发展成为一门独立的学科，并初步建立了一支中国人自己的解剖学工作者队伍。而人体解剖学真正得到发展是在 1949 年以后，我国广大的现代解剖学工作者为推动解剖事业的发展做出了巨大贡献。

王清任（1768－1831 年）是我国古代对解剖学贡献最大的医学家。他以超乎常人的勇气和毅力，坚持对人体结构进行直接的观察和研究，常亲临刑场，观察脏器构造，并与动物解剖进行比较。前后历时 42 年，王清任仔细观察了一百多具尸体，绘成《亲见改正脏腑图》，并详加解说，连同其他有关医学论著，一并收录于《医林改错》中，对祖国医学和解剖学做出了巨大贡献。

汤尔和（1879－1940 年）是我国著名的组织学和解剖学家、医学教育家（图 0-3），筹建了中国第一所国立医学校——北京医学专门学校（现北京大学医学部），创立了中华民国医药学会，起草并推行了中国第一部解剖法令《解剖条例》，联合中华民国医药学会、博医会、江苏教育会共同审定医学名词，为统一中国医学名词做出了重要贡献。他撰写和翻译了 30 余部医学著作，培养了一大批医学人才，为近现代中国的医学教育事业奠定了发展的基础。

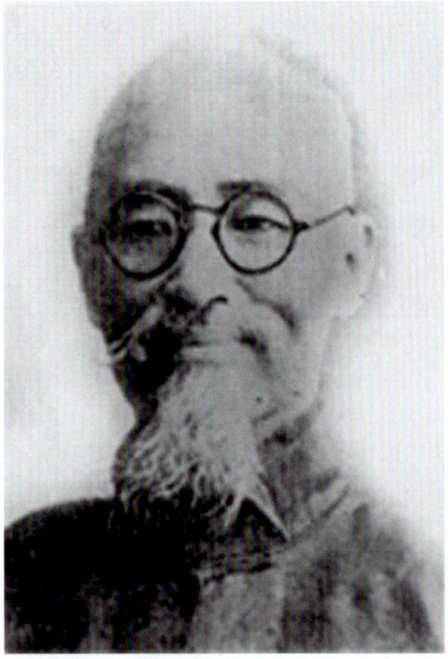

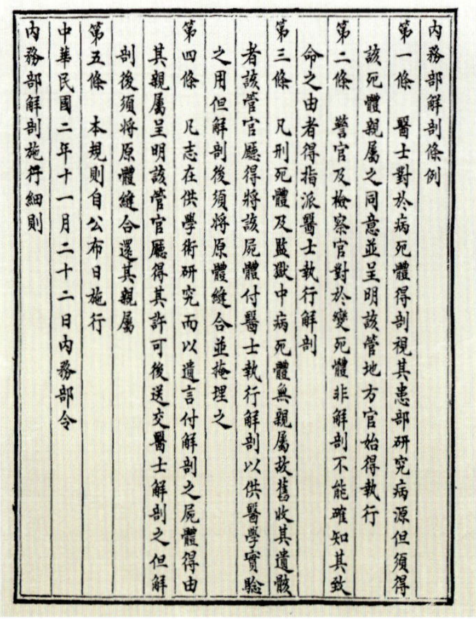

内務部解剖條例

第一條 醫士對於病死體得剖視其患部研究病源但須得該死體親屬之同意並呈明該管地方官始得執行

第二條 警官及檢察官對於變死體非解剖不能確知其致命之由者得指派醫士執行解剖

第三條 凡刑死體及監獄中病死體無親屬故舊收其遺骸者該管官廳得將該屍體付醫士執行解剖以供醫學實驗之用但解剖後須將原體縫合並掩埋之

第四條 凡志在供學術研究而以遺言付解剖之屍體得由其親屬呈明該管官廳得其許可後送交醫士解剖之但解剖後須將原體縫合還其親屬

第五條 本規則自公布日施行

中華民國二年十一月二十二日內務部令

內務部解剖施行細則

图 0-3 汤尔和与《解剖条例》

随着临床医学的发展，促使人体解剖学向更深、更细的方向延伸，显微外科解剖学、X 线解剖学、影像断面解剖学、临床器官功能解剖学、器官移植外科解剖学的研究与应用发展很快，大大扩展了人体解剖学的内容。随着人工智能、信息数字化时代的到来，也相继出现了腔镜解剖学、数字解剖学和虚拟解剖学、人体虚拟现实等，展现出了人体解剖学发展的无限生机。

三、人体的分部与器官系统

人体从外形上可分为头、颈、躯干和四肢 4 部（图 0-4），其中头部包括后上方的颅部和前下方的面部，颈部包括前方的颈部和后方的项部，躯干部包括胸部、腹盆部、背部和腰部，四肢包括上肢部和下肢部。上肢部又分为上肢带部和自由上肢部，自由上肢部再分为臂、前臂和手；下肢部分为下肢带部和自由下肢部，自由下肢部再分为大腿、小腿和足。

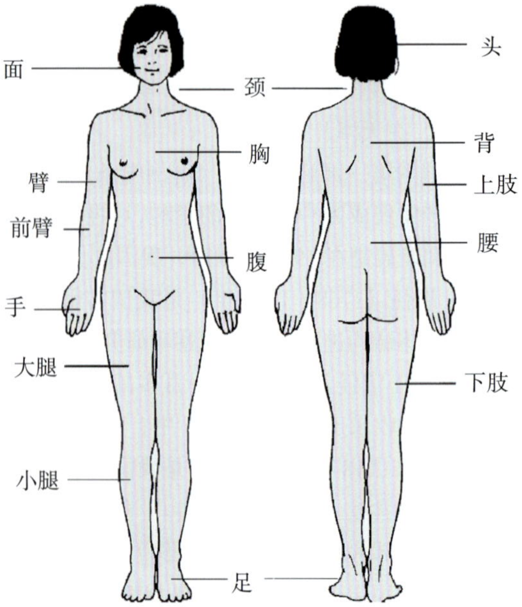

图 0-4 人体的分部

人体可分为 9 大系统，行使不同的生理功能，每个系统由许多的器官构成。运动系统（执行躯体的运动功能，包括骨、骨连结和骨骼肌）、消化系统（主要执行消化食物、吸收营养物质和排出代谢产物的功能）、呼吸系统（执行机体与外界气体的交换功能，吸进氧气和排出二氧化碳）、泌尿系统（排出机体内溶于水的代谢产物如尿素、尿酸等）、生殖系统（包括男性和女性生殖系统，主要执行生殖繁衍后代的功能）、脉管系统（输送血液在体内流动，包括心血管系统和淋巴系统）、感觉器（包括感受机体内、外环境刺激的装置）、神经系统（调控全身各器官系统的功能活动）和内分泌系统（配合神经系统调控全身各器官系统的活动）。

本教材以各个系统为主线，对正常人体的解剖结构加以描述。

四、常用的解剖学术语

解剖学基本术语是国际上统一认可的标准术语，是正确描述人体器官的位置关系和形态结构的依据。

（一）解剖学姿势

解剖学姿势 anatomical position 又称为标准姿势 standard position（图 0-5）：身体直立，两眼向前平视，两腿并拢，足尖向前，上肢下垂于躯干两侧，掌心向前。

无论人体处于何位，如直立位、仰卧位、俯卧位、侧卧位或倒立位，均应按解剖学姿势描述方位。

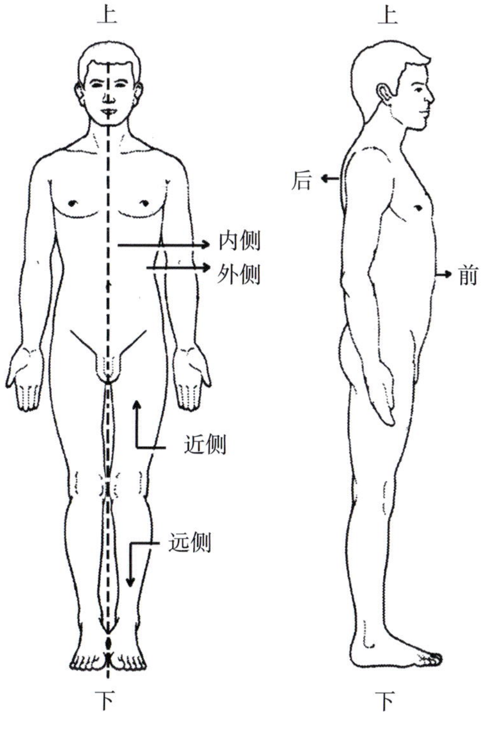

图 0-5 解剖学姿势及方位术语

（二）方位术语

1．上 superior 和下 inferior 近头者为上或颅侧 cranial，近足者为下或尾侧 caudal。

2．前 anterior 和后 posterior 近腹侧者为前或腹侧 ventral，近背侧者为后或背侧 dorsal。

3．内侧 medial 和外侧 lateral 近正中矢状面者为内侧，远者为外侧。

4．内 internal 和外 external 凡为空腔的器官，近内腔者为内，远者为外。

5．浅 superficial 和深 deep 以体表为准，近表面者为浅，远者为深。

6．对四肢的描述也常采用如下术语

（1）近侧 proximal 和远侧 distal：近躯干者为近侧，相当于上；远者为远侧，相当于下。

（2）尺侧 ulnar 和桡侧 radial：相当于前臂的内侧和外侧。

（3）胫侧 tibial 和腓侧 fibular：相当于小腿的内侧和外侧。

（4）手掌侧 palmar 和手背侧：手的前面为掌侧，手的后面为背侧。

（5）跖侧 plantar 和足背侧：足的下面为跖侧，足的上面为背侧。

（三）轴和面

依据解剖学姿势，人体任何部位均可设置为 3 个互相垂直的轴和面（图 0-6）。

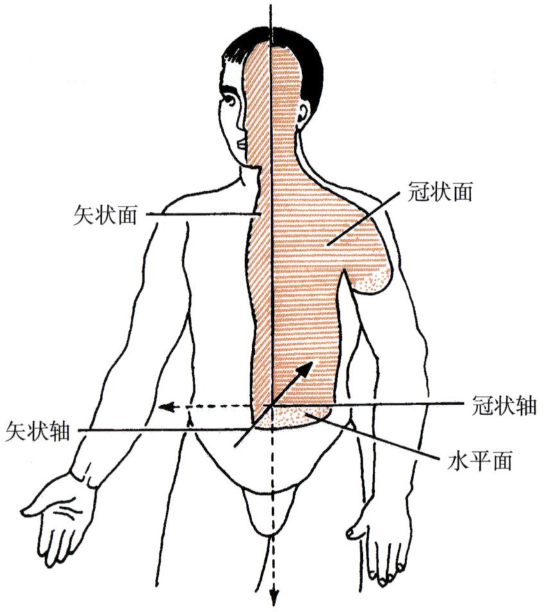

图 0-6　解剖的轴和切面

1．**轴**

（1）垂直轴 vertical axis：为上下方向垂直于地平面的轴。

（2）矢状轴 sagittal axis：为前后方向垂直于垂直轴的轴。

（3）冠状轴 coronal axis：又称额状轴 frontal axis，为左右方向垂直于上述两轴的轴。

2．**面**

（1）矢状面 sagittal plane：为前后方向将人体纵切为左、右两部分的断面。其中正中矢状面将人体表面分为左、右对等的两半。

（2）冠状面 coronal plane：为左右方向将人体纵切为前、后两部分的断面。

（3）水平面 horizontal plane：又称横切面 transverse plane，为与垂直轴垂直将人体分为上、下两部分的断面。

五、人体的体型与器官的变异

人体解剖学所描述的器官形态位置、结构特征和血液供应及神经配布均属正常范围。所谓的正常范围是要在统计学上占优势，一般指要超过一半的比例。人体的某些器官和正常范围不完全相同，但比较接近正常范围，差异不明显称之变异。如果超出一般变异范围，统计学上出现率极低，甚至影响正常生理功能者，称为异常或畸形。

人体结构基本相同，但受家族遗传、发育状况、生活环境的影响（营养、职业和锻炼等），致使每个人的高矮、胖瘦及器官的形态都有一定程度的差异，这些特点在人体的综合表现上称为体型。通常人体可分为矮胖型（头部较大、四肢短小和腹围大于胸围）、瘦长型（四肢相对较长和胸围大于腹围）和适中型。体型在统计学上呈正态曲线分布，并与某些疾病的发生和发展密切相关。

六、学习方法和感恩教育

在人体解剖的学习中，一定要坚持形态与功能相制约的观点、进化发展的观点、局部与整体统一的观点和理论与实际相结合的观点，从而全面正确地认识和理解人体的形态结构。

特别注意的是，每一名医学生必须要尊重解剖标本，感恩无偿捐献遗体的每一位“大体老师”，他们为了医学事业的进步、解剖学的教学和科研，奉献出了宝贵的遗体，他们才是每一名医学生真正的“无语良师”。

（张卫光　张雅芳）

院校风采：北京大学医学部

院校风采：哈尔滨医科大学

第一篇　运动系统

运动系统构成人体的形态学基础，包括骨、骨连结和骨骼肌，总重量为体重的60%～70%。骨在运动中作为杠杆，骨连结成为运动枢纽，骨骼肌则作为运动的动力，三者缺一不可。独立的各块骨通过骨连结彼此连接，称为骨骼。骨骼形成完整的人体支架，发挥了支持功能。骨骼和肌在头部和躯干部围成腔，使脑等重要脏器免受伤害，从而发挥保护作用。骨的形态和结构在发育过程中出现长短、大小的不同，赋予了每个人体貌形态的个体差异。

为适应器官功能的需要，骨的生长发育不断地进行改建和重塑。由于骨连结的形成和肌腱、韧带的附着等多种因素的影响，每块骨都根据功能需要形成各自不同的形态特征，这与人体的构建密切相关，不能简单地、孤立地认为骨的形态结构生来如此。

人体运动很复杂，四肢的运动最多，尤其是上肢和手的运动最灵巧。区别于其他任何一种动物，人类手的运动最具有代表性。骨的良好发育只为完成运动奠定了部分基础，而运动轴的形态学基础是骨连结的形成。骨连结的形态结构不同，直接影响人体各部运动范围的大小和运动的灵活性。

附着于骨的肌为骨骼肌。全身的骨骼肌数量众多，每块肌的大小、形态各异，但其附着于2块骨之间一定跨过1个或几个骨连结。因此，骨骼肌的收缩必然带动骨，以骨连结作为支点而产生一个动作。至此，骨、骨连结和骨骼肌共同完成了运动。骨骼肌成为运动中必不可少的动力。当然，一种完美的运动形式需要在神经系统的支配下由多块肌的协调配合才能实现。骨或骨骼肌的某些部分在体表形成明显的隆起或凹陷，形成骨性标志和肌性标志，易被触摸。在临床实践中，它们可作为内脏位置、血管和神经走行及针灸取穴等的定位标志。

（闫军浩）

院校风采：北京大学医学部

第1章 骨

第一节 概　　述

研究骨的形态结构的科学，称为**骨学** osteology。**骨** bone 由骨细胞、骨胶原纤维及骨基质组成，坚硬而有弹性，有较丰富的血管、淋巴管和神经。每一块骨都有一定的形态和功能，具有新陈代谢及生长发育的特点。因此，活体骨是有生命的器官。骨来源于胚胎时期的间充质，从胚胎第 8 周开始发生，成骨过程有膜内成骨和软骨内成骨两种方式。随着年龄的增长，骨不断地增长、增粗或增厚，发育到一定年龄，骨停止生长。此后，骨仍保持有创伤修复、愈合及再生能力。骨和体内其他器官一样，生长发育过程受体内、外多种环境因素影响，如神经、内分泌、遗传、营养、疾病、生活条件和地理环境等。这些因素在神经系统的调节下，影响骨的代谢，使骨不断发生形态结构变化。但骨的形态结构首先是由机体遗传因子决定的。

案例分析

骨的代谢活动是其具有可塑性的内在因素，经常锻炼可促进骨的良好生长和发育。骨在外伤或疾病时往往发生急剧的反应，其功能活动加强时，可促使骨质增生，骨坚韧粗壮；反之，骨质则变得疏松。人体由于疾病、外伤或手术切除等原因所造成的骨组织缺损，可通过移植各种替代物加以修复。近年来，随着组织细胞培养技术的普遍开展和医用生物材料的开发利用，以及细胞生物学、分子生物学和生物化学等相关学科的飞速发展，产生并形成了一门新的学科领域——组织工程学。目前，骨组织工程的研究主要集中在成骨细胞的定向分化研究、生物组织支架的研究及参与骨形成过程的生长因子研究等方面。

一、骨的形态和分类

成人全身共有 206 块骨（图 1-1），除 6 块听小骨属于感觉器外，其余骨按部位可分为颅骨、躯干骨和附肢骨 3 部分，前两者统称为中轴骨。由于功能不同，骨具有不同的形态，基本上可分为 4 类，即长骨、短骨、扁骨和不规则骨。

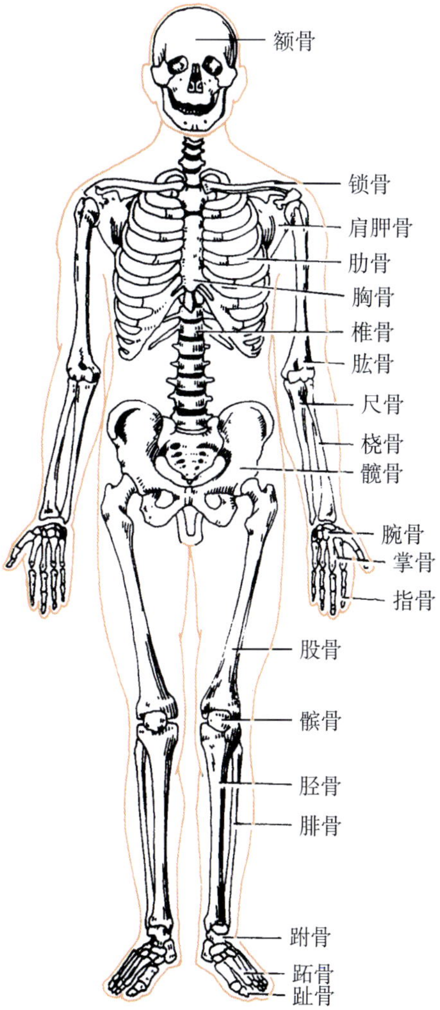

图 1-1　全身骨骼

知识链接：人体全身骨简表

（一）长骨

长骨 long bone 呈长管状，分为一体和两端（图 1-2，图 1-3）。体又称**骨干** shaft，是指长骨中间较细的部分，内有空腔，称**髓腔** medullary cavity，含有骨髓。骨的两端膨大，称为**骺** epiphysis，其光滑面称为关节面 articular surface，其上覆有关节软骨并参与构成关节。骨干与骺相邻的部分称**干骺端** metaphysis。幼年时，骺与骨干之间留有透明软骨称**骺软骨** epiphysial cartilage。成年后，骺软骨骨化，骨干与骺融为一体，其间遗留的痕迹，称**骺线** epiphysial line。

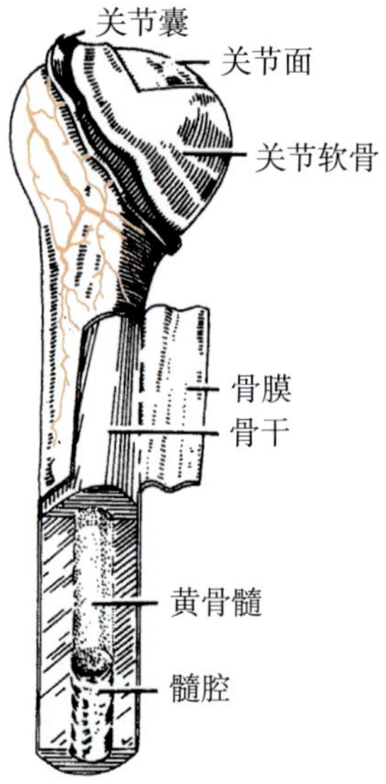

图 1-2 长骨的构造

（二）短骨

短骨 short bone 多呈立方形，常具有多个关节面（图 1-3）。由于其形体较小，而使运动幅度较小，但其运动较为复杂。短骨之间连接牢固，能承受较大的压力。因此，它们多成群地分布于某些部位，如腕骨和跗骨等。

（三）扁骨

扁骨 flat bone 呈扁宽的板状，常围成腔，支持、保护重要器官，主要分布于头颅、胸部等处（图 1-3）。如颅骨形成颅腔保护脑；胸骨和肋参与构成胸廓，保护心、肺、肝、脾等。扁骨亦可为骨骼肌提供广阔的附着面，如肩胛骨、肋骨等。

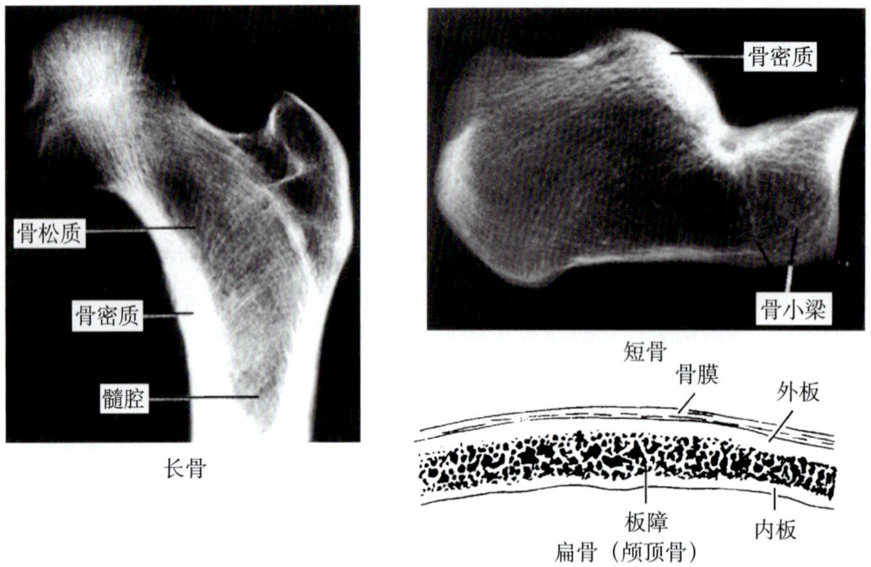

图 1-3 骨的内部构造

（四）不规则骨

不规则骨 irregular bone 形状不规则，功能多样，如椎骨、颞骨和面颅骨等。有些不规则骨内有含气的腔，称为**含气骨** pneumatic bone，如上颌骨、筛骨等。

此外，尚有发生于某些肌腱内的**籽骨** sesamoid bone，其体积一般甚小，在运动中起减少摩擦和转变骨骼肌牵引方向的作用。髌骨是人体最大的籽骨。

各种形态的骨表面都可能因骨骼肌附着而受到牵拉或因血管和神经在骨的表面经过及某些毗邻器官的压迫等，使骨的表面形成一些突起或凹陷。骨表面的突起依其大小、形态不同，分别称为**结节** tubercle、**粗隆** tuberosity、**棘** spine 和**嵴** crest 等。骨表面的凹陷也依其大小、形状不同，分别称为**窝** fossa、**凹** fovea、**压迹** impression 和**沟** sulcus 等。骨内的腔洞分别称**腔** cavity、**窦** sinus 或**房** atrium 等。

二、骨的构造

骨由骨质、骨膜和骨髓构成，此外尚含有血管、淋巴管和神经等（图 1-2）。

（一）骨质

骨质 osseous substance 是骨的主要组成部分，分为骨密质和骨松质（图 1-3）。**骨密质** compact bone 构成长骨骨干、骺以及其他类型骨的外层，质地致密，抗压、抗扭曲力强。**骨松质** spongy bone 呈海绵状，由许多片状的**骨小梁** bone trabecula 交织排列而成。骨小梁的排列方向与各骨所承受的压力及骨骼肌附着所产生的相应张力方向一致，使骨具有较大的承重力和抗牵拉力。骨松质分布于长骨的骺及其他类型骨的内部。颅盖各骨内、外板骨密质间的骨松质称为**板障** diploë。

力学因素对骨的生长发育和改建作用非常重要。人体的每一块骨都有其最适宜的应力范围，应力过高或过低都会引起骨的吸收和萎缩。如长期失重或瘫痪，可因应力过低造成骨的脱钙和退行性变；骨折的内固定器可造成局部的应力集中，导致骨质的破坏和吸收。

（二）骨膜

骨膜 periosteum 被覆于骨内、外面，包裹于除关节面以外整个骨外面的称骨外膜，较厚；而衬于骨髓腔内面和骨松质腔隙内的称**骨内膜** endosteum，较薄。骨外膜即通常所指的骨膜，又可分为内、外两层：外层主要由纤维结缔组织构成，有许多胶原纤维束穿入骨质，使骨膜固着于骨面；内层含有大量成骨细胞和破骨细胞。骨外膜的内层与骨内膜一起在骨的形成、生长发育过程中起重要作用，尤其是在成年后的创伤修复过程中其功能活跃，更有产生新骨质和破坏旧骨质的功能。故在骨手术中应尽量保留骨膜，以免发生骨的坏死或延迟骨愈合。骨膜富有血管、淋巴管和神经，保障了骨的营养、再生及感觉功能。

（三）骨髓

骨髓 bone marrow 存在于骨髓腔和骨松质的间隙内，分为红骨髓和黄骨髓。**红骨髓** red bone marrow 有造血功能，含有大量不同发育阶段的红细胞和其他幼稚型血细胞；**黄骨髓** yellow bone marrow 含有大量脂肪组织，失去了造血活力。但在慢性失血过多或患重度贫血症时，其可重新转化为具有造血功能的红骨髓。胎儿及幼儿期的骨髓均为红骨髓。约 6 岁起，长骨髓腔内的红骨髓逐渐被脂肪所代替，成为黄骨髓，红骨髓仅保留于椎骨、肋骨、胸骨、髂骨等短骨、扁骨和不规则骨及长骨骺端的骨松质内。因此，临床上常在髂嵴、髂前上棘等处做骨髓穿刺，检查骨髓象以诊断某些血液系统疾病。

解剖拓展：骨髓穿刺术

三、骨的化学成分和物理性质

骨质主要由有机质和无机质构成：有机质主要包括骨胶原纤维和黏多糖蛋白，使骨具有韧性和弹性；无机质主要为碱性磷酸钙等无机盐类，使骨硬度增加。两种化学成分的比例在人的一生中随年龄而发生变化。成年人的有机质约占骨重的 1/3，无机质约占 2/3，此为最合适的比例，使骨既具有一定的弹性，又具有很大的硬度。骨的化学成分直接决定骨的物理性质。去除无机质的骨称为脱钙骨，虽仍具有原骨形态，但柔软而有弹性。而去掉有机质的骨称为煅烧骨，虽有原骨的形态和一定的硬度，但脆而易碎，常称为骨灰。幼儿骨有机质相对多，较柔软，易变形；老年人骨则无机质相对较多，较脆，一旦受到外伤，易出现骨折。

解剖拓展：骨的发生、发育及可塑性

骨的发育成熟与钙、磷的代谢密切相关。当某些因素影响到钙、磷的吸收和沉积时，骨质将会出现多孔性，骨组织总量减少，表现为骨质疏松症。此时骨的脆性较大，很易骨折。

第二节 躯干骨

躯干骨包括椎骨、胸骨和肋 3 部分，共 51 块。它们分别参与脊柱、胸廓和骨盆的构成。

一、椎骨

幼年时椎骨共有 32 或 33 块，按部位分为颈椎（7 块）、胸椎（12 块）、腰椎（5 块）、骶椎（5 块）和尾椎（3～4 块）。随着年龄的增长，5 块骶椎融合成 1 块骶骨，3～4 块尾椎则融合成 1 块尾骨。故成人有 24 块独立的椎骨，1 块骶骨和 1 块尾骨。

（一）椎骨的一般形态

椎骨 vertebrae 由位于前方的**椎体** vertebral body 和后方的**椎弓** vertebral arch 结合而成。椎体和椎弓共同围成一孔，称为**椎孔** vertebral foramen。全部椎骨的椎孔连接成**椎管** vertebral canal，其内容纳脊髓等结构（图 1-4）。

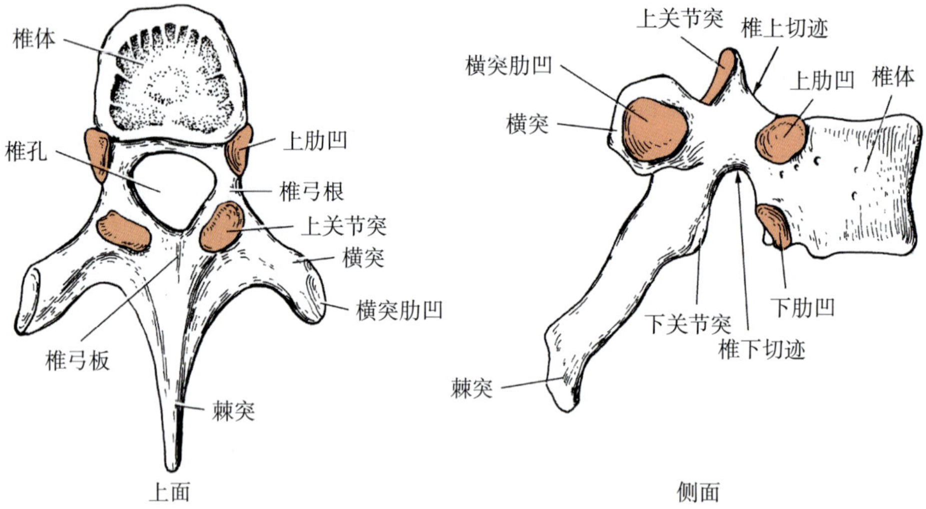

图 1-4 胸椎

椎体多呈圆柱状，上、下面平坦而粗糙，是椎骨负重的主要部分，其表面为薄层骨密质，内部是骨松质。椎弓由椎弓根和椎弓板构成。**椎弓根** pedicle of vertebral arch 是椎弓连于椎体的狭窄部分。两侧的椎弓根伸向后内侧变宽的骨板称**椎弓板** lamina of vertebral arch，它们在中线上会合。在椎弓根的上、下缘各有椎上和椎下切迹，相邻椎骨的椎上、下切迹共同围成**椎间孔** intervertebral foramina，有脊神经和血管通过。由椎弓板后面正中向后或后下方伸出一个突起，称**棘突** spinous process；由椎弓板与椎弓根的移行部向两侧各发出一个突起伸向外侧，称**横突** transverse process；棘突和横突均为骨骼肌和韧带的附着处。在椎弓板发出横突处还向上、下方各发出一对突起，分别称上、**下关节突** superior and inferior articular process。各关节突上均有光滑的关节面，相邻椎骨的上、下关节突构成关节突关节。

（二）各部椎骨的主要特征

1．**颈椎** cervical vertebrae　椎体较小，横切面呈椭圆形，上面在横径上凹陷，下面在纵径上凹陷（图 1-5）。除第 1、第 2 颈椎外，其他颈椎体上面的侧缘向上突起形成椎体钩，此钩可与上位椎体下面的唇缘相接形成钩椎关节，又称 Luschka 关节。当后者增生肥大时，可致椎间孔变窄，压迫脊神经而产生症状。颈椎的横突根部有孔，称**横突孔** transverse foramen，有椎

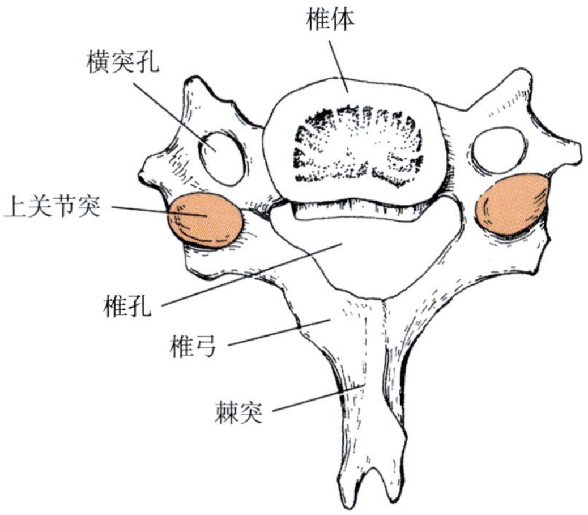

图 1-5 颈椎（上面）

动、静脉通过；横突末端有前、后两个结节，第6颈椎横突的前结节较大，称**颈动脉结节** carotid tubercle，颈总动脉经其前方通过；当头部受伤出血时，可向此结节压迫颈总动脉进行止血。第2～6颈椎的棘突较短，其末端分叉，第7颈椎的棘突最长。颈椎上、下关节突的关节面接近水平位，其椎孔多呈三角形，较大。

第1颈椎呈环形，又称**寰椎** atlas，由前、后弓和两个侧块构成，无椎体、棘突和关节突（图1-6）。寰椎的前弓短，后弓长，前弓的后面正中有**齿突凹** dental fovea，与第2颈椎的齿突相关节。侧块的上面皆有一个呈椭圆形的上关节面，与枕髁相关节。侧块的下面有呈圆形的下关节面，与第2颈椎的上关节面相关节。两侧上关节面的后方有横行的**椎动脉沟** groove for vertebral artery，有同名动脉通过。

第2颈椎又称**枢椎** axis，由其椎体向上伸出一指状突起，称为**齿突** dens of axis，与寰椎的齿突凹相关节（图1-7）。齿突原为寰椎的椎体，在发育进化中脱离寰椎而与枢椎的椎体融合。

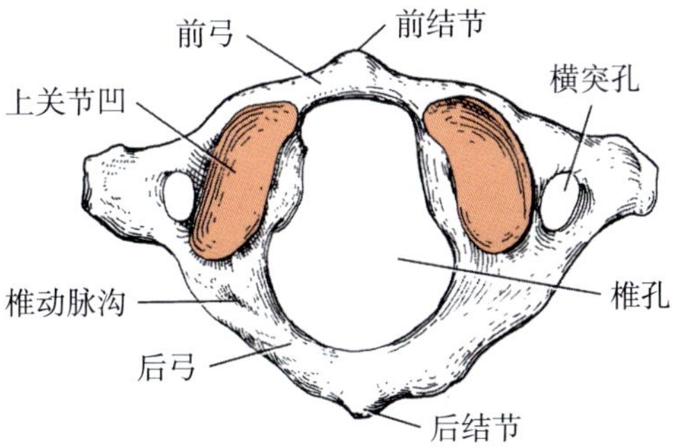

图 1-6 寰椎（上面）

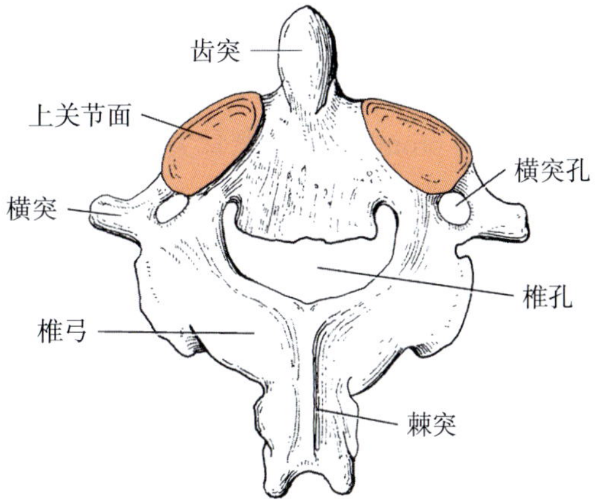

图 1-7 枢椎（上面）

第7颈椎又称**隆椎** vertebra prominens，其形态、大小与上胸椎相似，棘突较长，末端不分叉，当低头时极易在皮下触及，故临床上常将其作为计数椎骨序数的标志（图1-8）。

2. **胸椎** thoracic vertebrae 上位胸椎近似颈椎，下位胸椎近似腰椎。椎体从上向下逐渐增大，横切面呈心形（图1-4）。在其侧面的后份，椎体与椎弓根交接部的上缘和下缘处，各有一呈半圆形的浅凹，称**上、下肋凹** superior and inferior costal fovea，与肋头相关节。多数胸椎在横突末端的前面，有与肋结节相关节的横突肋凹。胸椎的棘突较长，伸向后下方，互

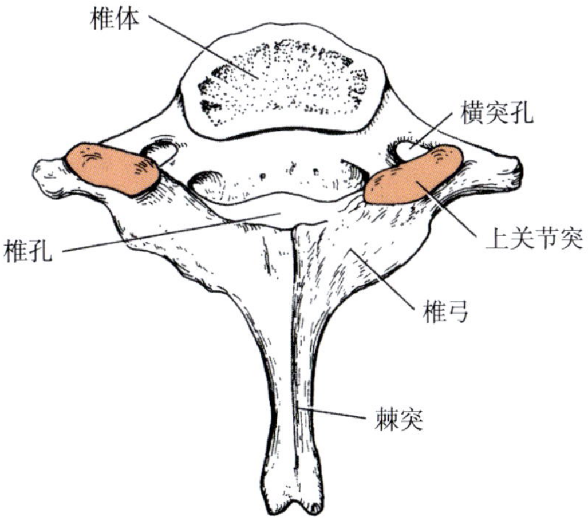

图 1-8 隆椎（上面）

相呈叠瓦状排列；其上、下关节突的关节面近似冠状位。胸椎的椎孔较小。

3．**腰椎** lumbar vertebrae　椎体最粗壮，横切面呈肾形（图 1-9）。腰椎的棘突宽而短，近似板状，水平伸向后方，相邻的棘突间距较大，临床上常经此处的棘突间隙做穿刺。腰椎的上、下关节突粗大、垂直，关节面几乎呈矢状位。腰椎的椎孔多呈三角形，宽大。

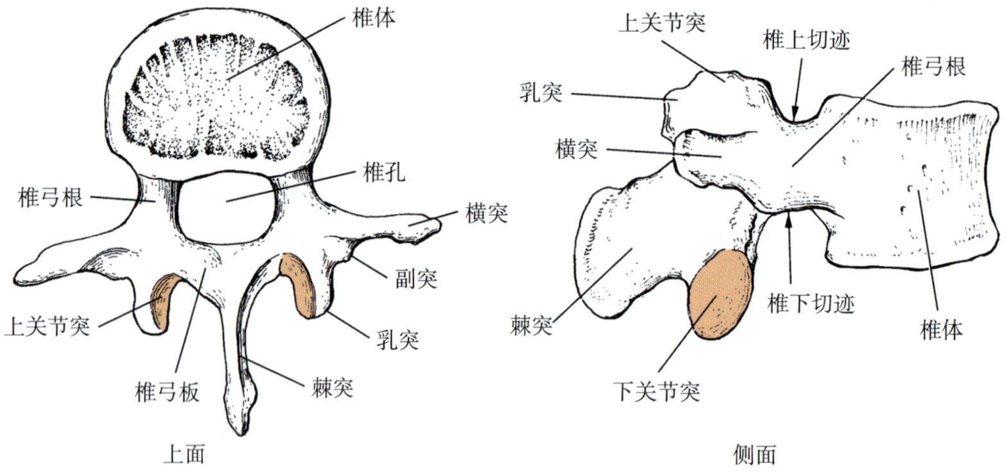

图 1-9　腰椎

4．**骶骨** sacral bone　由 5 块骶椎融合而成，呈三角形，底向上，尖向下。底的前缘向前突出称为**岬** promontory。骶骨尖与尾骨相连接。骶骨可分为前、后面和侧面（图 1-10）。

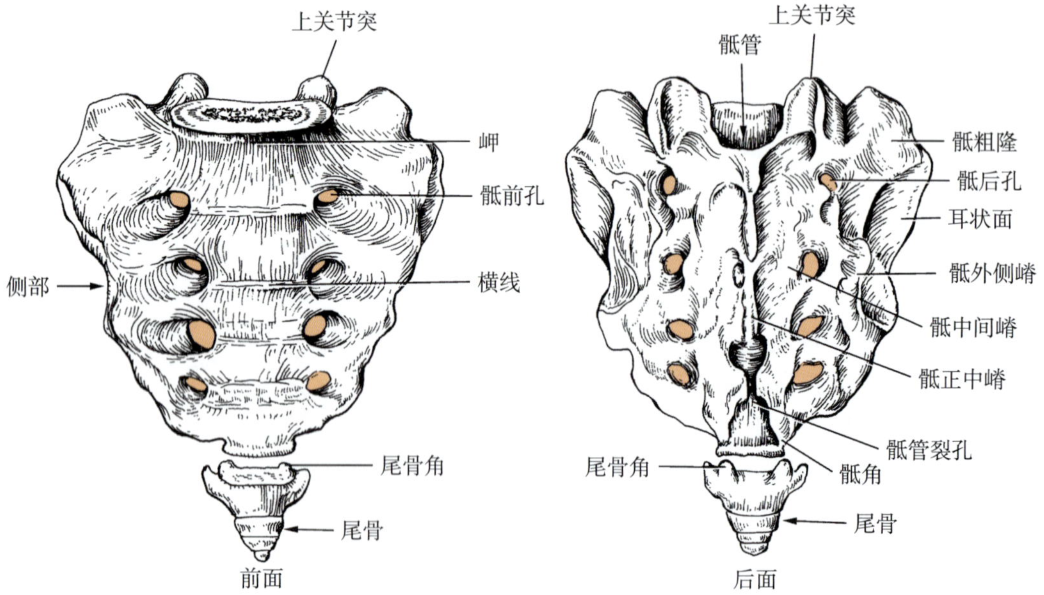

图 1-10　骶骨和尾骨

骶骨前面也称盆面，光滑凹陷，其中间部有 4 条横线，为各骶椎体融合处的痕迹。各横线的两端有 4 对**骶前孔** anterior sacral foramina。骶骨后面粗糙隆凸，沿中线的隆起为**骶正中嵴** median sacral crest，由各骶椎棘突融合而成，可在体表摸到。骶正中嵴外侧有 4 对**骶后**

孔 posterior sacral foramina。骶前、后孔均与骶管相通，分别有骶神经的前、后支通过。**骶管** sacral canal 由各骶椎的椎孔连接而成，向上连接椎管，向下开口于**骶管裂孔** sacral hiatus。该裂孔由第 4～5 骶椎的椎弓板缺如而成，在其两侧有第 5 骶椎下关节突构成的**骶角** sacral horn，可在体表摸到。临床上进行骶管穿刺时，常以骶角作为确定骶管裂孔位置的标志。骶骨的侧部上宽下窄，上部有**耳状面** auricular surface，与髋骨的同名关节面相关节。耳状面后方的骨面凹凸不平，称**骶粗隆** sacral tuberosity。

5．**尾骨** coccyx　由 3～4 块退化的尾椎融合而成（图 1-10）。

二、胸骨

胸骨 sternum 长而扁，前面微凸，位于胸前壁的正中，两侧以**肋切迹** costal notches 接上 7 对肋。自上而下可分为胸骨柄、胸骨体和剑突 3 部分（图 1-11）。**胸骨柄** manubrium sterni 上宽下窄，上缘的中份为**颈静脉切迹** jugular notch，其两侧为**锁切迹** clavicular notch，与锁骨相关节。胸骨柄外侧缘上份接第 1 肋。胸骨柄与胸骨体的连接处，形成微向前凸的横嵴，称为**胸骨角** sternal angle，可在体表摸到。第 2 肋恰与胸骨角侧方相连接，因此胸骨角常作为计数肋的重要标志。**胸骨体** body of sternum 呈长方形，其侧缘有数个肋切迹，分别与第 3～6 肋软骨相关节。**剑突** xiphoid process 扁而薄，形状变化较大，连接于胸骨体的下端，其末端游离。胸骨体下端与剑突一起与第 7 肋软骨相关节。

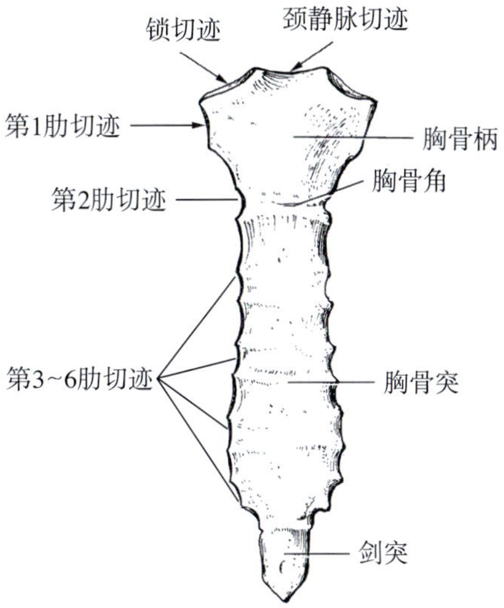

图 1-11　胸骨（前面）

三、肋

肋 ribs 包括肋骨和相应的肋软骨，共 12 对。上 7 对肋骨的前端借肋软骨连于胸骨，称为真肋；下 5 对肋骨的前端虽连接肋软骨，但不直接与胸骨相连，称为假肋；第 11、12 对肋前端游离，又称为浮肋。

肋骨 costal bone 细长而弯曲，呈弓形，属扁骨。典型的肋骨可分为后端、前端和体 3 部分（图 1-12）。后端略膨大，由肋头和肋颈构成。**肋头** costal head 为末端的膨大，有关节面与相应胸椎的上、下肋凹相关节。肋头外侧较细的部分称**肋颈** costal neck，其外侧的突起称**肋结节** costal tubercle，多有小关节面与相应胸椎的横突肋凹相关节。**肋体** shaft of rib 介于肋颈与肋骨前端之间，扁而长，分为内、外两面和上、下两缘。内面下缘处有**肋沟** costal groove，肋间神经和肋间后血管在沟内通过。肋体的后份曲度最大，其转弯处形成**肋角** costal angle。肋骨前端连接肋软骨。

第 1 肋骨扁、宽而短，无肋角和肋沟，分为上、下面和内、外缘。上面内缘处有**前斜角肌结节** scalene tubercle，为前斜角肌的附着处。结节的

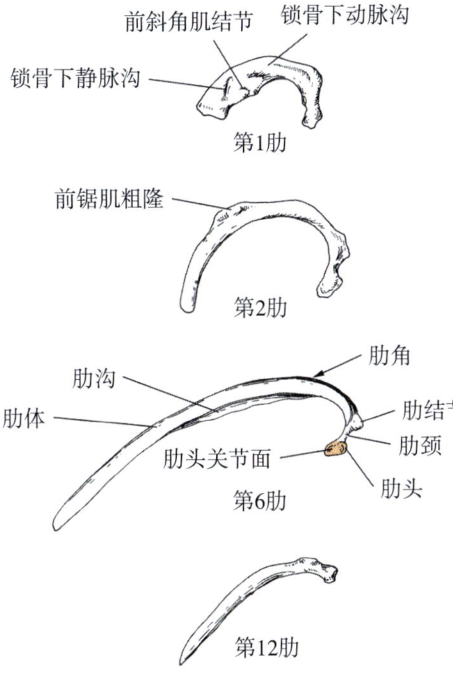

图 1-12　肋骨

前、后方各有一横向走行的浅沟，分别称**锁骨下静脉沟** sulcus for subclavian vein 和**锁骨下动脉沟** sulcus for subclavian artery。

第 2 肋骨为过渡形。第 11、12 肋骨无肋结节、肋颈和肋角。

肋软骨 costal cartilage 位于各肋骨的前端，为透明软骨。上 7 对肋软骨直接与胸骨相连。第 8 ~ 10 对肋软骨依次连接于上位肋软骨，形成**肋弓** costal arch。第 11、12 对肋软骨末端游离于腹壁肌中。

第三节 颅 骨

颅骨共 23 块（不含 3 对听小骨），彼此借骨连接形成**颅** skull，位于脊柱的上方。除下颌骨和舌骨外，其余各骨均借缝或软骨牢固相连，保护与支持脑、感觉器以及消化系统和呼吸系统的起始部分。颅骨分为脑颅骨和面颅骨。脑颅骨互相连接构成容纳脑的**颅腔** cranial cavity，面颅骨则构成面部的支架。

一、脑颅骨

脑颅骨有 8 块，包括不成对的额骨、蝶骨、筛骨和枕骨及成对的颞骨和顶骨，它们共同围成颅腔。颅腔顶呈穹窿形，称为颅盖 calvaria，由额骨、顶骨、枕骨、蝶骨和颞骨构成。颅腔底凹凸不平，由额骨、蝶骨、筛骨、颞骨和枕骨构成。

1．**额骨** frontal bone　位于颅的前上份，呈贝壳状，分为额鳞、眶部和鼻部（见图 1-17，图 1-19，图 1-21）。额鳞内有含气腔称额窦。眶部构成眶上壁。鼻部位于两侧眶部之间。

2．**筛骨** ethmoid bone　位于蝶骨体的前方，冠状切面呈“巾”字形（图 1-13），其两侧为由菲薄骨片围成的含气骨，称筛骨迷路或称筛小房，即筛窦；筛骨迷路内侧壁上有上、下两个卷曲的骨片，分别称为上鼻甲和中鼻甲；中间的水平板称筛板，其上有许多小孔，为筛孔；由筛板正中向下延伸的骨板为垂直板，参与构成鼻中隔。

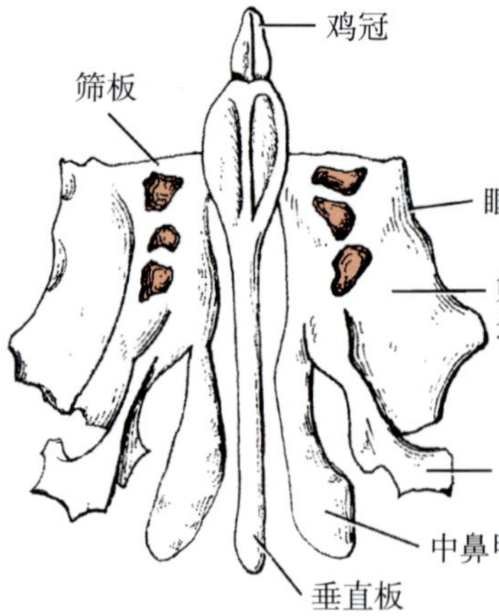

图 1-13　筛骨

3．**蝶骨** sphenoid bone　位于颅底中央，形似展翅的蝴蝶，分为中部的蝶骨体 sphenoid body、伸向两侧成对的小翼 lesser wing、大翼 greater wing 及垂向下方的**翼突** pterygoid process（图 1-14，图 1-17 和图 1-18）。在蝶骨大翼的根部由前内侧向后外侧排列有圆孔、卵圆孔和棘孔。小翼与体的交界处有视神经管。大翼与小翼之间的裂隙为眶上裂。翼突根部有纵向走行的翼管。

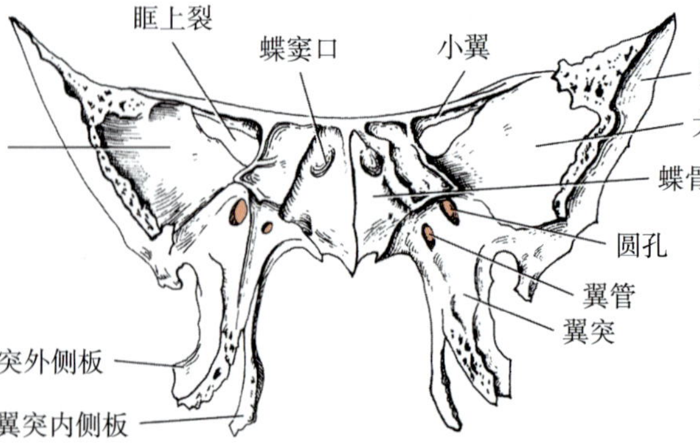

图 1-14　蝶骨（前面）

4．**顶骨** parietal bone　位于颅盖的中部，左右各一，呈四边形，为外凸内凹的典型扁骨（见图 1-19）。顶骨外侧面中部有 2 条弓形线，分别称为上、下颞线。

5．**颞骨** temporal bone　介于顶骨、蝶骨和枕骨之间，形状不规则，参与构成颅底与颅腔的侧壁（图 1-15）。以外耳门为中心分为位于外耳门前上方的**鳞部** squamous part、后下方的**乳突部** mastoid part、内侧的**岩部** petrous part（锥体）和围绕外耳门周围及其前下部的**鼓部** tympanic part。

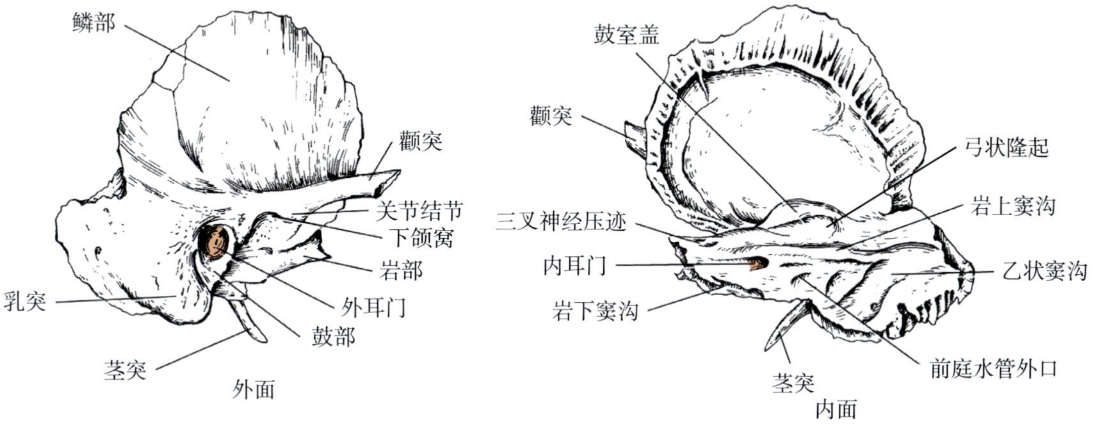

图 1-15　颞骨

6. **枕骨** occipital bone　位于颅的后下份，如瓢状，其前下部有枕骨大孔，侧部的下方有呈椭圆形的一对关节面，称枕髁（见图 1-17，图 1-18）。

二、面颅骨

面颅骨共 15 块。其中成对的有上颌骨、腭骨、颧骨、鼻骨、泪骨和下鼻甲，不成对的有犁骨、下颌骨和舌骨。面颅骨中只有下颌骨和舌骨借关节或韧带连于颅，其他各骨均直接相连。各骨的位置关系是：颧骨居外上方、上端内侧正中为鼻骨，鼻骨的外侧为泪骨；腭骨位于上颌骨的后方，参与鼻腔外侧壁和腭的构成；下鼻甲附于上颌骨和腭骨的内面；犁骨居鼻腔正中；上颌骨的下方为下颌骨，其后下方为舌骨。

1. **上颌骨** maxilla　位于面颅的中央，成对，与下颌骨共同构成颜面的大部，并参与构成鼻腔外侧壁、口腔顶和眶下壁的大部分（见图 1-19，图 1-20，图 1-21）。上颌骨的中部称体，内有较大的含气腔，称为上颌窦。体的上面后份有眶下沟，向前经眶下管通眶下孔；内面的前部与下鼻甲共同构成鼻泪管。体的下方向下突出称牙槽突，与对侧者合称牙槽弓，其下缘有容纳上颌牙的牙槽。体向上方伸出额突，插入鼻骨与泪骨之间。

2. **鼻骨** nasal bones　位于鼻背，呈长方形，上窄下宽，构成鼻背的基础（见图 1-19，图 1-21）。

3. **泪骨** lacrimal bones　位于眶内侧壁的前部，为菲薄的小骨片（见图 1-19，图 1-21）。与上颌骨的眶突共同构成泪囊窝。

4. **腭骨** palatine bones　位于上颌骨腭突与蝶骨翼突之间，从前后方向观察，略呈“L”形，分为水平部和垂直部（见图 1-20，图 1-22，图 1-23）。腭骨构成骨性鼻腔外侧壁和骨腭的后份。

5. **下鼻甲** inferior nasal conchae　骨质菲薄而卷曲，呈矢状位，附着于骨性鼻腔下部的外侧壁上，即上颌骨与腭骨的内面（见图 1-21，图 1-22，图 1-23）。

6. **颧骨** zygomatic bones　位于眶的外下方，呈菱形，形成面颊部的骨性突起（见图 1-18，图 1-19，图 1-21）。

7. **犁骨** vomer　为呈斜方形的骨板，位于鼻腔正中，组成鼻中隔的后下份（见图 1-18，图 1-21）。

8. **下颌骨** mandible　位于面部的前下份，略呈蹄铁形，分为一体两支（图 1-16）。**下颌体** body of mandible 呈弓形，上缘构成**牙槽弓** alveolar arch，有容纳下颌各牙的牙槽；下缘坚厚，为下颌底。下颌体外面正中下份向前凸的隆起称颏隆凸。前外侧面有**颏孔** mental foramen。

下颌支 ramus of mandible 是由体伸向后上方的方形骨板，末端有 2 个突起；前方的称**冠突** coronoid process，后方的称**髁突** condylar process，其上端膨大为**下颌头** head of mandible，头的下方为**下颌颈** neck of mandible；两突之间的凹陷称为**下颌切迹** mandibular notch。下颌支内侧面有**下颌孔** mandibular foramen，通入位于下颌骨内的**下颌管** mandibular canal，开口于颏孔。下颌支后缘与下颌体相交处称为**下颌角** angle of mandible。其内、外侧面均粗糙，分别称**翼肌粗隆** pterygoid tuberosity 和**咬肌粗隆** masseteric tuberosity。

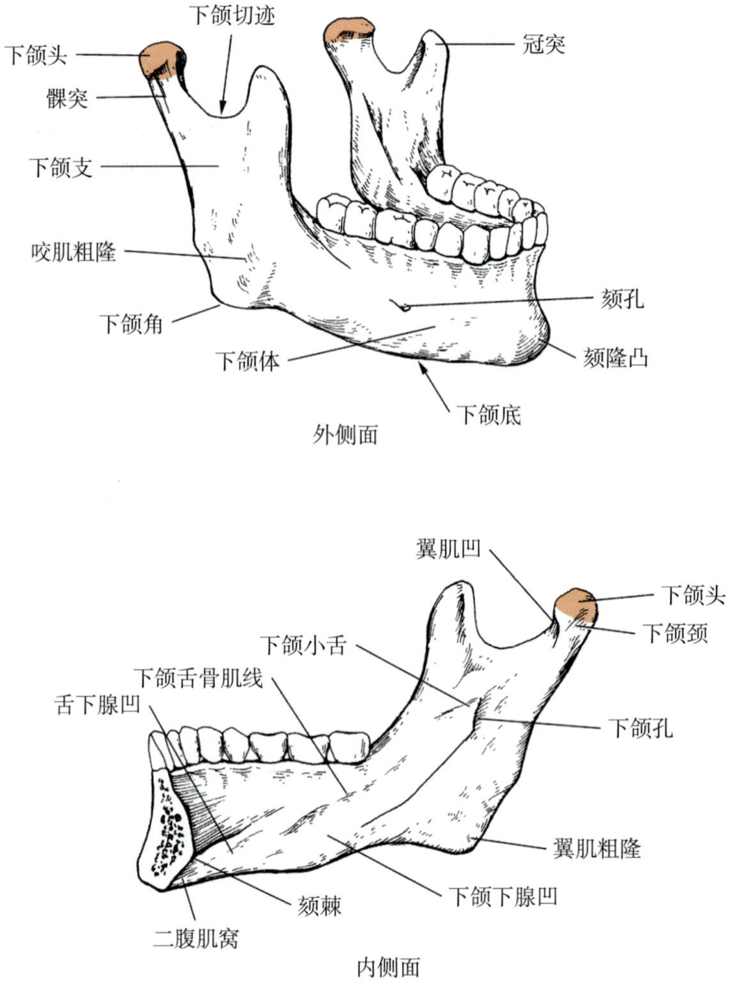

图 1-16 下颌骨

9. **舌骨** hyoid bone 位于喉上方，呈蹄铁形，可分为体及成对的大角和小角（见图 5-6）。舌骨体位居中央。大角由体的两端向后外侧突出。小角呈棘状，自体与大角结合处向上突出。

三、颅的整体观

（一）颅的顶面观

颅的顶面呈前窄后宽的卵圆形。各骨之间有缝相连，额骨与两顶骨之间的称**冠状缝** coronal suture，左右两顶骨之间的称**矢状缝** sagittal suture，两顶骨与枕骨之间的为**人字缝** lambdoid suture（见图 1-19）。成人顶骨最隆凸处称为**顶结节** parietal tuber。矢状缝后份的两侧常各有一个小孔，称为顶孔。

（二）颅的后面观

颅的后面可见人字缝、两侧顶骨的后份、枕鳞以及两侧颞骨的**乳突** mastoid process。枕骨中央最突出的部分称**枕外隆凸** external occipital protuberance，由此向两侧延伸至乳突的骨嵴称**上项线** superior nuchal line。乳突和枕外隆凸是重要的骨性标志。

（三）颅的内面观

颅的内面可分为颅盖内面和颅底内面。颅盖内面沿正中线有一浅沟，称为**上矢状窦沟** sulcus for superior sagittal sinus。在沟的两侧有许多颗粒状小凹。颅腔侧壁上有较细且分支的沟，称脑膜中动脉沟。此沟在翼点处较深，甚至形成骨管，是脑膜中动脉及其分支的压迹。

颅底内面与脑底面的结构凸凹对应。由于脑底面的额叶最高，颞叶次之，小脑最低，致使颅底内面也相应形成了呈阶梯状的3个窝，分别称颅前、中、后窝（图1-17）。

1．**颅前窝** anterior cranial fossa　位置最高，由额骨、筛骨和位于其后方的蝶骨小翼构成（图1-17）。颅前窝与颅中窝以蝶骨小翼的后缘为界。颅前窝所见到的筛骨是位于正中矢状位的**鸡冠** crista galli 及有许多筛孔的**筛板** cribriform plate；**筛孔** cribriform foramina 通过嗅神经。颅前窝的外侧份略呈三角形，借额骨眶部的薄骨板与眶相隔。构成颅前窝的额骨与筛骨的骨板均较薄，故易发生骨折。

2．**颅中窝** middle cranial fossa　较颅前窝低，主要由蝶骨体、蝶骨大翼、颞骨岩部和颞骨鳞部构成（图1-17）。窝的中间狭窄，两侧宽广。颅中窝以两侧颞骨岩部的上缘和鞍背与颅后窝为界。在颅中窝中央，位于蝶骨体上面的浅窝为**垂体窝** hypophysial fossa，窝内容纳垂体。

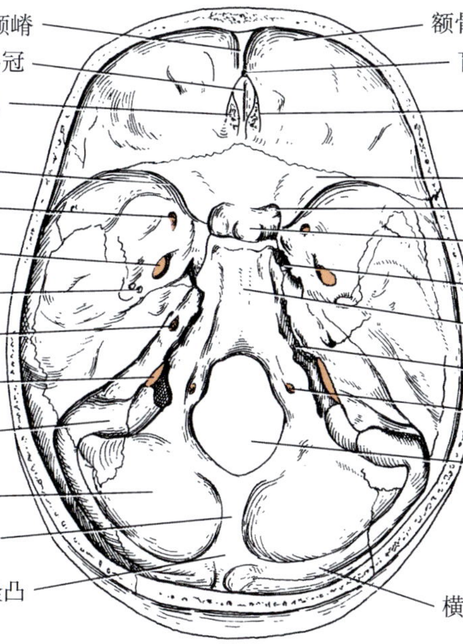

图1-17　颅底内面观

窝的前外侧有**视神经管** optic canal 通入眶，管内有视神经和眼动脉通过。垂体窝两侧的浅沟为**颈动脉沟** carotid sulcus。沟与颞骨岩部尖端围成**破裂孔** foramen lacerum。颈动脉沟在破裂孔处续于**颈动脉管内口** internal opening of carotid canal，颈内动脉经此处通过。

在颅中窝的两侧部有位于蝶骨大、小翼之间的**眶上裂** superior orbital fissure，向前通眶，有多条神经和血管通过。在蝶骨大翼的内侧份，由前内向后外，依次可见圆孔、卵圆孔和棘孔。**圆孔** foramen rotundum 在眶上裂内侧端的后方，接近蝶骨体，有上颌神经由此向前通行；**卵圆孔** foramen ovale 位于圆孔的后外侧，有下颌神经由此向下通行；**棘孔** foramen spinosum 在卵圆孔的后外侧，有营养脑膜的脑膜中动脉由此进入颅腔，走行于脑膜中动脉沟内，在翼点处颅骨骨折时，易伤及此动脉。在颞骨岩部前面近尖端处，有稍凹的**三叉神经压迹** trigeminal impression，三叉神经节位于此处。

3．**颅后窝** posterior cranial fossa 为 3 个颅窝中最深、最大的一个，主要由枕骨和颞骨岩部后面构成（图 1-17）。窝的中央最低处有**枕骨大孔** foramen magnum。枕骨大孔的前上方，有斜向上方的**斜坡** clivus。孔的前外缘上方，有**舌下神经管内口** internal opening of hypoglossal canal，此口通入舌下神经管，舌下神经由此出颅腔。颅后窝的后壁上有呈“十”字形的隆起，其交会处称为**枕内隆凸** internal occipital protuberance。由此向上延伸的沟为上矢状窦沟，向两侧延伸的沟为**横窦沟** sulcus for transverse sinus。横窦沟在枕骨及颞骨内面向外侧横行，继而转向前下内侧改称为**乙状窦沟** sulcus for sigmoid sinus。乙状窦沟的末端续于**颈静脉孔** jugular foramen，有颈内静脉和多条神经通过。颅后窝的前外侧壁为颞骨岩部的后面，其中央有一较大的孔称**内耳门** internal acoustic pore，为内耳道的开口，有神经及血管穿过。

（四）颅底的外面观

此面高低不平，神经、血管通过的孔裂甚多。前部由面颅骨组成，中央为**骨腭** bony palate，由上颌骨和腭骨的水平板构成。其后方有由蝶骨及腭骨围成的**鼻后孔** posterior nasal aperture 和分隔鼻后孔的犁骨。鼻后孔后部的颅底，其中央是枕骨大孔。孔的两侧是枕骨侧部和颞骨的乳突（图 1-18）。

骨腭的前方为牙槽弓，正中有**切牙孔** incisive foramina；骨腭的后外侧有**腭大孔** greater palatine foramen。邻近蝶骨大翼后缘处有较大的卵圆孔和较小的棘孔。位于颧弓后方的深窝是**下颌窝** mandibular fossa，与下颌头相关节；窝前缘的隆起称**关节结节** articular tubercle。在蝶骨、枕骨和颞骨岩部尖端之间，围成不规则的破裂孔。枕骨大孔两侧各有一向下突出的具有椭圆形关节面的突起为**枕髁** occipital condyle。枕髁的前外上方有**舌下神经管外口** external opening

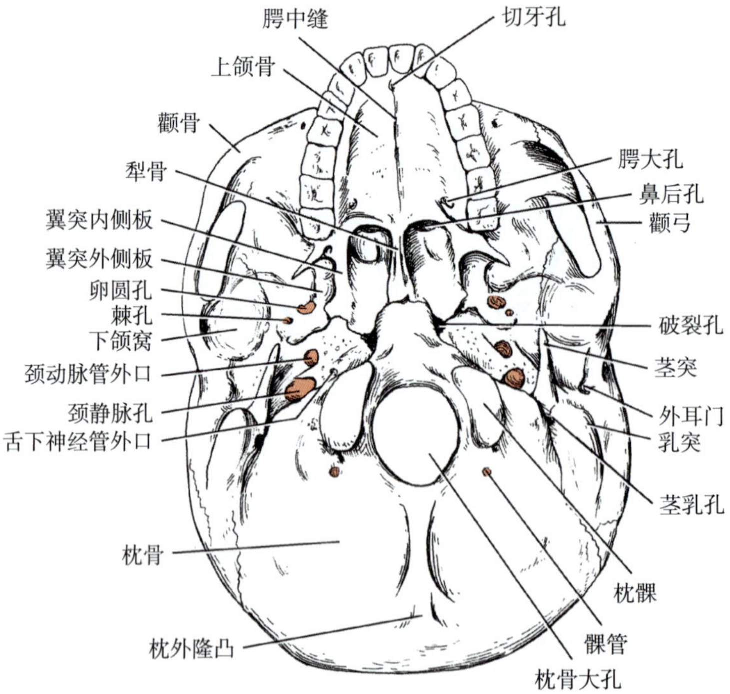

图 1-18 颅底外面观

of hypoglossal canal，后方有时有髁管的开口。枕骨侧部和颞骨岩部之间有不规则的颈静脉孔。此孔前方有圆形的**颈动脉管外口** external opening of carotid canal。此口的后外侧有伸向下方的细长突起，为颞骨的**茎突** styloid process。茎突根部与乳突之间有**茎乳孔** stylomastoid foramen，面神经由此孔出颅腔。

（五）颅的侧面观

可见属于脑颅骨的额骨、顶骨、枕骨、颞骨和蝶骨及属于面颅骨的颧骨和上、下颌骨（图1-19）。颞骨乳突前方有一孔为**外耳门** external acoustic pore。在外耳门的前上方，有从颞骨向前伸出的突起，与颧骨向后伸出的突起连接共同形成**颧弓** zygomatic arch，此弓在体表可触知。以颧弓平面为界将颅侧面分为上、下两个窝，分别称为颞窝和颞下窝。

颞窝 temporal fossa 位于颞线与颧弓之间，其底（内侧壁）由额骨、顶骨、颞骨鳞部和蝶骨大翼组成，在四骨的会合处常形成“H”形的缝，称为**翼点** pterion，此处位于颧弓中点上方两横指（约4cm）处，其内面紧邻脑膜中动脉前支。由于翼点处为4骨会合的缝区，骨质又薄

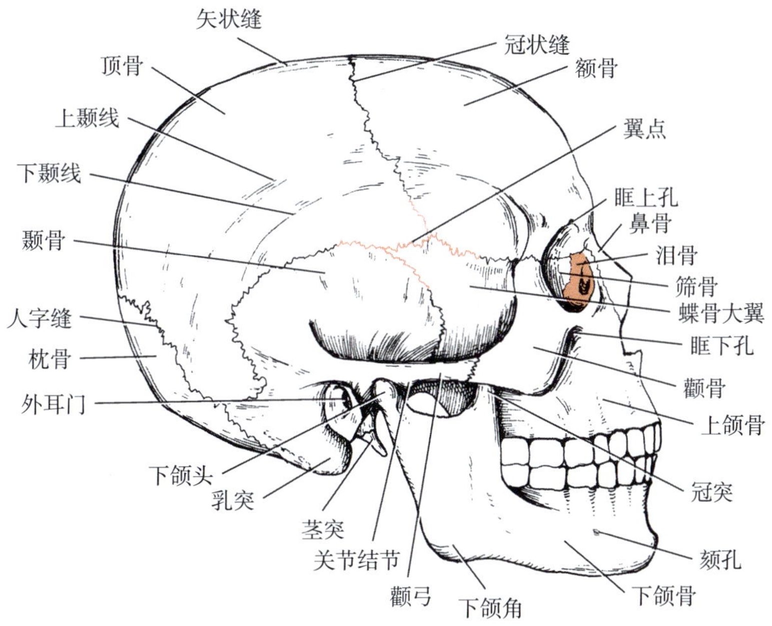

图1-19 颅侧面观

弱，一旦颅侧部受到外力冲击，极易发生骨折，又恰逢脑膜中动脉在此处通过，故常常造成脑膜中动脉破裂，从而导致硬膜外血肿，有重要的临床意义。颞窝向下与颞下窝相通，颞窝内容纳颞肌和血管、神经等。

颞下窝 infratemporal fossa 位于上颌骨的后方，为颧弓下方向深部开放而不规则的腔隙。窝的前壁为上颌骨，内侧壁为蝶骨的翼突，两者间形成一裂隙称**翼上颌裂** pterygomaxillary fissure。颞下窝向上通颞窝，向内（深方）通翼腭窝，颞下窝内容纳咀嚼肌、血管和神经等。

翼腭窝 pterygopalatine fossa 是自翼上颌裂向内侧伸入的狭窄腔隙，位于上颌骨体、蝶骨翼突和腭骨之间（图1-20）。翼腭窝向下三骨逐渐靠拢，移行为翼腭管。翼腭窝位于口腔、鼻腔、眶腔以及颅腔的交通要道上，其位置在口腔颌面外科、神经外科有非常重要的临床意义。此窝向前经眶下裂通眶，向后经圆孔通颅中窝，经翼管通颅底外面，向外侧经翼上颌裂通颞下窝，向内侧经腭骨垂直部与蝶骨翼突围成的蝶腭孔通鼻腔，向下借翼腭管、腭大孔通口腔。翼腭窝内有血管、神经通过。

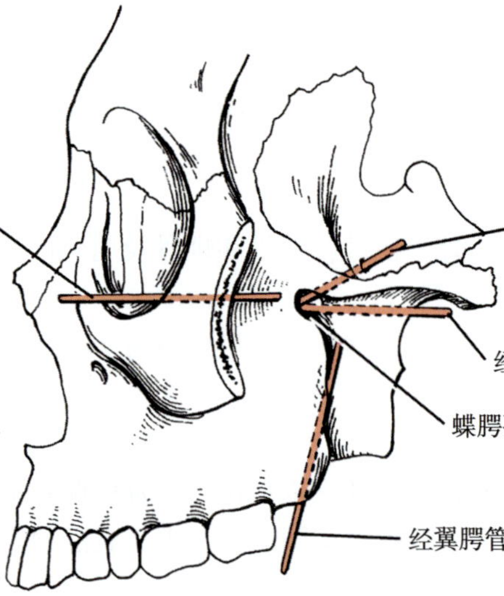

图 1-20 翼腭窝

(六) 颅的前面观

颅的前面可见额骨和面颅诸骨（图 1-21）。位于面部中央的大孔，称**梨状孔** piriform aperture，为骨性鼻腔在面部的开口。孔的外上方为眶，下方为由上颌骨和下颌骨围成的骨性口腔。眶上缘内侧半上方的弓形隆起为**眉弓** superciliary arch，其深面有额窦。眉弓外上方的隆起为**额结节** frontal tuber。两侧眉弓之间的平坦区称为**眉间** glabella。眉弓和眉间都是可触及的体表标志。上颌骨向下突出的弓状突起为牙槽突，突的下缘有容纳上颌各牙的牙槽。

1．**眶** orbit　是尖向后内、底（口）朝前外的锥形腔隙，容纳眼球及其附属结构。眶口

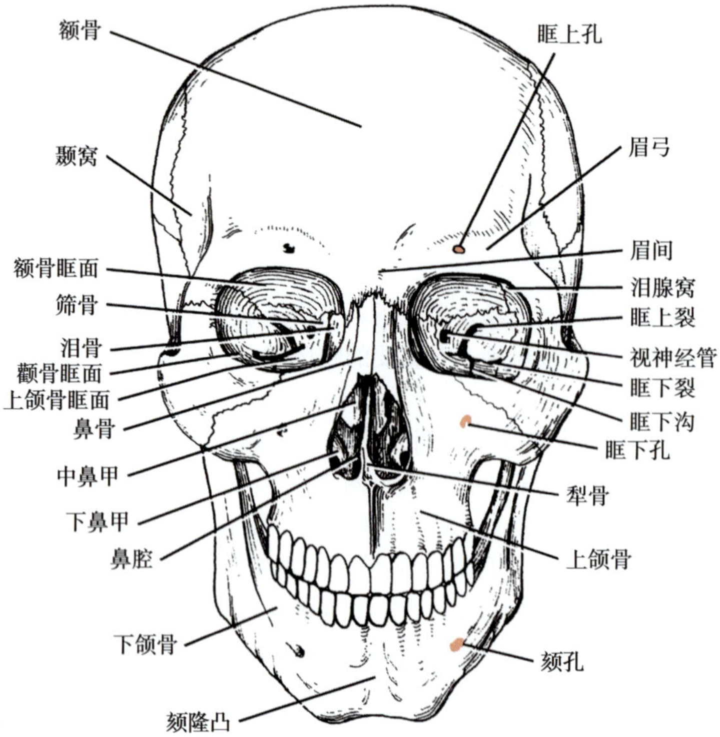

图 1-21 颅前面观

的上缘称**眶上缘** supraorbital margin，由额骨构成，其内、中 1/3 交界处有**眶上孔** supraorbital foramen 或**眶上切迹** supraorbital notch。眶口的下缘由上颌骨和颧骨构成，其中份下方有**眶下孔** infraorbital foramen。眶尖处有视神经管，与颅中窝相通。眶上壁与外侧壁交界处的后份有眶上裂，向后通入颅中窝。眶外侧壁与下壁交界处的后份有**眶下裂** inferior orbital fissure，向后通颞下窝和翼腭窝。在下壁上，有由眶下裂走向前方的**眶下沟** inferior orbital sulcus；沟的前端贯穿骨质，形成**眶下管** infraorbital canal，管开口于上颌骨前面的**眶下孔** infraorbital foramen。**泪囊窝** fossa for lacrimal sac 为眶内侧壁前下方的一个呈长圆形的窝，容纳泪囊，此窝向下经**鼻泪管** nasolacrimal canal 与鼻腔相通。**泪腺窝** fossa for lacrimal gland 为位于眶上壁前外侧的浅窝，容纳泪腺。

2．骨性鼻腔　为一不规则的空腔，位于面颅的中央。上邻颅腔，下邻口腔，两侧邻筛窦、上颌窦和眶，后方开口于鼻后孔，前方开口于梨状孔。骨性鼻腔被骨鼻中隔分为左右两半。骨鼻中隔呈矢状位，由犁骨和筛骨垂直板共同构成。骨性鼻腔的顶主要由筛骨的筛板构成，借筛孔通颅前窝。底为骨腭，在骨腭正中缝前端有切牙孔。外侧壁表面高低不平，有上、中、下 3 个向下卷曲的骨片，分别称为**上鼻甲** superior nasal concha、**中鼻甲** middle nasal concha 和**下鼻甲** inferior nasal concha（图 1-22）；上鼻甲和中鼻甲都是筛骨的一部分，下鼻甲则是独立的骨块。各鼻甲下方都形成相应的鼻道，分别称为**上鼻道** superior nasal meatus、**中鼻道** middle nasal meatus 和**下鼻道** inferior nasal meatus。上鼻甲后上方与蝶骨体之间的凹陷部分称**蝶筛隐窝** sphenoethmoidal recess，蝶窦开口于此。下鼻道有鼻泪管的开口（图 1-23）。

3．**鼻旁窦** paranasal sinuses　位于鼻腔的周围，有额窦、筛窦、蝶窦和上颌窦 4 对，均为位于同名骨内的含气空腔，鼻旁窦对发音能起共鸣作用（图 1-22、图 1-23）。

（1）**额窦** frontal sinus：位于额骨内，眉弓的深方，以中隔分为左、右两部分。窦口朝向

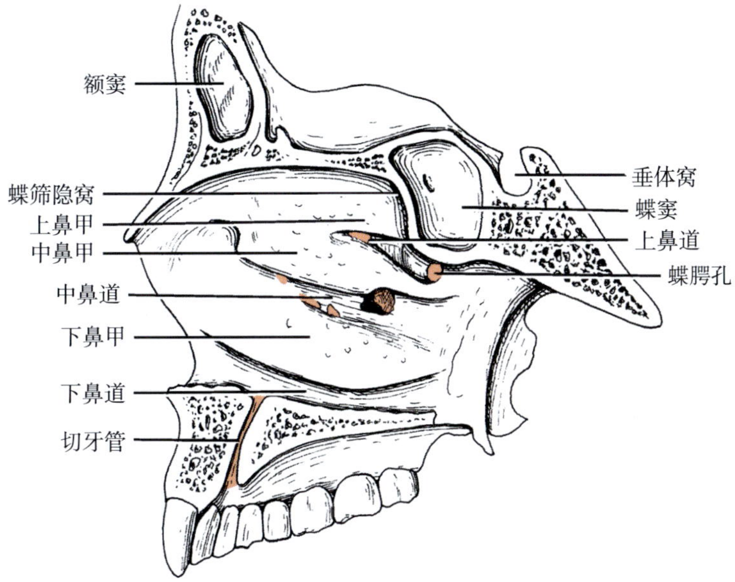

图 1-22　鼻腔外侧壁

后下，多开口于中鼻道的前部。由于窦的出口低于窦底部，故患炎症时较易于引流。

（2）**筛窦** ethmoid sinus（筛小房）：是筛骨迷路内蜂窝状小房的总称，分为前、中、后筛窦。前、中筛窦开口于中鼻道，后筛窦开口于上鼻道。由于筛窦的解剖学特点，炎症时引流不畅，易于形成慢性炎症。

解剖拓展：颅底凹陷症

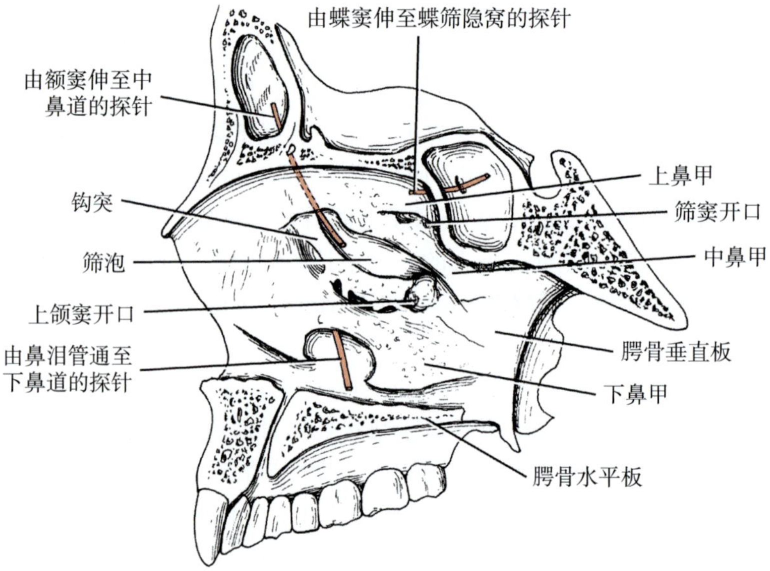

图 1-23 鼻旁窦及其开口

（3）**蝶窦** sphenoidal sinus：位于蝶骨体内，中间以薄骨板分隔成左、右两腔，分别向前开口于蝶筛隐窝。蝶窦上壁与垂体和视交叉等相邻。由于蝶窦邻近垂体窝两侧的海绵窦，现已成为神经外科微创手术的一条重要入路。

（4）**上颌窦** maxillary sinus：最大，位于上颌骨体内，向内侧借上颌窦裂孔开口于中鼻道。由于窦的开口在窦底的上方，当有炎症时，炎性分泌物不易自然引流，尤其是身体经常处于直立位时，引流更加困难。故若不及时治疗，常成为慢性上颌窦炎。上颌窦下壁为牙槽突，仅以薄骨片与牙槽相隔。

四、新生儿颅的特征

由于胎儿咀嚼器官的发育迟于脑和感觉器的发育，故新生儿的脑颅远大于面颅，其比例约为 8∶1（成人约为 4∶1）。婴儿颅的额结节、顶结节和枕鳞中央都是骨化的中心部位，发育较明显，故颅顶呈“五角形”（图 1-24）。

新生儿颅有许多颅骨尚未发育完全，骨与骨之间的间隙较大，在一些部位这些间隙被结缔组织膜所封闭，称为**颅囟** cranial fontanelles。主要的囟都与顶骨有关。最大的囟位于两侧顶骨前上角、矢状缝与冠状缝相接处，呈菱形，为**前囟** anterior fontanelle，又称额囟。两侧顶骨的后上角、矢状缝与人字缝相接处有呈三角形的**后囟** posterior fontanelle，又称枕囟。此外，还有位于顶骨前下角处的**蝶囟** sphenoidal fontanelle 和后下角处的**乳突囟** mastoid fontanelle。前囟在出生后 1 ~ 2 岁闭合，后囟在出生后不久闭合。蝶囟、乳突囟生后很快闭合。颅囟延迟闭合表明婴儿缺钙。

新生儿颅的上、下颌骨不发达，下颌角呈钝角；鼻旁窦尚未发育，口、鼻显得很小，乳突不明显。

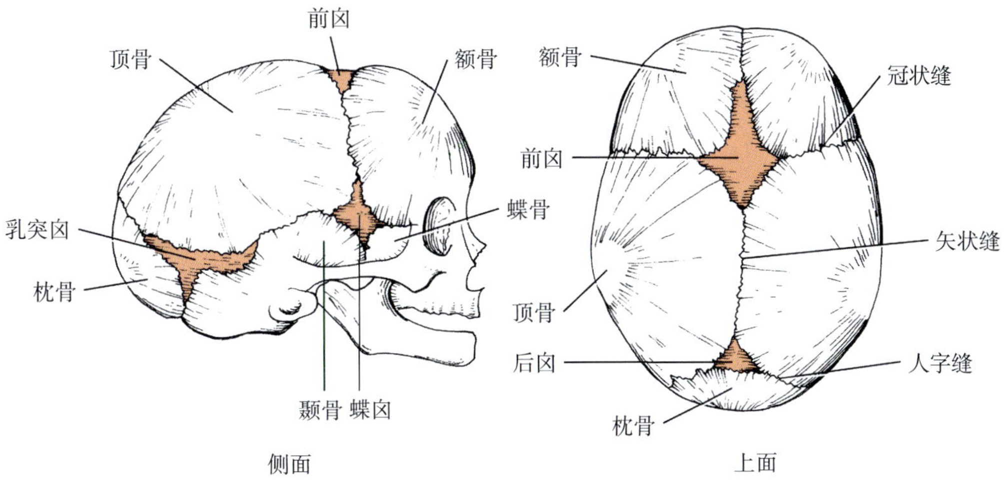

图 1-24　新生儿颅

第四节　附肢骨

附肢骨包括上肢骨和下肢骨。上、下肢骨都由与躯干骨相连接的肢带骨和能自由活动的自由肢骨两部分组成。上、下肢骨的数目和排列方式略相同。但由于人体直立，上肢从支持功能中解放出来，成为能够灵活运动和使用工具的劳动器官，因而上肢骨形体轻巧，利于灵活和复杂劳动；而下肢骨则粗壮强大，主要起着支撑和运动身体的作用。

一、上肢骨

上肢骨每侧 32 块，共 64 块。

（一）上肢带骨

1．**锁骨** clavicle　属于长骨，全骨略呈“S”形弯曲，横架在胸廓前上方，全长可在体表摸到（图 1-25）。内侧 2/3 呈三棱形，凸向前；外侧 1/3 上下扁，凸向后。锁骨内侧端粗大称**胸骨端** sternal end，有关节面与胸骨柄的锁切迹相关节；外侧端扁平，称**肩峰端** acromial end，有小关节面与肩胛骨的肩峰相关节。锁骨的上面光滑，下面粗糙。锁骨支撑肩胛骨向外，使肩胛骨与胸廓保持一定距离，从而保证上肢的灵活运动不受到限制。

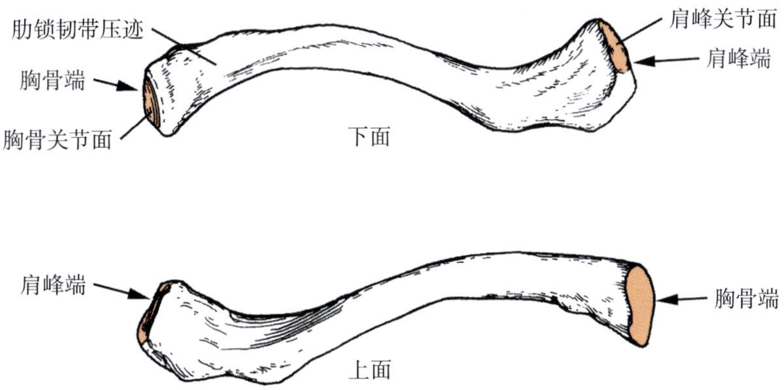

图 1-25　锁骨（左侧）

2．**肩胛骨** scapula　是三角形的扁骨，位于胸廓后外侧的上份，介于第 2～7 肋之间，可分为 3 个缘、3 个角和前、后两面（图 1-26）。上缘短而薄，靠外侧有一切迹，称**肩胛切迹**

scapular notch。切迹外侧有一弯曲的指状突起称**喙突** coracoid process。外侧缘肥厚，邻近腋窝，又称**腋缘** axillary border。内侧缘薄而长，对向脊柱称**脊柱缘** vertebral border。肩胛骨外侧角最肥厚，有朝向外侧的梨形关节面，称**关节盂** glenoid cavity，与肱骨头相关节。盂的上、下方各有一小的粗糙结节，分别称为**盂上结节** supraglenoid tubercle 和**盂下结节** infraglenoid tubercle。肩胛骨的下角平对第 7 肋或第 7 肋间隙，可作为计数肋的标志。上角为上缘与内侧缘的会合处，平第 2 肋。肩胛骨的前面为一大的浅窝，朝向胸廓，称**肩胛下窝** subscapular fossa。后面有一横位的骨嵴，称**肩胛冈** spine of scapula，此冈将肩胛骨后面分为上小、下大的两个窝，分别称**冈上窝** supraspinous fossa 和**冈下窝** infraspinous fossa。肩胛冈的外侧端向前外侧伸展，成为**肩峰** acromion，位于肩关节的上方，为肩部最高点。肩峰末端有朝向内侧、小而平坦的关节面，与锁骨相关节。

肩胛冈、肩峰、肩胛骨下角及内侧缘都可在体表摸到。

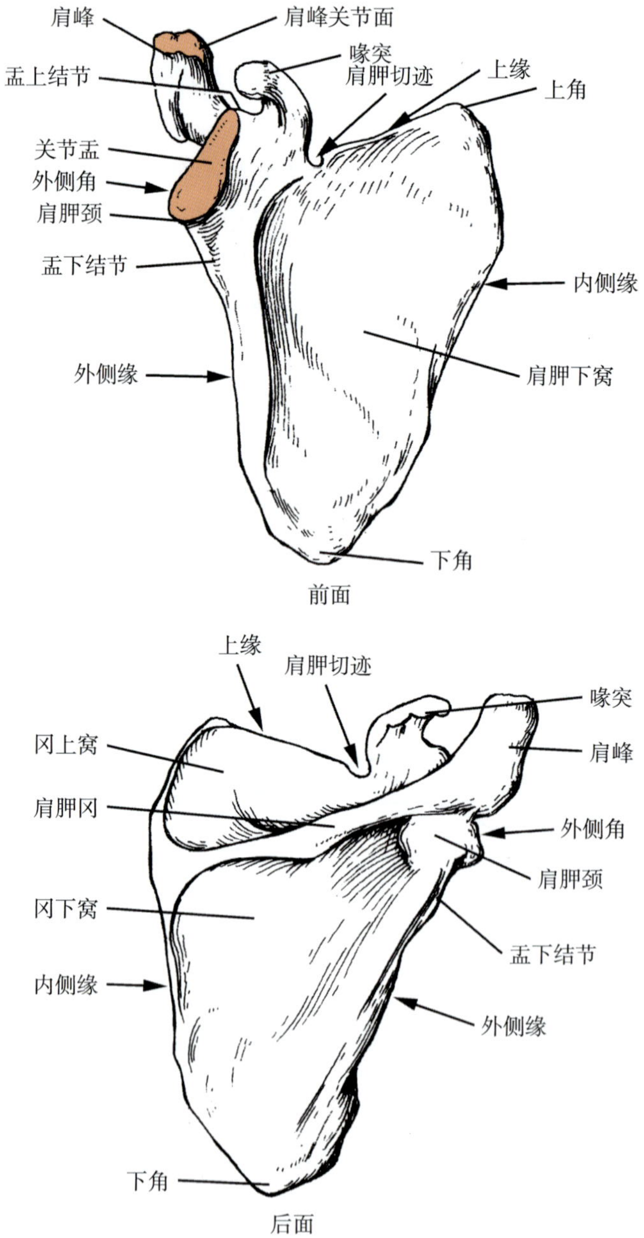

图 1-26 肩胛骨

（二）自由上肢骨

可分为近侧部的肱骨、中间部的桡骨和尺骨及远侧部的手骨。

1. **肱骨** humerus　上肢骨中最长的管状骨，分为一体和两端（图1-27）。肱骨上端膨大，有朝向上后内侧呈半球形的**肱骨头** head of humerus，与肩胛骨的关节盂相关节。头的周围稍缩窄称**解剖颈** anatomical neck。颈的外侧和前方各有一隆起，分别称**大结节** greater tubercle 和**小结节** lesser tubercle。两结节之间有**结节间沟** intertubercular sulcus，沟内有肱二头肌长头腱通过。大结节向下延伸为**大结节嵴** crest of greater tubercle，小结节向下延伸为**小结节嵴** crest of lesser tubercle。肱骨上端与体交界处稍细，称为**外科颈** surgical neck，是骨折的易发生部位。

肱骨体的上段呈圆柱形，下段呈三棱柱形。其中部外侧有粗糙的**三角肌粗隆** deltoid

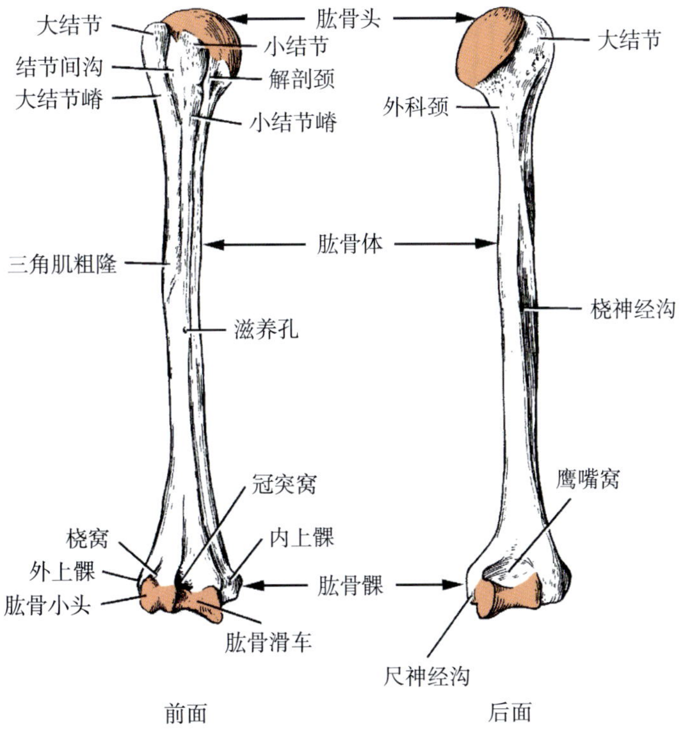

图1-27　肱骨

tuberosity。肱骨体的后面中份有自上内侧向下外侧斜行的**桡神经沟** sulcus for radial nerve，桡神经和血管经过此处。肱骨下端亦较膨大，前后较扁。外侧份有呈半球形的关节面，称**肱骨小头** capitulum of humerus，与桡骨头相关节；内侧份有呈滑车状的关节面，称**肱骨滑车** trochlea of humerus，与尺骨的滑车切迹相关节。肱骨下端的前面，在肱骨小头和滑车上方，各有一浅窝，分别称**桡窝** radial fossa 和**冠突窝** coronoid fossa；下端的后面，在肱骨滑车上方，有一深窝，称**鹰嘴窝** olecranon fossa；肱骨小头的外侧和滑车的内侧各有一个突起，分别称**外上髁** lateral epicondyle 和**内上髁** medial epicondyle。内上髁的后下方有一浅沟，称**尺神经沟** sulcus for ulnar nerve。

肱骨大结节和内、外上髁都可在体表摸到。

2. **桡骨** radius　位于前臂外侧，分为一体和两端（图1-28）。上端比下端细小，其顶端稍膨大，称**桡骨头** head of radius。头的上面有关节凹与肱骨小头相关节；头的周围有环状关节面与尺骨相关节。头以下略细，称**桡骨颈** neck of radius。桡骨体呈三棱柱形，中份略弯向外侧，其内侧缘是薄锐的**骨间缘** interosseous border。在桡骨颈下方的前内侧处，有一呈卵圆形的隆起称**桡骨粗隆** radial tuberosity。桡骨下端的外侧份向下突出，称**桡骨茎突** styloid process of radius。下端的内侧面有关节面称**尺切迹** ulnar notch，与尺骨头相关节；下面有**腕关节面** carpal articular surface，与近侧列的 3 块腕骨相关节。

桡骨茎突和桡骨头后面，可在体表摸到。

3．**尺骨** ulna 位于前臂的内侧，分为一体和两端（图 1-28）。上端较粗大，前面有半月

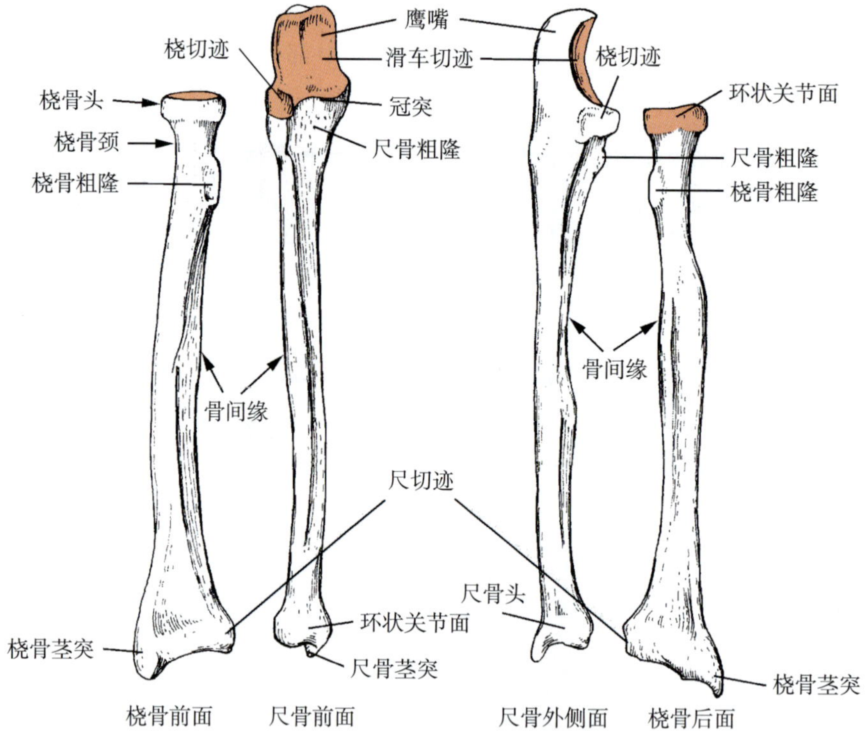

图 1-28 桡骨和尺骨

形的凹陷，称**滑车切迹** trochlear notch，与肱骨滑车相关节。在滑车切迹的前下方和后上方各有一突起，分别称**冠突** coronoid process 和**鹰嘴** olecranon。冠突外侧面的关节面是**桡切迹** radial notch，与桡骨头相关节；冠突前下方的粗糙隆起称**尺骨粗隆** ulnar tuberosity。

尺骨体上段较粗，下段较细呈圆柱形，外侧缘锐利，与桡骨体相对称**骨间缘** interosseous border。尺骨下端有**尺骨头** head of ulna，其前、外侧、后 3 面有环状关节面，与桡骨的尺切迹相关节；下面光滑，借关节盘与腕骨相隔。尺骨头的后内侧有向下的突起称**尺骨茎突** styloid process of ulna。在正常情况下，尺骨茎突比桡骨茎突高约 1 cm。

尺骨鹰嘴、尺骨后缘、尺骨头和茎突均可在体表摸到。

4．手骨 包括腕骨、掌骨和指骨 3 部分，共 27 块（图 1-29）。

（1）**腕骨** carpal bones：属于短骨，共 8 块，排成两列，每列 4 块。近侧列由桡侧向尺侧依次为**手舟骨** scaphoid bone、**月骨** lunate bone、**三角骨** triquetral bone 和**豌豆骨** pisiform bone；远侧列为**大多角骨** trapezium bone、**小多角骨** trapezoid bone、**头状骨** capitate bone 和**钩骨** hamate bone。8 块腕骨并未排列在一个平面上，因而形成背侧面凸隆，掌侧面凹陷的沟，称**腕骨沟** carpal sulcus。各腕骨的相邻面都有关节面，彼此形成腕骨间关节。近侧列的豌豆骨并不与其他 3 块腕骨并列，而是位于三角骨掌侧面，因而近侧列腕骨中只有手舟骨、月骨和三角骨参与桡腕关节的构成。

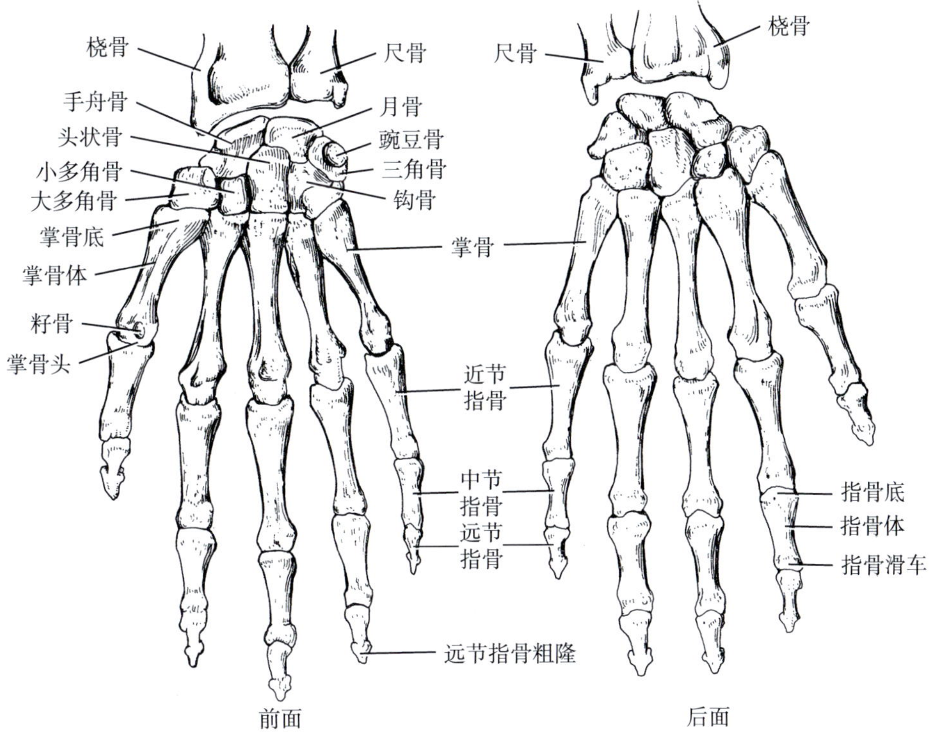

图1-29 手骨

（2）**掌骨** metacarpal bones：共5块，由桡侧向尺侧分别称为第1～5掌骨。掌骨的近侧端为**掌骨底** base of metacarpal bone，接腕骨；远侧端为掌骨头 head of metacarpal bone，接指骨；掌骨头、底之间的部分为掌骨体 shaft of metacarpal bone。第1掌骨粗短，其底有鞍状关节面，与大多角骨相关节。

（3）**指骨** phalanges：共14块。拇指有两节指骨，其余各指都是3节。由近侧至远侧依次为近节指骨 proximal phalanx、中节指骨 middle phalanx 和远节指骨 distal phalanx。每节指骨都分为底、体和滑车3部分。远节指骨远侧端的掌面膨大粗糙，称**远节指骨粗隆** tuberosity of distal phalanx。间部为体，远端为滑车。远节指骨远端掌面粗糙，称远节指骨粗隆。

二、下肢骨

下肢骨每侧31块，共62块。

（一）下肢带骨

解剖拓展：体表标志

髋骨 hip bone 为一略扭转的不规则骨，上下宽广，中间部狭窄肥厚（图1-30）。左、右髋骨与骶、尾骨连接构成骨盆。在髋骨外侧面的中央，有呈圆形的深窝称**髋臼** acetabulum；下份有一大孔称**闭孔** obturator foramen，活体有闭孔膜封闭。髋骨由髂骨、坐骨和耻骨在幼年时借透明软骨结合，约16岁互相融合；髋臼是髂骨体、耻骨体和坐骨体相融合的部分。

1．**髂骨** ilium　位于髋骨的上部，分为髂骨体和髂骨翼两部分（图1-30）。髂骨体肥厚，构成髋臼的上2/5。髂骨翼扁阔，是髋臼上方的宽广部分；其上缘肥厚略呈长“S”形，称**髂嵴** iliac crest，是测量骨盆径线的重要标志之一。髂嵴前端为**髂前上棘** anterior superior iliac spine，是重要的体表标志和常用的骨穿刺部位；后端为**髂后上棘** posterior superior iliac spine。在髂前上棘上后方5～7 cm处，髂嵴外唇有一向外的突起称**髂结节** tubercle of iliac crest。髂后上棘与髂结节也是重要的体表标志。在髂前、后上棘的下方，各有一骨突，分别称**髂前下棘** anterior

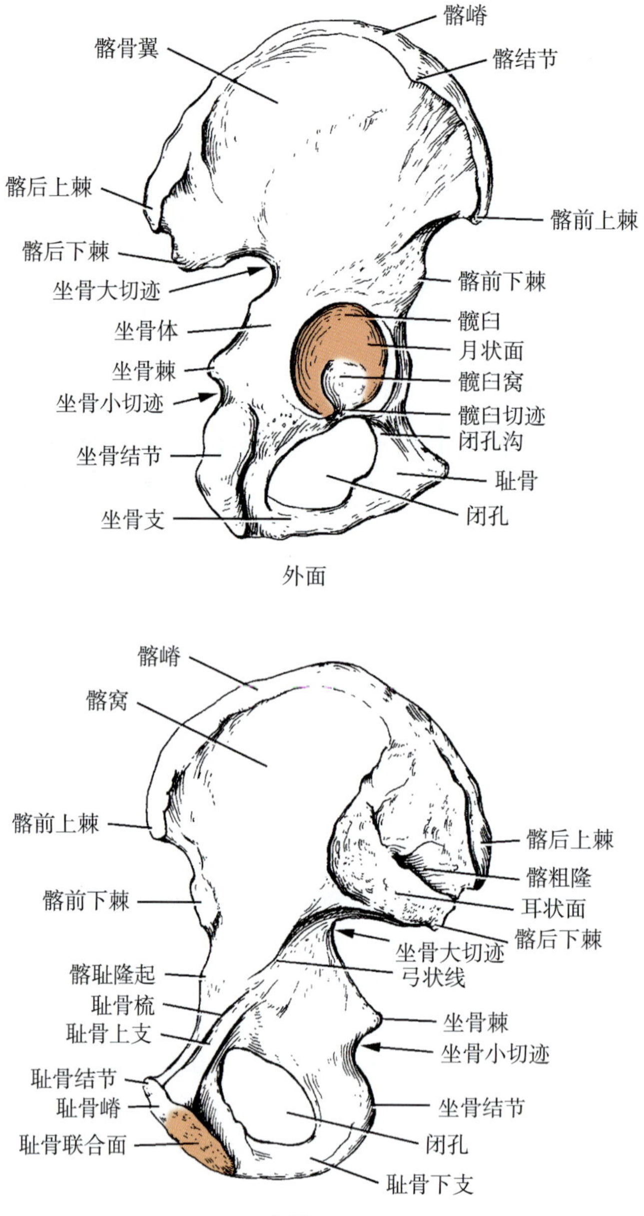

图 1-30 髋骨

inferior iliac spine 和**髂后下棘** posterior inferior iliac spine。

髂骨翼内侧面前部光滑而微凹陷，称**髂窝** iliac fossa；其后部粗糙，前下份有呈耳状的关节面，称**耳状面** auricular surface，与骶骨同名关节面相关节，后上份为**髂粗隆** iliac tuberosity。在髂窝下后方有斜行的隆起线，自耳状面下缘走向前下，称为**弓状线** arcuate line。

2．**坐骨** ischium 位于髋骨的后下部，分为坐骨体和坐骨支（图 1-30）。坐骨体为坐骨的粗壮部分，其上份构成髋臼的后下 2/5。坐骨体向下伸出的突起为坐骨支。坐骨支下端肥厚而粗糙的后份，称**坐骨结节** ischial tuberosity，为坐骨最低处，可在体表摸到。坐骨体后缘上的三角形突起，称**坐骨棘** ischial spine。坐骨棘与髂后下棘之间的较大凹陷，称**坐骨大切迹** greater sciatic notch；坐骨棘与坐骨结节之间较小的凹陷，称**坐骨小切迹** lesser sciatic notch。从坐骨结节伸向前内方的坐骨支较细，其末端与耻骨下支结合。

3．**耻骨** pubis 为髋骨的前下部，分为耻骨体和耻骨支（图 1-30）。耻骨体构成髋臼的前下 1/5。耻骨体与髂骨体结合处的上面有粗糙隆起称**髂耻隆起** iliopubic eminence。从体向前内伸出**耻骨上支** superior ramus of pubis，其末端急转直下为**耻骨下支** inferior ramus of pubis。耻骨上支的上缘锐薄称**耻骨梳** pecten pubis，它向后经过髂耻隆起与弓状线相连续。耻骨梳前端终于圆形隆起称**耻骨结节** pubic tubercle，是重要的体表标志。耻骨结节至中线的粗钝上缘称**耻骨嵴** pubic crest。耻骨上、下支移行处的内侧面上有呈长圆形粗糙面，称为**耻骨联合面** symphysial surface，与对侧同名骨面借软骨相接构成耻骨联合。耻骨下支伸向后下外侧与坐骨支结合。

解剖拓展：骨扫描

髋臼内有呈半月形的关节面，称**月状面** lunate surface。窝的中央未形成关节面的部分，称**髋臼窝** acetabular fossa。髋臼缘下部的缺口称**髋臼切迹** acetabular notch。

（二）自由下肢骨

可分为近侧部的股骨，中间部的胫骨、腓骨和髌骨以及远侧部的足骨 3 部分。

1. **股骨** femur　位于大腿部，是人体最长和最结实的长骨。其长度约占身高的 1/4，分为一体和两端（图 1-31）。

股骨上端包括股骨头、颈及大、小转子。呈球形的**股骨头** head of femur 朝向内上前方，

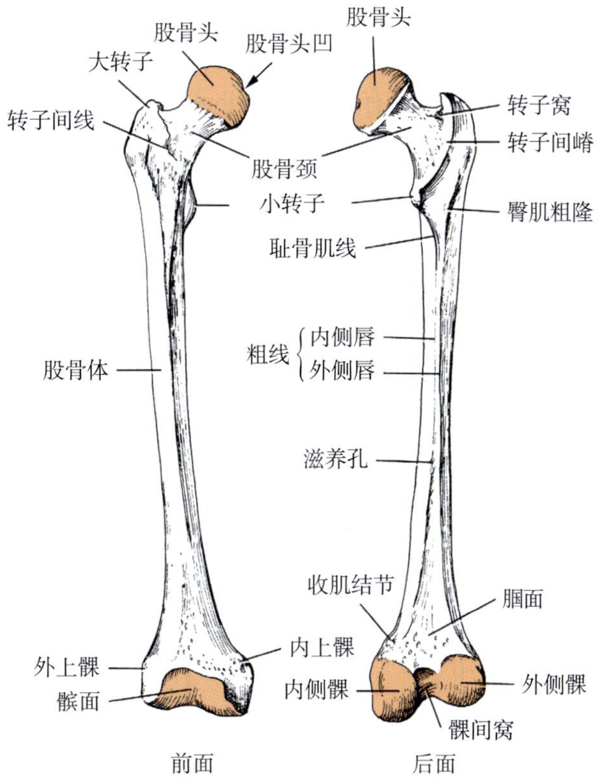

图 1-31　股骨

与髋臼的月状面相关节。接近关节面中心处，有一小凹称**股骨头凹** fovea of femoral head。股骨头向外下方较细的部分为**股骨颈** neck of femur，股骨颈与体相交在成人约成 130° 的颈干角。股骨颈与体交界处有两个隆起，上外侧的方形隆起为**大转子** greater trochanter，内下侧的为**小转子** lesser trochanter。大转子是重要的体表标志，也是测量骨盆径线的标志之一，其内侧面下部的凹陷称为转子窝。大、小转子之间在后面有隆起的**转子间嵴** intertrochanteric crest，在前面有从大转子到小转子下方的**转子间线** intertrochanteric line。

解剖拓展：骨组织工程

股骨体并不直，而是呈弓状突向前，上段呈圆柱形，中段呈三棱柱形，下段前后略扁。体

的后面有纵行的骨嵴，称为**粗线** linea aspera。其上端分叉，向上外侧延续为**臀肌粗隆** gluteal tuberosity。股骨下端有两个突向下后方的膨大，分别称**内侧髁** medial condyle 和**外侧髁** lateral condyle。两髁的前面、下面和后面都是光滑的关节面。其前面的关节面彼此相连，形成**髌面** patellar surface，与髌骨相接。两髁后份之间的深窝为**髁间窝** intercondylar fossa。内、外侧髁的侧面均有粗糙隆起（图 1-31），分别称**内上髁** medial epicondyle 和**外上髁** lateral epicondyle。内上髁的上方尚有一个三角形突起称**收肌结节** adductor tubercle。股骨大转子和内、外侧髁均可在体表摸到。

2．**髌骨** patella 是全身最大的籽骨，位于股四头肌腱内，上宽下尖，前面粗糙，后面有光滑的关节面与股骨髌面相关节（图 1-32）。髌骨可在体表摸到。

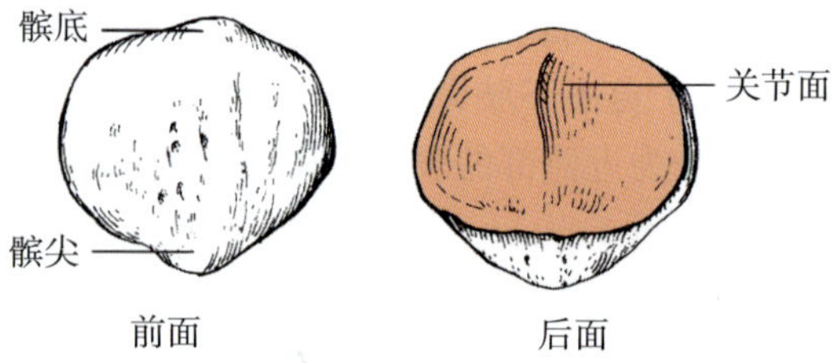

图 1-32 髌骨（右侧）

3．**胫骨** tibia 位于小腿的内侧，为呈三棱柱状的粗大长骨，分为一体和两端（图 1-33）。上端膨大，稍向后倾，形成**内侧髁** medial condyle 和**外侧髁** lateral condyle，可在体表摸到。两髁的上面各有一关节面，与股骨内、外侧髁的关节面相关节。两关节面之间的骨面粗糙，有向上的隆起称**髁间隆起** intercondylar eminence。外侧髁的后下面有**腓关节面** fibular articular facet，与腓骨头相关节。

胫骨体呈三棱柱形，其前缘和内侧面都可在体表摸到。在前缘上端处，有一呈“V”字形的粗糙隆起称**胫骨粗隆** tibial tuberosity。体的外侧缘称为骨间缘，有小腿骨间膜附着。体的后面上份有一自外上向内下走行的粗线为**比目鱼肌线** soleal line。胫骨下端稍膨大，内侧有伸向

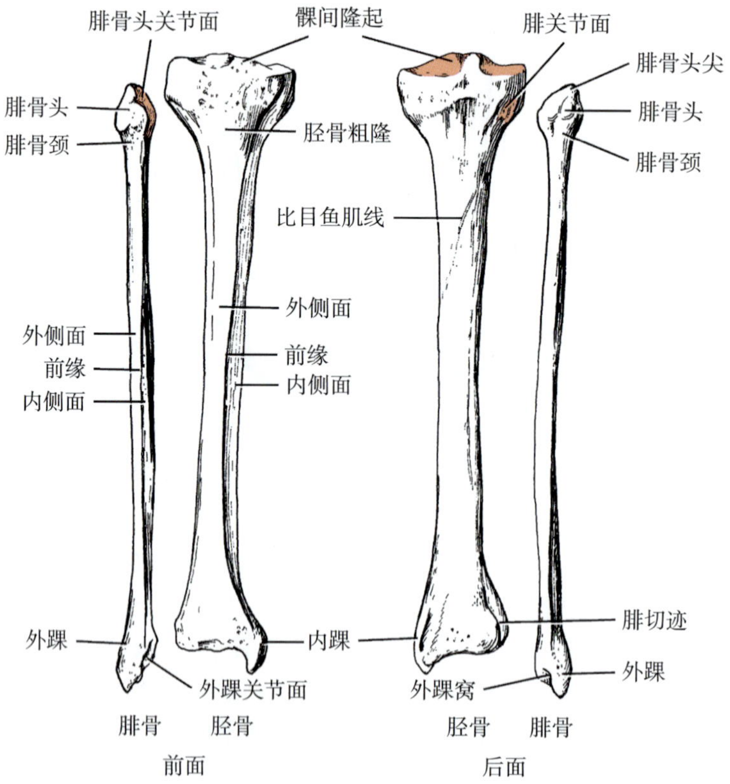

图 1-33 胫骨和腓骨（右侧）

下方的突起为**内踝** medial malleolus。下端下面的关节面和内踝外侧面的关节面共同与距骨相关节。下端的外侧面有**腓切迹** fibular notch，与腓骨连接。胫骨前缘、胫骨粗隆和内踝都可在体表摸到。

4．**腓骨** fibula　细长，居小腿外侧，分为一体和两端，无承重功能（图 1-33）。上端稍膨大称**腓骨头** head of fibula，其内上方有关节面，与胫骨相关节。腓骨头的下方缩窄，称**腓骨颈** neck of fibula。腓骨体内侧缘锐利，称为骨间缘，有小腿骨间膜附着。下端膨大为**外踝** lateral malleolus，其内侧面有关节面，与距骨相关节。腓骨头和外踝都可在体表摸到。

解剖拓展：骨矫形

5．足骨　包括跗骨、跖骨和趾骨 3 部分，共 26 块（图 1-34）。

（1）**跗骨** tarsal bones：每侧 7 块，属于短骨，与手的腕骨相当，但跗骨承重并传递弹

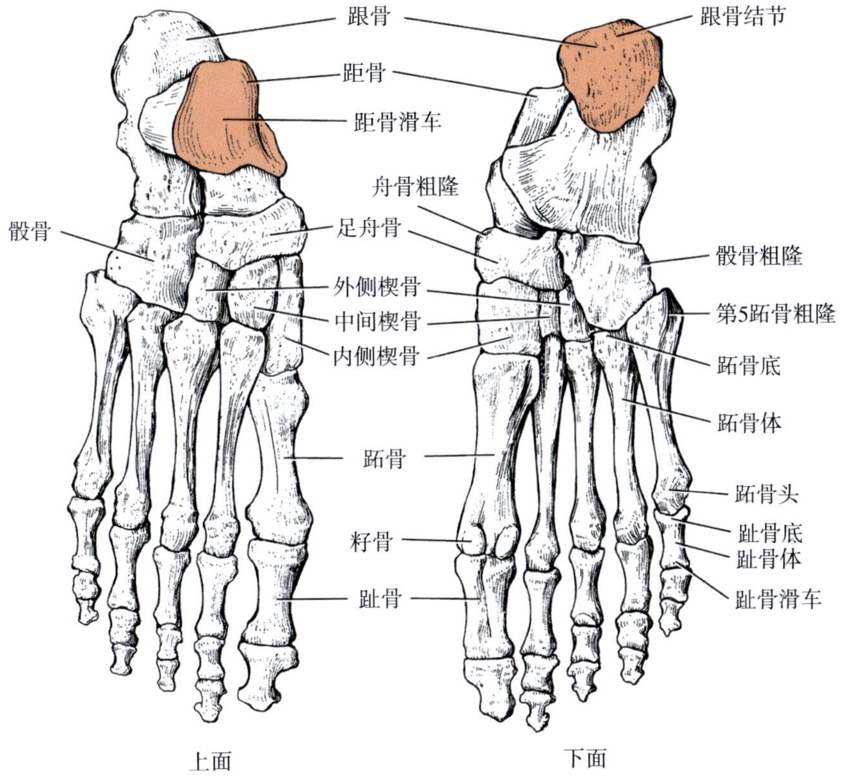

图 1-34　足骨

跳力，故粗大而连接紧密。跗骨也可分为近侧和远侧两列。近侧列包括**跟骨** calcaneus、**距骨** talus 和**足舟骨** navicular bone；远侧列由内侧向外侧依次为**内侧楔骨** medial cuneiform bone、**中间楔骨** intermediate cuneiform bone、**外侧楔骨** lateral cuneiform bone 和**骰骨** cuboid bone。距骨高居于其他跗骨之上，前端与足舟骨相接，上方有关节面称**距骨滑车** trochlea of talus，与胫、腓骨下端相关节。跟骨最大，位于距骨下方，其上面有关节面与距骨相关节。跟骨后端膨大为**跟骨结节** calcaneal tuberosity，其前面则有关节面与骰骨相关节。足舟骨介于距骨与 3 块楔骨之间，其内下方有一隆起，称**舟骨粗隆** tuberosity of navicular bone。跟骨结节和舟骨粗隆可在体表摸到。

解剖拓展：骨质疏松

（2）**跖骨** metatarsal bones：共 5 块，与掌骨相当，由内侧向外侧依次命名为第 1～5 跖骨。跖骨分为头、体、底 3 部分。跖骨底分别与楔骨和骰骨相关节。第 5 跖骨底的外侧份突向后称

院校风采：内蒙古医科大学

第 5 跖骨粗隆 tuberosity of fifth metatarsal bone。跖骨头与相应的近节趾骨底相关节。

（3）**趾骨** phalanges of toes：共 14 块。踇趾为 2 节，其余各趾均为 3 节。趾骨的形态和命名与指骨相同。踇趾的趾骨粗壮，其余趾骨细小。

（李志军）

第2章 骨连结

第一节 概　　述

案例分析

骨与骨之间借纤维结缔组织、软骨和骨相连，形成骨连结。按骨连结的不同方式可分为直接连结和间接连结两大类（图 2-1）。

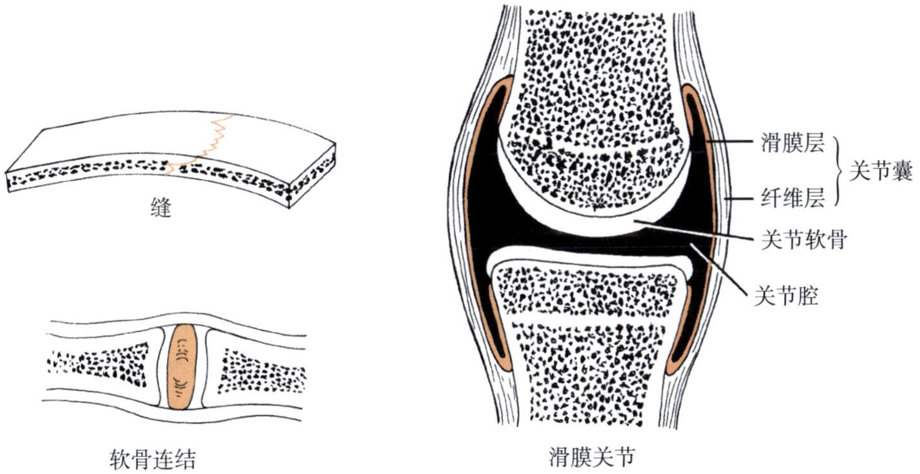

图 2-1　骨连结的分类与关节的主要构造

一、直接连结

直接连结是指骨与骨之间借纤维结缔组织或软骨及骨直接相连，骨与骨之间无间隙，运动范围极小或完全不能活动。根据连结组织的不同，可分为**纤维连结** fibrous joint、软骨连结 cartilaginous joint 和骨性结合 synostosis 三种类型。

（一）纤维连结

骨与骨之间借纤维结缔组织相连，形成纤维连结 fibrous joint。其间无间隙，连结比较牢固，一般无活动性或仅有少许活动，常有两种连结形式。

1．韧带连结 syndesmosis　连接两骨的纤维结缔组织比较长，呈条索状或膜状，富有弹性，称为**韧带** ligament 或膜，如椎骨棘突之间的棘间韧带、胫腓骨下端的胫腓骨间韧带、前臂尺桡骨之间的骨间膜等。

2．**缝** suture　两骨之间借很薄的纤维结缔组织（缝韧带）相连，无活动性。这种连结往往随年龄的增加，可出现结缔组织骨化，如颅的冠状缝、矢状缝等。

（二）软骨连结

骨与骨之间借软骨相连，可缓冲震荡，可分为两种。**软骨** cartilage 是一种特殊分化的结缔组织，由软骨细胞、软骨基质及埋藏于基质中的纤维共同组成。按照基质中纤维成分的含量和性质可将软骨分为透明软骨、弹性软骨和纤维软骨。

软骨具有一定的粘弹特性和抗压能力，各关节相关骨的接触面大都有软骨被覆，能减少摩擦，承受负荷及吸收震荡。在胚胎时期软骨代替骨骼构成暂时的人体支架。软骨本身缺乏血管组织，受损后的再生能力较差，主要依靠软骨膜内层的细胞分裂生成新的软骨。软骨也是易于移植的组织，由于软骨本身极少血管分布，软骨细胞被隔离在基质的小腔内，一些物质不能透过基质。所以软骨具有低抗原特点，是用作移植的较好组织材料。

1．透明软骨结合 synchondrosis　两骨间借透明软骨连接，常为暂时性的结合，是胚胎时软骨骨骼的存留部分并作为所连结骨的增长区，如骺软骨、蝶枕软骨结合等。此种连结到一定年龄即骨化形成骨性结合。

2．纤维软骨联合 symphysis　两骨间借纤维软骨连接，多位于人体中轴承受压力之处，坚固性大而弹性低，如椎间盘、耻骨联合等。

（三）骨性结合

两骨之间借骨组织相连，常由纤维连结或透明软骨结合骨化而成。骨性结合使两骨融合为一块，如长骨的体与骺的结合、各骶椎之间的结合等。

二、间接连结

间接连结又称**关节** joint 或 articulation 或**滑膜关节** synovial joint，是骨连结的最高分化形式，骨与骨的相对面之间有腔隙，充以滑液，活动度大。关节的结构有基本结构和辅助结构。

（一）关节的基本结构

关节的基本结构有关节面、关节囊和关节腔（图 2-1），这些结构为每一个关节所必备的。

1．**关节面** articular surface　是构成关节各相关骨的接触面，每一关节至少包括两个关节面，一般为一凸一凹，凸者称关节头 articular head，凹者称关节窝 articular fossa。关节面上覆有**关节软骨** articular cartilage。关节软骨多数由透明软骨构成，少数为纤维软骨，表面光滑，深部与关节面紧密相连，关节软骨厚度通常为 2～7 mm，其厚薄因不同的关节和不同的年龄而异。即使在同一关节中，不同部位的厚薄亦不相同，使之与对应的关节面更加相适应。关节软骨具有弹性，能承受压力和吸收震荡，减轻运动时的震荡和冲击，关节软骨表面光滑，覆以少量滑液，可减小摩擦，有利于活动。关节软骨无血管、神经和淋巴管，其营养由滑液和关节囊滑膜层的血管供应。

2．**关节囊** articular capsule　由致密结缔组织构成的囊，附于关节面周围的骨面并与骨膜融合，像“袖套”把构成关节的各骨连接起来，封闭关节腔。关节囊的松紧和厚薄因关节的不同而异，活动较大的关节，关节囊较松弛而薄，反之亦然。关节囊可分为内、外两层。

外层为纤维层 fibrous layer，由致密结缔组织构成，富有血管、淋巴管和神经。在某些部位，纤维层增厚形成韧带，可增强骨与骨之间的连结，并限制关节的过度运动，纤维层的厚薄和韧带强弱与关节的运动和负重大小有关。如下肢关节负重较大，其关节囊的纤维层厚而紧张；上肢关节负重较小，则纤维层薄而松弛。

内层为滑膜层 synovial layer，由平滑光亮、薄而柔润的疏松结缔组织膜构成，衬贴于纤维层的内面，其边缘附着于关节软骨周缘，包被着关节内除关节软骨、关节唇和关节盘以外的所有结构。滑膜层内表面常有微小突起的皱襞，分别称滑膜绒毛和滑膜襞。滑膜富含血管、淋巴和神经，能产生**滑液** synovial fluid，并为关节软骨提供营养。滑液是透明蛋清样液体，呈弱碱性。在正常情况下，滑液只有 0.13～2 ml，由于含有较多的透明质酸，故黏稠度较高。滑液不但为关节提供了液态环境，而且保持了一定酸碱度，保证关节软骨的新陈代谢，并可增加滑润，减少摩擦，降低软骨的蚀损，促进关节的运动效能。

3．**关节腔** articular cavity　由关节软骨和关节囊滑膜层共同围成的密闭腔隙，腔内有少量滑液，关节腔内呈负压，对维持关节的稳定性有一定的作用。

（二）关节的辅助结构

关节除具备上述基本结构外，某些关节为适应特殊功能的需要而分化出一些辅助结构（图 2-2），以增加关节的灵活性，增强关节的稳固性。

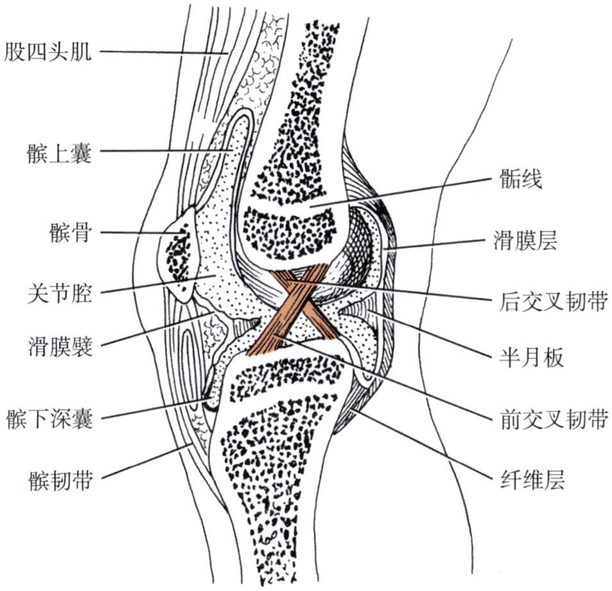

图 2-2　膝关节辅助结构示意图

1. **韧带** ligament　是连于相邻两骨之间的致密纤维结缔组织束，有加强关节的稳固性或限制其过度运动的作用。位于关节囊外的称囊外韧带 extracapsular ligament，有的囊外韧带为关节囊的局部增厚，如髋关节的髂股韧带；有的独立于关节囊，不与囊相连，如膝关节的腓侧副韧带；有的是关节周围肌腱的延续，如膝关节的髌韧带。位于关节囊内的称囊内韧带 intracapsular ligament，被滑膜包裹，如膝关节的交叉韧带。韧带和关节囊有丰富的感觉神经分布，故关节疾患时患者会出现疼痛。

2. 关节内软骨　为存在于关节腔内的纤维软骨，有关节盘和关节唇两种。

（1）**关节盘** articular disc：是位于两关节面之间的纤维软骨板，其周缘附着于关节囊内面，将关节腔分为两部。关节盘多呈圆形，中央稍薄，周缘略厚，膝关节中的关节盘呈半月形，称为半月板。关节盘使两关节面更为适合，减少冲击和震荡，并可增加关节的稳固性。此外，两个腔可产生不同的运动，从而增加运动的形式和范围。

（2）**关节唇** articular labrum：是附着于关节窝周缘的纤维软骨环，可加深关节窝，增大关节面，有增加关节稳固性的作用。

3. 滑膜襞和滑膜囊 synovial fold and synovial bursa　有些关节的滑膜表面积大于纤维层，以致滑膜重叠卷折，并突向关节腔而形成滑膜皱襞，有的其内含有脂肪和血管，则形成滑膜脂垫 synovial fat pad。在关节运动时，关节腔的形态、容积和压力发生改变，滑膜垫可起调节或充填作用，同时也扩大了滑膜的面积，有利于滑液的分泌和吸收。在有些关节，滑膜从纤维层缺如或薄弱处膨出，充填于肌腱与骨面之间，则形成滑膜囊，可减少肌肉活动时与骨面之间的摩擦。

（三）关节的运动

关节面的复杂形态，运动轴的多少和方向，决定着关节的运动形式和范围，其运动形式基本上可依照关节的三轴分为屈伸、收展和旋转 3 组拮抗性运动。

1．**屈和伸** flexion and extension 是关节沿冠状轴进行的一组运动，运动时组成关节的两骨相互靠拢，角度减小称为屈；相反，角度增大称为伸。一般情况下，关节的屈是指向腹侧面靠拢或成角，但膝关节则相反。在踝关节，足上抬，足背向小腿前面靠拢为踝关节的伸，亦称背屈 dorsiflexion；足尖下垂为踝关节的屈，亦称跖屈 plantarflexion。

2．**收和展** adduction and abduction 是关节沿矢状轴进行的运动，运动时骨向正中矢状面靠拢，称为收或内收；反之，远离正中矢状面，称为展或外展。手指的收、展是以中指为准的靠拢、散开运动。足趾则是以第二趾为准的靠拢、散开运动。

3．**旋转** rotation 是关节沿垂直轴进行的运动，统称旋转。骨向前内侧旋转，称为旋内 medial rotation；反之，向后外旋转，称旋外 lateral rotation。在前臂，桡骨是围绕通过桡骨头和尺骨头的轴旋转，将手背转向前的运动，称旋前 pronation；将手掌恢复到向前或手背转向后方的运动，称旋后 supination。

4．**环转** circumduction 运动骨的上端在原位转动，下端则做圆周运动，运动时全骨描绘出一圆锥形的轨迹。能完成两轴以上运动的关节均可做环转运动，如肩关节、髋关节和桡腕关节等。环转运动实际上是屈、展、伸、收依次交替的连续动作。

5．移动 translation 是最简单的一个骨关节面在另一骨关节面的滑动，如跗跖关节、腕骨间关节等。其实即便小的跗骨或腕骨运动时，也涉及多轴向的运动，用连续放射摄影技术观察，可显示明显的旋转和角度运动。

（四）关节的分类

关节可按构成关节的骨数、运动形式、运动轴的数目以及关节面的形状进行分类。

只由两块骨构成的关节为单关节，如肩关节。由两块以上的骨构成的关节为复关节，如肘关节。凡可单独进行活动的关节为单动关节，在结构完全独立的两个或两个以上关节，活动必须同时进行，称为联动关节或联合关节，如两侧的颞下颌关节。根据关节运动轴的数目分类，可将关节分为单轴、双轴和多轴关节（图 2-3）。

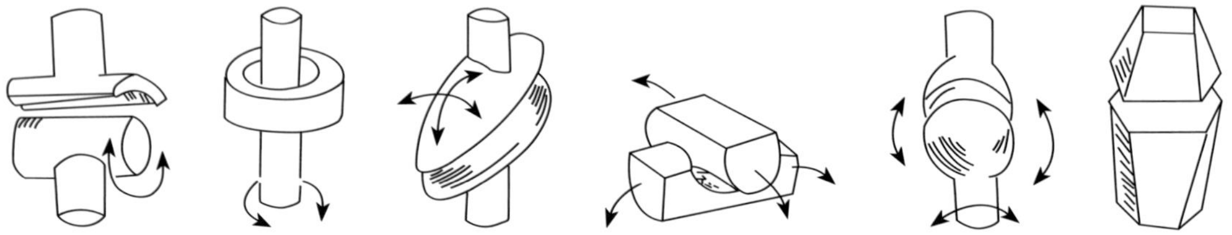

图 2-3 关节的类型

1．单轴关节 uniaxial joint 具有一个运动轴，关节只能绕一个轴做一组运动，包括两种形式。

（1）屈戌关节 hinge joint：又称滑车关节 trochlear joint，关节头呈滑车状，另一骨有与其相适应的关节窝，通常只能绕冠状轴上做屈、伸运动，如指骨间关节。

（2）车轴关节 trochoid joint / pivot joint：关节头的关节面呈圆柱状，关节窝常由骨和韧带连成的环构成，可沿垂直轴做旋转运动，如桡尺近侧关节。

2．双轴关节 biaxial joint 关节有两个互为垂直的运动轴，关节可沿此二轴做两组运动，也可进行环转运动，包括两种形式。

（1）椭圆关节 ellipsoidal joint：关节头呈椭圆形，关节窝呈相应凹面，可沿冠状轴做屈、伸运动，沿矢状轴做收、展运动，并可做环转运动，如腕关节。

（2）鞍状关节 sellar joint / saddle joint：相对两关节面都呈鞍状，互为关节窝和关节头，可沿二轴做屈、伸、收、展和环转运动，如拇指腕掌关节。

3．多轴关节 multiaxial joint　具有 3 个相互垂直的运动轴，可做各种方向的运动，包括两种形式。

（1）球窝关节 ball and socket joint / spheroidal joint：关节头较大呈球形，关节窝浅而小，其面积为关节头的 1/3。此类关节最灵活，可做屈、伸、收、展、旋转和环转运动，如肩关节。有的关节窝特别深，包绕关节头 1/2 以上，称杵臼关节，亦属球窝关节。但运动幅度受到一定限制，如髋关节。

（2）平面关节 plane joint：关节面近似“平面”，实际上是一个很大球面的一小部分，多出现于短骨之间，可做多轴性滑动，但活动范围小，如胸锁关节和腕骨间关节等。

解剖拓展：关节的血管、淋巴管和神经

第二节　中轴骨连结

中轴骨连结包括躯干骨连结和颅骨的连结。

一、躯干骨连结

由 24 块椎骨、1 块骶骨和 1 块尾骨借骨连结形成**脊柱** vertebral column，构成人体的中轴，上承托颅、下连接肢带骨。12 块胸椎、12 对肋和 1 块胸骨借骨连结共同形成胸廓 thorax。

（一）脊柱

1．椎骨间的连结　各椎骨之间借韧带、软骨和滑膜关节相连，可分为椎体间连结和椎弓间连结。

（1）椎体间连结：相邻各椎体之间借椎间盘、前纵韧带和后纵韧带相连接（图 2-4，图 2-5）。

1）**椎间盘** intervertebral disc：亦称椎间纤维软骨，是连接相邻两个椎体之间的纤维软骨盘。中央部是柔软而富于弹性的胶状物质，称**髓核** nucleus pulposus，是胚胎时脊索的残余物。周围部是由多层纤维软骨按同心圆排列组成的**纤维环** annulus fibrosus，富于坚韧性，牢固连接相邻两个椎体，保护髓核并限制髓核向周围膨出。椎间盘坚韧，富有弹性，承受压力时被压缩，除去压力后复原，具有弹簧垫样缓冲震荡的作用。椎间盘共有 23 个，其总长度约为除寰、

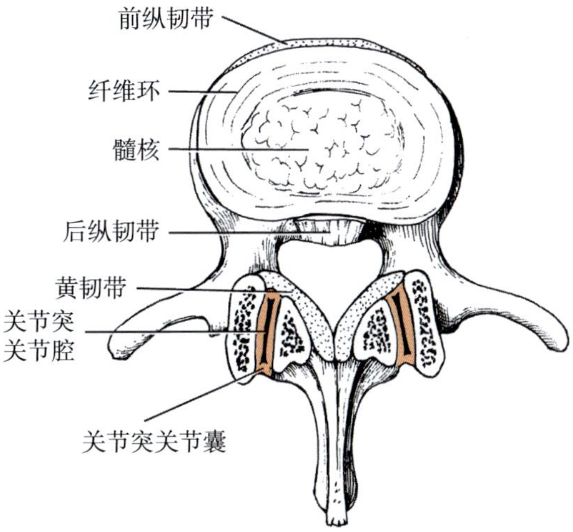

图 2-4　椎间盘和关节突关节

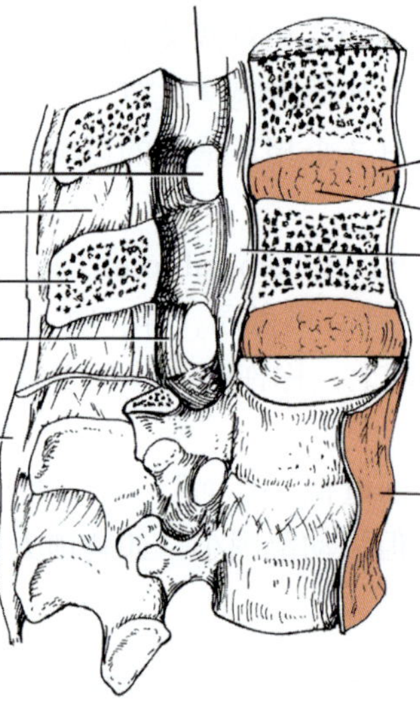

图 2-5 椎骨间的连结

枢椎之外脊柱长度的 1/5。各部椎间盘厚薄不一，中胸部最薄，颈部较厚，腰部最厚，所以颈、腰部活动度较大。纤维环破裂时，髓核容易向后外脱出，突入椎管和椎间孔，压迫脊髓和脊神经，临床上称为椎间盘脱出症。

2）**前纵韧带** anterior longitudinal ligament：位于椎体前方，宽而坚韧，上至枕骨大孔前缘，下至第 1 或第 2 骶椎体，其纤维与椎体及椎间盘牢固连接，有防止脊柱过度后伸和椎间盘向前脱出的作用。

3）**后纵韧带** posterior longitudinal ligament：位于椎体后方，细而坚韧，起自枢椎并与覆盖枢椎体的覆膜相续，向下至骶管，与椎体上、下缘和椎间盘紧密连接，而与椎体连结较疏松，有限制脊柱过度前屈的作用。

（2）椎弓间的连结：包括椎弓板之间和各突起之间的连结（图 2-5）。

1）**黄韧带** ligamenta flava：为连结相邻两椎弓板间的韧带，由黄色的弹性纤维构成，坚韧而富有弹性，协助围成椎管，黄韧带有限制脊柱过度前屈并维持脊柱于直立姿势的作用（图 2-4）。

2）**棘间韧带** interspinous ligament：位于相邻各棘突之间，前接黄韧带，后方移行为棘上韧带和项韧带。

3）**棘上韧带** supraspinous ligament：连接胸、腰、骶椎各棘突之间的纵行韧带，其前方与棘间韧带融合，与棘间韧带都有限制脊柱过度前屈的作用。在颈部，从颈椎棘突尖向后扩展成三角形板状的弹性纤维膜，称项韧带 nuchae ligament，上缘附于枕外隆凸及枕外嵴，向下至第 7 颈椎棘突并续于棘上韧带。

4）**横突间韧带** intertransverse ligaments：连接相邻椎骨横突之间的纤维索。有限制脊柱过度侧屈的作用。

5）**关节突关节** zygapophysial joints：由相邻椎骨的上、下关节突构成。关节面有透明软骨覆盖，关节囊附于关节面周缘，属于平面关节，只能做轻微滑动，但各椎骨之间的运动总和却很大，两侧的关节突关节属联动关节。

（3）寰椎与枕骨及枢椎的关节

1）**寰枕关节** atlantooccipital joint：由寰椎两侧块的上关节凹与枕髁构成的联动关节（图 2-6），属椭圆关节。其关节面有透明软骨覆盖，关节囊附着于关节面周缘，关节囊松弛，周围

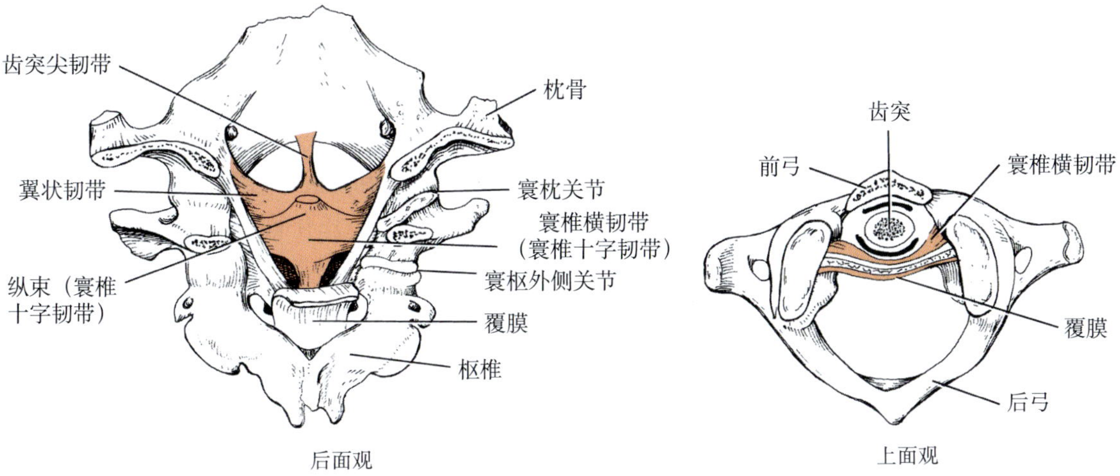

图 2-6　寰枢关节

有韧带增强。寰枕前膜 anterior atlantooccipital membrane 是前纵韧带的最上部分，连接枕骨大孔前缘与寰椎前弓上缘之间。寰枕后膜 posterior atlantooccipital membrane 位于枕骨大孔后缘与寰椎后弓上缘之间。

2）**寰枢关节** atlantoaxial joint：包括 3 个关节（图 2-6）。①寰枢外侧关节 lateral atlantoaxial joint，有 2 个，由寰椎侧块的下关节面与枢椎上关节面构成，关节囊的后部及内侧均有韧带加强。②寰枢正中关节 median atlantoaxial joint，由齿突与寰椎前弓后面的齿突凹与寰椎横韧带中部前面构成，属车轴关节。寰枢关节沿齿突垂直轴转动，使头连同寰椎进行旋转运动。因此，寰枕、寰枢关节的联合运动能使头做俯仰、侧屈和旋转运动。

2．脊柱整体观及其运动

（1）脊柱的整体观：成年男性脊柱长约 70 cm，女性略短，约 60 cm，其长度可因姿势不同而略有差异，静卧比站立时可长出 2 ~ 3 cm，这是由于站立时椎间盘被挤压所致。所有椎间盘的总厚度约占脊柱全长的 1/4。老年人因椎间盘变薄，骨质疏松，脊柱也可变短。

1）脊柱前面观：从前面观察脊柱，可见椎体由上向下依次加宽，到第 2 骶椎为最宽，这与承受重力不断增加有关，自骶骨耳状面以下，由于重力经髋关节传至下肢骨，椎体已不负重，体积逐渐减小。前面观察脊柱，正常人的脊柱有轻度的侧屈。

2）脊柱后面观：从后面观察脊柱，所有椎骨棘突连贯形成纵嵴，其两侧各有一纵行的脊椎沟。颈椎棘突短而分叉，近水平位；胸椎棘突细长，斜向后下方，呈叠瓦状；腰椎棘突呈板状，水平伸向后方。

3）脊柱侧面观：从侧面观察脊柱，可见颈、胸、腰、骶 4 个生理性弯曲（图 2-7），其中颈曲 cervical curvature 和腰曲 lumbar curvature 凸向前，胸曲 thoracic curvature 和骶曲 sacral curvature 凸向后。脊柱的这些弯曲增大了脊柱的弹性，对维

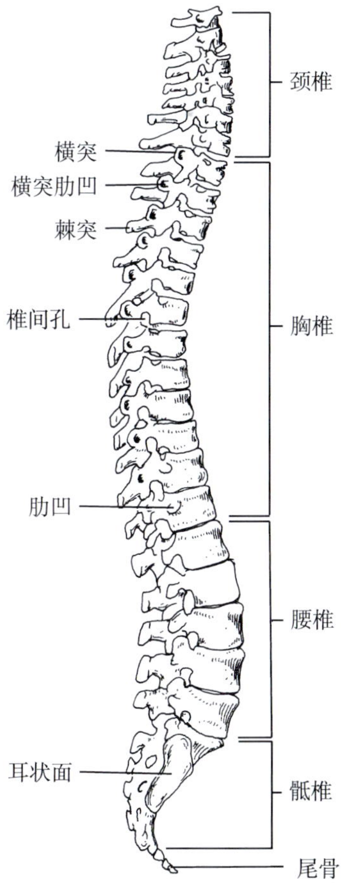

图 2-7　脊柱（侧面）

持人体的重心稳定和减轻震荡有重要意义。

胸曲和骶曲在胚胎时已形成，也称原发性弯曲；颈曲和腰曲是生后获得的，也称继发性弯曲。当婴儿开始抬头时，出现颈曲；婴儿开始坐和站立时，出现腰曲。脊柱的每一个弯曲，都有其功能意义。颈曲支持头的抬起；腰曲使身体重心向后移，以维持身体的前后平衡，保持直立姿势，加强稳固性；而胸曲和骶曲在一定意义上扩大了胸腔和盆腔的容积。

（2）脊柱的运动：脊柱除支持身体，保护脊髓、脊神经和内脏外，还有很重要的运动功能。相邻椎骨间的连结稳固，活动范围很小，但各椎间盘和关节突关节运动范围的总和很大，可做屈、伸、侧屈、旋转和环转运动。脊柱各部的运动性质和范围主要取决于椎间盘的厚度、关节突关节的方向和形状、韧带的位置及厚薄等。同时也与年龄、性别和锻炼程度有关。①颈部：颈椎关节突的关节面略呈水平位，关节囊松弛，椎间盘较厚，故屈伸及旋转幅度较大。②胸部：胸椎与肋骨相连，椎间盘较薄，关节突关节面呈冠状位，棘突呈叠瓦状，这些因素限制了胸椎的运动，故活动范围较小。③腰部：椎间盘最厚，屈伸运动灵活，关节突关节几乎呈矢状位，限制了旋转运动。由于颈、腰部运动灵活，故损伤多出现于颈、腰部。

脊柱的运动属于联合运动。检查脊柱的屈伸、侧屈和旋转三组运动，是诊断脊柱疾患的重要步骤之一。椎间盘作为连接椎骨的重要结构，其纤维环的后部及后纵韧带较薄弱。出现外伤和退行性病变时，可使椎间盘向后方或后外侧突出，使椎管或椎间孔狭窄，压迫脊髓和脊神经。椎间盘突出多发生于腰部（常见于第4、5腰椎或第5腰椎与骶骨之间），有时也可发生于颈下部（第5、6颈椎和第6、7颈椎之间），胸部少见。颈椎间盘退变突出或颈椎椎骨赘生物的形成，可突向椎管、椎间孔和横突孔，压迫脊髓、脊神经和椎动脉，引起血管、神经等受压的一系列症状，临床上称为颈椎病。寰枢关节是脊柱特殊的关节，周围有许多韧带加强。在外伤时，枢椎齿突骨折，如果寰椎横韧带保持完整，齿突可保持原位，不会引起严重症状；如果寰椎横韧带松弛或断裂，寰椎向前脱位，齿突后移，椎孔狭窄，使脊髓受压，严重时可危及生命。

（二）胸廓

胸廓 thoracic cage 由12块胸椎、12对肋、1块胸骨借骨连结共同构成。胸廓的主要关节有肋椎关节和胸肋关节。

1．肋椎关节 costovertebral joints　为肋后端与胸椎之间构成的关节，包括肋头关节和肋横突关节（图2-8）。

（1）肋头关节 joint of costal head：由肋头的关节面与相邻胸椎体的下、上肋凹构成，关节囊附于关节面周围，并由囊前方的肋头辐状韧带加强，属于平面关节，能做轻微运动。

（2）肋横突关节 costotransverse joint：由肋结节关节面与相应胸椎横突肋凹构成，属于微动关节。加强关节的韧带主要有：①连接肋颈与横突的肋横突韧带；②连接肋颈上缘与上位胸椎横突下缘的肋横突上韧带等。

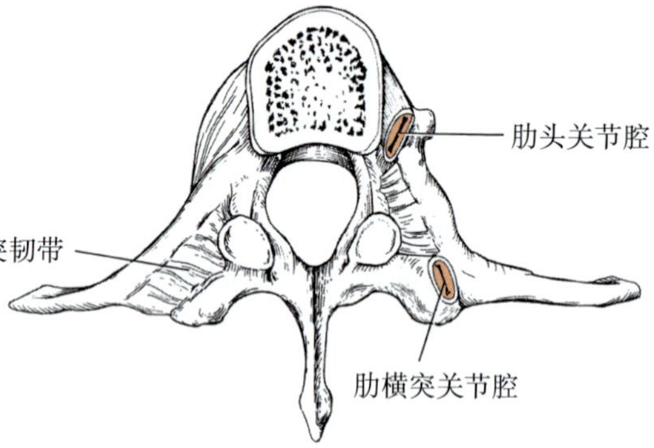

图2-8　肋椎关节

2．胸肋关节 sternocostal joint　由第2～7肋软骨与胸骨相应的肋切迹构成（图2-9），关节的前、后有韧带加强，属微动关节。第1肋与胸骨柄之间的连结是一种特殊的不动关节，第8～10肋软骨的前端不直接与胸骨相连，而依次与上位肋软骨形成软骨连结，构成左、右肋弓，第11、12肋前端游离于腹壁肌层中，不与胸骨相连接。

3．胸廓的整体观及其运动　成人胸廓近似圆锥形，容纳胸腔脏器。前后径小于横径，上窄下宽。胸廓有上、下两口和前、后、外侧壁（图2-9）。**胸廓上口** superior aperture of thorax

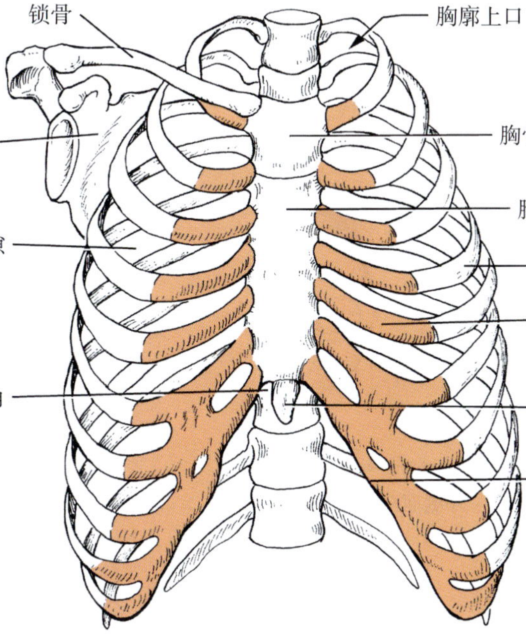

图 2-9　胸廓

较小，由胸骨柄上缘、第 1 肋和第 1 胸椎体构成，是胸腔与颈部的通道，上口的平面与第 1 肋的方向一致，即向前下倾斜，胸骨柄上缘约平对第 2 胸椎体下缘。**胸廓下口** inferior aperture of thorax 宽而不规则，由第 12 胸椎、第 11 和 12 肋前端、肋弓及剑突共同围成，两侧肋弓在中线构成向下开放的胸骨下角。胸骨下角的尖部夹有剑突，剑突又将胸骨下角分成左、右剑肋角，剑突尖约平对第 10 胸椎下缘。胸廓前壁最短，由胸骨、肋软骨及肋骨前端构成；后壁较长，由胸椎和肋角内侧的部分肋骨构成；外侧壁最长，由肋骨体构成。相邻两肋之间的间隙称肋间隙。胸廓具有保护、支持和运动功能。胸廓的运动主要是参与呼吸。吸气时，在骨骼肌的作用下，肋的前份抬高，肋体向外扩展，胸骨上升，使胸廓的前后径和横径增大，胸腔容积增加。呼气时，在重力和骨骼肌的作用下，胸廓做相反的运动，使胸腔容积减小。

胸廓的形状和大小有明显的个体差异，与性别、年龄、健康状况和职业等因素有关。新生儿胸廓呈桶状，横径与前后径大致相等。成年女性的胸廓较男性略短而圆，各径均较男性小。老年人因胸廓弹性减小，运动减弱，致使胸廓下陷，变得长而扁。佝偻病儿童因缺乏钙盐而骨质疏松，易变形，胸廓前后径增大，胸骨明显突出，形成“鸡胸”。患慢性支气管炎、肺气肿的老年人，因长期咳喘，使胸廓各径增大而成“桶状胸”。

二、颅骨的连结

颅骨的连结分为纤维连结、软骨连结和滑膜关节三种。

（一）颅骨的纤维连结和软骨连结

各颅骨之间多借缝、软骨或骨性结合相连接，连接较为牢固。颅盖骨是膜化骨成骨，在发育过程中，骨与骨之间遗留有薄层结缔组织膜称缝，有冠状缝、矢状缝、人字缝和蝶顶缝等。随着年龄的增长，缝可发生骨化而形成骨性结合。颅底诸骨是软骨化成骨，骨与骨之间是软骨连结，如蝶枕结合、蝶岩、岩枕软骨结合等。随着年龄的增长，软骨结合也可骨化为骨性结合，但破裂孔处软骨终生不骨化。舌骨与颞骨茎突之间则以茎突舌骨韧带相连。

（二）颞下颌关节

颞下颌关节 temporomandibular joint（图 2-10）又称下颌关节，属于滑膜关节，由下颌骨

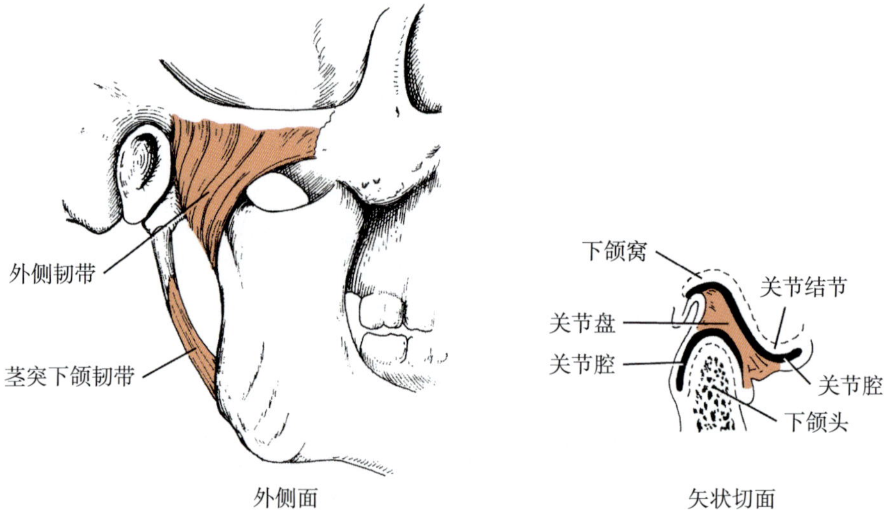

图 2-10 颞下颌关节

的下颌头与颞骨的下颌窝和关节结节构成，关节面覆盖有纤维软骨，关节囊松弛，向上附着于关节结节和下颌窝周缘，向下附着于下颌颈，囊外有由颧弓根部至下颌颈的外侧韧带加强。囊内有纤维软骨构成的关节盘，关节盘前部凹向上，后部凹向下，与关节结节和下颌窝的形状相对应，其周缘与关节囊相融合，将关节腔分为上、下两部。关节囊前部较薄弱，因此下颌关节易向前脱位。

关节的运动：颞下颌关节属于联动关节，必须两侧同时运动。下颌骨可做上提、下降、前进、后退以及侧方运动。其中上提和下降运动发生于下关节腔，前进和后退发生于上关节腔，侧方运动是一侧的下颌头对关节盘做旋转运动，而对侧的下颌头和关节盘一起对关节窝做前进的运动。张口是下颌骨下降并伴向前的运动，故张大口时，下颌骨体下降向下后方，而下颌头随同关节盘滑至关节结节的下方。闭口则是下颌骨上提并伴有下颌头和关节盘一起滑回关节窝的运动。

由于关节窝前方的关节结节突出浅，关节囊前部较薄弱，张口过大时，下颌头向前滑至关节结节前下方，发生前脱位；颅底严重骨折时，可发生上脱位；下颌受到撞击时，下颌头被撞向后上方，从而发生后脱位。复位时，必须先将下颌骨拉向下，越过关节结节，再将下颌骨向后推，才能将下颌头纳回下颌窝。

第三节　附肢骨连结

附肢骨连结以滑膜关节为主，附肢骨的主要功能是支持和运动。人类由于直立姿势，上肢从支持功能中解放出来，成为运动灵活的劳动器官，因而上肢关节的结构特点以运动的灵活性为主；下肢的支持作用更重要，所以下肢关节的结构特点以运动的稳定性为主。

一、上肢骨的连结

上肢骨的连结包括上肢带骨的连结和自由上肢骨的连结。

（一）上肢带骨连结

1. 胸锁关节 sternoclavicular joint　是上肢骨与躯干骨之间的唯一关节。由锁骨的胸骨端与胸骨的锁切迹和第 1 肋软骨上缘构成，属多轴关节。关节囊坚韧，其前方、后方和上方分别有韧带加强。关节囊内有纤维软骨构成的关节盘，并将关节腔分为外上和内下两部分。胸锁关节沿矢状轴使锁骨向上、向下做约 60° 的运动，绕垂直轴可使锁骨外侧端做向前、向后 20° ~ 30° 角的运动，还可绕额状轴做轻微的旋转和环转运动（图 2-11）。

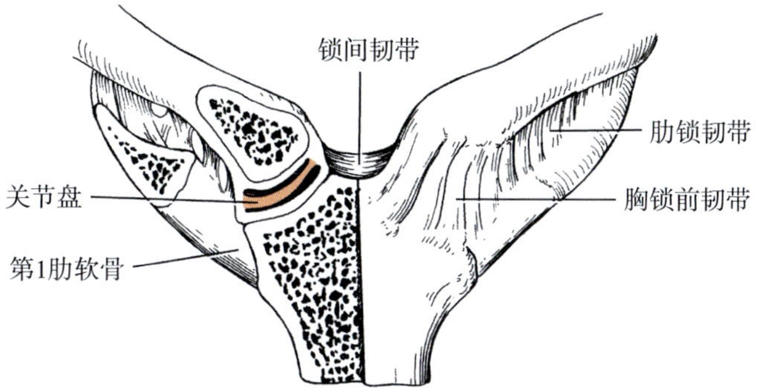

图 2-11　胸锁关节

2．肩锁关节 acromioclavicular joint　由锁骨的肩峰端与肩峰的关节面构成，属平面关节，是肩胛骨活动的支点。关节囊的周围有韧带加强，在关节囊和锁骨的下方有坚韧的喙锁韧带连于喙突，腔内的关节盘常出现于关节上部，部分分隔肩锁关节（完全分隔的情况罕见）。

3．喙肩韧带 coracoacromial ligament　连于肩胛骨的喙突与肩峰之间的三角形扁韧带，与喙突、肩峰共同构成喙肩弓，可防止肱骨头向上脱位（图 2-12）。

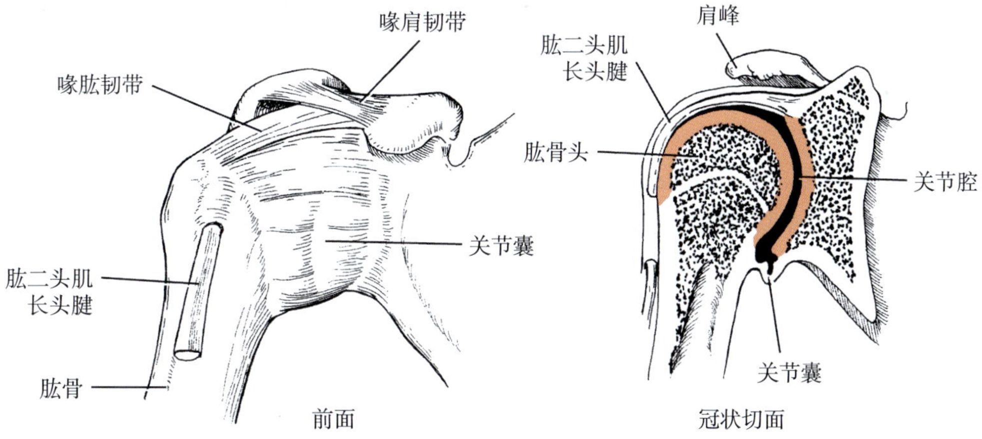

图 2-12　肩关节（右侧）

（二）自由上肢骨连结

1．**肩关节** shoulder joint　由肱骨头与肩胛骨关节盂构成（图 2-12），也称盂肱关节，属于典型的球窝关节，是全身运动最灵活的关节。关节盂小而浅，关节头大，关节盂周围有纤维软骨构成的盂唇，使之略为加深，仍然仅能容纳关节头的 1/4 ~ 1/3。因此，肩关节的运动幅度较大。关节囊薄而松弛，向上附着于关节盂的周缘，向下附着于肱骨解剖颈，其内侧份可达肱骨外科颈。在某些部位，滑膜层可形成滑液鞘或滑膜囊以利于肌腱的活动。关节囊内有起自盂上结节的肱二头肌长头腱通过，腱的表面包绕滑膜，形成结节间滑液鞘，经结节间沟穿出后滑膜附着于关节囊外。关节囊周围的韧带少而弱，上壁有喙肱韧带 coracohumeral ligament，连于喙突至肱骨大结节之间，其部分纤维编入关节囊的纤维层，囊的前壁和后壁也有数条肌腱纤维编

知识链接：上、下肢主要关节简表

入囊的纤维层，以增加关节的稳固性。囊的下壁最为薄弱，故肩关节脱位时，肱骨头常从下份滑出。

肩关节是全身最灵活的关节，可做三轴运动，即绕冠状轴做屈、伸，屈伸总和为110°～140°，屈大于伸；绕矢状轴做收、展，臂外展超过40°～60°；绕垂直轴做旋内、旋外，旋内与旋外总和为90°～120°，旋内大于旋外，并能做环转运动。

解剖拓展：运动肩关节的肌

肩关节运动灵活、范围广，是人体易发生脱位的关节之一。肩关节前部、后部及上部有韧带和骨骼肌加强，其下部没有骨骼肌保护，相对薄弱。当上肢极度外展时，易发生肱骨头向下脱位。肩关节周围的肌、肌腱、滑膜囊和关节囊等软组织发生炎症，出现肩关节疼痛、活动受限等临床表现，临床上称肩周炎。

2．**肘关节** elbow joint　由肱骨下端与尺、桡骨上端构成的复关节，包括3个关节（图2-13）。

（1）肱尺关节 humeroulnar joint：由肱骨滑车和尺骨滑车切迹构成，属滑车关节。

（2）肱桡关节 humeroradial joint：由肱骨小头和桡骨头关节凹构成，属球窝关节。

（3）桡尺近侧关节 proximal radioulnar joint：由桡骨环状关节面和尺骨桡切迹构成，属车轴关节。

解剖拓展：运动肘关节的肌

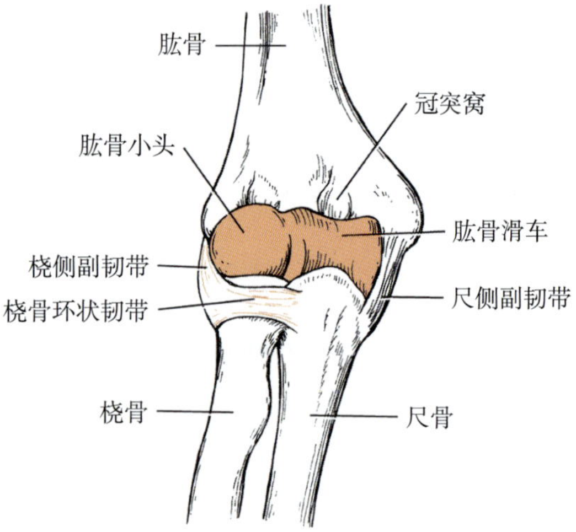

图 2-13　肘关节（前面）

上述3个关节共同包在一个关节囊内，关节囊的前、后壁薄而松弛，两侧壁厚而紧张，并有韧带加强，后壁最为薄弱，故肘关节常见的脱位是后脱位，此时桡、尺骨向肱骨的后上方移位。

肘关节的韧带有：

（1）尺侧副韧带 ulnar collateral ligament：位于关节囊的尺侧，呈扇形，由肱骨内上髁向下扩展，止于尺骨滑车切迹内侧缘。

（2）桡侧副韧带 radial collateral ligament：位于关节囊的桡侧，由肱骨外上髁向下扩展，止于桡骨环状韧带。

（3）**桡骨环状韧带** annular ligament of radius：位于桡骨环状关节面的周围，附着于尺骨桡切迹的前、后缘，与尺骨桡切迹共同构成一个上口大、下口小的漏斗形骨纤维环，容纳桡骨头在环内旋转而不易脱出。

肘关节的运动以肱尺关节为主，允许做屈、伸运动，尺骨在肱骨滑车上运动，桡骨头在肱骨小头上运动。由于肱骨滑车的内侧缘更为向前下方突出，超过外侧缘约6mm，使关节的运动轴斜向内下。伸前臂时，前臂偏向外侧，与臂形成大约163°的“提携角”。桡尺近侧关节与桡尺远侧关节联合，共同使前臂做旋前和旋后的运动。

肱骨内、外上髁和尺骨鹰嘴在体表可扪及。当肘关节伸直时，此三点在一条直线上；当肘关节屈曲至90°时，此三点的连线构成一个尖朝下的等腰三角形。肘关节发生后脱位时，尺骨鹰嘴向后上移位，三点位置关系发生改变。肘关节前方和内侧有血管神经经过，临床上肘关节的穿刺和手术入路多在后方和后外侧进行。

3．前臂骨连结　包括前臂骨间膜、桡尺近侧关节和桡尺远侧关节。

（1）前臂骨间膜 interosseous membrane of forearm：连接于尺骨与桡骨的骨间缘之间，是一层坚韧的纤维膜，纤维方向主要是从桡骨斜向下内达尺骨。当前臂处于旋前或旋后位时，骨间膜松弛。前臂处于半旋前位时，骨间膜最紧张，是骨间膜的最大宽度。因此，处理前臂骨折时，应将前臂固定于半旋前或半旋后位状态，以防止骨间膜挛缩，影响前臂预后的旋转功能（图 2-14）。

（2）桡尺近侧关节：见肘关节。

（3）桡尺远侧关节 distal radioulnar joint：由尺骨头环状关节面构成关节头，桡骨尺切迹及其自下缘至尺骨茎突根部的关节盘共同构成关节窝。关节盘为一个三角形纤维软骨板，并将尺骨头与腕骨隔开。关节囊松弛，附着于关节面和关节盘周缘。关节活动时，尺骨不动，而是关节窝围绕尺骨头转动。

桡尺近侧关节和桡尺远侧关节是联合关节，属于车轴关节。前臂可沿旋转轴做旋转运动，其旋转轴为通过桡骨头中心至尺骨头中心的连线。运动时，桡骨头在原位自转，而桡骨下端连同关节盘围绕尺骨头旋转。当桡骨转至尺骨前并与之相交叉时，手背向前，称为旋前。与此相反的运动，即桡骨转回至尺骨外侧，而手掌向前，称为旋后。

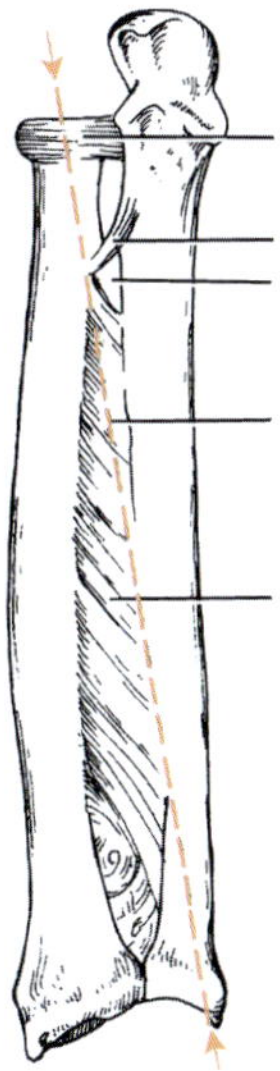

图 2-14　前臂骨连结示意图

解剖拓展：运动桡尺关节的肌

4．手关节 joints of hand　包括桡腕关节、腕骨间关节、腕掌关节、掌骨间关节、掌指关节和指骨间关节。

（1）**桡腕关节** radiocarpal joint：又称**腕关节** wrist joint，是典型的椭圆关节。由桡骨下端的腕关节面和尺骨头下方的关节盘构成关节窝，由手舟骨、月骨和三角骨的近侧关节面构成关节头（图 2-15）。关节囊松弛，关节腔宽阔，关节囊的前、后和两侧均有韧带加强，其中掌侧韧带最为坚韧，因而腕后伸运动受限制。腕关节可做屈、伸运动，幅度分别为 80° 和 70°，收、展运动总和为 60° ~ 70°，收大于展；亦能做环转运动。

解剖拓展：运动桡腕关节的肌

（2）腕骨间关节 intercarpal joints：为各腕骨相邻面之间构成的关节，可分为：①近侧列腕骨间关节；②远侧列腕骨间关节；③近侧与远侧列之间的腕中关节（图 2-15）。同列的腕骨间关节有腕骨间韧带相连接，各关节腔彼此相通，属微动关节，只能做轻微的滑动和转动。实际生活中，腕骨间关节常和桡腕关节联合运动。

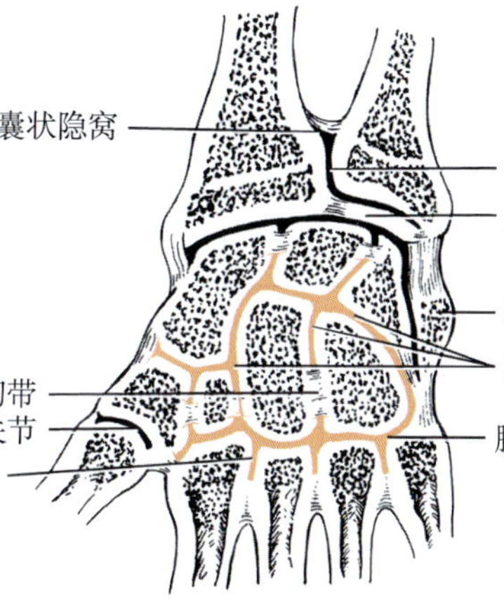

图 2-15　手关节（冠状切面）

（3）腕掌关节 carpometacarpal joints：由远侧列腕骨与 5 个掌骨底构成（图 2-15）。除拇指和小指的腕掌关节外，其余各指的腕掌关节运动范围极小。

拇指腕掌关节 carpometacarpal joint of thumb 由大多角骨与第 1 掌骨底构成，是典型的鞍状关节，为人类及灵长目所特有。关节囊厚而松弛，可做屈、伸、收、展、环转和对掌运动。第 1 掌骨与其余掌骨并不处在同一平面，而是位于其前方，并且向掌侧旋转近 90°，致使拇指后面（指甲）朝向外侧，故拇指的屈、伸运动发生在冠状面上（矢状轴）。即拇指在手掌平面上向掌心靠拢为屈，离开掌心为伸；而拇指的收、展运动发生在矢状面上（冠状轴），即拇指在与手掌垂直的平面上离开示指为展，靠拢示指为收。换而言之，如将手背平置于桌面，将拇指来回沿桌面伸向外侧并复原的运动是拇指的伸、屈运动；如将拇指提起对向房顶的运动则是展，反之，复原位则收。对掌运动是拇指向掌心、拇指尖与其余 4 指的掌侧面指尖相接触的运动，这一运动加深了手掌凹陷，是人类进行握持和精细运动时所必需的主要动作。

（4）掌骨间关节 intermetacarpal joints：是第 2 ~ 5 掌骨底之间相互构成的关节（图 2-15），属平面关节。关节腔与腕掌关节腔相通，只能做轻微的滑动。

（5）掌指关节 metacarpophalangeal joints：由掌骨头与近节指骨底构成，共 5 个。掌骨头远侧面呈球形，其形态近似球窝关节，但掌骨头掌侧较平。关节囊薄而松弛，其前、后方有韧带加强，前方有掌侧韧带，较坚韧，并含有纤维骨板。囊的两侧有侧副韧带，由掌骨头两侧向下附于指骨底两侧。此韧带在屈指时紧张，伸指时松弛。伸指位时，掌指关节可做屈、伸、收、展及环转运动。环转运动因受韧带限制，幅度甚微。当掌指关节处于屈位时，仅允许做屈、伸动作。手指的收、展是以通过中指的正中线为准，向中线靠拢为收，远离中线的运动为展。握拳时，掌指关节显露于手背的凸出处是掌骨头。

（6）指骨间关节 interphalangeal joints：由各指相邻两节指骨的底与滑车构成，有 9 个，属典型的滑车关节。除拇指外，各指均有近侧和远侧两个指骨间关节。关节囊松弛薄弱，两侧有韧带加强。这些关节只能做屈、伸运动。指屈曲时，指背凸出的部分是指骨滑车。

二、下肢骨的连结

下肢的主要功能是支持体重，维持身体的直立姿势和运动。下肢关节在结构上通过关节面的形态、关节囊的厚度、紧张程度、关节周围的韧带、骨骼肌的大小和强度等方面，充分体现了稳固性的特点。下肢骨的连结包括下肢带骨连结和自由下肢骨连结。

（一）下肢带骨连结

1．**骶髂关节** sacroiliac joint　由骶骨与髂骨耳状面构成（图 2-16），关节面凹凸不平，但彼此结合紧密。关节囊紧张，附于关节面周缘，其前、后均有韧带加强，分别有骶髂前、后韧带 anterior and posterior sacroiliac ligaments，后上方骶髂骨间韧带 interosseous sacroiliac ligament 连于骶骨粗隆与髂骨粗隆之间。骶髂关节结构牢固，活动性极小，以适应下肢支持体重的功能。在妊娠后期其活动度可略增大，以适应分娩功能。

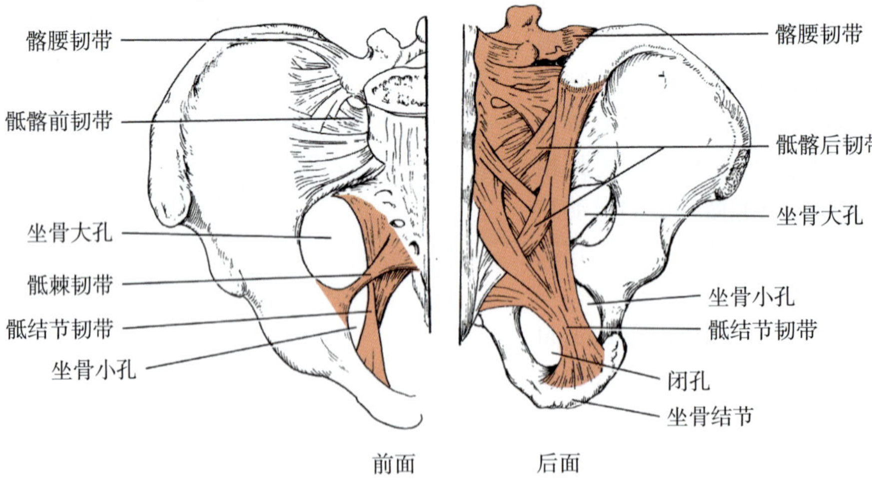

图 2-16　骨盆的韧带

2．髋骨与脊柱间的韧带连结　髋骨与脊柱之间有下列韧带加强（图 2-16）：

（1）**髂腰韧带** iliolumbar ligament：坚韧肥厚，由第 5 腰椎横突横行放散至髂嵴的后上部，有防止腰椎向下脱位的作用。

（2）**骶结节韧带** sacrotuberous ligament：位于骨盆后方，起自骶、尾骨侧缘，纤维束斜向下外集中，附着于坐骨结节内侧缘。

（3）**骶棘韧带** sacrospinous ligament：位于骶结节韧带前方，起自骶、尾骨的侧缘，呈三角形，纤维束斜向下外集中，止于坐骨棘，其起始部为骶结节韧带所遮盖。

骶棘韧带与坐骨大切迹围成**坐骨大孔** greater sciatic foramen，骶棘韧带、骶结节韧带和坐骨小切迹围成**坐骨小孔** lesser sciatic foramen。有肌肉、血管和神经等从盆腔穿此二孔至臀部和会阴（图 2-16）。

3．**耻骨联合** pubic symphysis　由两侧耻骨联合面借纤维软骨构成的耻骨间盘 interpubic disc 连接而成（图 2-17），属软骨连结。耻骨间盘在 10 岁以后，其内部正中常出现一矢状位的裂隙，女性较男性的厚，裂隙也较大，孕妇和经产妇尤为明显。在耻骨联合的上方有连接两侧耻骨的耻骨上韧带 superior pubic ligament，在下方有耻骨弓状韧带 arcuate pubic ligament。耻骨联合的活动甚微，但在分娩时，耻骨间盘中的裂隙增宽，以增加骨盆的径线。

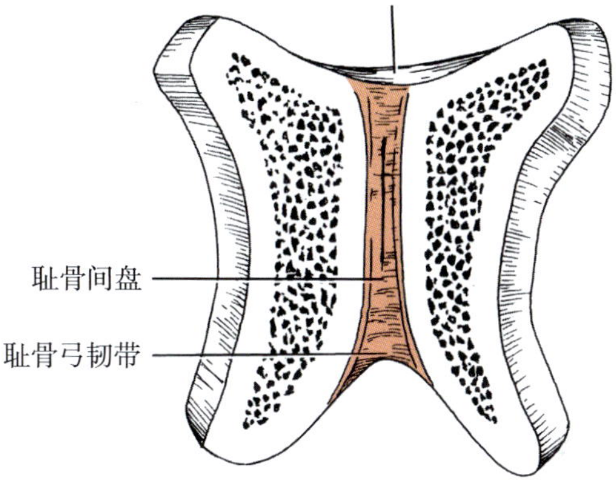

图 2-17　耻骨联合（冠状切面）

4．**髋骨的固有韧带**　即闭孔膜 obturator membrane，封闭闭孔并供盆内、外肌附着。闭孔膜上部与闭孔沟围成闭膜管 obturator canal，有血管、神经通过。

5．**骨盆** pelvis　由左、右髋骨和骶、尾骨借骨连结构成的完整骨环（图 2-18）。人体直立时，骨盆向前倾斜，两侧髂前上棘与两耻骨结节位于同一冠状面内，此时，尾骨尖与耻骨联合上缘居同一平面上。

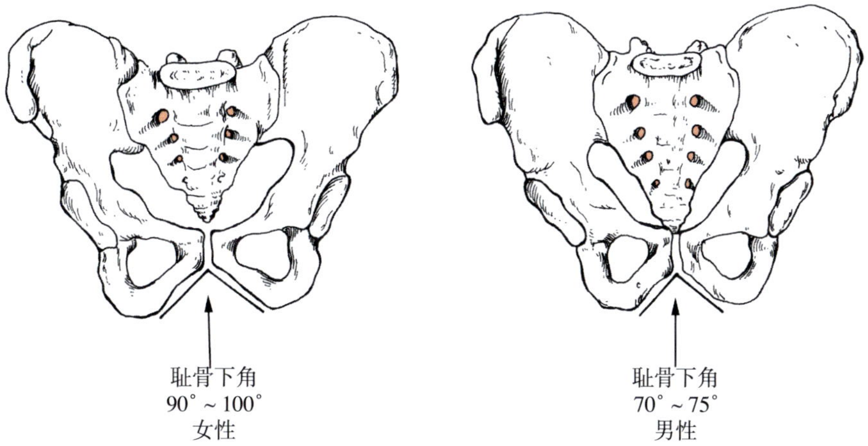

图 2-18　骨盆

骨盆以界线为界，分为上方的大骨盆和下方的小骨盆。**界线** terminal line 是由骶岬向两侧经骶骨侧部上缘、弓状线、耻骨梳、耻骨结节至耻骨联合上缘构成的环形界线。小骨盆分为骨盆上口、骨盆下口和骨盆腔。**骨盆上口**即由上述界线围成，**骨盆下口**由尾骨尖、骶结节韧带、坐骨结节、坐骨支、耻骨下支和耻骨联合下缘围成，呈菱形。两侧坐骨支与耻骨下支连成耻骨弓，它们之间的夹角称**耻骨下角**，男性为 70° ~ 75°，女性为 90° ~ 100°。骨盆上、下口之间的腔称骨盆腔，它是一个前壁短、侧壁及后壁长的弯曲管道，其中轴为骨盆轴，是胎儿娩出的通道。

骨盆的位置：人体直立时，骨盆向前倾斜，骨盆上口的平面与水平面构成 50° ~ 55° 的角（女性约为 60°），称骨盆倾斜度。由骨盆上口中心点开始，向下引一条与骶骨弯曲度略为一致的假想设线到骨盆下口中心点，此线称为骨盆轴。

骨盆的性别差异：在人类的全身骨骼中，性别差异最显著的是骨盆。约在 10 岁以后男、女性骨盆出现差异。女性骨盆主要具有如下特征：骨盆外形短而宽；骨盆上口近似圆形，较宽大；骨盆下口和耻骨下角较大。女性骨盆的这些特点主要与妊娠和分娩有关。

骨盆是躯干与自由下肢骨之间的骨性成分，起着传导重力和支持、保护盆腔脏器的作用。人体直立时，体重自第 5 腰椎、骶骨，经两侧的骶髂关节、髋臼传至两侧股骨头，再由股骨头往下传至下肢，这种弓形力传递线称为股骶弓 femorosacral arch。当人在坐位时，重力由骶髂关节传至两侧坐骨结节，此种弓形力传递线称为坐骶弓 ischiosacral arch。骨盆前部有两条约束弓，防止上述两重力弓向两侧分开。一条在耻骨联合处连接两侧耻骨上支，可防止股骶弓不致挤压；另一条为两侧耻骨、坐骨下支连成的耻骨弓，可约束坐骶弓不致散开。约束弓不如重力弓坚强有力，外伤时，约束弓的耻骨上支较下支更易骨折。

（二）自由下肢骨连结

1. **髋关节** hip joint　由髋臼与股骨头构成，是典型的球窝关节（图 2-19，图 2-20）。髋臼的周缘有纤维软骨构成的髋臼唇 acetabular labrum，以增加髋臼的深度，髋臼切迹被髋臼横韧带封闭，使髋臼内半月形的关节面扩大为环形关节面，增大了髋臼与股骨头的接触面。股骨头

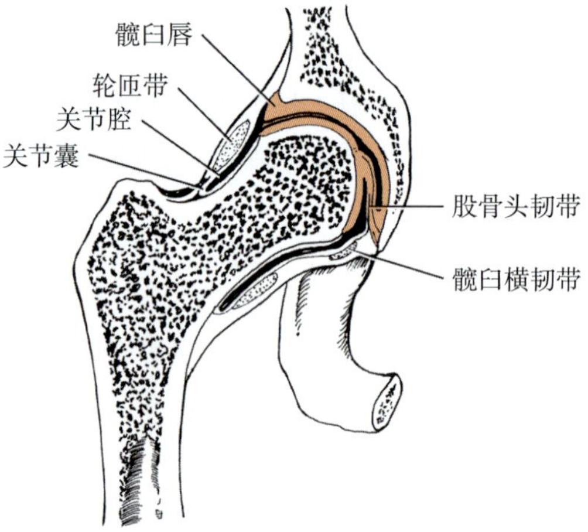

图 2-19　髋关节（冠状切面）

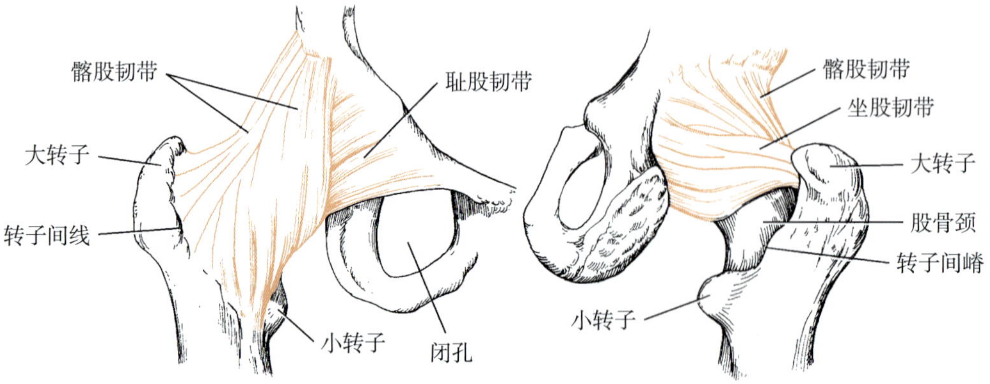

图 2-20　髋关节

约有 2/3 纳入髋臼，髋臼窝内充填有股骨头韧带和脂肪组织。

髋关节囊紧张而坚韧，向上附于髋臼周缘及髋臼横韧带，向下附于股骨颈，前面达转子间线，后面包裹股骨颈内侧 2/3，故股骨颈骨折有囊内、囊外骨折之分。关节囊周围有多条韧带加强，分囊外韧带和囊内韧带。

（1）髂股韧带 iliofemoral ligament：覆盖于关节囊前方，自髂前下棘向下外扩展成人字形，附于转子间线，最为坚韧，可限制大腿过伸并在维持人体直立姿势中起重要作用。

（2）耻股韧带 pubofemoral ligament：位于髋关节前下方及后方，起于耻骨上支，向下外于关节囊前下壁与髂股韧带内侧部的深层融合，可限制大腿的外展与旋外。

（3）坐股韧带 ischiofemoral ligament：位于关节囊后方，起于坐骨体，斜向外上与关节囊融合，附着于股骨大转子根部，可限制大腿旋内。

（4）轮匝带 zona orbicularis：为关节囊深层纤维环绕股骨颈增厚而成，可限制股骨头向外脱出。

（5）股骨头韧带 ligament of head of femur：为囊内韧带，连接于股骨头凹与髋臼横韧带之间，内含有营养股骨头的血管。

髋关节可做三轴运动，沿冠状轴做前屈、后伸，沿矢状轴做内收、外展，沿垂直轴做旋内、旋外以及环转运动。但由于股骨头深藏于髋臼内，关节囊紧张而坚韧，囊内、囊外有各种韧带限制，故其运动幅度较肩关节小，但稳固性比肩关节强，以适应其支持和下肢行走的功能。髋关节囊的后下部相对薄弱，因此，髋关节易发生后下方脱位。

2．**膝关节** knee joint　人体最大最复杂的关节，由股骨下端、胫骨上端和髌骨构成（见图 2-2，图 2-21）。股骨的内、外侧髁与胫骨的内、外侧髁相对，髌骨与股骨髌面相接。

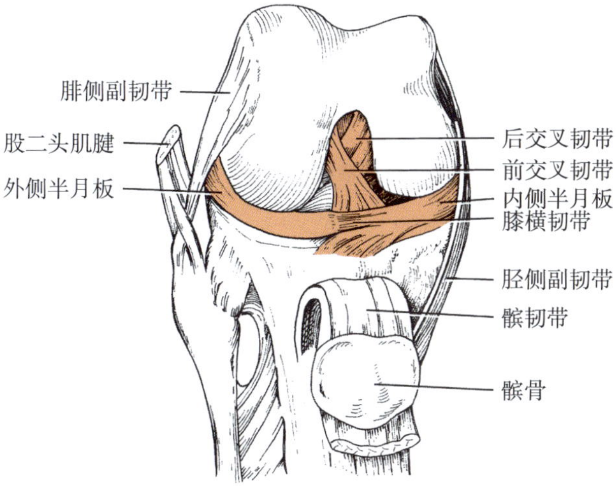

图 2-21　膝关节（内部结构）

解剖拓展：运动膝关节的肌

膝关节囊薄而松弛，各部位厚薄不一，囊的前壁不完整，由附于股四头肌腱的髌骨填补。膝关节有囊内、囊外韧带加强，可限制关节的活动，增加关节的稳固性。

（1）韧带

1）**髌韧带** patellar ligament：位于关节囊的前壁，是股四头肌腱向下包绕髌骨而成，起于髌骨下缘，止于胫骨粗隆，是股四头肌腱的延续部分（见图 2-2）。

2）**腓侧副韧带** fibular collateral ligament：位于囊的外侧，呈索状，起自股骨外上髁，向下附着于腓骨头，与关节囊之间留有缝隙。

3）**胫侧副韧带** tibial collateral ligament：位于囊的内侧，起于股骨内上髁，向下止于胫骨内侧髁的内侧面，与关节囊和内侧半月板紧密结合。胫侧副韧带和腓侧副韧带在伸膝时紧张，屈膝时松弛，半屈膝时最为松弛，故半屈膝时允许膝关节做少许旋内和外旋运动。

4）腘斜韧带 oblique popliteal ligament：由半膜肌腱延伸而来，起自胫骨内侧髁，斜向上外侧与关节囊后壁融合，止于股骨外上髁，可防止膝关节过伸。

5）膝交叉韧带 cruciate ligament of knee：在关节囊内还有被滑膜衬覆的膝交叉韧带。膝交叉韧带有前、后两条（见图 2-2，图 2-21）。**前交叉韧带** anterior cruciate ligament 起自胫骨髁间隆起的前方内侧，斜向后上外侧，止于股骨外侧髁的内侧面；**后交叉韧带** posterior cruciate ligament 起自胫骨髁间隆起的后方，斜向前上内侧，止于股骨内侧髁的外侧面。膝交叉韧带牢固地连接股骨和胫骨，可防止胫骨沿股骨向前、向后移位。前交叉韧带在伸膝时最紧张，能防止胫骨前移；后交叉韧带在屈膝时最紧张，可防止胫骨后移。

（2）滑膜囊与滑膜襞：关节囊的滑膜宽阔，附于各关节面周缘，覆盖关节内除关节面和半月板以外的所有结构。因此滑膜层或突至纤维层外形成滑膜囊，或折叠成滑膜襞。滑膜在髌骨上缘上方，沿股骨下端的前方，向上突出于股四头肌腱的深面达 5cm 左右，形成**髌上囊** suprapatellar bursa，是膝关节最大的滑膜囊，与关节腔相通。还有不与关节腔相通的滑膜囊，如位于髌韧带与胫骨上端之间的髌下深囊 deep infrapatellar bursa。在髌骨下方两侧，滑膜层部分突向关节腔内，形成一对**翼状襞** alar folds，襞内含有脂肪组织，充填于关节腔内的空隙。

（3）**半月板** meniscus：在股骨内、外侧髁与胫骨内、外侧髁的关节面之间，垫有两块由纤维软骨构成的半月形纤维软骨板（图 2-22）。半月板下面平坦、上面凹陷，外缘厚，内缘薄，两端借韧带附着于胫骨髁间隆起。**内侧半月板** medial meniscus 较大，呈“C”形，前端窄、后端宽，外缘与关节囊及胫侧副韧带紧密相连。**外侧半月板** lateral meniscus 较小，近似“O”形，外缘与关节囊相连，但关节囊和腓侧副韧带之间隔有腘肌腱。半月板的存在，使关节面更为适合，增加了关节窝的深度，使膝关节稳固；又可使股骨髁一起对胫骨做旋转运动；缓冲压力，吸收震荡，起弹性垫作用。因半月板随膝关节的运动而发生形态改变和位置移位，在骤然进行强力运动时，易造成半月板损伤或撕裂。

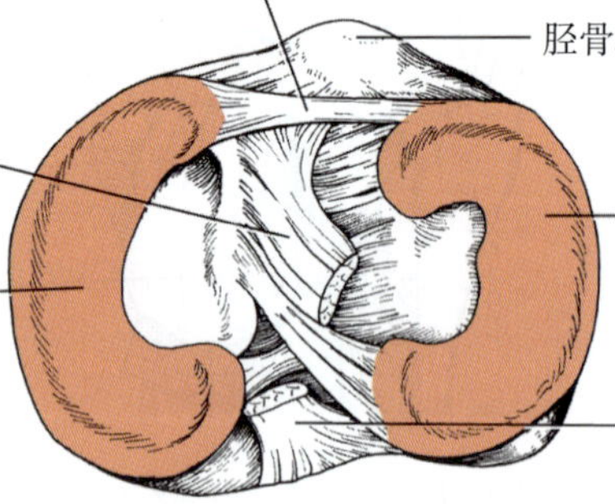

图 2-22 右膝关节半月板（上面）

膝关节属屈戌关节，主要做屈、伸运动，屈可达 130°，伸不超过 10°。膝关节在半屈位时，小腿尚可做轻度旋转运动，即胫骨髁沿垂直轴对半月板和股骨髁的运动，总共可达 40°。半月板的形态和位置随膝关节的运动而改变。屈膝时，半月板滑向后方；伸膝时则滑向前方；屈膝旋转时，一个半月板滑向后，另一个滑向前。例如：伸膝时，胫骨两髁连同半月板，沿股骨两髁的关节面，由后向前滑动。由于股骨两髁关节面后部的曲度较下部的大，所以在伸膝关节的过程中，股骨两髁与胫骨两髁的接触面积逐渐增大，与此相应，两个半月板逐渐向前方滑动。

膝关节辅助结构多，较稳定，不易发生脱位，但膝关节的交叉韧带和半月板易损伤。前、后交叉韧带断裂，膝关节半屈位时，胫骨可前、后移位，临床上称“抽屉试验”阳性。由于半月板随膝关节运动而移动，因此在骤然进行强力运动时可造成损伤。例如，当急剧伸小腿并做强力旋转，如踢足球时，原移位的半月板尚未来得及前滑，被膝关节上、下关节面挤住，即可发生半月板挤伤或破裂。由于内侧半月板与关节囊及胫侧副韧带紧密相连，因而内侧半月板损伤的机会较多。

3．胫腓骨连结　胫、腓两骨连接紧密，上端由胫骨外侧髁后下方的腓关节面与腓骨头关节面构成微动的胫腓关节 tibiofibular joint，胫腓两骨干间有坚韧的小腿骨间膜 crural interosseous membrane 连接；下端借胫腓前、后韧带 anterior and posterior tibiofibular ligaments 构成坚强的韧带连结。小腿两骨间活动度甚小。

4．足关节 joints of foot　包括距小腿关节、跗骨间关节、跗跖关节、跖骨间关节、跖趾关节和趾骨间关节。

（1）**距小腿关节** talocrural joint：亦称**踝关节** ankle joint。由胫、腓骨下端与距骨滑车构成（图 2-23），关节囊附于各关节面的周围，其前、后壁薄而松弛，两侧有韧带加强，内侧有内侧韧带或称三角韧带 medial ligament，很坚韧，起自内踝尖，向下呈扇形展开，止于距骨内侧、跟骨距突、足舟骨。外侧有外侧韧带 lateral ligament，由 3 部分组成。前方为距腓前韧带 anterior talofibular ligament，中间为跟腓韧带 calcaneofibular ligament，后方为距腓后韧带 posterior talofibular ligament，三条韧带均起自外踝，分别向前、向下和向后内止于距骨及跟骨。

解剖拓展：运动距小腿关节的肌

踝关节属屈戌关节，能做背屈（伸）和跖屈（屈）的运动。由于胫、腓骨下端的关节窝和距骨滑车都是前部较宽、后部较窄，当背屈时，较宽的滑车前部嵌入关节窝内，踝关节较稳定；但跖屈时，由于较窄的滑车后部进入关节窝内，足能做轻微的侧方运动，但踝关节不够稳定，故踝关节扭伤常多发生在跖屈（如下坡、下山、下楼梯等）的情况下。

（2）跗骨间关节 intertarsal joints：为跗骨诸骨之间的关节，数目多，且活动度不大。以距跟关节 talocalcaneal joint（距下关节 subtalar joint）、距跟舟关节 talocalcaneonavicular joint 和跟骰关节 calcaneocuboid joint 较为重要（图 2-23）。

距跟关节由距骨和跟骨的后关节面组成，其内侧和外侧分别有距跟内侧韧带和距跟外侧韧带及位于跗骨窦内的距跟骨间韧带加强。距跟舟关节由跟骨的前、中关节面及舟骨后面的关节面形成一关节窝，以接纳距骨头及距骨的前、中关节面。跟骨和舟骨之间的间隙由跟舟足底韧带 plantar calcaneonavicular ligament 及跟舟背侧韧带填充。跟舟足底韧带是一纤维软骨性韧带，连于跟骨与足舟骨之间，参与足内侧纵弓的形成，因其弹性较大，又称**跳跃韧带** spring ligament。跟骰关节由跟、骰两骨的关节面构成，关节背侧的韧带薄弱；足底的韧带强韧有力，主要有：①足底长韧带 long plantar ligament 是足底最长的韧带，从跟骨的下面向前，分为浅、深两束纤维。浅束止于第 2～4 跖骨底，深束止于骰骨足底侧。②跟骰足底韧带 plantar calcaneocuboid ligament 是一宽短纤维带，连于跟骰

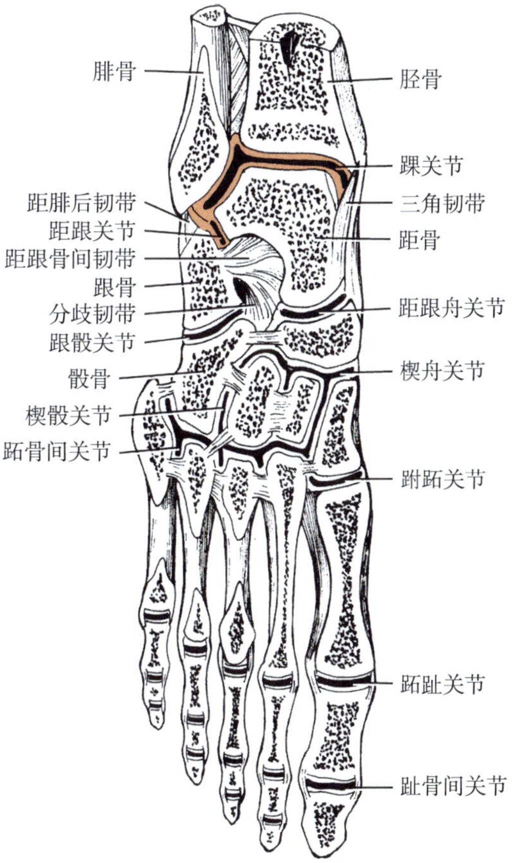

图 2-23　足关节（水平切面）

的底面。

距跟关节和距跟舟关节在功能上是联合关节。运动时，跟骨与足舟骨连同其余的足骨对距骨做内翻或外翻运动。足的内侧缘提起，足底转向内侧称**内翻** inversion；足的外侧缘提起，足底转向外侧称**外翻** eversion。内、外翻常与踝关节协同运动。即内翻常伴有足的跖屈，外翻常伴以足的背屈。距跟舟关节和跟骰关节联合构成跗横关节 transverse tarsal joint，又称 Chopart joint，其关节线横过跗骨中份呈横“S”型，内侧部凸向前，外侧部凸向后，但两个关节的关节腔互不相通。在这两个关节的背面有一分歧韧带 bifurcated ligament，呈“V”字形，其尖端附着于跟骨背面，两脚分别附于足舟骨和骰骨的背面。如将分歧韧带切断，能将足的前半部离断。

（3）跗跖关节 tarsometatarsal joint：又称 Lisfrance 关节，由 3 块楔骨和骰骨的前端与 5 块跖骨的底构成，属平面关节，可做轻微滑动。在内侧楔骨和第一跖骨之间可有轻微的屈、伸运动。

（4）跖骨间关节 intermetatarsal joints：由第 2 ~ 5 跖骨底相邻面构成，属平面关节，活动甚微。

（5）跖趾关节 metatarsophalangeal joints：由跖骨头与近节趾骨底构成，可做轻微的屈、伸和收、展运动。

（6）趾骨间关节 interphalangeal joints：由各趾相邻的两节趾骨的底和滑车构成，属滑车关节，可做屈、伸运动。

5．足弓 arches of foot　跗骨和跖骨借骨连结而形成的凸向上的弓，称足弓。可分为前后方向的内、外侧纵弓和内外方向的一个横弓（图 2-24）。内侧纵弓 medial longitudinal arch 由跟骨、距骨、足舟骨、3 块楔骨以及内侧 3 块跖骨借骨连结构成，弓的最高点为距骨头。此弓前端的承重点在第 1 跖骨头，后端承重点是跟骨的跟结节。外侧纵弓 lateral longitudinal arch 由跟骨、骰骨和外侧 2 块跖骨构成，弓的最高点在骰骨，其前端的承重点在第 5 跖骨头。内侧纵弓较外侧纵弓高。横弓由骰骨、3 块楔骨和跖骨构成，横弓呈半穹窿形，最高点在中间楔骨。

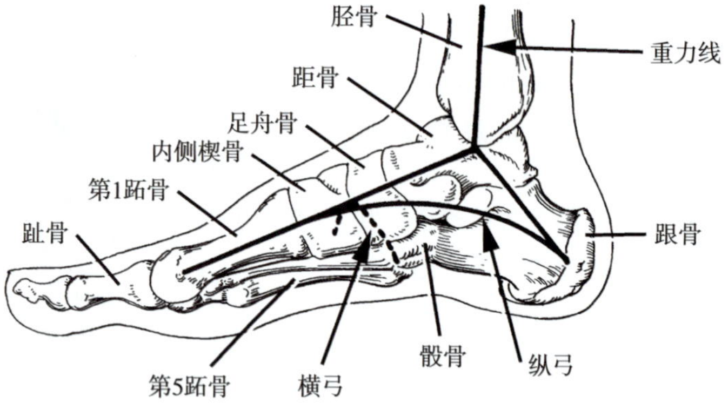

图 2-24　足弓

足弓增加了足的弹性，使足成为具有弹性的“三脚架”。人体的重力从踝关节经距骨向前、向后传到跖骨头和跟骨结节，从而保证直立时足底着地支撑的稳固性，在行走和跳跃时发挥弹性和缓冲震荡的作用，同时还可保护足底的血管和神经免受压迫，减少地面对身体的冲击，以保护体内器官，特别是脑部免受震荡。

除各骨的连结外，足底的韧带以及足底的长、短肌腱的牵引，对足弓的维持也起着重要作用。这些韧带虽很坚韧，但它们缺乏主动收缩能力，一旦被拉长或受到损伤，足弓便有可能塌陷，形成“扁平足”。

（金昌洙）

骨骼肌

第3章

第一节 概 述

肌 muscle 根据构造不同，可分为骨骼肌、平滑肌和心肌。运动系统中叙述的肌一般都附着于骨，收缩时可带动骨骼完成运动，是运动系统的动力部分，因此属于**骨骼肌** skeletal muscle。在显微镜下可看到骨骼肌纤维有横纹，故也称横纹肌。骨骼肌在神经系统的支配和调节下，可随人的意志而收缩，因而又称为随意肌。

案例分析

骨骼肌分布于身体各部，约占体重的40%。每块肌都有一定的形态、结构、位置和辅助装置，并有丰富的血管、淋巴管和神经分布。所以，每块肌都可视为一个器官。全身的肌根据分布部位，可分为头颈肌、躯干肌和四肢肌。

一、肌的形态和结构

骨骼肌一般都由中间的**肌腹** muscle belly 和两端的**肌腱** tendon 两部分构成。肌腹主要由横纹肌纤维束组成，色红，柔软，具有收缩能力。肌腱主要由平行的胶原纤维束构成，色白，较坚韧而无收缩能力。

肌的外形大致可分为长肌、短肌、扁肌（阔肌）和轮匝肌4种（图3-1）。长肌的肌腹呈

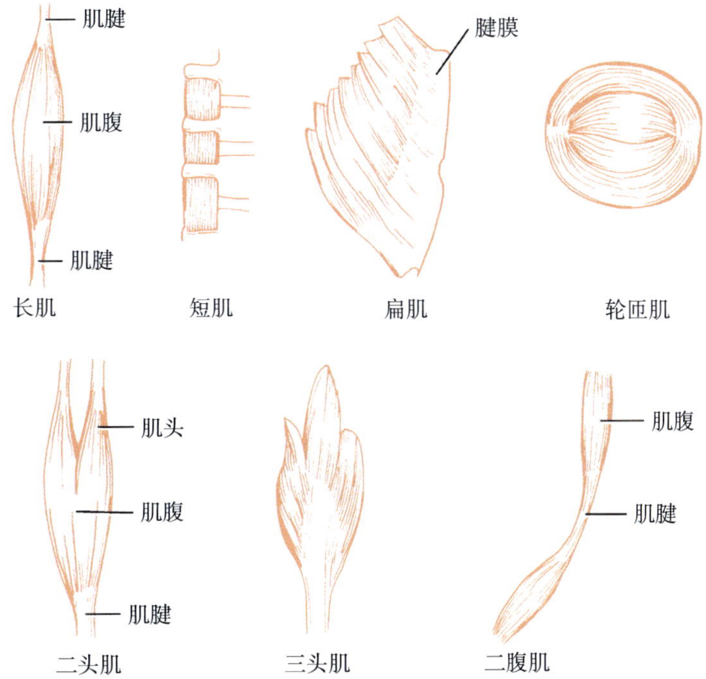

图3-1 肌的构造和形态

梭形，两端的肌腱较细小，呈索条状，多分布于四肢。有些长肌的起端有两个以上的头，合成一个肌腹，这些肌称为二头肌、三头肌或四头肌。此外，还有一些长肌，其肌腹被中间腱分为两个或两个以上的肌腹，如二腹肌和腹直肌。羽肌和半羽肌也属于长肌。短肌短小，多分布于躯干深层。扁肌呈板状，多分布于胸、腹壁，其腱呈膜状，称**腱膜** aponeurosis。轮匝肌呈环形，分布于口和眼的周围，收缩时能关闭口裂和睑裂。

二、肌的起止、配布和作用

肌的两端通常附着于两块或两块以上的骨面上，中间跨过一个或多个关节。肌收缩时，使两块骨互相接近而使关节产生运动。一般而言，运动时两块骨中总有一块骨的位置相对固定，另一块骨相对移动。肌在固定骨上的附着点称为定点，也称**起点** origin，而在移动骨上的附着点则称为动点，也称**止点** insertion（图 3-2）。多数情况下，肢体的远端部分较近端部分更为活动，所以在描写各肌的起止点时，通常把靠近身体正中线的附着点看做是定点，另一点则看成是动点。在一定条件下，肌的定点和动点可以相互转换，如果移动骨被固定，在肌的牵引下，固定骨则可以变为移动骨。例如，胸大肌起于胸廓，止于肱骨，通常的动作是牵引上肢向胸廓靠近；而当做引体向上的动作时，胸大肌的定、动点自然易位，牵引胸廓向上肢靠近。因此，肌的定点和动点是相对的。

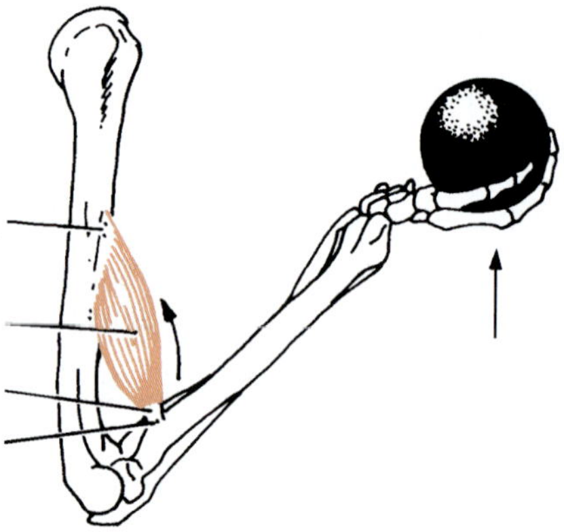

图 3-2 肌的起止点

肌在骨骼周围的配布方式与关节的运动轴有关，即在一个运动轴的相对侧配布有两组作用相反的肌，这两组作用相反的肌互称拮抗肌。而在一个运动轴同侧配布具有相同功能的两组或多组肌，其功能互相协同，则称为协同肌。由于各关节运动轴的数目不同，使其周围配布的肌组数量也不相同。单轴关节通常配备两组肌，如肘关节和膝关节，前、后方分别配有一组屈肌或伸肌。双轴关节周围常有四组肌配布，如桡腕关节和拇指腕掌关节，除有屈、伸肌组外，还有外展和内收肌组。而三轴关节则有六组肌配布其周围，如肩关节和髋关节，除有屈、伸、收、展的肌组外，还有旋内和旋外的肌组。这些肌在神经系统的调节下相互协作，完成各种动作。当肌收缩时，肌腹缩短变粗，牵引骨骼，从而产生运动。在这个过程中，骨作为运动的杠杆，关节作为运动的枢纽，肌则作为运动的动力。肌的运动范围与肌纤维的长度有密切的关系。长期固定姿势训练可使相关部位的肌纤维变长；相反地，长期不充分运动，肌纤维可变短。因此，在身体的某一部位受伤后，应尽可能早日使该部肌肉做全幅度运动，以免发生运动障碍。

三、肌的命名法

肌可根据其形态、大小、位置、起止点、作用及肌束走行方向等来命名。如斜方肌、菱形肌和三角肌等是根据形态命名的；肋间内肌、肋间外肌、骨间肌和闭孔内肌、闭孔外肌等是根据位置命名的；肱三头肌、股二头肌等是根据形态和位置综合命名的；臀大肌、臀中肌和臀小肌等是根据大小和位置综合命名的；胸锁乳突肌、喙肱肌和肱桡肌等是根据起止点命名的；前臂的旋后肌是根据作用命名的；桡侧腕长、短伸肌等是根据位置、形态和作用综合命名的；腹内斜肌和腹横肌是根据位置和肌束走行方向命名的。了解肌的命名原则有助于学习和记忆肌的特点。

四、肌的辅助装置

肌的辅助装置位于肌的周围，起协助肌活动和保护肌等作用，包括筋膜、滑膜囊、腱鞘和籽骨等。

（一）筋膜

筋膜 fascia 可分为浅筋膜和深筋膜两种，分布于全身各处（图 3-3）。

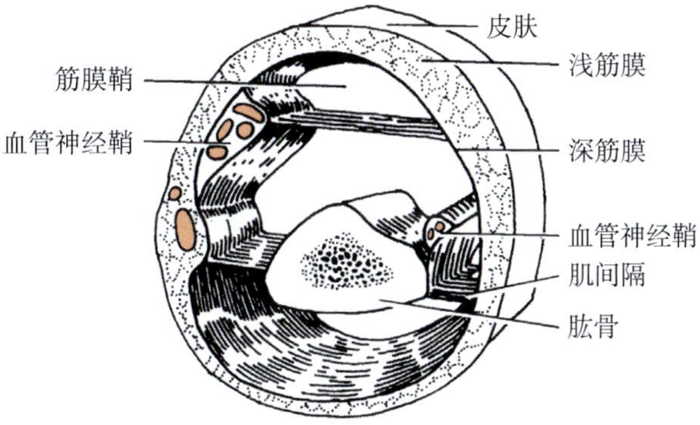

图 3-3　臂部横断面示筋膜

1．**浅筋膜** superficial fascia　又称**皮下筋膜** subcutaneous fascia，由疏松结缔组织构成，位于真皮之下，包被整个身体。浅筋膜内大多含有脂肪，但所含脂肪的量因人而异。浅筋膜内还分布着浅动脉、浅静脉、皮神经、淋巴管，有些部位还有乳腺和皮肌等。浅筋膜对位于其深部的肌、血管和神经有一定的保护作用，如手掌和足底的浅筋膜均较发达，能起到缓冲压力的作用。有些部位如腹前外侧壁下部和会阴部的浅筋膜，又可分为浅、深两层，深层为膜性层，一般不含脂肪。

2．**深筋膜** deep fascia　又称**固有筋膜** proper fascia，由致密结缔组织构成，包裹肌、血管和神经等，遍布全身。深筋膜与肌的关系密切，随肌的分层而分层；在四肢，深筋膜还插入肌群之间，并附着于骨，构成肌间隔。肌间隔 intermuscular septum 与深筋膜、骨膜共同构成鞘状结构，称骨筋膜鞘 osseofascial compartment，包绕肌群或单块肌以及血管、神经等。深筋膜在某些部位有肌附着；在腕部和踝部又增厚形成支持带 retinaculum，对经其深方的肌腱起支持和约束作用；还能分隔肌群和各个肌，保护肌免受摩擦，并保证各肌或肌群能单独地进行活动。深筋膜也能改变肌的牵引方向，以调整肌的作用。因此，了解和掌握深筋膜的层次和配布有助于寻找血管和神经，在临床上还可推测炎症和积液蔓延的方向。

（二）滑膜囊

滑膜囊 synovial bursa 为结缔组织形成的封闭的囊，壁薄，略扁，囊内有滑液。其多位于肌腱与骨面的相邻处，以减少两者之间的摩擦。在关节附近的滑膜囊可与关节腔相通。滑膜囊的炎症可影响肢体局部的运动功能。

（三）腱鞘

腱鞘 tendinous sheath 是套在长肌腱表面的鞘管，存在于活动性较大的部位，如腕、踝、手指和足趾等处（图 3-4）。腱鞘分为纤维层和滑膜层。纤维层又称**腱纤维鞘** fibrous sheath of tendon，位于外层，是深筋膜增厚形成的半环状纤维性管。此管与骨共同构成完整的管道，其中包绕肌腱，对肌腱起滑车和约束作用。滑膜层又称**腱滑膜鞘** synovial sheath of tendon，位于

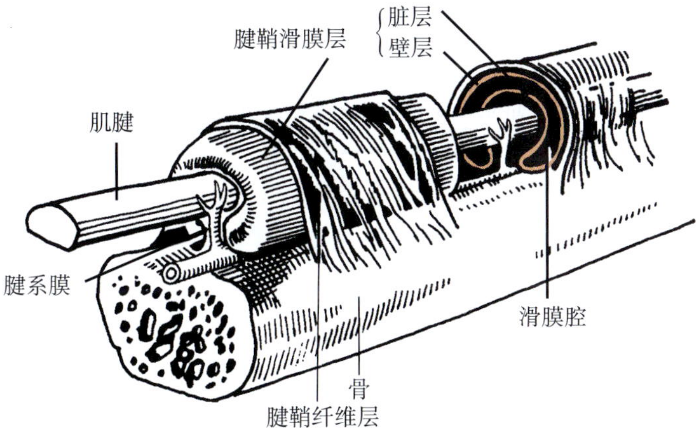

图 3-4　腱鞘示意图

纤维层的深方，呈双层圆筒形，其内层包在肌腱的表面，称为脏层；外层贴在腱纤维鞘和骨的内面，称为壁层。脏、壁两层相互移行，形成腔隙，腔内含少量滑液。因此，在肌收缩时肌腱能在腱鞘内滑动。腱鞘的作用是使肌腱固定于一定的位置，并在肌活动中减少肌腱与骨面的摩擦。腱滑膜鞘脏、壁两层相互移行的部分，称为**腱系膜** mesotendon。腱系膜的大部分因肌腱经常运动而消失，仅保留供应肌腱的血管、神经通过的部分，称为**腱纽** vincula tendinum。

当手指长期不恰当地用力过度，肌腱或腱鞘受到强烈摩擦而导致损伤产生疼痛等症状，临床上称为腱鞘炎，为常见的多发病之一。

（四）籽骨

籽骨 sesamoid bone 是由肌腱骨化而成、位于某些关节周围的小骨，在运动中可减少肌腱与骨面的摩擦、改变肌牵引方向以及加大肌力。

第二节 头 肌

知识链接：主要头肌的作用和神经支配简表

头肌分为面肌和咀嚼肌两部分。

一、面肌

面肌也称为表情肌，为扁而薄的皮肌。大多起自颅骨的不同部位，止于面部皮肤。主要分布在口裂、睑裂和鼻孔周围，可分为环形肌和辐射状肌两种（图 3-5，图 3-6）。面肌的作用是开大或闭合孔裂，并牵拉面部皮肤，形成各种表情。面肌受面神经支配。

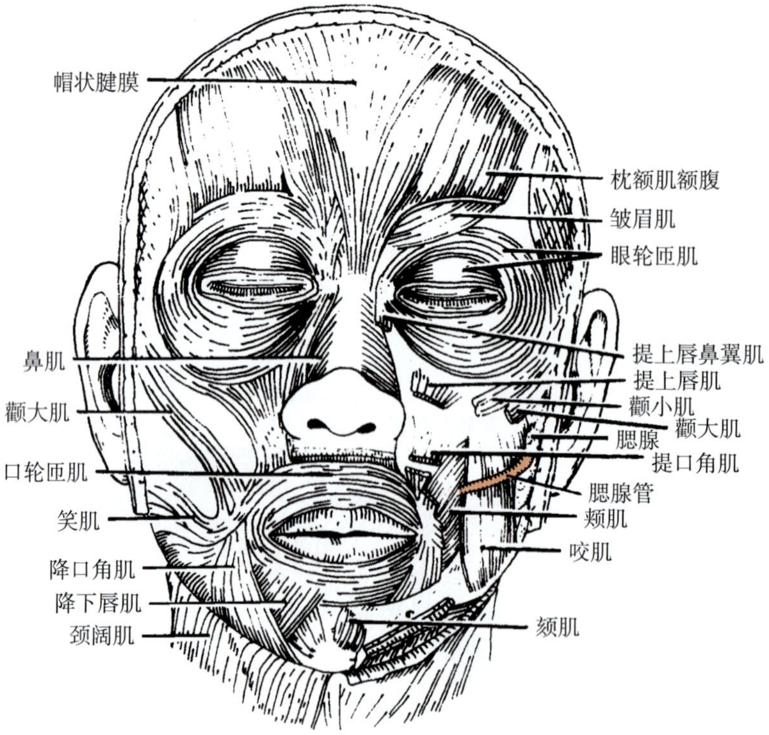

图 3-5 头肌（前面观）

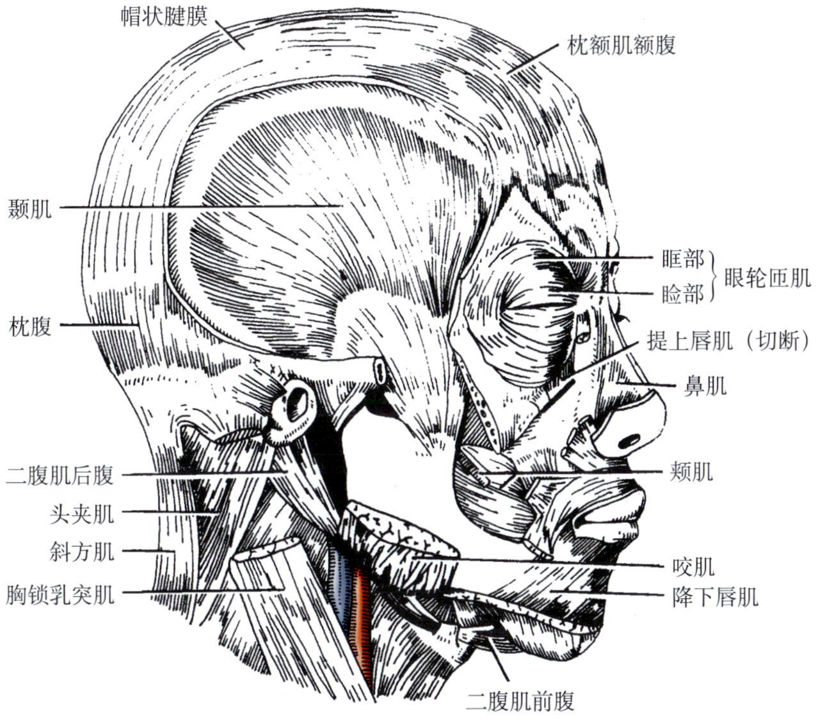

图 3-6　头肌（侧面观）

（一）颅顶肌

颅顶肌 epicranius 阔而薄，几乎覆盖颅盖的全部，主要由左、右枕额肌构成。**枕额肌** occipitofrontalis 有两个肌腹，后方的肌腹起自枕骨，位于枕部皮下，称为**枕腹** occipital belly；前方的肌腹位于额部皮下，止于眉部皮肤，称为**额腹** frontal belly。两腹之间以**帽状腱膜** galea aponeurotica 相连。此腱膜坚韧，与头皮紧密结合，而与其深部颅骨的骨外膜之间以疏松结缔组织相隔。作用：枕腹可向后牵拉帽状腱膜，额腹收缩时可提眉，并使额部皮肤出现皱纹。

（二）眼轮匝肌

眼轮匝肌 orbicularis oculi 位于皮下，在睑裂周围，呈扁椭圆形。作用：使睑裂闭合。少量肌束可牵拉泪囊后壁，以扩张泪囊，促进泪液沿泪道流入鼻腔。

（三）口周围肌

人类口周围肌在结构上高度分化，使口部的表情动作丰富而精细。围绕在口裂周围的环形肌称为**口轮匝肌** orbicularis oris，收缩时可闭口，并使上、下唇与上、下牙弓紧贴。此外还有较多辐射状肌，能提上唇、降下唇或牵拉口角向上、向下、向外，从而产生各种表情。辐射状肌中较重要的是**颊肌** buccinator，位于面颊深部，收缩时牵拉口角向外，并使颊与牙弓紧贴以协助咀嚼和吸吮。

二、咀嚼肌

咀嚼肌包括咬肌、颞肌、翼外肌和翼内肌，配布于颞下颌关节周围，起于颅的不同部位，止于下颌骨，参与咀嚼运动。咀嚼肌受三叉神经中咀嚼肌神经的支配。

（一）咬肌

咬肌 masseter 起于颧弓的下缘和内面，肌束向后下，止于下颌支外面的咬肌粗隆（图 3-5，图 3-6）。作用：上提下颌骨。

（二）颞肌

颞肌 temporalis 呈扇形，起于颞窝，肌束似扇形向下会聚，通过颧弓的深方，止于下颌骨的冠突（图 3-6）。作用：上提下颌骨，后部肌束可使下颌骨拉向后。

（三）翼内肌

翼内肌 medial pterygoid 起于翼突后面，肌束向下外侧，止于下颌支内面的翼肌粗隆（图 3-7）。作用：两侧同时收缩，可上提下颌骨，并可牵拉下颌骨向前；一侧收缩则使下颌骨向对侧运动。

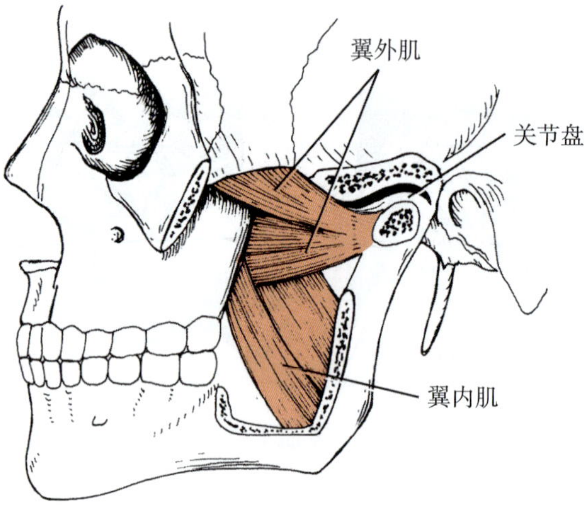

图 3-7　翼内肌和翼外肌

（四）翼外肌

翼外肌 lateral pterygoid 位于颞下窝内，起于蝶骨大翼的下面和翼突的外侧面，向后外方止于下颌颈的前面（图 3-7）。作用：两侧同时收缩，可牵拉下颌骨向前；一侧收缩则使下颌骨向对侧运动。

第三节　颈　　肌

颈肌根据位置不同，可分为颈浅肌和颈外侧肌、颈前肌及颈深肌 3 群。颈浅肌群包括颈阔肌和胸锁乳突肌；颈前肌群包括舌骨上、下肌群；颈深肌群指位于脊柱颈部两侧和前方的肌群。

知识链接：主要颈肌的作用和神经支配简表

一、颈浅肌和颈外侧肌

（一）颈阔肌

颈阔肌 platysma 位于颈部浅筋膜中，薄而宽阔，也属于表情肌。起于胸大肌和三角肌表面的深筋膜，向上止于口角等处（图 3-8）。作用：紧张颈部皮肤，下拉口角。受面神经颈支的支配。

（二）胸锁乳突肌

胸锁乳突肌 sternocleidomastoid 斜位于颈部两侧，大部分被颈阔肌所覆盖，在体表可见其轮廓，起于胸骨柄前面和锁骨的胸骨端，斜向后上方，止于颞骨的乳突（图 3-8，图 3-9）。作用：一侧收缩使头向同侧倾斜，面转向对侧并向上仰；两侧收缩可使头后仰。受副神经支配。

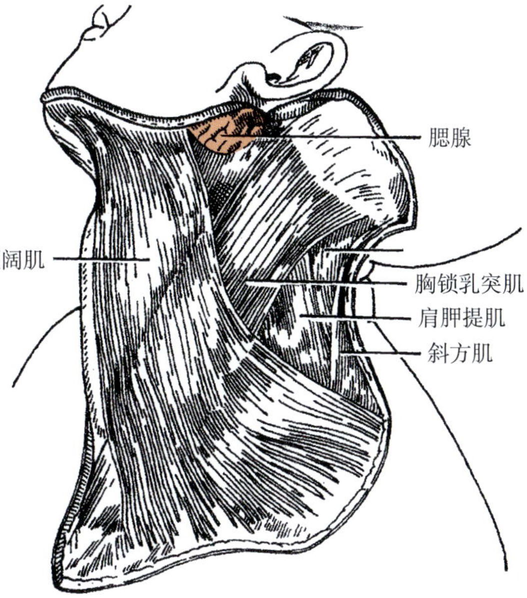

图 3-8　颈阔肌（侧面）

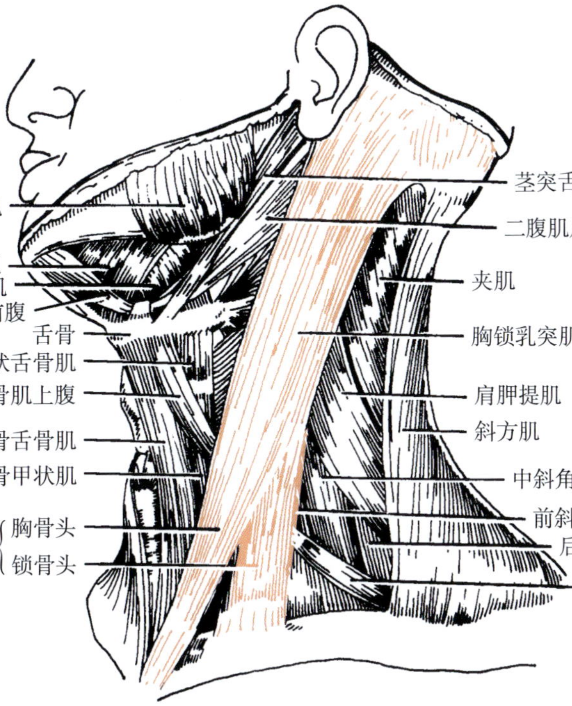

图 3-9　颈肌（侧面）

二、颈前肌

（一）舌骨上肌群

舌骨上肌群位于舌骨与下颌骨和颞骨之间，每侧由 4 块肌构成，包括二腹肌、下颌舌骨肌、茎突舌骨肌和颏舌骨肌。

二腹肌 digastric 在下颌骨的下方，分为前腹和后腹（图 3-9）。前腹起于下颌骨体内侧部，斜向后下；后腹起于乳突后内侧，斜向前下；两个肌腹由中间腱连接，中间腱借筋膜形成的滑车系于舌骨。二腹肌前、后腹与下颌骨共同围成一个三角形的窝，称为**下颌下三角**，窝底为下颌舌骨肌，内有下颌下腺等。**下颌舌骨肌** mylohyoid 位于二腹肌前腹的深部，宽而薄，起于下颌体，止于舌骨，并与对侧同名肌会合于正中线，参与组成口腔底（图 3-9，图 3-10）。**茎突舌骨肌** stylohyoid 起于茎突，在二腹肌后腹上方与之伴行。**颏舌骨肌** geniohyoid 起于颏突，位于下颌舌骨肌深方（图 3-10）。舌骨上肌群的作用：主要是上提舌骨，协助吞咽。当舌骨固定时，能拉下颌骨向下。

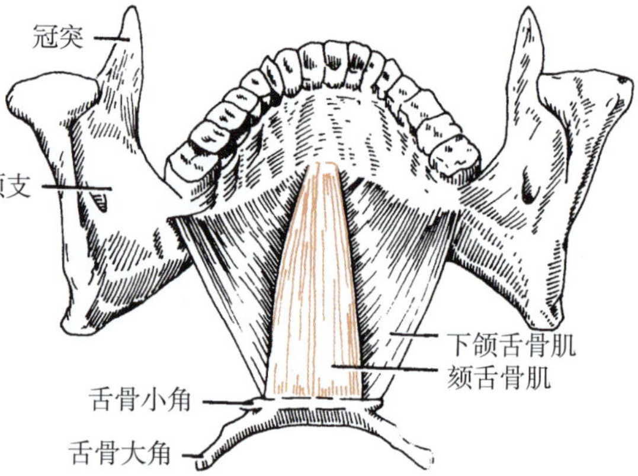

图 3-10　口腔底部肌

（二）舌骨下肌群

舌骨下肌群位于颈前部，分布在舌骨下方的正中线两侧，每侧各有 4 块，分为浅、深两层。浅层有**胸骨舌骨肌** sternohyoid 和**肩胛舌骨肌** omohyoid，深层有**胸骨甲状肌** sternothyroid 和**甲状舌骨肌** thyrohyoid。各肌的起止点与其名称相一致，其中肩胛舌骨肌又分为上、下腹（图 3-9）。舌骨下肌群的作用：下降舌骨和喉。

三、颈深肌

颈深肌分为内侧群和外侧群（图 3-9，图 3-11）。内侧群位于脊柱颈部的前方，由头长肌和颈长肌等组成，合称为椎前肌，能使头部、颈部前屈。外侧群位于脊柱颈部的两侧，主要由**前斜角肌** scalenus anterior、**中斜角肌** scalenus medius 和**后斜角肌** scalenus posterior，各肌均起于颈椎横突，前、中斜角肌分别止于第 1 肋上面的前斜角肌结节和锁骨下动脉沟的后方，后斜角肌止于第 2 肋。前、中斜角肌与第 1 肋之间形成一个呈三角形的腔隙，称为**斜角肌间隙**

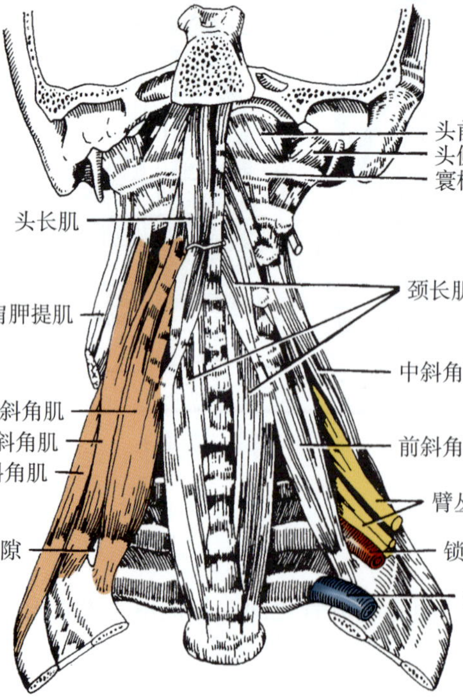

图 3-11　颈深肌群

scalene space，内有锁骨下动脉和臂丛通过。颈深肌外侧群的作用：当颈椎固定时，可上提第 1、第 2 肋，以助吸气；当胸廓固定时可使颈前屈，一侧肌群收缩可使颈向同侧屈曲。

第四节　躯干肌

躯干肌可分为背肌、胸肌、膈、腹肌和会阴肌（包括盆肌，见女性生殖系统）。

一、背肌

背肌位于躯干的背面，分为浅、深层。浅层主要有斜方肌、背阔肌，还有肩胛提肌和菱形肌。深层有长肌和短肌。长肌位置表浅，主要有竖脊肌和夹肌，其深面分布许多短肌。短肌和脊柱的韧带共同保持各椎骨之间的稳固连接，以保证长肌有效地作用于脊柱。

知识链接：主要背肌的作用和神经支配简表

（一）斜方肌

斜方肌 trapezius 位于项部和背上部的浅层，为呈三角形的扁肌，左、右侧合在一起呈斜方形。起于上项线、枕外隆凸、项韧带、第 7 颈椎和全部胸椎的棘突。上部肌束向外下方走行，中部肌束水平向外，下部肌束斜向外上方走行。全肌止于锁骨的外侧 1/3 部分、肩峰及肩胛冈（图 3-12）。作用：使肩胛骨向脊柱靠拢，上部肌束使肩胛骨上提，下部肌束使肩胛骨下降。当肩胛骨固定时，两侧同时收缩可使头后仰。受副神经支配。

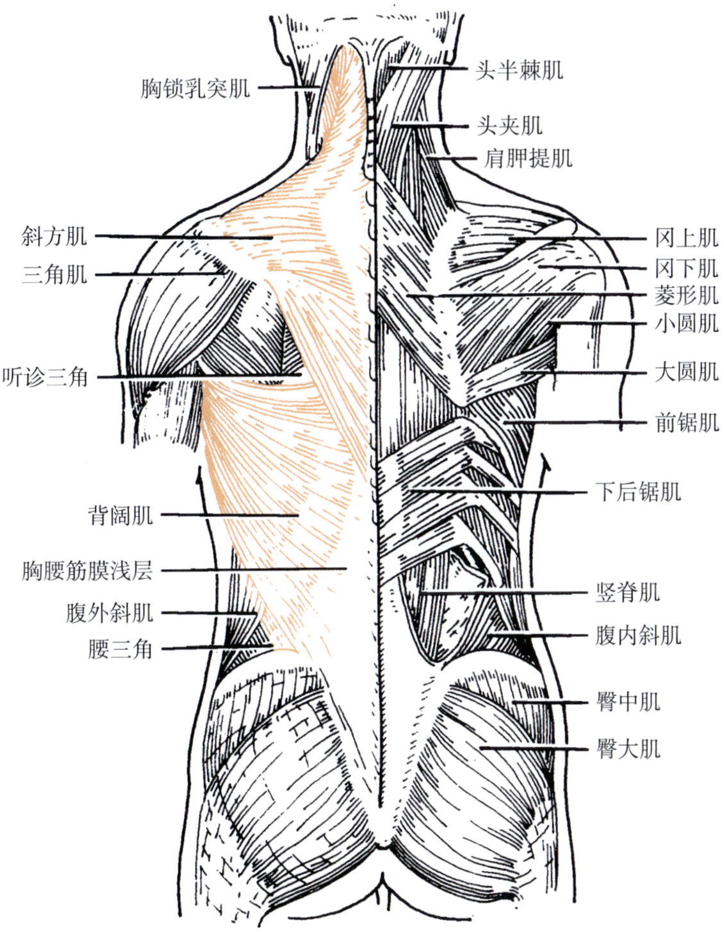

图 3-12　背肌

（二）背阔肌

背阔肌 latissimus dorsi 位于背下部及胸的后外侧，为全身最大的扁肌，呈三角形，以腱膜起于下部胸椎的棘突、全部腰椎棘突、骶正中嵴和髂嵴后份等处，肌束走行外上方，以扁腱止于肱骨的小结节嵴（图 3-12）。作用：使肩关节内收、旋内和伸。当上肢上举被固定时，可使躯干上提。受胸背神经支配。

由于背阔肌面积大，临床上常取其做肌皮瓣或肌瓣，一般不会对正常功能产生严重影响。

（三）肩胛提肌

肩胛提肌 levator scapulae 位于颈部两侧，斜方肌上部的深方，起于上 4 个颈椎横突，肌束斜向外下方，止于肩胛骨上角和内侧缘（图 3-12）。作用：上提肩胛骨；当肩胛骨固定时，可使颈屈向同侧及后仰。

（四）菱形肌

菱形肌 rhomboideus 位于斜方肌中部深面，为菱形的扁肌。起于第 6、7 颈椎和上 4 个胸椎棘突。肌束斜向外下方，止于肩胛骨内侧缘（图 3-12）。作用：使肩胛骨向脊柱靠拢并向上移动。

（五）竖脊肌

竖脊肌 erector spinae 也称骶棘肌，纵列于棘突两侧的深沟内，在背浅肌的深方，为背肌中最长的肌。起于骶骨背面和髂嵴的后部，向上分出 3 大肌束，分别止于椎骨和肋骨，向上可达颞骨乳突（图 3-12）。作用：使脊柱后伸和仰头，一侧收缩时则使脊柱侧屈。

包裹在竖脊肌周围的深筋膜特别发达，称为**胸腰筋膜** thoracolumbar fascia，可分为浅、中、深 3 层。浅层位于竖脊肌的表面，内侧附于棘突，较薄的上部向外与肋角结合，腰部显著增厚，并与背阔肌的起始腱膜紧密结合。浅层于腰部沿竖脊肌的外缘与中层汇合构成竖脊肌鞘，此为腹内斜肌和腹横肌的起始处。中层分隔竖脊肌与腰方肌，位于第 12 肋和髂嵴之间，向内侧附于腰椎横突。深层较薄，位于腰方肌的前面，称为腰方筋膜，是腹内筋膜的一部分。

（六）夹肌

夹肌 splenius 起于项韧带下半及下位颈椎和上位胸椎的棘突，向外上止于上位颈椎横突、颞骨乳突和上项线（图 3-12）。作用：一侧收缩使头向同侧旋转，两侧收缩使头后仰。

二、胸肌

知识链接：主要胸肌的作用和神经支配简表

胸肌分为胸上肢肌和胸固有肌。胸上肢肌由胸大肌、胸小肌、前锯肌等组成。它们都属于扁肌，位于胸壁的前面及侧面的浅层，起于胸廓，止于上肢带骨或肱骨。胸固有肌起止均在胸廓，参与构成胸壁，仍保持着节段性特点，主要有肋间外肌和肋间内肌。

（一）胸大肌

胸大肌 pectoralis major 位置表浅，宽而厚，呈扇形覆盖于胸廓前壁的大部。该肌起于锁骨的内侧半、胸骨和上位 6 个肋软骨以及腹直肌鞘前层。各部肌束向外聚合，以扁腱止于肱骨大结节嵴（图 3-13）。作用：使肩关节内收、旋内和屈。当上肢固定时，可使躯干上提；也可上提肋以助吸气。

（二）胸小肌

胸小肌 pectoralis minor 位于胸大肌的深面，呈三角形，起于第 3～5 肋骨的外面，向外上方止于肩胛骨的喙突（图 3-13）。作用：拉肩胛骨向前下方。当肩胛骨固定时，可上提肋以助吸气。

（三）前锯肌

前锯肌 serratus anterior 为贴附于胸廓侧壁的宽大扁肌，以 8～9 个肌齿起于上位 8～9 个肋骨的外面，肌束斜向后上内方，绕胸廓侧壁和后壁，经肩胛骨的前面止于肩胛骨内侧缘和下角的前面（图 3-14）。作用：使肩胛骨向前拉并使其紧贴胸廓；下部肌束使肩胛骨下角旋外，助

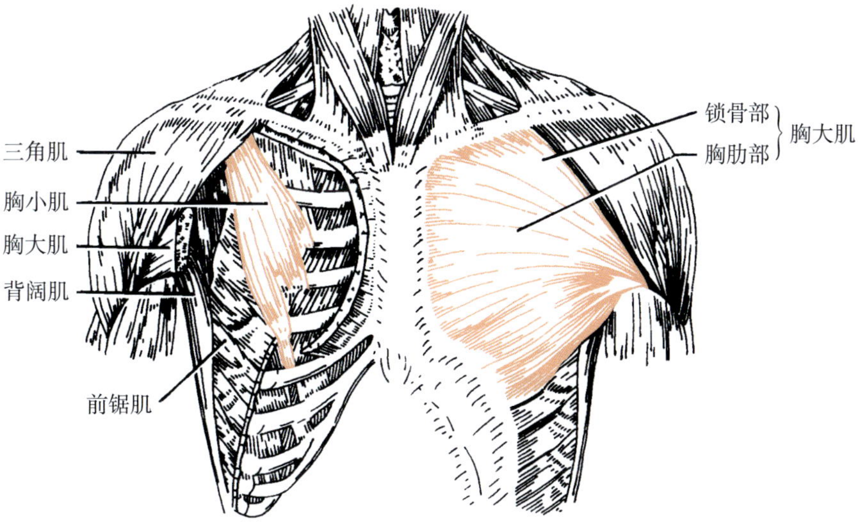

图 3-13　胸肌

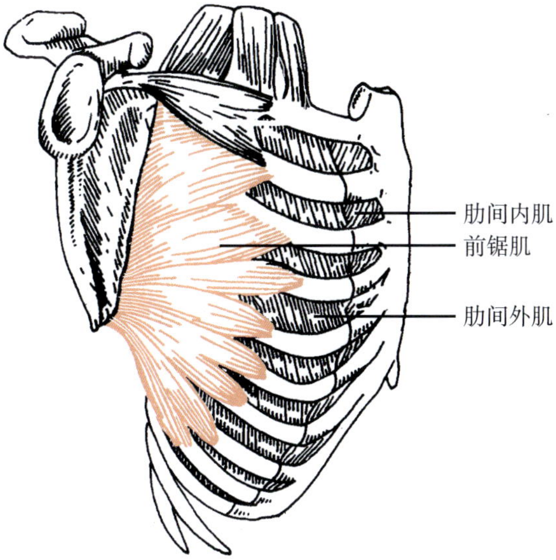

图 3-14　前锯肌

臂上举；当肩胛骨固定时，可上提肋以助深吸气。受胸长神经支配。

（四）肋间外肌

肋间外肌 intercostales externi 位于各肋间隙内，居浅层（图 3-14）。起于上位肋骨下缘，肌束斜向下前，止于下位肋骨的上缘，其前部肌束仅达肋骨与肋软骨结合处。在肋软骨间隙处，肌组织退化，代以一层结缔组织膜，称为**肋间外膜** external intercostal membrane。作用：提肋以助吸气。

（五）肋间内肌

肋间内肌 intercostales interni 位于各肋间隙内，居肋间外肌的深面，肌束方向斜向上前（图 3-14）。前部肌束达胸骨外侧缘，后部肌束仅到肋角处，自此向后代之以结缔组织膜，称**肋间内膜** internal intercostal membrane。作用：降肋以助呼气。

三、膈

膈 diaphragm 为向上膨隆呈穹窿状的薄扁肌，位于胸、腹腔之间，构成胸腔的底和腹腔的顶。膈的周边是肌性部，中央为腱膜，称为**中心腱** central tendon。膈以 3 部分肌束起于胸廓下口的周缘和腰椎前面。胸骨部起于剑突后面，肋部起于下 6 对肋骨和肋软骨的内面，腰部以左、右 2 个膈脚起于上 2～3 个腰椎以及腰大肌和腰方肌表面的内、外侧弓状韧带。3 部分肌束均止于中心腱（图 3-15）。

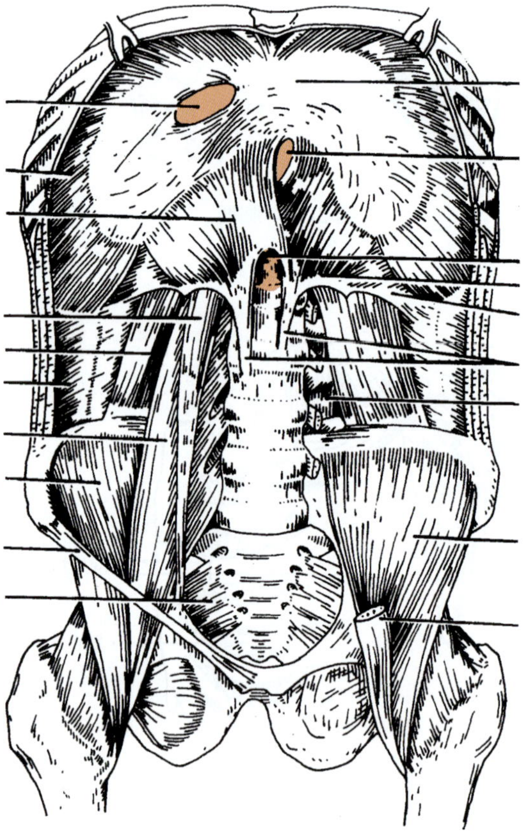

图 3-15 膈和腹后壁肌

膈上有 3 个裂孔。在第 12 胸椎前方，由左、右膈脚与脊柱共同围成**主动脉裂孔** aortic hiatus，其中有降主动脉和胸导管通过；在主动脉裂孔的左前上方有一肌性裂孔，称为**食管裂孔** esophageal hiatus，约在第 10 胸椎水平，食管和迷走神经的前、后干经此孔通过；在食管裂孔右前方的中心腱上有**腔静脉孔** vena caval foramen，约在第 8 胸椎水平，其中通过的是下腔静脉。

在膈的 3 个起始部分之间，即在胸骨部与肋部之间以及肋部与腰部之间，有呈三角形无肌束的小区域，分别称为胸肋三角和腰肋三角，为膈的薄弱区。当腹部压力增高时，腹腔器官有时可经此突入胸腔，形成膈疝。

作用：膈为主要的呼吸肌。膈肌收缩时使中心腱下降，以扩大胸腔容积，引起吸气；舒张时，膈的中心腱上升恢复至原位，胸腔容积减小，引起呼气。膈与腹肌同时收缩，则能增加腹压，可协助排便、分娩及呕吐等。

知识链接：腹肌的作用和神经支配简表

四、腹肌

腹肌位于胸廓下部与骨盆之间，参与构成腹壁，按其部位分为前外侧群和后群。腹肌前外侧群构成腹腔的前外侧壁，包括腹直肌、腹外斜肌、腹内斜肌以及腹横肌等（图 3-16，图 3-17，图 3-18）。后群由腰大肌和腰方肌组成。腰大肌将在下肢肌中叙述。

（一）腹直肌

腹直肌 rectus abdominis 位于腹前外侧壁正中线的两侧，由腹直肌鞘所包裹，为上宽下窄的带状肌。起于耻骨联合和耻骨嵴，肌束向上止于胸骨剑突和第 5～7 肋软骨的前面。肌的全长被 3～4 条横行的**腱划** tendinous intersection 分成多个肌腹，在腹直肌的前面，腱划与腹直肌鞘前层紧密结合，为肌节愈合的痕迹。在腹直肌的后面腱划不明显，不与腹直肌鞘后层愈合，因而腹直肌的后面是游离的（图 3-16）。

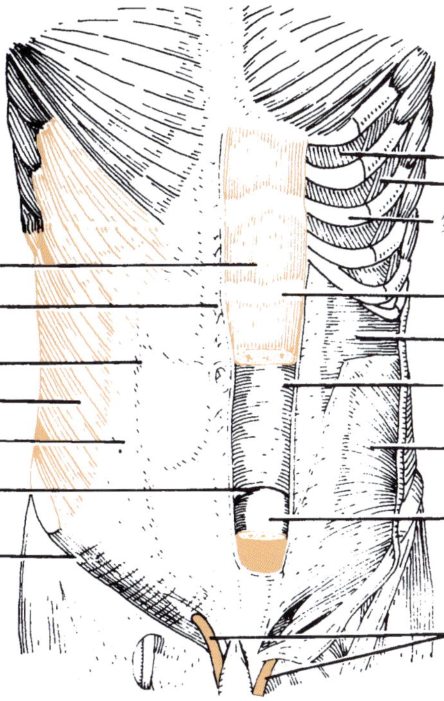

图 3-16　腹前壁肌

（二）腹外斜肌

腹外斜肌 obliquus externus abdominis 为宽阔扁肌，位于最浅层（图 3-16）。该肌以 8 个肌齿起于下位 8 个肋骨的外面，与前锯肌、背阔肌的肌齿相互交错。肌束由外上斜向前内下，后下部肌束止于髂嵴，其余肌束向内移行为腱膜，经腹直肌的前面，参与构成腹直肌鞘的前层；至腹正中线处与对侧腹外斜肌腱膜相互交织，参与形成白线。腹外斜肌腱膜的下缘增厚卷曲，连于髂前上棘与耻骨结节之间，称为**腹股沟韧带** inguinal ligament。腹股沟韧带内侧端的一部分纤维向后外下方走行，形成**腔隙韧带** lacunar ligament，又称**陷窝韧带**。腔隙韧带向外侧延续至耻骨梳的部分，称为**耻骨梳韧带** pectineal ligment。在耻骨结节的外上方，腹外斜肌腱膜形成三角形裂孔，为**腹股沟管浅环** superficial inguinal ring，也称腹股沟管皮下环。

（三）腹内斜肌

腹内斜肌 obliquus internus abdominis 位于腹外斜肌深面（图 3-17）。起于胸腰筋膜、髂嵴和腹股沟韧带的外侧半，肌束呈扇形放射性走向前上方。后部肌束几乎垂直上升，止于下位 3 个肋骨。中部肌束向前至腹直肌外侧移行为腱膜，在腹直肌外侧缘处分为前、后两层，分别与腹外斜肌和腹横肌的腱膜构成腹直肌鞘的前、后层；至腹正中线处参与构成白线。腹内斜肌的下部肌束向前下方走行，呈弓形跨过精索后延续为腱膜，再向内侧与腹横肌腱膜的下部会合，形成**腹股沟镰** inguinal falx，或称**联合腱** conjoint tendon，经精索后方止于耻骨梳的内侧份。自腹内斜肌下缘分出一些肌束，与腹横肌最下部的肌束一起包绕精索和睾丸，称为**提睾肌** cremaster，收缩时可上提睾丸。

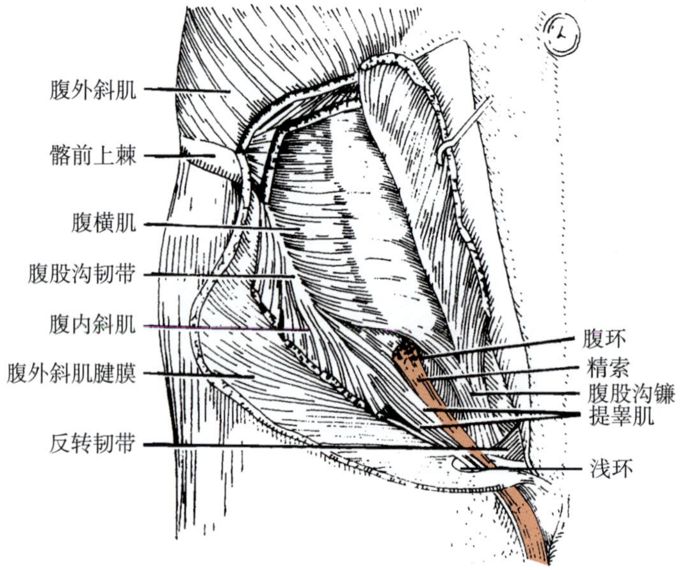

图 3-17 腹前壁下部肌与腹股沟管深层

（四）腹横肌

腹横肌 transversus abdominis 在腹内斜肌的深面，起于下位 6 个肋软骨的内面、胸腰筋膜、髂嵴和腹股沟韧带的外侧 1/3（图 3-18）。肌束横行向前，延续为腱膜。腱膜的上部与腹内斜肌腱膜后层相愈合，形成腹直肌鞘后层，并经腹直肌后方至正中线；其最下部的肌束和腱膜的下部则分别参与构成提睾肌和腹股沟镰。

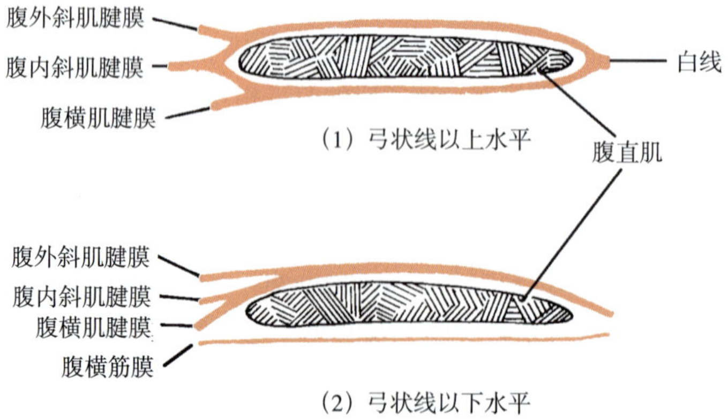

图 3-18 腹前壁横断面示腹直肌鞘

腹肌前外侧群的作用：保护腹腔脏器，维持腹压；收缩时可以缩小腹腔，以增加腹压，参与排便、分娩、呕吐；并能降肋以助呼气；也能使脊柱前屈、侧屈和旋转。

（五）腰方肌

腰方肌 quadratus lumborum 位于腹后壁脊柱两侧，其后方有竖脊肌。该肌起于髂嵴后部，向上止于第 12 肋和第 1 ~ 4 腰椎横突（见图 3-15）。作用：下降和固定第 12 肋，一侧收缩使脊柱侧屈。

（六）腹肌的相关结构

1．**腹直肌鞘** sheath of rectus abdominis　包裹腹直肌，前层由腹外斜肌腱膜与腹内斜肌腱膜的前层愈合而成，后层由腹内斜肌腱膜的后层与腹横肌腱膜愈合而成。在脐下 4 ~ 5cm 以下，由于构成腹直肌鞘后层的腱膜完全转至腹直肌的前面，参与构成鞘的前层，所以此处缺乏后层。从后方观察腹直肌鞘时，可见后层的游离下缘凸向上方，形成一弧形线，称为**弓状线** arcuate line。此线以下的腹直肌后面直接与腹横筋膜相贴（图 3-16，图 3-18）。

2．**白线** white line　位于腹前壁正中线上，介于左、右腹直肌鞘之间，由两侧三层腹肌的腱膜纤维交织而成（图 3-17，图 3-18）。上方起于剑突，下方止于耻骨联合。白线坚韧而缺少血管，上部较宽，自脐以下变窄。白线的中点处有一脐环，在胎儿时期脐血管通过此处，出生后形成瘢痕，是腹壁的薄弱处，可发生脐疝。

3．**腹股沟管** inguinal canal　是位于腹前外侧壁下部的肌、筋膜和腱膜之间的裂隙，男性的精索、女性的子宫圆韧带在此通过（图 3-17，图 3-19）。此管在腹股沟韧带内侧半上方，沿腹股沟韧带由外上方斜向内下方走行，长 4 ~ 5cm。此管有内、外两口和前、后、上、下四壁。管的内口称**腹股沟管深（腹）环** deep inguinal ring，位于腹股沟韧带中点上方约 1.5 cm 处。管的外口即**腹股沟管浅（皮下）环** superficial inguinal ring。管的前壁为腹外斜肌腱膜和腹内斜肌，上壁为腹内斜肌和腹横肌的弓状下缘，下壁为腹股沟韧带，后壁为腹横筋膜和腹股沟镰。**腹横筋膜** transverse fascia 为贴附在腹横肌内面的深筋膜。

4．**腹股沟三角** inguinal triangle　即海氏（Hesselbach）三角，位于腹前壁下部，由腹直肌外侧缘、腹股沟韧带和腹壁下动脉围成的三角区（图 3-20），是腹壁下部的薄弱区。

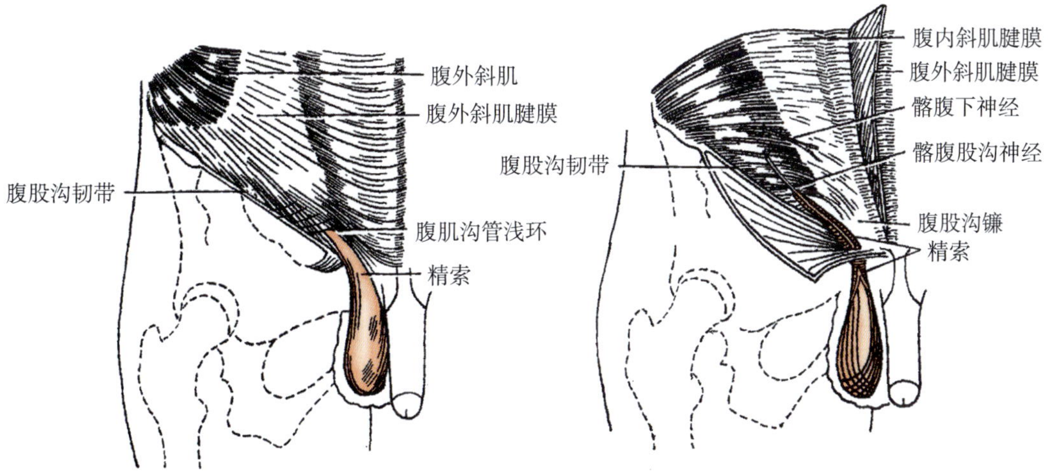

图 3-19　腹股沟管浅层

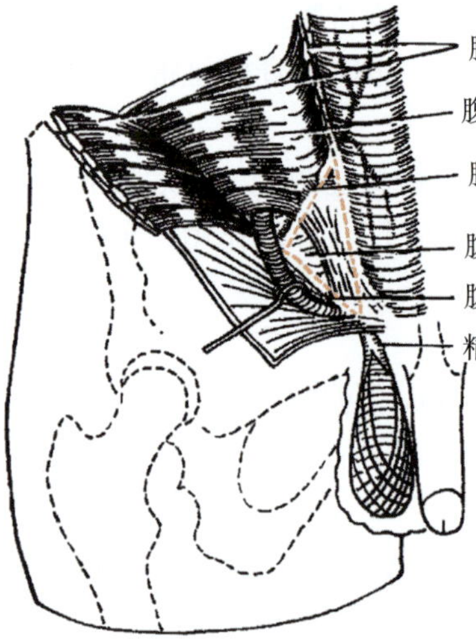

图 3-20 腹股沟三角

第五节 上肢肌

上肢肌根据所在的部位可分为上肢带肌、臂肌、前臂肌和手肌。

一、上肢带肌

知识链接：上肢带肌的作用和神经支配简表

上肢带肌分布于肩关节周围，均起于上肢带骨，止于肱骨，共有 6 块（图 3-21）。它们不仅能运动肩关节，还能增强肩关节的稳固性。

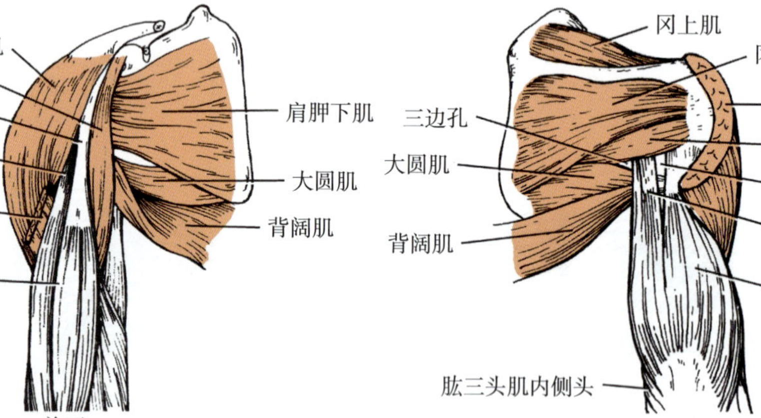

图 3-21 上肢带肌

（一）三角肌

三角肌 deltoid 位于肩部外侧，呈三角形覆盖肱骨上端，形成肩部的圆隆外观。它起于锁骨的外侧段、肩峰和肩胛冈，与斜方肌的止点相对应。肌束覆盖肩关节，并向外下方止于肱骨的三角肌粗隆。作用：使肩关节外展；前部肌束收缩可使肩关节屈和旋内，而后部肌束收缩可使肩关节伸和旋外。

（二）冈上肌

冈上肌 supraspinatus 位于冈上窝，居斜方肌的深面。起于肩胛骨的冈上窝，肌束向外侧经喙肩韧带的下方越过肩关节上方，止于肱骨大结节上部。作用：使肩关节外展。

（三）冈下肌

冈下肌 infraspinatus 位于冈下窝，部分肌被三角肌和斜方肌遮盖。起于冈下窝，肌束向外侧经肩关节后方，止于肱骨大结节中部。作用：使肩关节旋外。

（四）小圆肌

小圆肌 teres minor 位于冈下肌的下方。起于肩胛骨外侧缘上 2/3 的背侧面，止于肱骨大结节的下部。作用：使肩关节旋外。

（五）大圆肌

大圆肌 teres major 位于小圆肌的下方，较粗大，其下缘由背阔肌所包绕。该肌起于肩胛骨下角的背面，肌束向上外方移行为扁肌，与背阔肌肌腱共同止于肱骨小结节嵴。作用：与背阔肌相似，使肩关节内收、旋内和伸。

（六）肩胛下肌

肩胛下肌 subscapularis 扁而宽阔，位于肩胛骨前方。起于肩胛下窝，肌束走向上外侧，经肩关节的前方，止于肱骨小结节。作用：使肩关节内收和旋内。

上肢带肌中的肩胛下肌、冈上肌、冈下肌和小圆肌的肌腱，经过肩关节的前方、上方和后方，与关节囊愈着形成**肌腱袖** musculotendinous cuff，又称肩袖，对肩关节起到稳固的作用。

二、臂肌

臂肌分为前群和后群。前群为屈肌，包括浅层的肱二头肌和深层的肱肌和喙肱肌；后群为伸肌，只有 1 块肱三头肌。两群肌借内、外侧肌间隔分隔。

（一）肱二头肌

肱二头肌 biceps brachii 呈梭形，起端有 2 个头（图 3-22）。长头以长腱起于肩胛骨的盂上结节，通过肩关节囊，经结节间沟下降；短头在内侧，起于肩胛骨的喙突。两头在臂中部合成一个肌腹，下端以腱经肘关节前面止于桡骨粗隆。另有腱膜向内下方斜行，融于前臂深筋膜。作用：屈肘关节；当前臂屈并处于旋前位时，为前臂有力的旋后肌；协助屈肩关节。

（二）喙肱肌

喙肱肌 coracobrachialis 较细小，位于肱二头肌短头的后内方。起于肩胛骨的喙突，止于肱骨体中部的内侧面（图 3-23）。作用：使肩关节屈和内收。

（三）肱肌

肱肌 brachialis 在肱二头肌下半部的深面。起于肱骨下半的前面，下端以短腱经肘关节的前面，

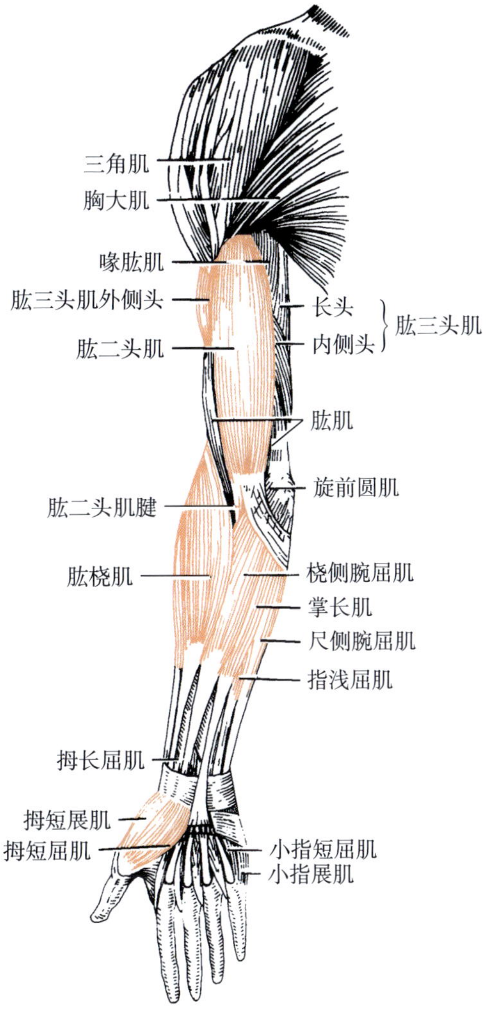

图 3-22　上肢浅层肌（前面）

知识链接：臂肌的作用和神经支配简表

止于尺骨粗隆（图 3-23）。作用：屈肘关节。

（四）肱三头肌

肱三头肌 triceps brachii 起端有 3 个头，长头起于肩胛骨的盂下结节，经大圆肌、小圆肌之间向下行；外侧头起于肱骨后面桡神经沟外上方的骨面；内侧头起于桡神经沟内下方的骨面。3 个头合成肌腹后，以一个共同肌腱止于尺骨鹰嘴（图 3-24）。作用：伸肘关节，长头还能使肩关节伸和内收。

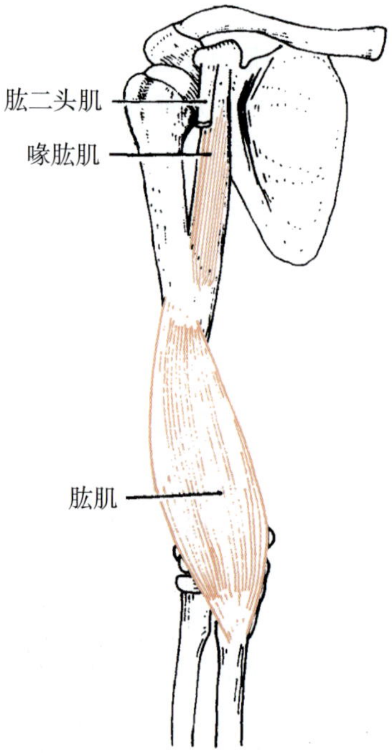

图 3-23 喙肱肌和肱肌

三、前臂肌

前臂肌位于尺、桡骨的周围，共有 19 块。它们分为前、后两群，除了屈、伸肌以外，还有旋肌，这对于前臂和手的灵活运动起重要作用。前臂肌大多数属长肌，肌腹位于近侧，细长的肌腱位于远侧。因此，前臂的上半部膨隆，下半部逐渐变细。

（一）前群

前臂肌前群位于前臂的前面和内侧，共有 9 块，分为 4 层。配布于前臂骨的前方。

知识链接：前臂肌前群的作用和神经支配简表

第 1 层有 5 块，除肱桡肌起于肱骨外上髁的上方以外，其余各肌都以屈肌总腱起于肱骨内上髁的前面和前臂深筋膜。它们自桡侧向尺侧排列依次为肱桡肌、旋前圆肌、桡侧腕屈肌、掌长肌、尺侧腕屈肌。第 2 层仅 1 块，为指浅屈肌，起于肱骨内上髁、尺骨和桡骨前面，止于第 2～4 中节指骨体的两侧（图 3-25）。第 3 层有 2 块肌，都起于桡、尺骨及前臂骨间膜掌侧面，止于手骨，拇长屈肌位于桡侧，指深屈肌位于尺侧（图 3-25）。第 4 层为旋前方肌。

1．**肱桡肌** brachioradialis 为长而扁的梭形肌，向下以长肌腱止于桡骨茎突。作用为屈肘关节。

2．**旋前圆肌** pronator teres 位于前臂上部，肌束斜向外下方走行，止于桡骨中部的外侧面。作用为使前臂旋前，并能屈肘关节。

3．**桡侧腕屈肌** flexor carpi radialis 位于旋前圆肌尺侧，以长肌腱止于第 2 掌骨底掌侧。作用为屈肘关节和桡腕关节，并使后者外展。

4．**掌长肌** palmaris longus 肌腹小而肌腱细长，腱向下与掌腱膜相连。**掌腱膜** palmar aponeurosis 是手掌深筋膜浅层在掌心中间的坚韧部分。掌长肌的作用为屈桡

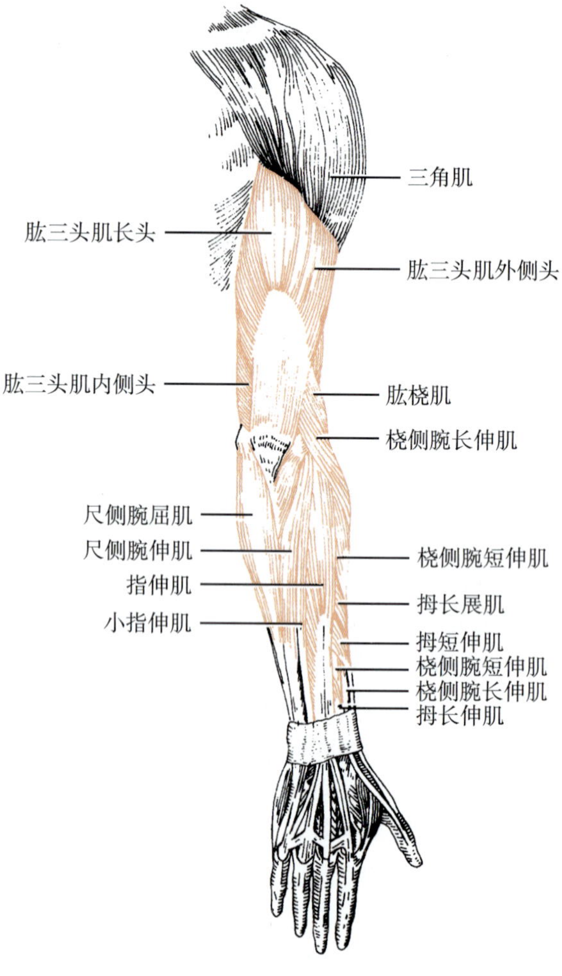

图 3-24 上肢浅层肌（后面）

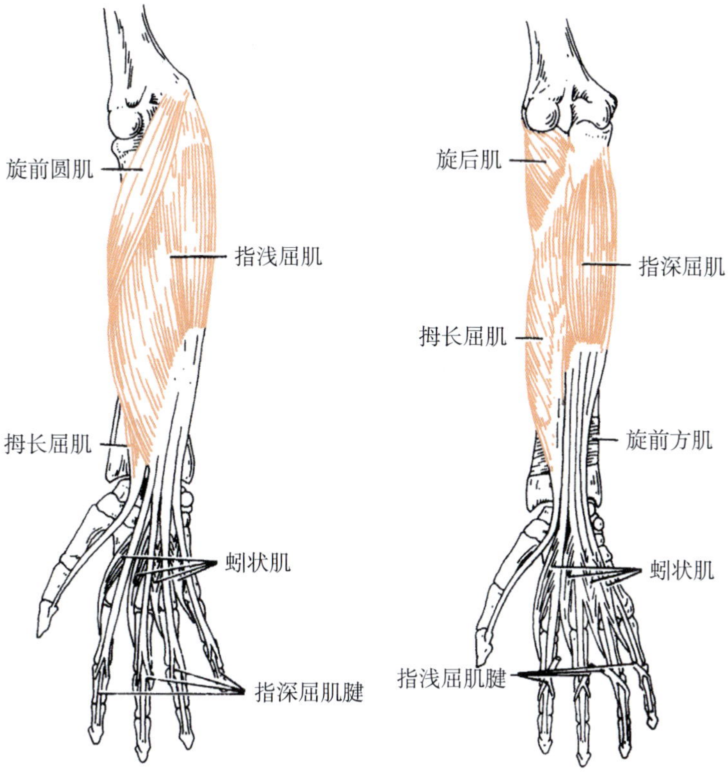

图 3-25　前臂前群深层肌

腕关节和紧张掌腱膜。

5．**尺侧腕屈肌** flexor carpi ulnaris　位于前臂尺侧，肌束向下走行借短肌腱止于豌豆骨。作用为屈桡腕关节，并使其内收。

6．**指浅屈肌** flexor digitorum superficialis　肌腹被上述诸肌所遮盖。在前臂下部，其肌腱位置较浅，位于掌长肌腱与尺侧腕屈肌腱之间。肌束向下移行为 4 条肌腱，通过腕管和手掌，分别进入第 2 ~ 5 指的指腱鞘。每 1 条肌腱在近节指骨中部又分为 2 脚，止于中节指骨体的两侧。指浅屈肌的作用为屈第 2 ~ 5 指的近侧指骨间关节，也能屈掌指关节和桡腕关节。

7．**拇长屈肌** flexor pollicis longus　肌腱经腕管入手掌，止于拇指远节指骨底掌侧。作用为使拇指指骨间关节和掌指关节屈曲，也能屈桡腕关节。

8．**指深屈肌** flexor digitorum profundus　在前臂远侧端分成 4 条肌腱，共同经腕管进入手掌，在指浅屈肌腱的深面分别进入第 2 ~ 5 指的指腱鞘。在指浅屈肌腱 2 脚之间穿过，止于远节指骨底掌侧。作用为使第 2 ~ 5 指的远侧与近侧指骨间关节、掌指关节和桡腕关节屈曲。

9．**旋前方肌** pronator quadratus　为扁平四方形的小肌，贴在桡、尺骨远侧段的前面。起于尺骨，止于桡骨。作用为使前臂旋前。

（二）后群

前臂肌后群位于前臂的后面，共有 10 块，分为浅、深两层。浅层有 5 块肌，以一个伸肌总腱起于肱骨外上髁及其邻近的深筋膜，止于手骨（图 3-24）。自桡侧向尺侧排列依次为桡侧腕长伸肌、桡侧腕短伸肌、指伸肌、小指伸肌和尺侧腕伸肌。深层共有 5 块肌，为旋后肌、拇长展肌、拇短伸肌、拇长伸肌和示指伸肌，除旋后肌外，均起于尺、桡骨及前臂骨间膜背面，止于手骨（图 3-26）。

知识链接：前臂肌后群的作用和神经支配简表

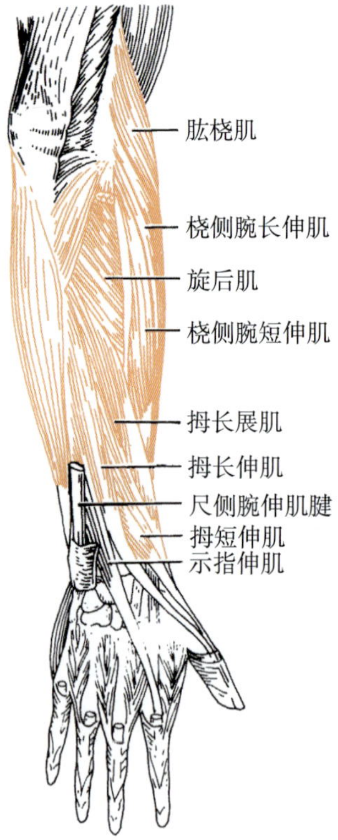

图 3-26 前臂后群深层肌

1．**桡侧腕长、短伸肌** extensor carpi radialis longus and brevis 桡侧腕长伸肌位于肱桡肌的后外侧，桡侧腕短伸肌位于桡侧腕长伸肌的内侧。两肌的肌束并行向下移行为长肌腱，分别止于第 2、3 掌骨底背侧。主要作用为伸桡腕关节，并使其外展，还能伸肘关节。

2．**指伸肌** extensor digitorum 肌束向下移行为 4 条肌腱，经手背分别进入第 2～5 指。在手背远侧掌骨头的附近，4 条肌腱之间互相借腱间结合相连。各腱到达指背后移行为指背腱膜。每条指背腱膜又分为 3 束，分别止于中节和远节指骨底背侧。指伸肌的作用为伸桡腕关节和指骨间关节，也可协助伸肘关节。

3．**小指伸肌** extensor digiti minimi 以细肌腱经手背到小指，止于指背腱膜。作用为伸小指。

4．**尺侧腕伸肌** extensor carpi ulnaris 位于前臂背面尺侧，下行止于第 5 掌骨底背侧。作用为伸桡腕关节并使其内收。

5．**旋后肌** supinator 起自肱骨外上髁和尺骨外侧缘的上部，肌束向外下走行，肌腱止于桡骨前面上部。作用为使前臂旋后。

6．**拇长展肌** abductor pollicis longus 位于指伸肌和尺侧腕伸肌深面。肌束斜向外下方走行，肌腱越过桡侧腕长、短伸肌腱的浅面，止于第 1 掌骨底的外侧。作用为使拇指和桡腕关节外展。

7．**拇短伸肌** extensor pollicis brevis 紧贴拇长展肌尺侧，肌腱止于拇指近节指骨底背侧。作用为伸拇指。

8．**拇长伸肌** extensor pollicis longus 位于拇短伸肌的尺侧，肌束向外下行，肌腱止于拇指远节指骨底背侧。作用为伸拇指。

9．**示指伸肌** extensor indicis 位于拇长伸肌的尺侧，肌腱止于示指的指背腱膜。作用为伸示指。

四、手肌

手肌主要集中配布于手的掌侧面，可分为外侧、中间和内侧群。

（一）外侧群

手肌的外侧群较为发达，在手掌拇指侧形成一隆起，称为**鱼际** thenar，所以外侧群肌又称鱼际肌。共有 4 块肌，分为浅、深两层。浅层外侧为**拇短展肌** abductor pollicis brevis，内侧为**拇短屈肌** flexor pollicis brevis。深层外侧为**拇对掌肌** opponens pollicis，内侧为**拇收肌** adductor pollicis（图 3-27）。它们的作用分别为使拇指外展、屈、对掌和内收等。

知识链接：主要手肌的作用和神经支配简表

（二）内侧群

内侧群位于手掌小指侧，也形成一个隆起，称为**小鱼际** hypothenar，所以内侧群肌又称小鱼际肌。主要有 3 块肌，也分为浅、深两层。浅层内侧为**小指展肌** abductor digiti minimi，外侧为**小指短屈肌** flexor digiti minimi brevis；深层为**小指对掌肌** opponens digiti minimi（图 3-27）。它们的作用是分别使小指外展、屈和对掌等。

（三）中间群

中间群位于掌心，由 4 块蚓状肌和 7 块骨间肌组成。

1．**蚓状肌** lumbricales 肌束细小，起于指深屈肌腱的桡侧，绕至第 2～5 指的背面，止于指背腱膜（图 3-27）。作用为屈第 2～5 指的掌指关节和伸指骨间关节。

2．**骨间肌** interosseous muscles 位于掌骨间隙内，包括骨间掌侧肌和骨间背侧肌（图

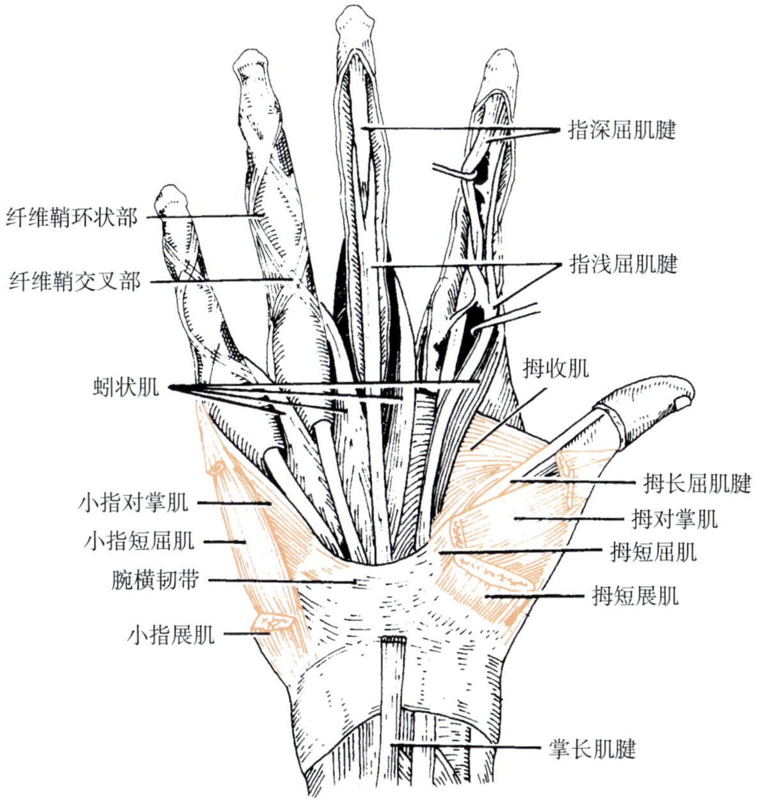

图 3-27　手肌（前面观）

3-28）。**骨间掌侧肌** palmar interossei 有 3 块，它的作用是使第 2、4、5 指向中指靠拢（内收）。**骨间背侧肌** dorsal interossei 有 4 块，其作用是以中指的中轴为中心外展第 2、4、5 指。由于骨间肌也绕至第 2～5 指的背面，止于指背腱膜，因而能协同蚓状肌屈掌指关节和伸指骨间关节。

解剖拓展：上肢的局部记载

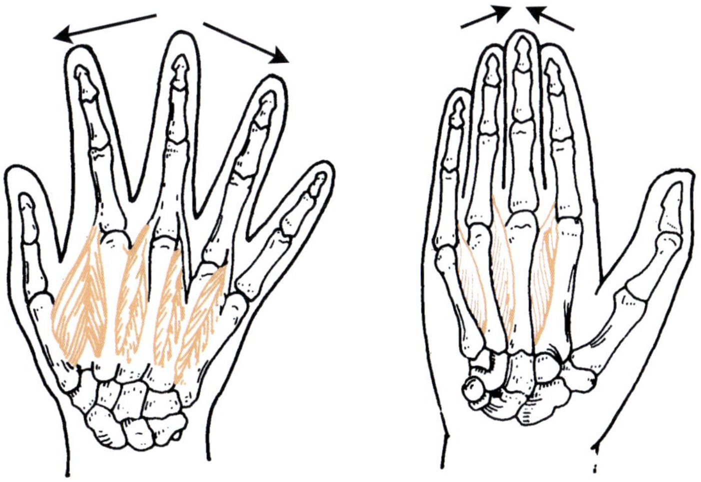

图 3-28　骨间肌及其作用示意图

第六节 下肢肌

下肢肌较上肢肌粗大，这与维持直立姿势、支持体重和行走相适应。下肢肌按部位可分为髋肌、大腿肌、小腿肌和足肌。

一、髋肌

髋肌又称**盆带肌** muscles of pelvic girdle，主要起于骨盆的内面和外面，跨越髋关节止于股骨上部。根据其所在部位和作用，可分为前、后两群。前群经过髋关节前方，包括髂腰肌和阔筋膜张肌等；后群主要位于臀部，故又称为臀肌，主要包括臀大肌、臀中肌、臀小肌和梨状肌。此外，还有闭孔内肌、闭孔外肌等经过髋关节的后方。

知识链接：主要髋肌的作用和神经支配简表

（一）髂腰肌

髂腰肌 iliopsoas 由腰大肌和髂肌组成（图 3-29）。**腰大肌** psoas major 位于脊柱腰部两侧，起于腰椎体侧面和横突，肌束走向外下方；**髂肌** iliacus 呈扇形，位于腰大肌的外侧，起于髂窝。两肌腹会合，经腹股沟韧带深面，以肌腱止于股骨小转子。腰大肌被一筋膜鞘包裹，当腰椎结核有积脓时，脓液可沿此鞘流入髂窝或大腿根部。作用：使髋关节屈和旋外。当下肢固定时，可使躯干前屈，如仰卧起坐。

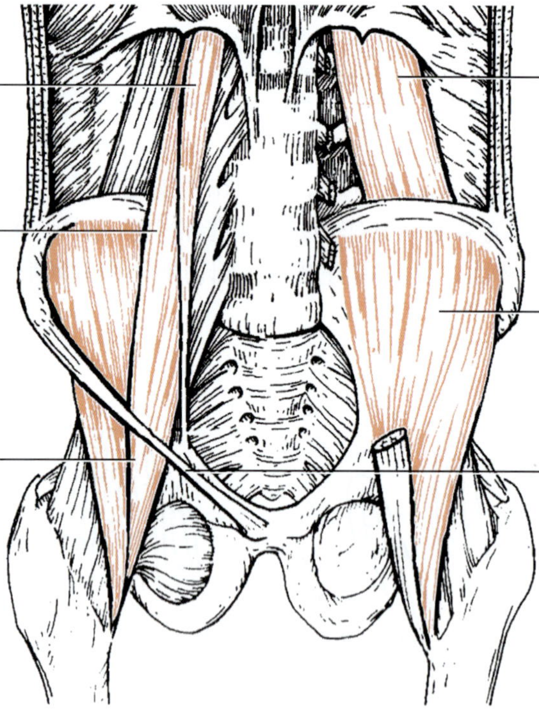

图 3-29 髂腰肌

（二）阔筋膜张肌

阔筋膜张肌 tensor fasciae latae 位于大腿上部的前外侧，起于髂前上棘，肌腹位于两层阔筋膜之间，向下移行于**髂胫束** iliotibial tract，止于胫骨外侧髁（图 3-30）。作用：紧张阔筋膜并使髋关节屈。

（三）臀大肌

臀大肌 gluteus maximus 位于臀部皮下，大而肥厚，形成臀部的膨隆外形。该肌起于髂骨翼外面和骶骨背面，肌束斜向外下方，以肌腱止于股骨的臀肌粗隆和髂胫束（图 3-31）。作用：使髋关节伸和旋外。当下肢固定时，能使躯干伸直，防止躯干前倾，是维持人体直立的重要肌肉。

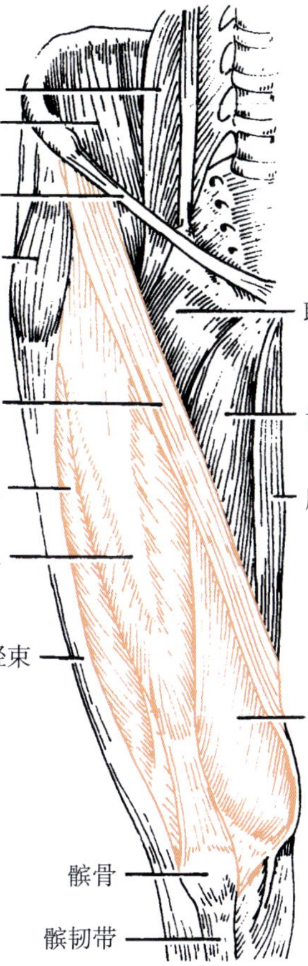

图 3-30　髋肌和大腿肌前群

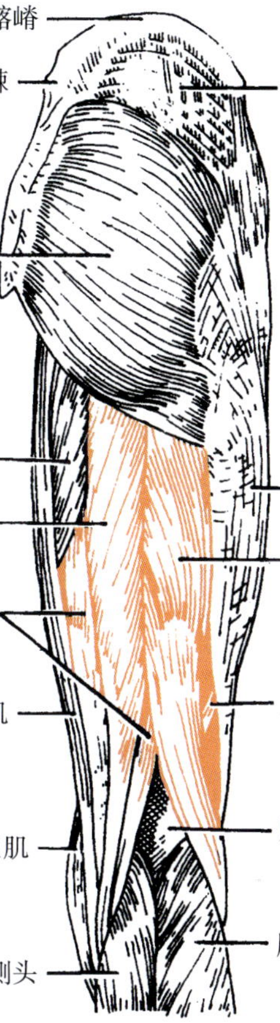

图 3-31　髋肌和大腿肌后群（浅层）

（四）臀中肌

臀中肌 gluteus medius 前上部位于皮下，后下部在臀大肌深面（图 3-32）。

（五）臀小肌

臀小肌 gluteus minimus 位于臀中肌的深面。两肌都呈扇形，起于髂骨翼外面，肌束向下集中形成短腱，以腱止于股骨大转子（图 3-32）。

作用：臀中肌和臀小肌共同作用使髋关节外展。臀中肌的前部肌束和臀小肌还可使髋关节旋内，而臀中肌的后部肌束可使髋关节旋外。

（六）梨状肌

梨状肌 piriformis 位于臀中肌下方。起于骶骨前面外侧部，肌束向外经坐骨大孔出骨盆腔，以肌腱止于股骨大转子（图 3-32）。坐骨大孔被梨状肌分成两部分，上方的孔称为**梨状肌上孔** suprapiriform foramen，下方者称为**梨状肌下孔** infrapiriform foramen（图 3-33）。作用：使髋关节外展、旋外。

（七）闭孔内肌

闭孔内肌 obturator internus 起于闭孔膜内面及其周围骨面，肌束向后方集中移行为肌腱，

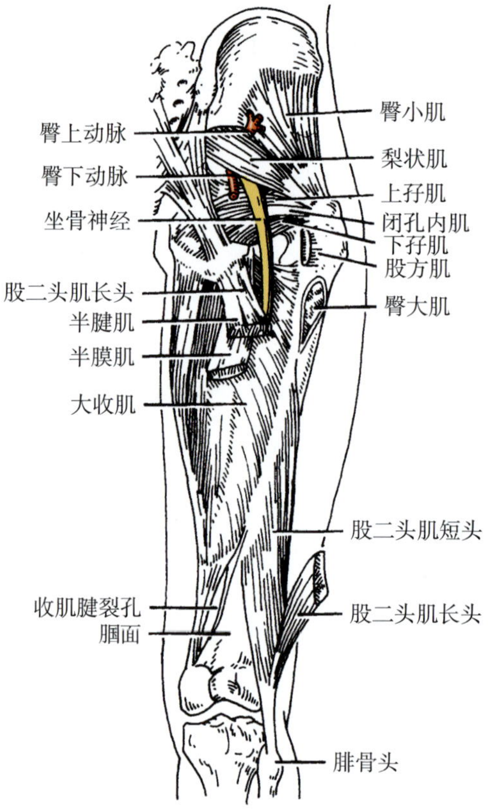

图 3-32　髋肌和大腿肌后群（深层）

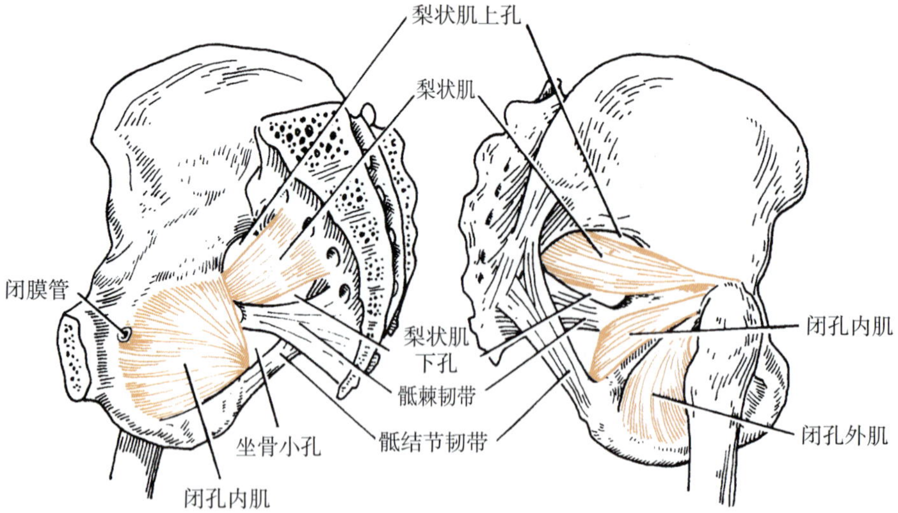

图 3-33　梨状肌和闭孔内、外肌

再由坐骨小孔出骨盆腔转折向外，止于转子窝（图 3-33）。作用：使髋关节旋外。

（八）闭孔外肌

闭孔外肌 obturator externus 起于闭孔膜外面及其周围骨面，经股骨颈后方，止于转子窝（图 3-33）。作用：使髋关节旋外。

（九）股方肌

股方肌 quadratus femoris 起于坐骨结节，向外止于转子间嵴（图 3-32）。作用：使髋关节旋外。

二、大腿肌

大腿肌位于股骨周围，共 10 块肌，可分为前群、后群和内侧群。3 群肌借内侧、外侧和后肌间隔分隔。前群有 2 块肌，分别为缝匠肌和股四头肌。内侧群有 5 块肌，位于大腿的内侧，包括股薄肌、耻骨肌、长收肌、短收肌和大收肌。后群有 3 块肌，位于大腿的后面，包括股二头肌、半腱肌和半膜肌。

知识链接：大腿肌的主要作用和神经支配简表

（一）缝匠肌

缝匠肌 sartorius 为全身最长的肌，呈窄长的带状，起于髂前上棘，经大腿前面，再转向内侧，止于胫骨上端的内侧面（见图 3-30）。作用：屈髋关节和膝关节，并使屈曲的膝关节旋内。

（二）股四头肌

股四头肌 quadriceps femoris 为全身中体积最大、力量最强的肌。以 4 个头起始：股直肌位于大腿前面，起于髂前下棘；股内侧肌位于大腿的前内侧面，起于股骨的粗线；股外侧肌位于大腿的外侧面，也起于股骨的粗线；股中间肌在股直肌的深面，起于股骨体的前面。4 个头向下形成一个肌腱，包绕髌骨前面和两侧，继而向下延续为髌韧带，止于胫骨粗隆（图 3-30）。作用：伸膝关节，屈髋关节。

（三）内收肌群

1．**股薄肌** gracilis　呈扁带状，位于大腿最内侧。

2．**耻骨肌** pectineus　为长方形的短肌，位于大腿上部，髂腰肌的内侧。

3．**长收肌** adductor longus　为三角形扁肌，位于耻骨肌的下方。

4．**短收肌** adductor brevis　为三角形扁肌，位于耻骨肌和长收肌的深面。

5．**大收肌** adductor magnus　为内侧群肌中最大的肌，呈三角形，位置较深，被上述诸肌所覆盖。

内侧群诸肌均起于闭孔周围的耻骨支、坐骨支和坐骨结节等骨面。除股薄肌止于胫骨上端的内侧面外，其他各肌均止于股骨的粗线（见图 3-30，图 3-34）。大收肌有一个肌腱止于股骨内上髁上方的收肌结节，此肌腱与股骨之间形成一裂隙，被称为收肌腱裂孔（图 3-34），其中有股血管和神经通过。作用：使髋关节内收、旋外。

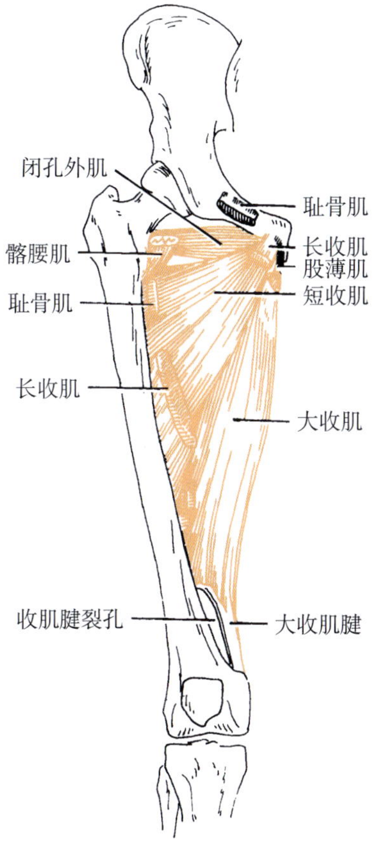

图 3-34　大腿肌内侧群（深层）

（四）股二头肌

股二头肌 biceps femoris 位于股后部外侧，有长、短 2 个头。长头起于坐骨结节，短头起于股骨的粗线，2 个头合并后，以长肌腱止于腓骨头（见图 3-31）。

（五）半腱肌

半腱肌 semitendinosus 位于股后部的内侧，肌腱较细长，约占肌的下半。起于坐骨结节，止于胫骨上端的内侧面（见图 3-31）。

（六）半膜肌

半膜肌 semimembranosus 位于半腱肌的深面。以扁而薄的腱膜起于坐骨结节，向下以肌腱止于胫骨内侧髁的后面（见图 3-31）。

作用：后群的 3 块肌可屈膝关节，伸髋关节；当膝关节屈曲时，股二头肌还可使小腿旋外，而半膜肌和半腱肌可使小腿旋内。

三、小腿肌

知识链接：小腿肌的作用和神经支配简表

小腿肌的数目较前臂肌少，但较粗壮，参与维持人体的直立姿势和行走。小腿肌主要有 10 块，可分为 3 群。前群位于小腿骨间膜和胫骨的前面，有胫骨前肌、趾长伸肌和䠀长伸肌。外侧群位于腓骨的外侧，包括腓骨长肌和腓骨短肌。后群主要有 5 块肌，分为浅、深两层，包括小腿三头肌、腘肌、趾长屈肌、胫骨后肌和䠀长屈肌。

（一）胫骨前肌

胫骨前肌 tibialis anterior 起于胫骨外侧面，肌腱向下行经距小腿关节前方至足的内侧缘，止于内侧楔骨和第 1 跖骨底的足底侧（图 3-35）。

（二）䠀长伸肌

䠀长伸肌 extensor hallucis longus 位于胫骨前外侧。起于腓骨内侧面及小腿骨间膜，肌腱经距小腿关节前方至足背，止于䠀趾远节趾骨底背侧（图 3-35）。

（三）趾长伸肌

趾长伸肌 extensor digitorum longus 起于腓骨前面，在小腿下部移行为肌腱，经距小腿关节前方，至足背分为 4 条肌腱到达第 2～5 趾的趾背，形成趾背腱膜，止于中节和远节趾骨底背侧（图 3-35）。另外，趾长伸肌还会分出一个肌腱，经足背外侧止于第 5 趾骨底，称为第 3 腓骨肌。

作用：前群各肌均可伸（背屈）距小腿关节；另外，胫骨前肌还可使足内翻，䠀长伸肌可伸䠀趾，趾长伸肌可伸第 2～5 趾。第 3 腓骨肌可使足外翻。

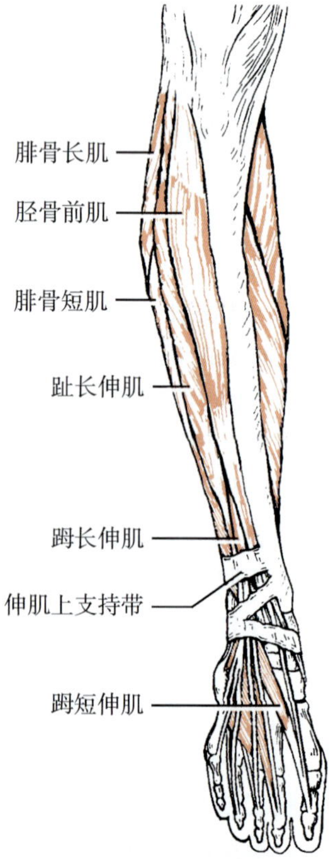

图 3-35 小腿肌前群和外侧群

（四）腓骨长肌和腓骨短肌

两肌皆起于腓骨的外侧面，**腓骨长肌** peroneus longus 的起点较高，**腓骨短肌** peroneus brevis 位于腓骨长肌的深面（图 3-35）。两肌的肌腱经外踝的后面转向前方，于跟骨外侧面分开。腓骨短肌腱向前止于第 5 跖骨粗隆；腓骨长肌腱绕至足底，斜行达足的内侧缘，止于内侧楔骨和第 1 跖骨底的足底侧。作用：可使足外翻和屈（跖屈）距小腿关节；另外，腓骨长肌腱和胫骨前肌腱在足底共同形成腱环，以维持足弓。

（五）小腿三头肌

小腿三头肌 triceps surae 分为浅层的腓肠肌和深层的比目鱼肌。**腓肠肌** gastrocnemius 含内、外侧 2 个头，分别起于股骨内、外侧髁的后面，2 个头在小腿中部互相融合成同一个肌腹，向下移行为强厚的肌腱。**比目鱼肌** soleus 起于胫、腓骨后面上部，肌束向下移行为肌腱。腓肠肌和比目鱼肌的肌腱合成粗大的**跟腱** tendo calcaneus，止于跟骨结节（图 3-36）。作用：屈（跖屈）距小腿关节和膝关节；对于行走、跑、跳和维持站立姿势都起十分重要的作用。

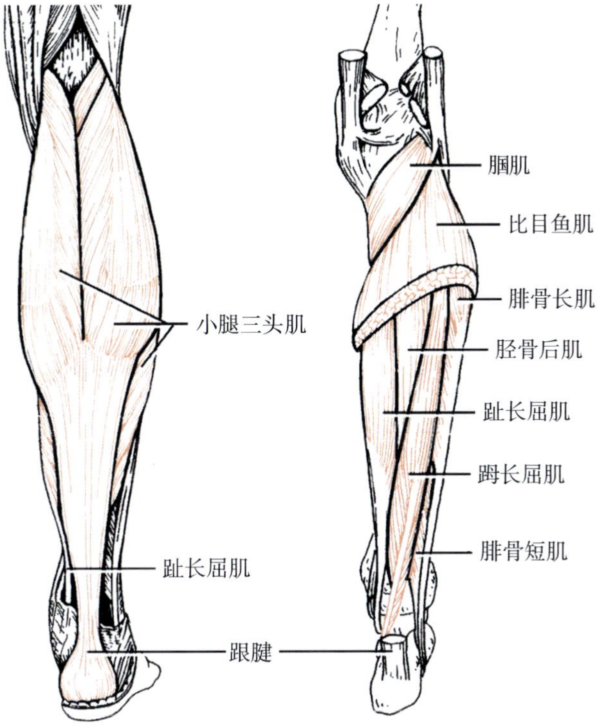

图 3-36　小腿肌后群

（六）腘肌

腘肌 popliteus 斜位于腘窝底，起于股骨外侧髁，止于胫骨后面、比目鱼肌线以上的骨面。作用：屈膝关节；当膝关节屈曲时，可使小腿旋内。

（七）趾长屈肌

趾长屈肌 flexor digitorum longus 位于胫侧。起于胫骨后面，肌腱经内踝后方行至足底，在足底分为 4 条肌腱，分别止于第 2～5 趾的远节趾骨底（图 3-36）。作用：屈（跖屈）距小腿关节和第 2～5 趾。

解剖拓展：下肢的局部记载

（八）胫骨后肌

胫骨后肌 tibialis posterior 位于趾长屈肌的腓侧。起于胫骨、腓骨和小腿骨间膜的后面，肌腱经内踝后方行至足底内侧，止于足舟骨、中间楔骨和外侧楔骨足底侧（图 3-36）。作用：屈（跖屈）距小腿关节和使足内翻。

（九）䠀长屈肌

䠀长屈肌 flexor hallucis longus 位于胫骨后肌腓侧。起于腓骨后面，肌腱经内踝后方行至足底，止于䠀趾远节趾骨底（图 3-36）。作用：屈（跖屈）距小腿关节和䠀趾。

四、足肌

足肌可分为足背肌和足底肌。足背肌较弱小，为伸䠀趾和伸第 2～4 趾的小肌。足底肌的配布情况和作用与手肌相似，主要分为内侧群、外侧群和中间群，但缺乏与拇对掌肌相当的肌。内侧群包括䠀展

解剖拓展：体表的肌性标志

肌、踇短屈肌和踇收肌；外侧群包括小趾展肌和小趾短屈肌；中间群包括趾短屈肌、足底方肌、蚓状肌和骨间肌（图 3-37）。足肌的主要作用是维持足弓。

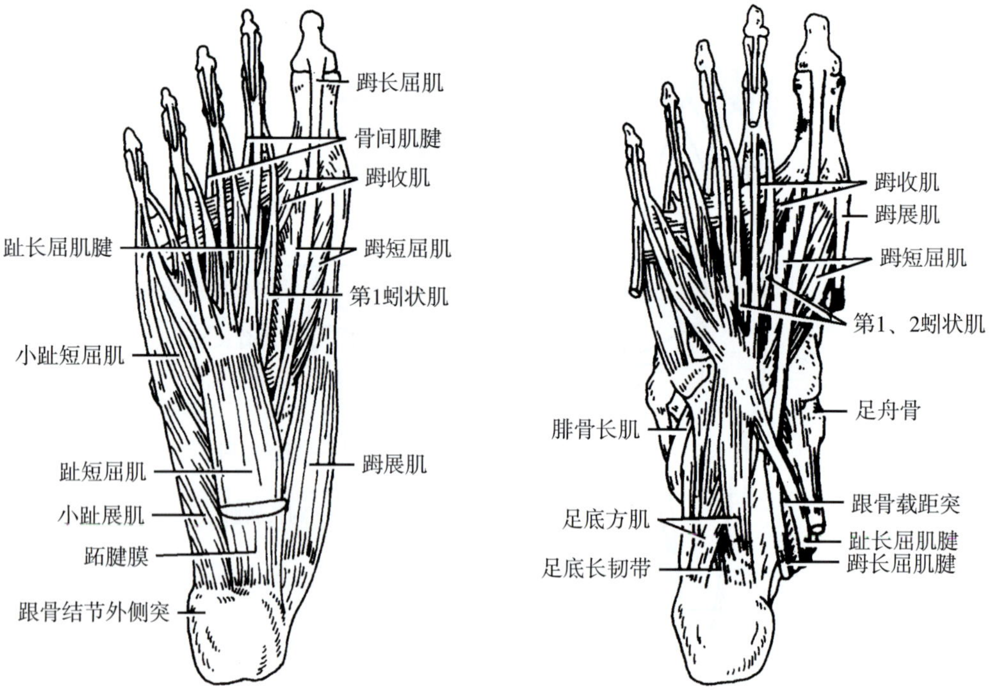

图 3-37　足底肌

院校风采：北京大学医学部

（闫军浩）

第二篇　内　脏　学

新陈代谢是生命现象的最基本特征，内脏是完成新陈代谢的主要器官。

内脏 viscera 包括消化、呼吸、泌尿和生殖 4 个系统。它们主要位于胸、腹腔和盆腔内。消化、呼吸系统的部分器官则位于头颈部，泌尿、生殖和消化系统的部分器官位于会阴部。

内脏学 splanchnology 是研究内脏各器官形态结构和位置的科学。在形态与发生上，胸膜、腹膜和会阴与内脏器官关系密切，也属内脏学范畴。内脏各系统由一套连续的管道和一个或几个实质性器官组成，由于它们具有摄取或排出某些物质的功能，因此各系统都有孔道直接或间接与外界相通。

在功能上，消化系统是从摄入的食物中吸取营养物质，并将食物的残渣形成粪便排出体外；呼吸系统是从空气中摄取氧气并将体内产生的二氧化碳排出体外；泌尿系统是把机体在物质代谢过程中所产生的代谢产物，特别是含氮的物质（如尿酸、尿素等）和多余的水、电解质等，形成尿液排出体外；生殖系统能产生生殖细胞和分泌性激素，并进行生殖活动，借以繁衍后代。此外，内脏各系统中的很多器官还具有内分泌功能，如胃肠道、胰、睾丸、卵巢、前列腺等，参与对机体多种功能活动的调节。

一、内脏的一般结构

内脏各器官形态虽不尽相同，但按其构造可分为中空性器官和实质性器官两大类。

（一）中空性器官

中空性器官是指内有空腔的器官，多呈管状或囊状，如胃、肠、气管、支气管、膀胱、子宫等。中空性器官的管壁由数层组织构成。消化道各器官的壁由四层组织构成，由内向外依次是：黏膜、黏膜下层、肌层和外膜；而呼吸道、泌尿道和生殖道各器官的壁由三层组织构成，其中，呼吸道由内向外依次是：黏膜、黏膜下层和外膜，泌尿道和生殖道由内向外依次是黏膜、肌层和外膜。以消化管为例，其管壁结构由内向外依次如下（图 4-1）：

1．黏膜　由上皮、固有膜和黏膜肌层三部分组成，是进行消化和吸收的重要部分。黏膜向腔内突出形成环行或纵行的黏膜皱襞。黏膜内的腺体能够分泌消化液和黏液，帮助消化食物、湿润和保护管壁。

2．黏膜下层　由疏松结缔组织构成，可使黏膜具有一定的移动性。该层内含有丰富的血管、淋巴管、淋巴组织、神经和黏膜下腺体。

3．肌层　消化管中食管上部以上和肛门周围为骨骼肌，其余部分为平滑肌。通常肌层分内外两层，内层为环行肌，外层为纵行肌。肌层的收缩和舒张可产生消化管的蠕动。

4．外膜　由薄层结缔组织构成。如果在外膜的表面覆盖一层间皮则称之为浆膜，浆膜表面光滑，可以减少消化管蠕动时的摩擦。

（二）实质性器官

实质性器官内部没有特定的空腔，如肝、胰、肾和生殖腺等，多属腺组织，表面包以结缔组织的被膜或浆膜。结缔组织被膜深入器官实质内，将器官的实质分割成若干个小单位，称小叶，如肝小叶。分布于实质性器官的血管、淋巴管、神经和该器官的导管出入处常有一凹陷，称为该器官的**门** hilum（或 porta），如肾门、肝门等。

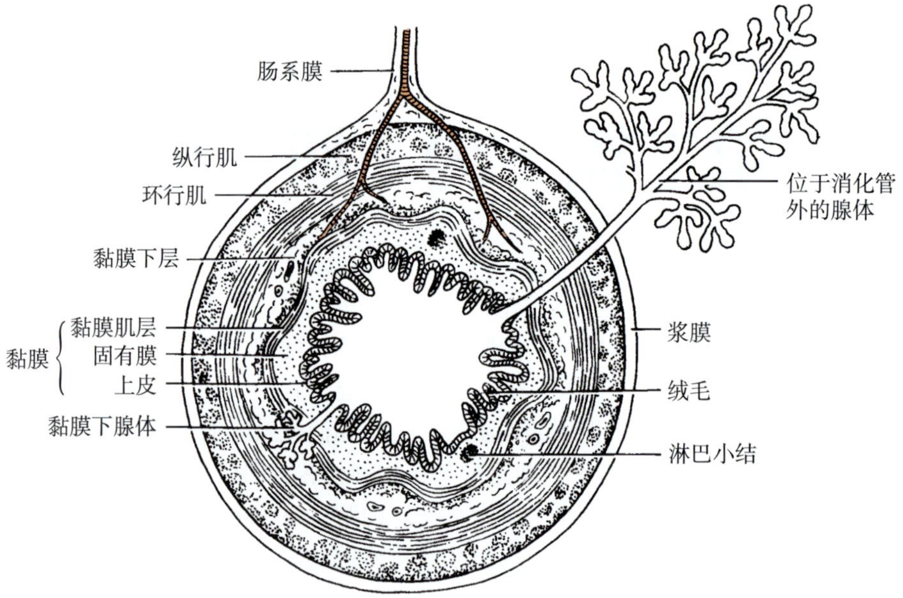

图 4-1 肠壁的一般构造模式图

二、胸部标志线和腹部分区

为了正确描述胸、腹腔脏器的位置及其体表投影，通常在胸、腹部体表确定若干标志线和分区（图 4-2，图 4-3，图 4-4），这对于临床检查和诊断有着重要意义。

（一）胸部的标志线

1．**前正中线** anterior median line　沿身体前面正中所作的垂直线。

2．**胸骨线** sternal line　沿胸骨最宽处的外侧缘所作的垂直线。

3．**锁骨中线** midclavicular line　经锁骨中点所作的垂直线。

4．**胸骨旁线** parasternal line　经胸骨线与锁骨中线之间连线的中点所作的垂直线。

5．**腋前线** anterior axillary line　沿腋前襞所作的垂直线。

6．**腋后线** posterior axillary line　沿腋后襞所作的垂直线。

7．**腋中线** midaxillary line　经腋前、后线之间连线的中点所作的垂直线。

8．**肩胛线** scapular line　经肩胛骨下角所作的垂直线。

9．**后正中线** posterior median line　沿身体后面正中即各椎骨棘突所作的垂直线。

（二）腹部的分区

1．九分法　通过两条水平线所作的水平面、两条垂直线所作的矢状面将腹部分为九个区（图 4-2，表 4-1）。上水平线是经两侧肋弓最低点（第 10 肋最低点）的连线，下水平线是经两侧髂结节的连线，两条垂直线是经左、右腹股沟韧带中点所作的垂线。这样，由通过两条水平线所作的水平面将腹部分为上腹部、中腹部和下腹部，再由经过两条垂直线所作的两个矢状面将腹部分为九个区域：上腹部的**腹上区** epigastric region 和**左**、**右季肋区** hypochondriac region，中腹部的**脐区** umbilical region 和**左**、**右腰区（外侧区）**lumbar region，下腹部的**腹下区（耻区）**hypogastric region 和**左**、**右髂区（腹股沟区）**iliac region。

2．四分法　经脐各作一水平面和矢状面，将腹部划分为左上腹、右上腹、左下腹、右下腹四个区。

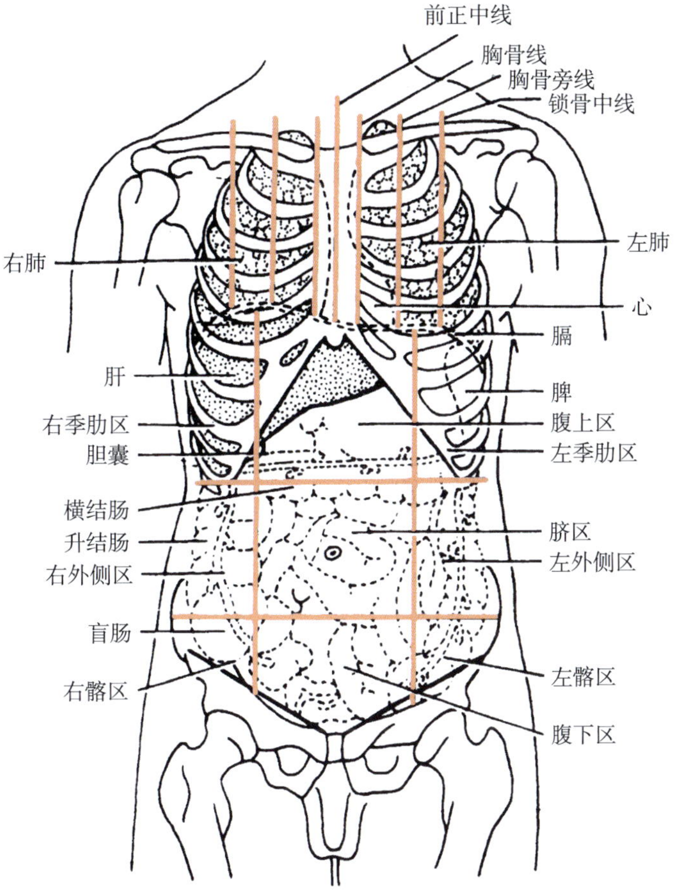

图 4-2　胸腹部标志线（前面观）

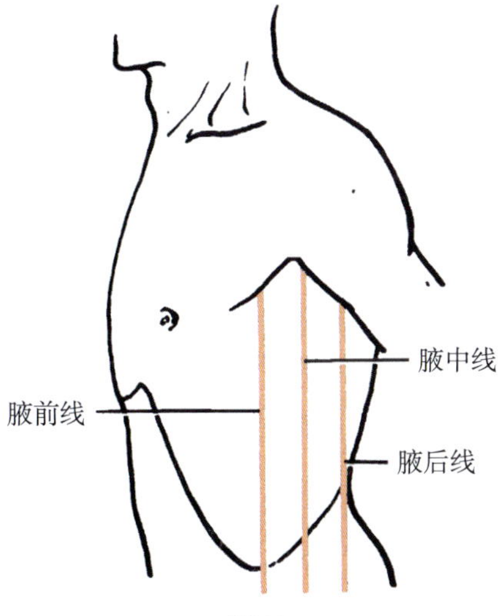

图 4-3　胸部标志线（侧面观）

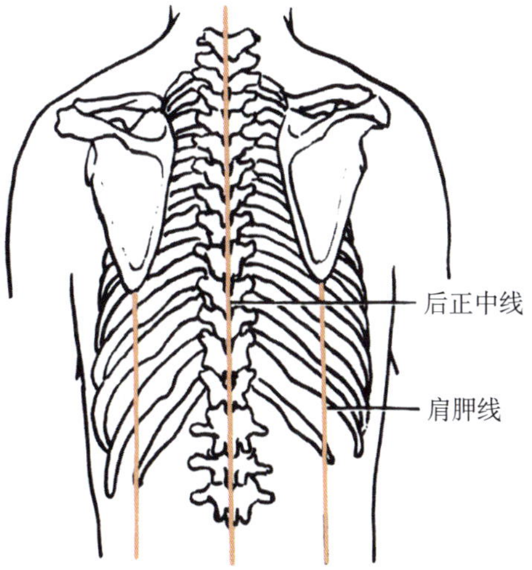

图 4-4　胸部标志线（后面观）

表4-1 腹腔脏器在腹部各区的位置

右季肋区	腹上区	左季肋区
右半肝（大部）、胆囊（部分）、结肠右曲、右肾（部分）	右半肝（小部）、左半肝（大部）、胆囊（部分）、胃（大部）、胰（大部）、肾上腺、两肾（部分）	左半肝（小部）、胃（小部）、脾、左肾（部分）、胰（小部）、结肠左曲
右腰区	**脐区**	**左腰区**
升结肠、回肠（部分）、右肾（部分）	横结肠、大网膜、十二结肠（部分）、空回肠（部分）、输尿管（部分）	降结肠、空肠（部分）、左肾（部分）
右髂区	**腹下区**	**左髂区**
盲肠、阑尾、回肠末端	回肠（部分）、乙状结肠（部分）、输尿管（部分）、膀胱（充盈时）、子宫（妊娠期）	乙状结肠（部分）、回肠（部分）

（倪秀芹）

院校风采：哈尔滨医科大学大庆校区

第4章 消化系统

消化系统 alimentary system 由消化管和消化腺组成（图 4-5）。**消化管** alimentary canal 是指从口腔至肛门的管道，依次为口腔、咽、食管、胃、小肠（十二指肠、空肠、回肠）和大肠（盲肠、阑尾、结肠、直肠、肛管）。通常临床上将口腔至十二指肠称为上消化道，空肠及其以下的部分称为下消化道。**消化腺** alimentary gland 根据其体积大小和位置不同，分为大消化腺和小消化腺。大消化腺位于消化管壁外，为单个或成对存在的独立器官，所分泌的消化液

案例分析

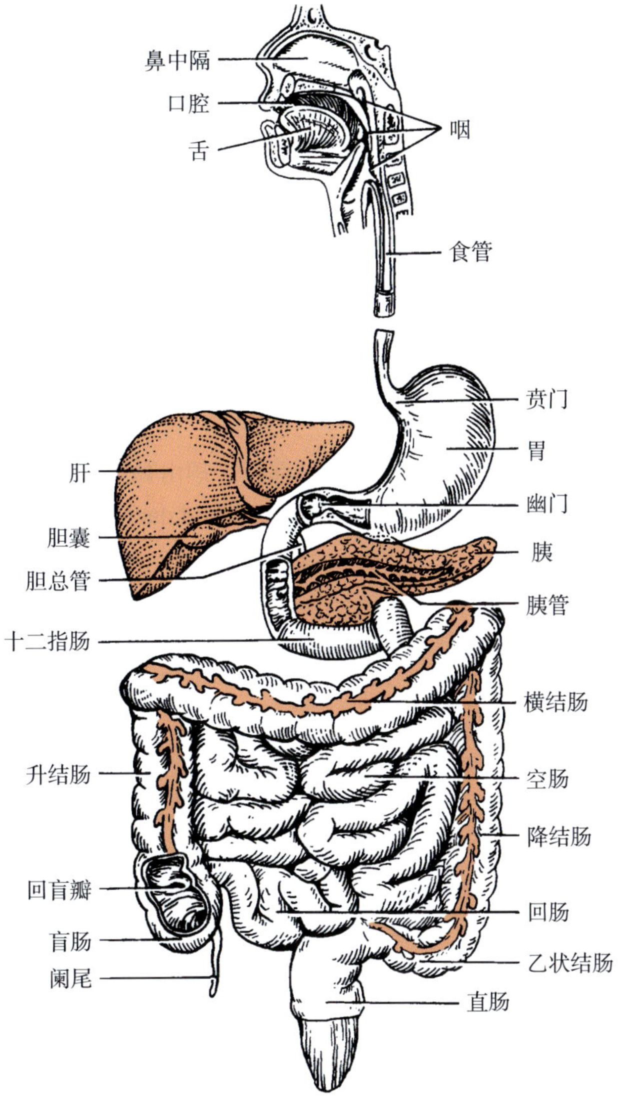

图 4-5　消化系统模式图

经导管流入消化管腔内，如大唾液腺、肝和胰。小消化腺分布于消化管壁内的黏膜层或黏膜下层，如唇腺、舌腺、胃腺和肠腺等。

消化系统的主要功能是消化食物、吸收营养和排出食物残渣。此外，消化管的淋巴组织所产生的B淋巴细胞具有免疫功能。近年来发现消化管上皮和胰可分泌多种激素和神经递质，如促胃液素（胃泌素）、5-羟色胺、血管活性肠肽、P物质、脑啡呔等。它们的作用已经远远超出了消化系统的范围。

第一节 口 腔

口腔 oral cavity 是消化管的起始部，前壁为上、下唇，两侧壁为颊，上壁为腭，下壁为口腔底。口腔向前经口裂通向外界，向后经咽峡与咽相通（图4-6）。

口腔借上、下颌骨的牙弓（牙槽突和牙列）及牙龈分为前外侧部的**口腔前庭** oral vestibule 和后内侧部的**固有口腔** oral cavity proper。前者是上、下唇和颊与上、下牙弓及牙龈之间的蹄铁形狭窄空隙；后者是上、下牙弓及牙龈所围成的空隙。当上、下颌牙咬合时，两者之间经第三磨牙后方的间隙相通。

一、口唇

口唇 oral lips 分为上唇和下唇，二者在两端的结合处称**口角** angle of mouth，其位置约平对第一前磨牙。上唇的两侧与颊部交界处，各有一呈弧形的浅沟称**鼻唇沟** nasolabial sulcus。上唇外面的中线上有一纵行浅沟称**人中** philtrum。在上、下唇内面的正中线上分别有上、下唇系带，自口唇连于牙龈基部。口唇的外面为皮肤，中间为口轮匝肌，内面为黏膜。口唇的游离缘是皮肤与黏膜的移行部，内含丰富的毛细血管，色泽红润，称**唇红** rubor labiorum。当缺氧时则呈绛紫色，临床上称为发绀。

二、颊

颊 cheek 构成口腔的两侧壁，属于颜面的一部分。颊由黏膜、颊肌和皮肤构成。在上颌第二磨牙牙冠相对的颊黏膜上有**腮腺管乳头** papilla of parotid duct，为腮腺管的开口部位。

三、腭

知识链接：软腭肌简表

腭 palate 为口腔顶，分隔鼻腔与口腔，由前2/3的硬腭和后1/3的软腭构成。

硬腭 hard palate 主要由上颌骨的腭突和腭骨的水平板组成的骨腭及其表面覆以的厚而致密的黏膜构成。

软腭 soft palate 以腭肌为基础，表面也覆以黏膜。软腭后部斜向后下方，称**腭帆** velum palatinum，其后缘游离，正中部有垂向下方的突起，称**腭垂**（或**悬雍垂**）uvula。自腭帆两侧各向下方有2条黏膜皱襞，前方的一对称**腭舌弓** palatoglossal arch，延续于舌根的外侧；后方的一对称**腭咽弓** palatopharyngeal arch，向下移行于咽侧壁。两弓之间的三角形隐窝称扁桃体窝，腭扁桃体位于其中。腭垂、腭帆游离缘、两侧腭舌弓和舌根共同围成**咽峡** isthmus of fauces，为口腔与咽的分界处（图4-6）。软腭在静止状态时垂向下方，当吞咽或说话时，软腭上提，贴于咽后壁，将鼻咽与口咽相分隔。

四、牙

牙 teeth 嵌于上、下颌骨的牙槽内，呈弓形排列。牙是人体内最坚硬的器官，有咀嚼和辅

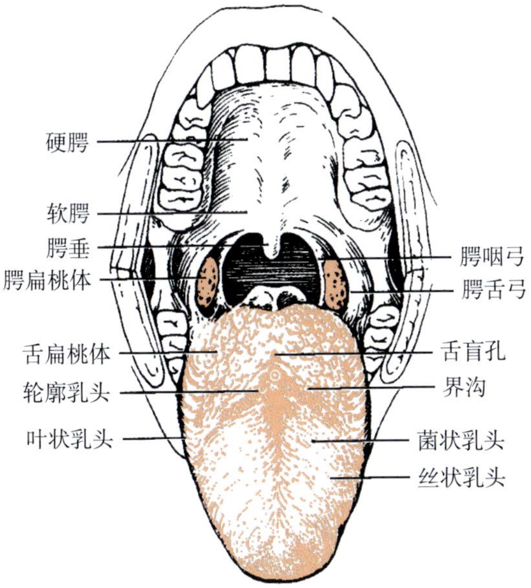

图 4-6　口腔与咽峡（切开）

助发音等重要作用。

（一）牙的种类和排列

人类先后萌出两组牙（图 4-7，图 4-8）。第一组为**乳牙** deciduous teeth，一般在出生后 6 个月开始萌出，至 3 岁左右出齐，共 20 个，上、下颌各 10 个。第二组为**恒牙** permanent teeth，6 岁左右乳牙开始逐渐脱落，第一磨牙首先萌出，大部分恒牙在 14 岁左右出齐。唯有第三磨牙萌出最迟，称迟牙或**智牙** wisdom tooth，该牙终生不萌出者约占 30%。恒牙全部出齐共 32 个，上、下颌各 16 个。

知识链接：牙的萌出和脱落时间表

根据牙的形态和功能，人类的牙可分为**切牙** incisors、**尖牙** canine teeth 和**磨牙** molars，恒牙又分为磨牙和**前磨牙** premolars。切牙主要用以切断和衔咬食物，尖牙用以撕裂食物，磨牙和前磨牙则有研磨和粉碎食物的功能。

临床上为迅速、准确而简便地记录各乳牙和恒牙的位置，常以患者的方位为准，以“十”记号划分为上、下颌和左、右区，由正中线向两侧，按序号代表各牙。目前临床常用的牙位记录法有部位记录法、Palmer 记录系统、通用编码系统和国际牙科联合会系统 4 种。

部位记录法最常用，以罗马数字Ⅰ～Ⅴ表示乳牙，阿拉伯数字 1～8 表示恒牙，如“6|”表示右上颌第一磨牙；“|Ⅳ”表示左下颌第一乳磨牙（图 4-7，图 4-8）。

国际牙科联合会系统使用两位数表示，第一位数字表示恒牙或乳牙所在的象限，恒牙的象限自右上区沿顺时针方向依次用 1～4 表示，乳牙用 5～8 表示；第二位数字表示牙的排列顺序，靠近正中线为 1，依次用 1～8 表示恒牙，1～5 表示乳牙。如“16”表示右上颌第一磨牙；“74”表示左下颌第一乳磨牙。

（二）牙的形态

根据牙的外形可分为牙冠、牙根和牙颈（图 4-9）。

牙冠 crown of tooth 暴露于口腔内，色白而有光泽。牙冠的形态与各牙的功能相适应。切牙的牙冠扁平，呈凿状；尖牙的牙冠呈锥形；前磨牙的牙冠呈方圆形；磨牙的牙冠最大，呈方形。牙冠按其与邻近结构的接触关系，可分为以下几个不同的面：唇（颊）面，即牙冠与口唇

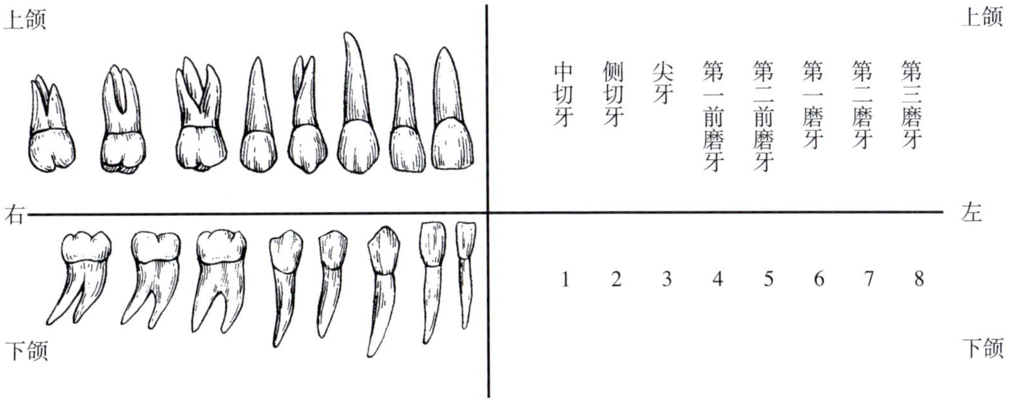

图 4-7　恒牙的名称及符号

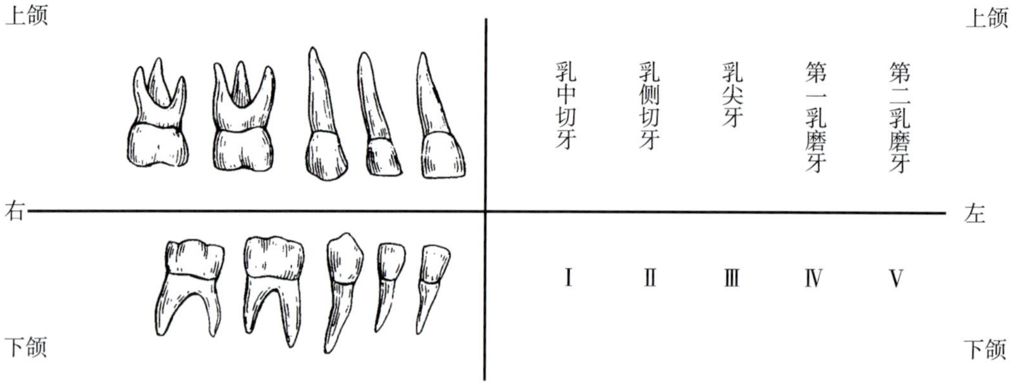

图 4-8 乳牙的名称及符号

或颊相接触的面，也就是牙冠的外面；舌面，即牙冠与舌相对应的面，也就是牙冠的内面；接触面，又称邻面，为牙与牙之间相互邻接的面；𬌗面，为上、下颌牙互相咬合的面。

牙根 root of tooth 是嵌入牙槽突内的部分。切牙和尖牙只有 1 个牙根，前磨牙有 1～2 个牙根，下颌磨牙有 2 个牙根，而上颌磨牙有 3 个牙根。**牙颈** neck of tooth 是牙冠与牙根之间的部分，通常被牙龈所包绕。各牙内的空腔称**牙腔** dental cavity 或**髓腔** pulp cavity，其内容纳牙髓。牙腔在牙冠内的腔隙较大，称**牙冠腔** pulp chamber。牙根内的牙腔呈细管状，称**牙根管** root canal，此管开口于牙根尖端的**根尖孔** apical foramen，牙的血管和神经通过该孔进入牙根管和牙冠腔。

（三）牙的构造

牙由牙本质、牙釉质、牙骨质和牙髓构成（图 4-9），前三者均为高度钙化的坚硬组织。**牙本质** dentine 构成牙的主体，呈淡黄色，其硬度次于牙釉质而强于牙骨质。**牙釉质** enamel 覆于牙冠部的牙本质外面，是人体内最坚硬的组织，呈半透明状。**牙骨质** cement 覆于牙根和牙颈的牙本质外面，其结构与骨组织类似。**牙髓** dental pulp 位于牙腔内，由结缔组织、神经和血管共同组成。

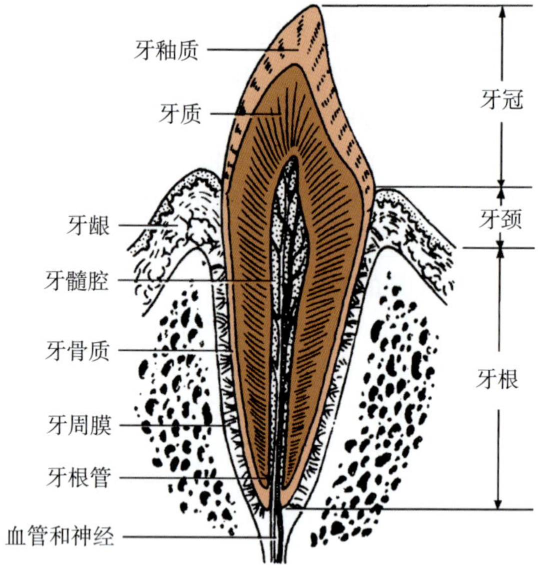

图 4-9 牙的构造模式图

（四）牙周组织

牙周组织对牙有保护、固定和支持作用，包括牙周膜、牙槽骨和牙龈（图 4-9）。**牙周膜** periodontal membrane 是介于牙根与牙槽骨之间的致密结缔组织膜，有固定牙根和缓冲咀嚼时所产生的压力作用。**牙槽骨** alveolar bone 属于上、下颌骨的牙槽突，其骨壁为多孔的骨板，对牙周膜纤维有附着固定的作用。牙脱落后，牙槽骨会逐渐萎缩、变形或消失。**牙龈** gingiva 是口腔黏膜的一部分，覆盖于牙颈及邻近的牙槽骨上，其血管丰富，呈淡红色，坚韧而有弹性，因缺少黏膜下层而直接与骨膜相连，故牙龈不能移动。

五、舌

舌 tongue 邻近口腔底，由不同方向排列的骨骼肌和表面覆盖的黏膜构成。舌有协助咀嚼、吞咽食物、感受味觉和辅助发音等功能。

（一）舌的形态

舌分为前部的**舌体** body of tongue 和后部的**舌根** root of tongue 两部分，二者之间在舌背以向前开放的“V”形浅沟——界沟为界。界沟的尖端处有一小凹称**舌盲孔** foramen cecum of tongue（图 4-10）。舌体占舌的前 2/3，为舌可活动的游离部分，其前端为**舌尖** apex of tongue。舌的上面为舌背，下面为舌腹，上、下面相移行的两侧缘为舌侧缘。舌根占舌的后 1/3，以舌肌固定于舌骨和下颌骨，其两侧与咽峡侧壁相连，舌根的游离面向后朝向咽部，延续至会厌的腹侧面。

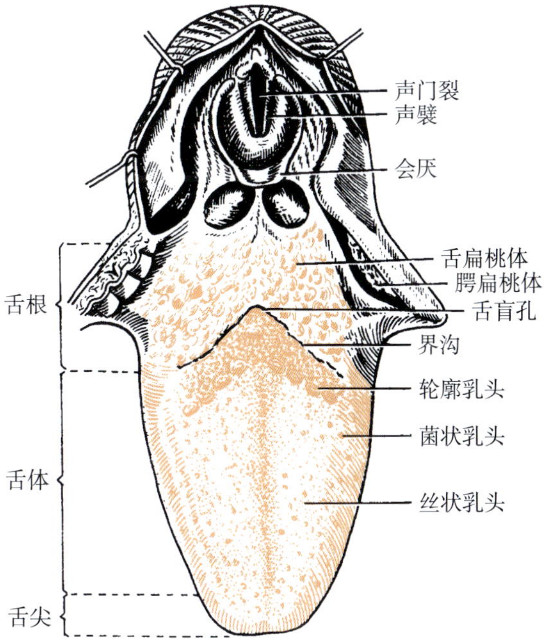

图 4-10　舌上面

（二）舌的构造

1．**舌黏膜**　舌黏膜被覆于舌的表面，在舌根部向两侧返折至咽侧壁及腭扁桃体，向后与会厌黏膜相续。在舌腹面，黏膜返折至口腔底，延续为下颌牙槽突内面的牙龈黏膜。不同部位的舌黏膜，其形态结构不尽一致。舌背的黏膜呈淡红色，表面有许多小突起，统称**舌乳头** papillae of tongue（图 4-10），根据其形态及功能分为 4 种。**丝状乳头** filiform papillae 遍布于舌背的前 2/3，数目最多，体积较小，呈白色；**菌状乳头** fungiform papillae 数目较少，呈红色小点状，散在于丝状乳头之间，以舌尖和舌侧缘较多见；**叶状乳头** foliate papillae 位于舌侧缘的后部，呈叶片形的黏膜皱襞，该类乳头在人类不发达；**轮廓乳头** vallate papillae 的体积最大，有 7～11 个排列于界沟的前方，其中央部隆起，周围有沟环绕。轮廓乳头、菌状乳头、叶状乳头和软腭、会厌等处的黏膜上皮中含有味觉感受器，即味蕾，能够感受酸、甜、苦、咸等味觉。而丝状乳头中无味蕾，故无味觉功能，只有一般感觉。

在舌根背部的黏膜内，有许多由淋巴组织组成的大小不等的突起，称**舌扁桃体** lingual tonsil（图 4-10）。

舌腹面的黏膜薄而光滑，自舌的正中线形成一黏膜皱襞，向下连于口腔底前部，称**舌系带** frenulum of tongue。舌系带根部两侧的一对小圆形隆起，称**舌下阜** sublingual caruncle，下颌下腺管和舌下腺大管开口于此处。自舌下阜向口底后外侧延续的带状黏膜皱襞称**舌下襞** sublingual fold，其深面有舌下腺，该腺的小管直接开口于舌下襞表面（图 4-11）。

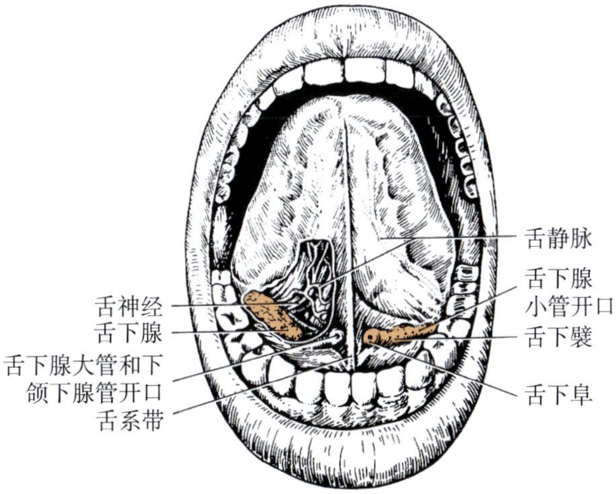

图 4-11　口腔底和舌下面的黏膜

2．**舌肌**　舌肌为骨骼肌，分为舌内肌和舌外肌。舌内肌构成舌的主体，肌的起、止点均在舌内，按肌纤维排列方向，分为舌纵肌、舌横肌和舌垂直肌等（图 4-12）。各舌内肌收缩时，分别可使舌缩短、变窄或变薄，从而改变舌的形态。

舌外肌起于舌周围各骨，止于舌内，有颏舌肌、舌骨舌肌、茎突舌肌和腭舌肌

（图 4-12）。其中**颏舌肌** genioglossus 是一对强有力的肌，在临床上较为重要。该肌起自下颌体后面的颏棘，肌纤维呈扇形向后上方分散，止于舌中线两侧。两侧颏舌肌同时收缩，使舌伸向前下方。单侧收缩使舌尖伸向对侧。若一侧颏舌肌瘫痪，当患者伸舌时，舌尖偏向瘫痪侧。

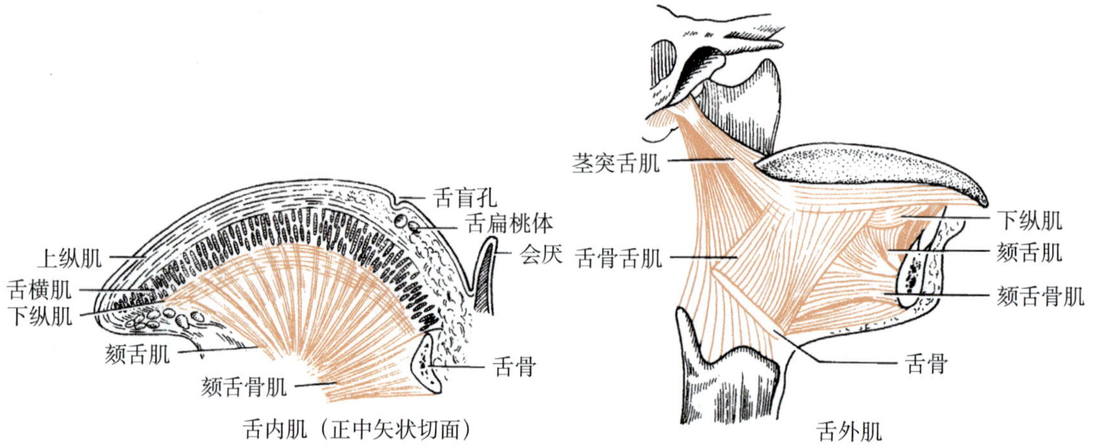

图 4-12 舌肌

六、唾液腺

唾液腺 salivary gland 分泌唾液，根据腺体的大小和位置分为大唾液腺和小唾液腺。小唾液腺属于黏液腺，位于口腔各部的黏膜内，如唇腺、腭腺、颊腺和舌腺等。大唾液腺有下列 3 对：

（一）腮腺

腮腺 parotid gland 的体积最大，形状不规则，可分为浅、深部。浅部略呈三角形，上达颧弓，下抵下颌角，前至咬肌后 1/3 的浅面，后续腮腺的深部。深部伸入下颌支与胸锁乳突肌之间的下颌后窝内，其顶端可深达咽侧壁。腮腺管自腮腺浅部的前缘发出，在颧弓下方一横指处向前，横过咬肌浅面，至咬肌前缘处急转向内，穿颊肌，在黏膜下潜行一段，开口于平对上颌第二磨牙牙冠的颊黏膜上的腮腺管乳头（图 4-13）。约有 35% 的人存在副腮腺，多位于腮腺管起始部附近，形状不定、大小不等，其导管汇入腮腺管。

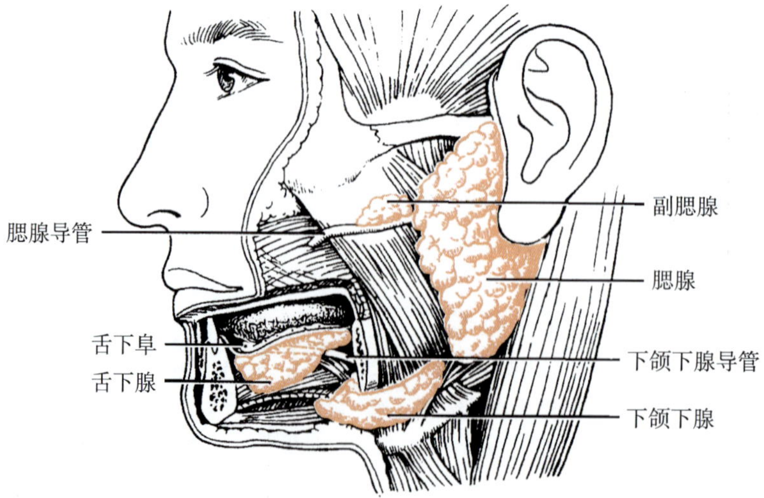

图 4-13 唾液腺

（二）下颌下腺

下颌下腺 submandibular gland 位于下颌体下缘与二腹肌前、后腹所围成的下颌下三角内，其导管自腺体的深部发出，沿口腔底黏膜深面前行，开口于舌下阜（图 4-13）。

（三）舌下腺

舌下腺 sublingual gland 呈扁长圆形，较小，位于口腔底舌下襞的深面。其导管有大、小管，大管仅有 1 条，与下颌下腺管共同开口于舌下阜（图 4-13）；小管约 10 条，直接开口于舌下襞表面。

第二节　咽

咽 pharynx 位于第 1 ~ 6 颈椎体的前方，为上宽下窄、前后略扁的漏斗形肌性管道，长约 12cm，其内腔称**咽腔** cavity of pharynx。咽上方固定于颅底，向下在第 6 颈椎体下缘平面续于食管。咽有前、后壁和侧壁，其后壁借疏松结缔组织连于椎前筋膜；两侧壁是茎突及起于茎突的诸肌，并与颈部大血管和甲状腺侧叶等相毗邻；前壁不完整，自上向下可分别通入鼻腔、口腔和喉腔（图 4-14）。根据咽前方的毗邻，以腭帆游离缘和会厌上缘平面为界，将咽腔分为鼻咽、口咽、喉咽，其中后两部分是消化道和呼吸道的共同通道。

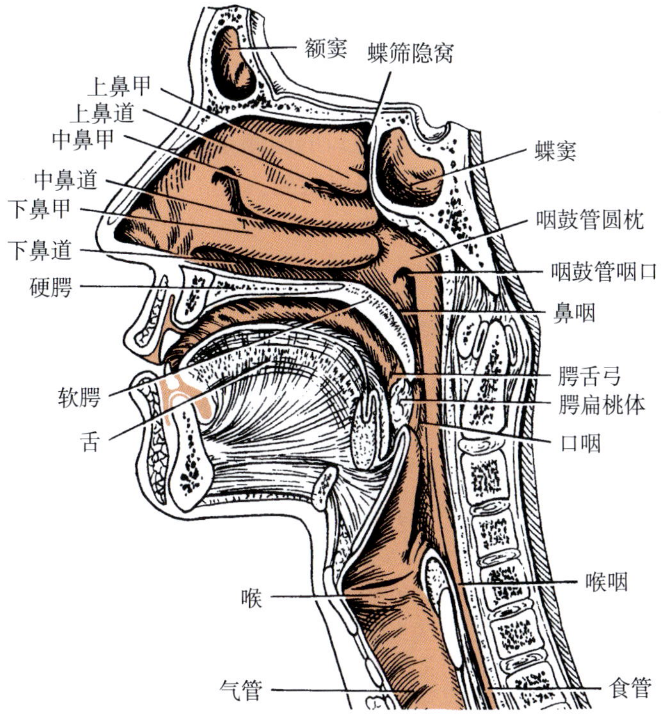

图 4-14　鼻腔、口腔、咽和喉的正中矢状面

一、鼻咽

鼻咽 nasopharynx 是咽的上部，位于鼻腔后方，上达颅底，下至腭帆游离缘平面续于口咽部，向前经鼻后孔通鼻腔。鼻咽部的顶壁和后壁相互移行，呈倾斜的圆拱形，此壁的黏膜内有丰富的淋巴组织称**咽扁桃体** pharyngeal tonsil，在婴幼儿较为发达，6 ~ 7 岁后开始萎缩，约至 10 岁以后完全退化。

鼻咽部的两侧壁距下鼻甲后端约 1 cm 处，有呈三角形或镰状的**咽鼓管咽口** pharyngeal opening of auditory tube，咽腔经此口通过咽鼓管与中耳鼓室相通。当吞咽或用力张口（如打呵欠）时，空气通过咽鼓管咽口进入鼓室，以维持鼓膜两侧的气压平衡。咽部感染时，细菌可经咽鼓管波及鼓室，引起中耳炎。咽鼓管咽口的前、上、后方有明显的弧形隆起称**咽鼓管圆枕** tubal torus，是寻找咽鼓管咽口的标志。咽鼓管圆枕后方与咽后壁之间的纵行凹陷称**咽隐窝** pharyngeal recess，是鼻咽癌的好发部位。位于咽鼓管咽口附近黏膜内的淋巴组织称**咽鼓管扁桃体** tubal tonsil。

二、口咽

口咽 oropharynx 是咽腔的中部，介于腭帆游离缘与会厌上缘平面之间，上续鼻咽，下通喉咽，向前经咽峡与口腔相通。口咽的前壁主要为舌根后部，自此有一呈矢状位的黏膜皱襞连于会厌，称**舌会厌正中襞** median glossoepiglottic fold，该襞两侧的深窝为**会厌谷** epiglottic vallecula，为异物易滞留处。口咽的侧壁有腭扁桃体。

腭扁桃体 palatine tonsil 位于扁桃体窝内（图 4-14），是淋巴组织与上皮紧密结合构成的淋巴上皮器官。腭扁桃体呈扁椭圆形，其内侧面游离，朝向咽腔，表面覆以黏膜上皮向扁桃体实质内陷入，所形成的深浅不一的小凹称**扁桃体小窝** tonsillar fossulae，为细菌易感染的病灶。腭扁桃体的前、后及外侧面均被结缔组织形成的扁桃体囊包绕。扁桃体窝上份未被腭扁桃体充满的空间称**扁桃体上窝** supratonsillar fossa，异物常易停留于此处。咽后上方的咽扁桃体，两侧的咽鼓管扁桃体、腭扁桃体和前下方的舌扁桃体，共同构成咽淋巴环，具有防御和保护作用。

三、喉咽

喉咽 laryngopharynx 是咽的最下部，介于会厌上缘平面与第 6 颈椎体下缘平面之间，其向下与食管相续，向前经喉口与喉腔相通。在喉口的两侧与甲状软骨内面之间，各有一深窝称**梨状隐窝** piriform recess（图 4-15），为异物常易停留处。

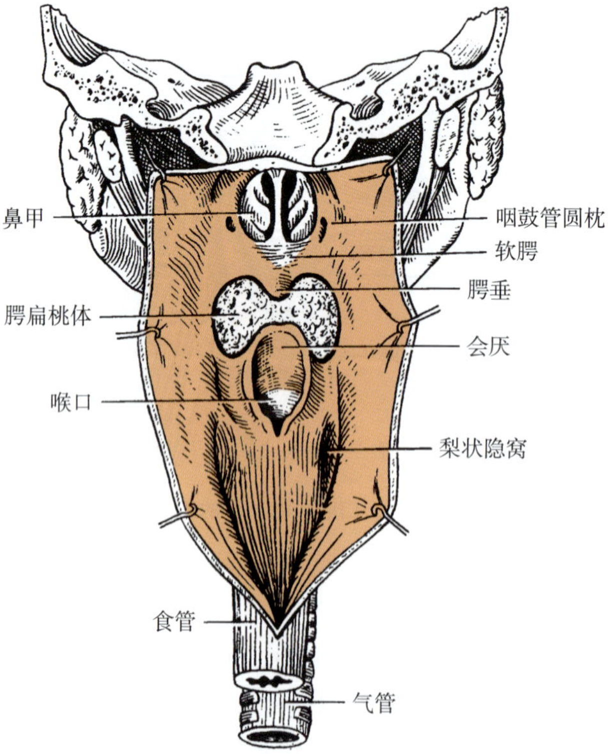

图 4-15 咽的后面观（咽后壁切开）

四、咽肌

咽肌为骨骼肌，根据其功能分为咽缩肌和咽提肌。咽缩肌包括咽上、中、下缩肌，呈自下而上的叠瓦状排列（图 4-16）。当吞咽时，各咽缩肌自上而下依次收缩，将食团推向食管。咽提肌位于咽缩肌深部，肌纤维纵行，各肌分别起自茎突（茎突咽肌）、咽鼓管（咽鼓管咽肌）和腭骨（腭咽肌）等处，止于咽壁和甲状软骨上缘（图 4-16）。咽提肌收缩时，可上提咽和喉，使舌根后压，导致会厌封闭喉口，食团越过会厌，经喉咽进入食管。

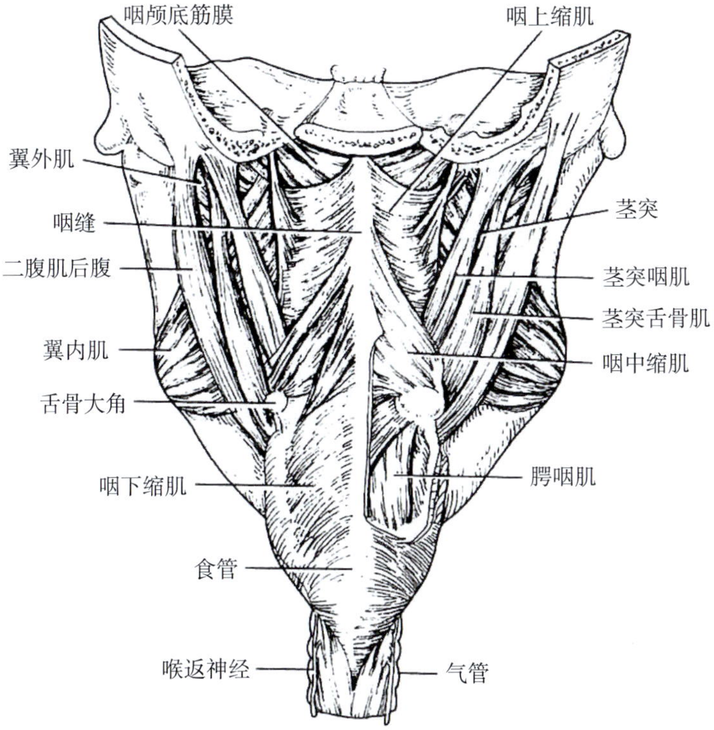

图 4-16　咽肌（后面）

第三节　食　　管

一、位置和分部

食管 esophagus 是消化管中最狭窄的部分，为一前后扁平的肌性器官。食管上端在第 6 颈椎体下缘平面与咽相续，下端约在第 11 胸椎体平面与胃的贲门相连接，全长约 25cm。

根据食管的行程可分为颈部、胸部和腹部（图 4-17）。颈部 cervical part 介于第 6 颈椎体下缘与胸骨颈静脉切迹平面之间，长约 5cm，其前方借结缔组织与气管后壁相贴。胸部 thoracic part 最长，介于胸骨颈静脉切迹平面到膈的食管裂孔之间，长 18 ~ 20cm。腹部 abdominal part 最短，仅 1 ~ 2cm，自食管裂孔至贲门，其前方与肝左叶相邻。

二、食管的狭窄部位

食管全长除随脊柱的颈、胸曲相应形成前后方向上的弯曲外，在左右方向上亦有轻度弯曲。但无论从形态学上还是临床应用角度，食管最重要的特点是有 3 个生理性狭窄（图

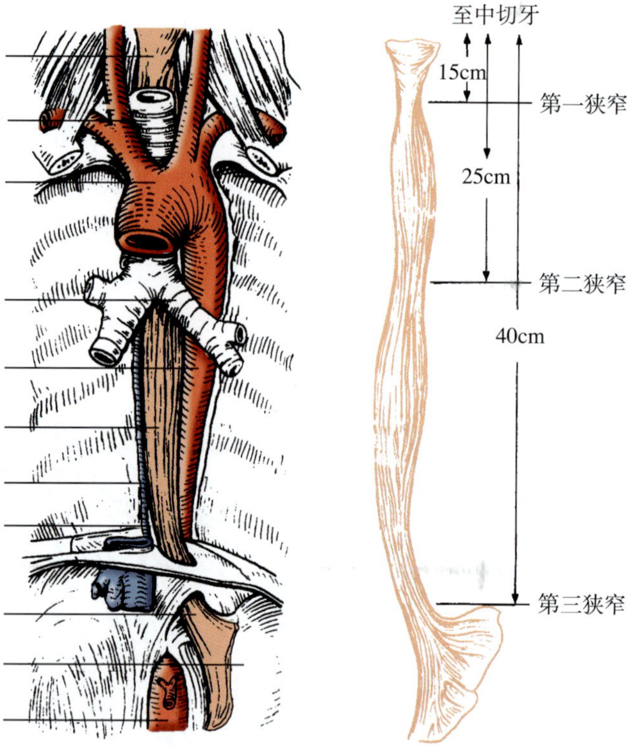

图 4-17 食管（前面，示毗邻结构及三个狭窄位置）

4-17）。第一狭窄位于食管的起始处，相当于第 6 颈椎体下缘水平，距中切牙约 15cm；第二狭窄位于食管与其前方的左主支气管交叉处，相当于第 4、5 胸椎体之间水平，距中切牙约 25cm；第三狭窄为食管通过膈的食管裂孔处，相当于第 10 胸椎体水平，距中切牙约 40cm。各狭窄处常是食管内异物易滞留及食管癌的好发部位。

三、食管壁的结构

食管具有消化管典型的 4 层结构，壁较厚，约 0.4cm。食管空虚时，前后壁贴近。食管黏膜形成纵行纵襞凸向管腔，故食管横断面常呈略扁的星形裂隙。正常食管黏膜光滑湿润，内镜下的黏膜色泽浅红或浅黄，黏膜下血管隐约可见。食管的黏膜下层中含有血管、神经、淋巴管及大量的黏液腺。食管的肌层由内环、外纵两层构成，上 1/3 段为骨骼肌，下 1/3 段是平滑肌，中 1/3 段则由骨骼肌和平滑肌混合组成。

第四节 胃

胃 stomach 是消化管最膨大的部分，上连食管，下续十二指肠。成年人胃的容量约 1500ml。胃除有分泌胃液、容纳和消化食物的作用外，还具有内分泌功能。

一、形态和分部

胃的形态根据其充盈程度、体位、体型、年龄等因素而不同。胃在完全空虚时呈管状，而高度充盈时可呈球囊形。

胃分为前、后两壁，大、小两弯和出、入两口（图 4-18）。胃前壁朝向前上方，后壁朝向后下方。**胃大弯** greater curvature of stomach 大部分凸向左下方。**胃小弯** lesser curvature of stomach 凹向右上方，其最低点的明显转折处，称**角切迹** angular incisure。胃的入口为与食管连接处，称**贲门** cardia，在其左侧，食管末端左缘与胃大弯起始处所形成的锐角，称**贲门切迹** cardiac incisure。胃的出口称**幽门** pylorus，接续十二指肠。

解剖拓展：胃的分型

胃通常分为贲门部、胃底、胃体和幽门部。**贲门部** cardiac part 指贲门周围的部分，其界域不明显。**胃底** fundus of stomach 是贲门切迹平面以上，向左上方膨出的部分，临床上亦称为**胃穹窿** fornix of stomach。胃底内含吞咽时进入的空气约 50ml，X 线片上可见此处，放射学中称为胃泡。**胃体** body of stomach 为自胃底向下至角切迹处的中间大部分，在胃大弯侧无明显界标。**幽门部** pyloric part 为胃体下界与幽门之间的部分。幽门部的胃大弯侧有一不甚明显的浅沟——中间沟，将幽门部分为右侧的**幽门管** pyloric canal 和左侧的**幽门窦** pyloric antrum。幽门管呈长管状，长 2～3cm；幽门窦较为宽大，通常位于胃的最低部。临床所称的“胃窦”为幽门窦或是包括幽门窦在内的幽门部（图 4-18）。胃溃疡和胃癌多发生于胃幽门窦近胃小弯处。

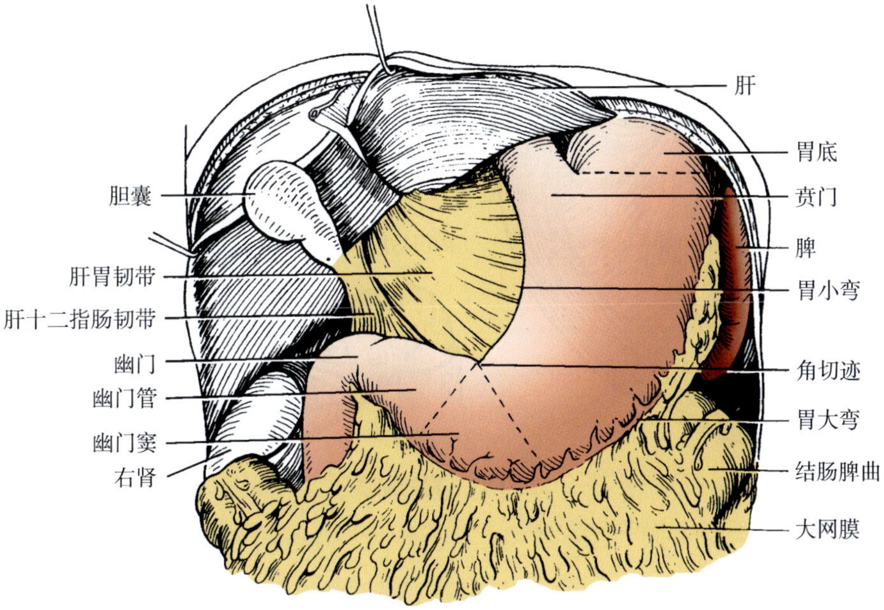

图 4-18　胃的位置、形态、分部及毗邻

二、位置

胃在中等程度充盈时，大部分位于左季肋区，小部分位于腹上区（图 4-18）。胃的前壁在右侧与肝左叶贴近；在左侧与膈相邻，被左肋弓所掩盖；其中间部分位于剑突下方，直接与腹前壁相贴，为临床上胃的触诊部位。胃的后壁与胰、横结肠、左肾和左肾上腺相邻，这些器官结构临床上统称为“胃床”；胃底与脾和膈邻接。

胃贲门和幽门的位置比较固定，即贲门位于第 11 胸椎体左侧，幽门位于第 1 腰椎体右侧。胃底最高点在左锁骨中线外侧，可达第 6 肋间隙高度。胃大弯的位置较低，其最低点通常在脐平面。胃高度充盈站立时，胃大弯可至脐以下，甚至达髂嵴平面。胃的位置因体型、性别和年龄而有较大变化，矮胖体型者胃的位置较高，胃多呈牛角形，略近横位。而瘦长者或体型瘦弱的女性，胃的位置较低，胃体垂直呈水袋样。

解剖拓展：胃镜检查的路径和方法

三、胃壁的构造

胃壁由4层构成。黏膜层柔软，血供丰富，呈橘红色。胃黏膜形成许多高低不平的皱襞，沿胃小弯处有4～5条较恒定的纵行皱襞，其间的沟称胃道。在食管与胃交接处的黏膜上，有一呈锯齿状的环形线，称食管胃黏膜线，是胃镜检查时鉴别病变位置的重要标志。幽门处的黏膜形成环形的皱襞称**幽门瓣** pyloric valve，突向十二指肠腔内，其深面有**幽门括约肌** pyloric sphincter，有延缓胃内容物排空和防止肠内容物逆流至胃的作用。胃黏膜表面遍布有不规则分布的小沟，它们相互连成网状，网眼中的胃黏膜呈小丘样隆起，直径为0.1～0.6cm，称**胃区** gastric area，胃区表面的众多凹陷称**胃小凹** gastric pit，是胃腺的开口处。黏膜下层由疏松结缔组织构成，内有丰富的血管、淋巴管和神经丛。

胃的肌层较厚，由外纵、中环、内斜层平滑肌构成（图4-19）。外层的纵行肌，在胃大、小弯处较厚。中层的环行肌较发达，环绕胃的全部，在幽门瓣的深面，环行肌特别增厚形成幽门括约肌，具有延缓胃内容物排空和防止肠内容物逆流至胃的作用。内层的斜行肌由食管的环行肌移行而来，对胃起支持作用。胃的外膜层为浆膜。临床上常将胃壁的4层统称为全层，将肌层和浆膜合称为浆肌层。

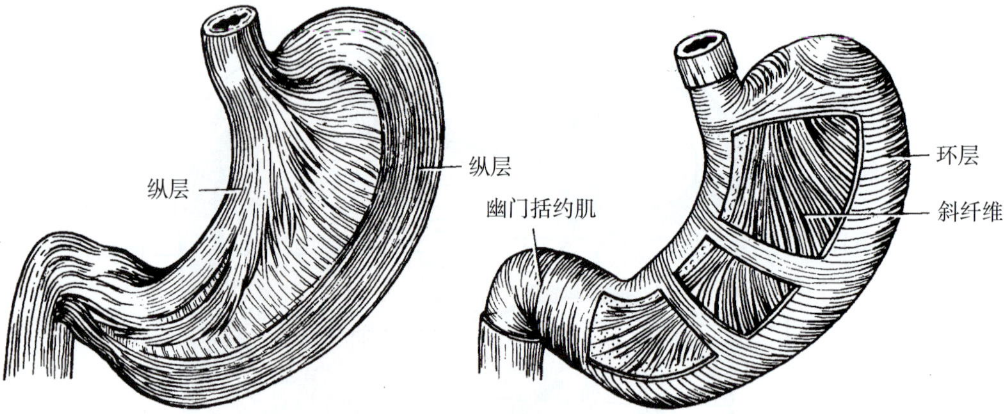

图4-19 胃的肌层

第五节 小 肠

小肠 small intestine 是消化管中最长的部分，成人长5～7m。小肠上起幽门，下接盲肠，可分为十二指肠、空肠和回肠。小肠是进行消化和吸收的重要器官，另外还有某些内分泌功能。

一、十二指肠

十二指肠 duodenum 介于胃与空肠之间，长约25cm，管径4～5cm。十二指肠大部分紧贴腹后壁，是小肠中长度最短、管径最大、位置最深且最为固定的部分。由于它既接受胃液，又接受胰液和胆汁，所以具有十分重要的消化功能。十二指肠整体成“C”形包绕胰头（图4-20），可分为上部、降部、水平部和升部4个部分。

（一）上部

上部 superior part 约5cm，起自胃的幽门，水平行向右后方，至胆囊颈的后下方和肝的

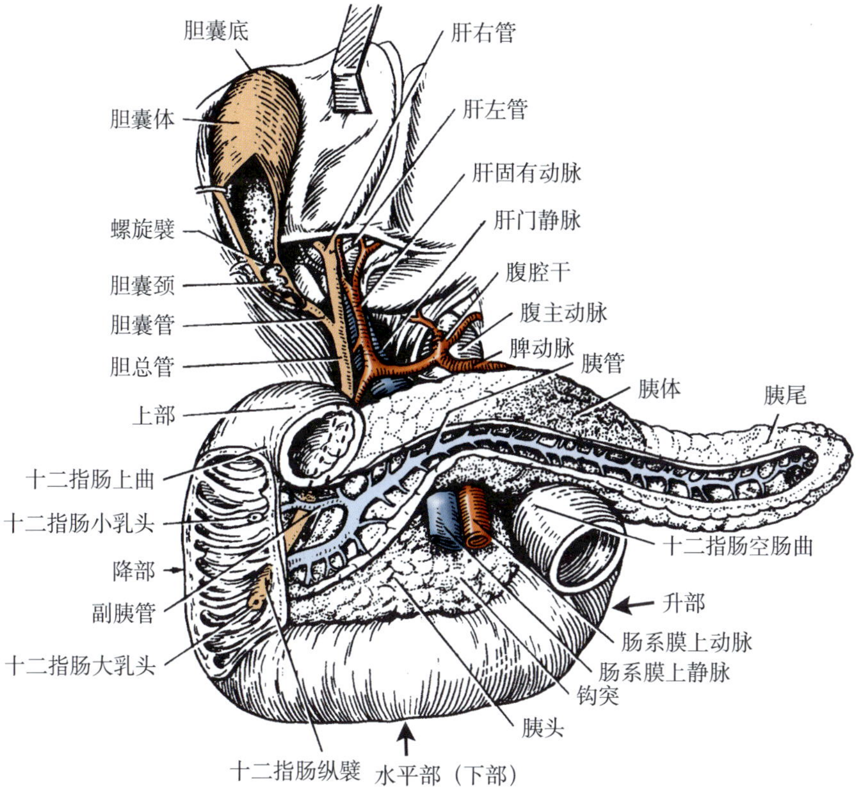

图 4-20　胆道、十二指肠和胰（前面观）

下方附近，急转向下，移行为降部，其转折处形成的弯曲称**十二指肠上曲** superior duodenal flexure。十二指肠上部接近幽门的一段长约 2.5cm 的肠管，其肠壁薄，管径大，黏膜面光滑，无环状襞，临床上称此段为**十二指肠球** duodenal bulb，是十二指肠溃疡的好发部位。

（二）降部

降部 descending part 长 7 ~ 8cm，自十二指肠上曲，沿第 1 ~ 3 腰椎体和胰头的右侧垂直下行，在第 3 腰椎体水平弯向左行，移行为水平部，其转折处的弯曲称**十二指肠下曲** inferior duodenal flexure。降部的黏膜有许多环状襞，在其中份后内侧壁上有一纵行皱襞称**十二指肠纵襞** longitudinal fold of duodenum，其下端的圆形隆起称**十二指肠大乳头** major duodenal papilla，距中切牙约 75cm，为胆总管和胰管的共同开口处。在十二指肠大乳头的稍上方 1 ~ 2cm 处，有时可见**十二指肠小乳头** minor duodenal papilla，为副胰管的开口处。

（三）水平部

水平部 horizontal part 又称下部，长约 10cm，自十二指肠下曲始，向左横过下腔静脉和第 3 腰椎体的前方，移行于升部。肠系膜上动、静脉紧贴此部的前面下行，在某些情况下，可压迫该部引起十二指肠梗阻。

（四）升部

升部 ascending part 最短，长 2 ~ 3cm，自水平部末端始，斜向左上方，达第 2 腰椎体左侧急转向前下，移行为空肠。其转折处的弯曲形成**十二指肠空肠曲** duodenojejunal flexure。十二指肠空肠曲的后上壁借十二指肠悬肌固定于右膈脚上，该肌及包绕其下段表面的腹膜皱襞共同构成**十二指肠悬韧带** suspensory ligament of duodenum，亦称 Treitz 韧带，是手术时确定空肠起始部的重要标志。

二、空肠和回肠

空肠 jejunum 始于十二指肠空肠曲，占空、回肠全长的近侧 2/5。**回肠** ileum 在右髂窝接续盲肠，占空、回肠全长的远侧 3/5。二者均由肠系膜悬系于腹后壁，有较大的活动度。

尽管空肠和回肠的形态结构不尽相同，但变化是逐渐发生的，故二者之间无明显界限。就位置而言，空肠多位于左腰区和脐区；回肠常位于脐区、右髂区和盆腔内。从外观上看，与回肠相比，空肠管径较大，管壁较厚，颜色较红。肠系膜的厚度从上到下逐渐变厚，脂肪组织含量越来越多。肠系膜内血管的分布也有区别，空肠的动脉弓级数仅 1～2 级，直血管较长；而回肠的动脉弓级数可达 4～5 级，直血管较短（图 4-21）。从组织结构上观察，空、回肠的黏膜形成许多环状襞，其表面还有密集的绒毛，从而极大地增加了肠黏膜的表面积，有利于营养物质的吸收。环状襞在空肠上 1/3 密而高，向下逐渐减少、变小，至回肠下部几乎消失。在黏膜固有层和黏膜下组织内含有淋巴滤泡，分为**孤立淋巴滤泡** solitary lymphatic follicles 和**集合淋巴滤泡** aggregated lymphatic follicles，前者分散于空、回肠的黏膜内，后者多见于回肠下部，又称 Peyer 斑。Peyer 斑有 20～30 个，呈长椭圆形，其长轴与肠管一致，常位于回肠下部对肠系膜缘的肠壁内（图 4-21）。肠伤寒病变多发生于集合淋巴滤泡，可并发肠穿孔或肠出血。

此外，有约 2% 的成人，在距回肠末端 0.3～1m 范围的回肠壁上，有长 2～5cm 的囊状突起，自对系膜缘肠壁向外突出，称 Meckel 憩室，此为胚胎时期卵黄囊管未完全消失所致。Meckel 憩室易发炎或合并溃疡穿孔，因其位置靠近阑尾，故症状与阑尾炎相似。

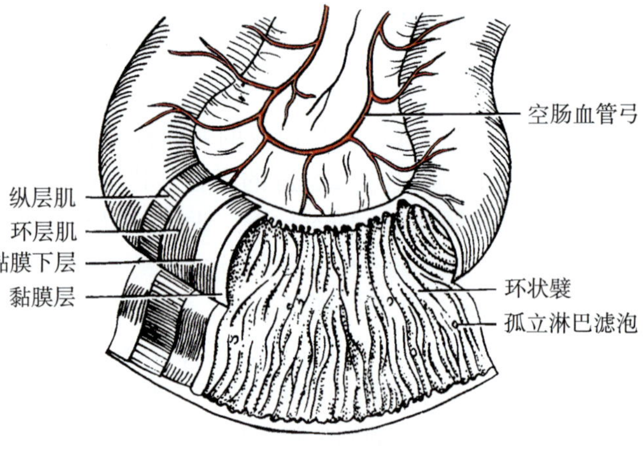

空肠内面观

(2)

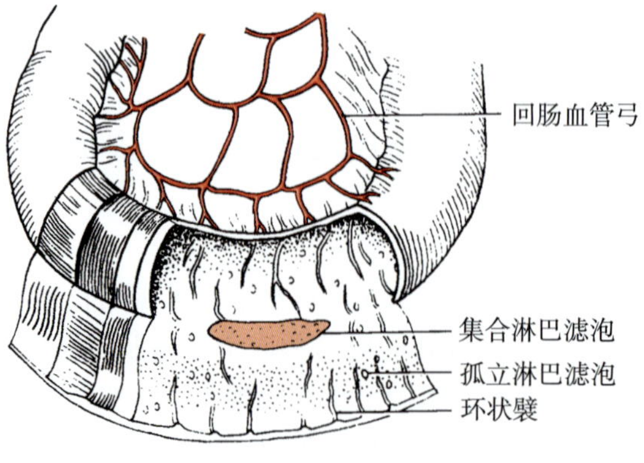

回肠内面观

图 4-21 空肠和回肠的肠黏膜（示淋巴滤泡）

第六节　大　肠

大肠 large intestine 是消化管的下段，围绕在空、回肠周围，全长约 1.5m，根据其位置和特点，可分为盲肠、阑尾、结肠、直肠和肛管（见图 4-5）。大肠的主要功能是吸收水分、无机盐和维生素，将食物残渣形成粪便排出体外。

除阑尾、直肠和肛管外，盲肠和结肠具有 3 种特征性结构，即结肠带、结肠袋和肠脂垂（图 4-22）。**结肠带** colic band 为肠壁的纵行肌增厚而形成，有 3 条，沿肠的纵轴平行排列，3 条结肠带在盲肠底部汇集于阑尾根部。**结肠袋** haustra of colon 为横向隔开向外膨出的囊袋状突起，是由于结肠带较肠管短，使后者皱缩而形成。结肠袋具有特征性的 X 线影像，即当被钡剂充盈时，结肠的阴影呈现边缘整齐的串珠状。**肠脂垂** epiploic appendices 为沿结肠带两侧分布的众多小突起，由浆膜及其所包含的脂肪组织构成。在结肠的内面，相当于结肠袋的横沟处，肠壁的环行肌增厚，肠黏膜褶皱成**结肠半月襞** semilunar folds of colon。临床腹部手术时，鉴别结肠与小肠的主要依据是上述的 3 个特征性结构。

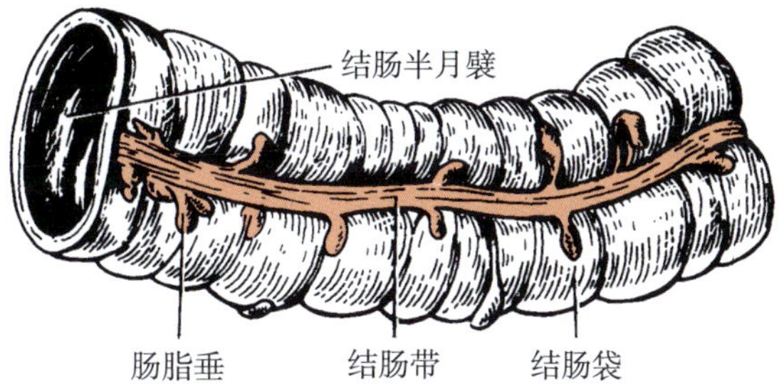

图 4-22　结肠的外观特征

一、盲肠

盲肠 cecum 是大肠的起始部，长 6～8cm，其下端为盲端，上续升结肠，左侧与回肠末端相连接。盲肠常位于右髂窝，因无系膜其位置较固定。极少数情况下盲肠可高至髂嵴以上，甚至达肝右叶下方，亦可低至骨盆腔内。

回肠末端突向盲肠的开口称**回盲口** ileocecal orifice。此处肠壁内的环行肌增厚，并覆以黏膜，形成上、下两片半月形的皱襞称**回盲瓣** ileocecal valve（图 4-23）。此瓣不但作为盲肠与升结肠及回肠分界的标志，还具有阻止小肠内容物过快流入大肠和防止盲肠内容物逆流回小肠的重要作用。在回盲口下方约 2cm 处，有阑尾的开口。

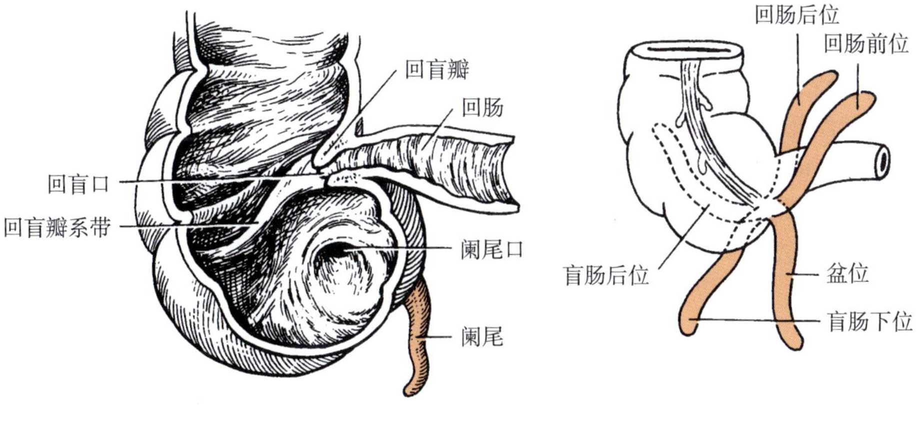

图 4-23　盲肠和阑尾

二、阑尾

阑尾 vermiform appendix 是自盲肠下端向外延伸的一条细管状器官，形似蚯蚓。其根部较固定，连于盲肠后内侧壁，并经阑尾口通盲肠腔；尖端为游离的盲端。阑尾的长度因人而异，长者可达 30cm，短者仅为一痕迹，一般长 6 ~ 8cm。阑尾的管腔狭小，其外径介于 0.5 ~ 1.0cm，因而排空欠佳。阑尾系膜呈三角形，较阑尾短，内含血管、淋巴管和神经，致使阑尾缩曲成袢状或半圆弧形。

通常阑尾与盲肠共同位于右髂窝内，其位置变化因人而异，可随盲肠位置的变动高达肝下，或低达骨盆腔内，或越过中线至左侧。阑尾本身也有多种位置变化，可在回肠末端的前方或后方，盲肠后方或下方及向内下至骨盆腔入口处等（图 4-23）。研究显示，阑尾以回肠后位（约占 38%）、盲肠后位（约占 24%）和盆位（约占 20%）较多见。同属盲肠后位的阑尾，有位于盲肠后壁与腹后壁壁腹膜之间者，亦有位于腹膜后间隙者。多变的阑尾位置及毗邻关系，增加了阑尾炎的诊断与治疗的复杂性。若手术中寻找阑尾有困难，可沿结肠带向下追踪，至 3 条结肠带集中处即为阑尾的根部。

阑尾根部的体表投影，通常以脐与右髂前上棘连线的中、外 1/3 交点，即 McBurney 点为标志，有时也以左、右髂前上棘连线的右、中 1/3 交点，即 Lanz 点表示。由于阑尾位置的多变，临床阑尾炎的诊断并不能仅以上述两点的压痛为依据，而右下腹的局限性压痛点则更具有诊断价值。

三、结肠

结肠 colon 为介于盲肠与直肠之间的大肠，整体呈“M”形，包绕于空、回肠周围。按其所处位置和形态，可分为升结肠、横结肠、降结肠和乙状结肠（见图 4-5）。

（一）升结肠

升结肠 ascending colon 长 15 ~ 17cm，在右髂窝内由盲肠延续而成，沿腰方肌和右肾前面上升至肝右叶下方，转折向左前下方移行于横结肠，此处的弯曲称**结肠右曲** right colic flexure 或**肝曲** hepatic flexure。升结肠无系膜，借结缔组织附于腹后壁，故活动度甚小。

（二）横结肠

横结肠 transverse colon 长约 50cm，起自结肠右曲，先行向左前下方，再稍转向左后上方，形成一略向下垂的弓形弯曲。在左季肋区，至脾的脏面下份，转折向下续于降结肠，此处的弯曲称**结肠左曲** left colic flexure 或**脾曲** splenic flexure。横结肠由横结肠系膜连于腹后壁，故活动度较大。

（三）降结肠

降结肠 descending colon 长约 20cm，自结肠左曲起，沿左肾外侧缘和腰方肌前面下降，到左髂嵴水平续于乙状结肠。降结肠亦无系膜，借结缔组织附于腹后壁，故活动度很小。

（四）乙状结肠

乙状结肠 sigmoid colon 长约 45cm，自左髂嵴水平起自降结肠，沿左髂窝转入盆腔内，全长呈“乙”字形弯曲，至第 3 骶椎平面续于直肠。乙状结肠借乙状结肠系膜连于左髂窝和小骨盆后壁，故活动度较大。乙状结肠是肿瘤、憩室等病变的多发部位。

四、直肠

直肠 rectum 位于小骨盆腔下份的后部，全长 10 ~ 14cm。直肠在第 3 骶椎前方续于乙状结肠，沿骶、尾骨前面下行，穿盆膈移行于肛管。直肠并不直，在矢状面上有两个弯曲（见图 7-6, 图 8-1）：**骶曲** sacral flexure 凸向后，与骶骨的弯曲一致，距肛门 7 ~ 9cm；**会阴曲** perineal flexure 绕过尾骨尖凸向前，距肛门 3～5cm。在冠状面上也有 3 个不甚恒定的侧曲，一般中间的较大，凸向左侧，而上、下两个凸向右侧。临床施行直肠镜或乙状结肠镜检查时，应注意上述弯曲，以免伤及肠壁。

直肠上端与乙状结肠交接处的管径较细，向下则肠腔显著扩大，至直肠下部膨大成**直肠壶腹** ampulla of rectum。直肠内面有 3 个直肠横襞，由黏膜及环行肌构成。最上方的直肠横襞在接近与乙状结肠交界处的左侧壁上，距肛门约 11cm。中间的直肠横襞大而明显，位置较恒定，位于直肠右侧壁上，距肛门约 7cm，常作为直肠镜检时的定位标志。最下方的直肠横襞多位于直肠左侧壁上（图 4-24），有时可能缺如。

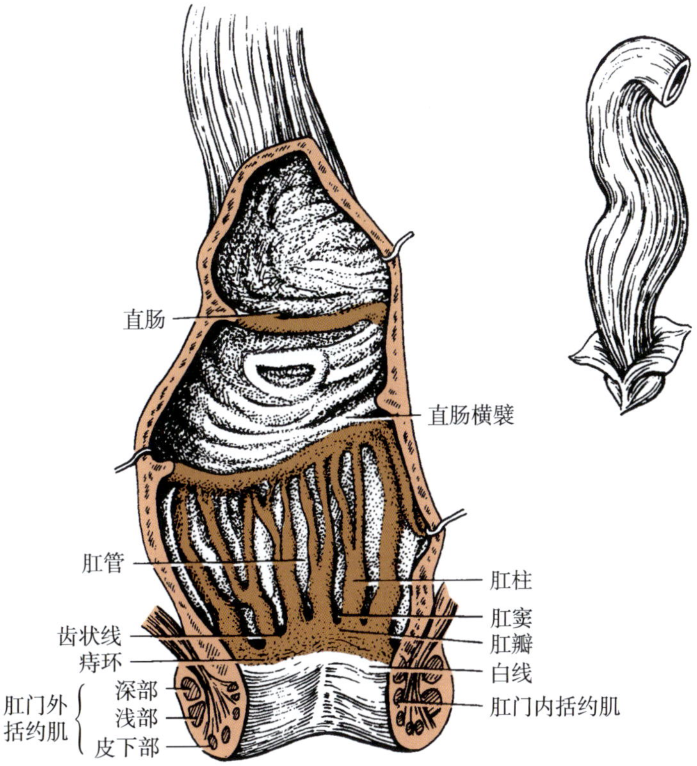

图 4-24　直肠和肛管

五、肛管

肛管 anal canal 是消化管的末段，长 3～4cm，上端在盆膈平面接续直肠，下端止于肛门。肛管被肛门括约肌包绕，平时处于收缩状态，有控制排便的作用。

肛管内面有 6～10 条纵行的黏膜皱襞称**肛柱** anal columns，其内有纵行肌和血管。各肛柱下端彼此借半月形黏膜皱襞相连，此襞称**肛瓣** anal valves。每个肛瓣与两侧相邻的肛柱下端之间所形成的隐窝称**肛窦** anal sinuses（图 4-24），窦口开向上，其底部有肛腺的开口，窦深 0.3～0.5cm。窦内往往积存粪屑，易于感染而引起肛窦炎。

通常将各肛柱上端的连线称**肛直肠线** anorectal line，即为直肠与肛管的分界线。将各肛柱下端与各肛瓣边缘所连接成的锯齿状环行线称**齿状线** dentate line 或**肛皮线** anocutaneous line（图 4-24）。肛柱的黏膜下层和肛梳的皮下组织内含丰富的静脉丛，有时可因某种病理因素形成静脉曲张，向腔内突出，称为痔，其发生在齿状线以上者称内痔，发生在齿状线以下者称外痔。

齿状线上、下方所覆盖的上皮组织、动脉来源、静脉回流、淋巴引流及神经支配等方面均不尽相同，在临床上有一定的实际意义（表 4-2）。

知识链接：肛管齿状线上、下部的比较

表4-2 肛管齿状线上、下部的比较

项目	齿状线以上	齿状线以下
覆盖上皮	单层立方上皮	复层扁平上皮
动脉来源	直肠上、下动脉	肛动脉
静脉回流	肝门静脉	髂内静脉
淋巴引流	腰淋巴结	腹股沟浅淋巴结
神经支配	内脏神经	躯体神经

在齿状线下方有宽约 1 cm 的环状光滑区域称**肛梳** anal pecten 或**痔环** hemorrhoidal ring。肛梳下缘有一不甚明显的环行线称**白线** white line 或称 Hilton 线（图 4-24），其位置相当于肛门内、外括约肌的分界处，肛门指诊时可触及此处为一环行浅沟。**肛门** anus 是肛管的出口，为一前后纵行的裂孔，前后径 2～3cm。肛门周围富有色素，呈暗褐色，并有汗腺和皮脂腺。

肛管周围有肛门内、外括约肌和肛提肌等。**肛门内括约肌** sphincter ani internus 为平滑肌，由肠壁环行肌增厚而成，有协助排便的作用，但几乎无括约肛门的功能。**肛门外括约肌** sphincter ani externus 为骨骼肌，围绕在肛门内括约肌的外下方，有较强的控制排便作用。按肛门外括约肌所在部位可分为 3 部分（图 4-24）。**皮下部** subcutaneous part 是位于肛门周围皮下的环行肌束，若此部纤维被切断，不会引起便失禁；**浅部** superficial part 是围绕肛管下端的椭圆形肌束，分别附着于会阴中心腱和尾骨尖；**深部** deep part 是位于浅部上方较厚的环行肌束。肛门括约肌的浅部和深部对控制排便极为重要。

肛门内括约肌、肠壁下份的纵行肌、肛门外括约肌的浅部和深部及肛提肌等，共同构成了围绕肛管的强大肌环，称肛直肠环，对肛管起着极重要的括约作用，若损伤将导致便失禁。

第七节 肝

肝 liver 是人体最大的消化腺。我国成年人肝的重量，男性为 1154～1447g，女性为 1029～1379g，占体重的 1/50～1/40。肝的长（左右径）× 宽（上下径）× 厚（前后径）为 25.8cm × 15.2cm × 5.8cm。肝接受肝固有动脉和肝门静脉的双重血管注入，血液供应十分丰富，故活体肝呈棕红色。

肝是机体新陈代谢最活跃的器官，其功能极为重要、复杂。肝不仅参与蛋白质、脂类、糖类和维生素等物质的合成、转化与分解，而且还与激素、药物等物质的转化和解毒以及抗体的产生有关。肝所分泌的消化液是胆汁，可促进脂肪组织的消化和吸收。此外，肝还具有吞噬、防御及胚胎时期造血等重要功能。

一、外形

肝呈不规则的楔形，可分为上、下面和前、后、左、右缘。

肝的上面隆凸，与膈相接触，又称**膈面** diaphragmatic surface，肝膈面的前部有矢状位的**镰状韧带** falciform ligament，借此将肝分为大而厚的**肝右叶** right lobe of liver 和小而薄的**肝左叶** left lobe of liver（图 4-25）。膈面后部没有腹膜被覆的部分称**肝裸区** bare area of liver。

肝的下面朝向下后方，邻接许多腹腔脏器，又称**脏面** visceral surface（图 4-26）。脏面中部有呈“H”形的沟，其中位于中间的横沟称**肝门** porta hepatis，有肝左、右管，肝固有动脉左、右支，肝门静脉左、右支和肝的神经、淋巴管等经此出入，上述结构被结缔组织包绕，构成肝蒂。肝蒂中 3 种主要结构的位置关系是：肝左、右管在前，肝固有动脉左、右支居中，

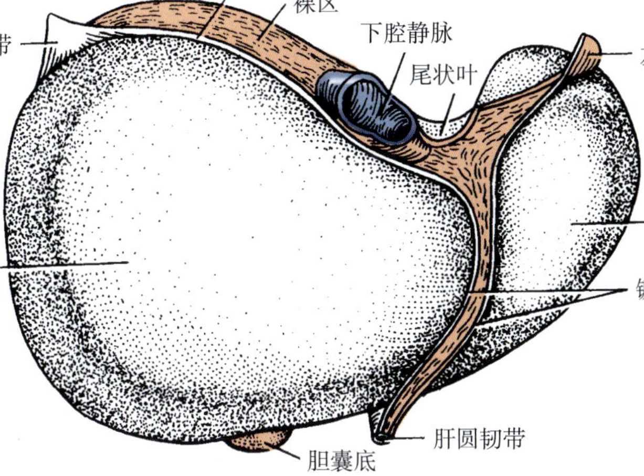

图 4-25　肝的膈面

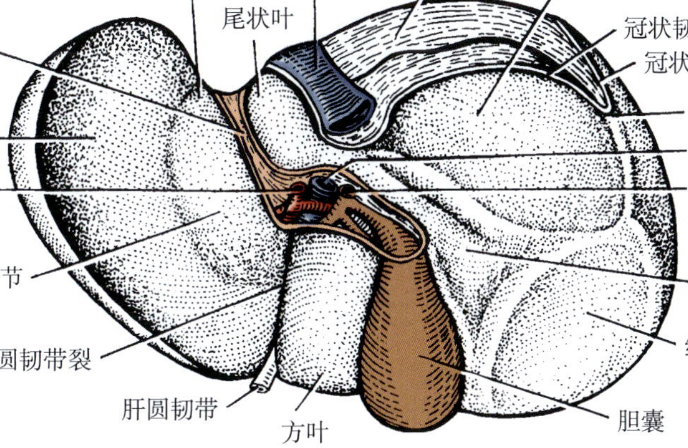

图 4-26　肝的脏面

肝门静脉左、右支在后。肝脏面的左侧纵沟较窄而深，沟的前部称肝圆韧带裂，有**肝圆韧带** ligament teres hepatis 通过，其由胎儿时期的脐静脉闭锁而成；沟的后部称静脉韧带裂，容纳**静脉韧带** ligamentum venosum，其由胎儿时期的静脉导管闭锁而成。肝脏面右侧纵沟较宽而浅，沟的前部称**胆囊窝** fossa for gall bladder，容纳胆囊；沟的后部为**腔静脉沟** sulcus for vena cava，容纳下腔静脉。在腔静脉沟的上端处，肝左、中、右静脉出肝后立即注入下腔静脉，故此处常有**第二肝门** secondary porta of liver 之称。

在肝的脏面，借“H”形的沟将肝分为 4 个叶：左叶位于左纵沟的左侧；右叶位于右纵沟的右侧；**方叶** quadrate lobe 位于肝门之前，肝圆韧带裂与胆囊窝之间；**尾状叶** caudate lobe 位于肝门之后，静脉韧带裂与腔静脉沟之间。脏面的肝左叶与膈面的肝左叶一致，脏面的肝右叶、方叶与尾状叶一起，相当于膈面的肝右叶。

肝的前缘亦称下缘，是肝的脏面与膈面间的分界，薄而较锐利。在胆囊窝处，肝前缘上可见胆囊切迹，胆囊底常在此处露出；在肝圆韧带通过处，肝前缘上有较明显的肝圆韧带切迹，或称脐切迹。肝的后缘钝圆，朝向脊柱。肝的左缘是肝左叶的左缘，薄而锐利。肝的右缘即肝右叶的右下缘，较钝圆。

二、位置和毗邻

肝大部分位于右季肋区和腹上区，小部分位于左季肋区。肝的前部大部分被肋所掩盖，仅在腹上区的左、右肋弓之间，小部分显露于剑突之下而直接接触腹前壁。

肝的上界与膈穹窿一致，常用以下3点的连线表示：右锁骨中线与第5肋的交点；前正中线与剑胸结合的交点；左锁骨中线与第5肋间隙的交点。肝的下界即肝下缘，右侧与右肋弓一致；中部超出剑突下约3cm；左侧亦被肋弓掩盖。3岁以下的幼儿，由于腹腔容积较小，而肝的体积相对较大，故肝下缘常低于右肋弓下1.5～2.0cm，一般到7岁以后，在右肋弓下不再能触及肝。

肝的上方为膈，隔着膈与右侧胸膜腔、右肺等相邻，故肝脓肿有时可与膈粘连，并经膈侵及右肺，甚至其内容物还可经支气管排出。肝左叶下面与胃前壁相邻，后上方邻接食管腹部。肝右叶下面，前部与结肠右曲相邻，中部近肝门处邻接十二指肠上曲，后部与右肾上腺和右肾相邻（图4-27）。

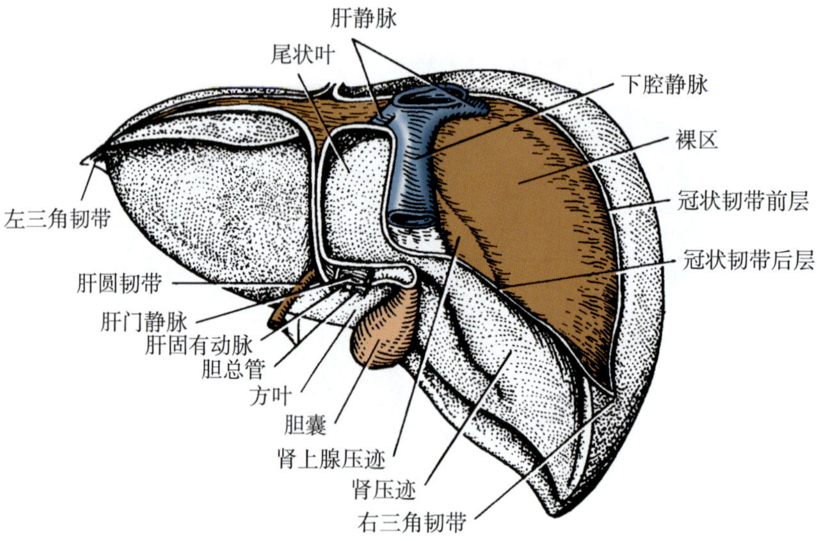

图4-27 肝的后面观

三、分叶和分段

按肝的外形分叶，不符合肝内管道结构的配布规律，因此不能适应肝外科手术的需要。研究证明肝内有4套管道，形成两个系统，即Glisson系统和肝静脉系统。前者指肝门静脉、肝固有动脉和肝管的各级分支在肝内的走行、分支和配布基本一致，并有结缔组织鞘包裹。按照Glisson系统在肝内的分布情况（图4-28），可先将肝分为左、右两个半肝，继而再分为右前、右后、左内、左外和尾状叶5个肝叶。再进一步区分，左外叶和右前、后叶又各分为上、下段，尾状叶和左内叶各自成一段，即两半肝、5叶、8段。Glisson系统位于肝叶和肝段内，肝静脉系统的各级属支，行于肝段之间，而其主干即肝左、中、右静脉，行于相应的各肝裂中，在腔静脉沟的上端分别注入下腔静脉。

观察肝内各管道铸型标本，可见肝内某些部位缺少Glisson系统分布，称之为**肝裂** hepatic fissure。肝裂不仅是肝内分叶、分段的自然界线，也是肝部分切除的适宜部位。肝内有3个叶间裂（正中裂和左、右叶间裂）。肝正中裂 middle hepatic fissure 在肝的膈面相当于胆囊切迹中点至腔静脉沟左缘的连线，在肝的脏面以胆囊窝和腔静脉沟为标志，肝中静脉位于此裂内，此裂将肝分为左、右半肝。左叶间

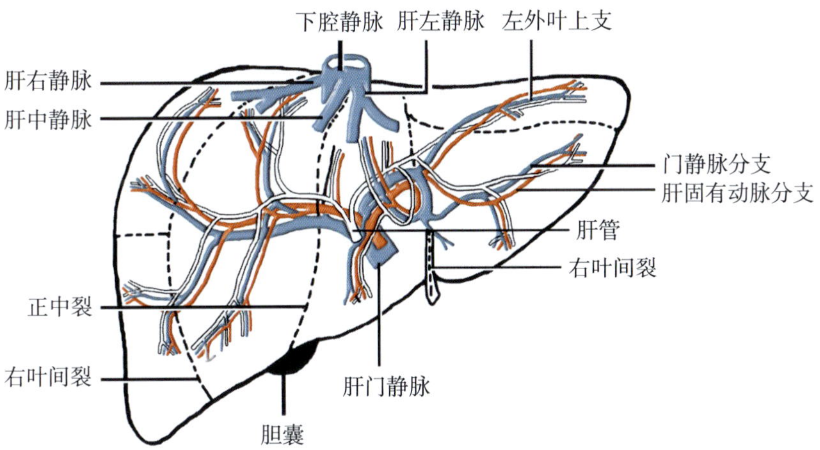

图 4-28 Glisson 系统和肝门静脉

裂 left interlobar fissure 在正中裂的左侧，为起自肝圆韧带切迹，向后上方抵达肝左静脉汇入下腔静脉处的连线。在膈面相当于镰状韧带附着线的左侧 1cm，脏面以左纵沟为标志。此裂将左半肝分为左内、外叶。右叶间裂 right interlobar fissure 在正中裂的右侧，在膈面相当于自肝前缘的胆囊切迹右侧部的外、中 1/3 交界处，斜向右上方达下腔静脉右缘的连线，肝右静脉位于此裂内。此裂将右半肝分为右前、后叶。**左段间裂** left intersegmental fissure 相当于自肝左静脉汇入下腔静脉处与肝左缘的中、上 1/3 交界处连线的平面，裂内有肝左静脉经过。此裂将肝左外叶分为上、下段。右段间裂 right intersegmental fissure 在肝脏面相当于肝门横沟的右端与肝右缘中点连线的平面，再转至膈面，向左至肝正中裂。此裂将肝右前、后叶各分为上、下段。上述肝叶、肝段的区分对临床肝病的定位诊断及手术治疗有极为重要的意义。

第八节 肝外胆道

胆汁由肝细胞产生，经过一系列管道排泄至十二指肠腔内，一般可将其分为肝内和肝外两部分。肝外胆道系统为出肝门之外的胆道系统，由肝左右管、肝总管、胆囊管、胆囊和胆总管组成（图 4-29，图 4-30）。

一、肝管和肝总管

左、右半肝内的毛细胆管逐渐汇合成肝左、右管，它们出肝门后汇合成肝总管。**肝总管** common hepatic duct 长 2 ~ 4cm，行于肝十二指肠韧带内，其下端以锐角与胆囊管汇合成胆总管。

二、胆囊

胆囊 gallbladder 是储存和浓缩胆汁的器官，呈长梨形，长 8 ~ 12cm，宽 3 ~ 5cm，容量 40 ~ 60ml。胆囊位于肝下面的胆囊窝内，借结缔组织与肝相连。

胆囊可分为胆囊底、体、颈、管（见

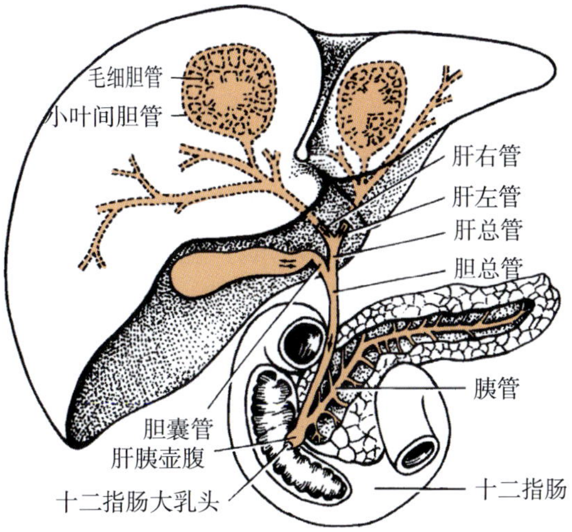

图 4-29 输胆管道模式图

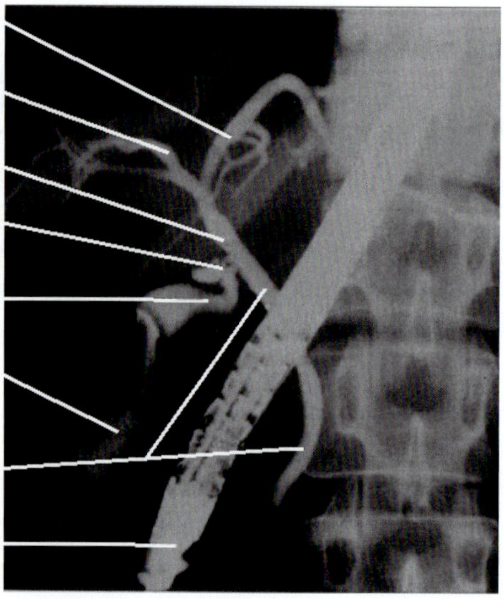

图 4-30 输胆管道造影图

图 4-20，图 4-31）。**胆囊底** fundus of gallbladder 是胆囊略呈膨大的盲端，突向前下方，多在肝前缘的胆囊切迹处露出。当胆汁充满时，胆囊底可贴近腹前壁。胆囊底的体表投影在右锁骨中线与右肋弓相交处，胆囊炎时此处常有压痛。**胆囊体** body of gallbladder 与底无明显分界，其向后下逐渐变细，延续为胆囊颈。**胆囊颈** neck of gallbladder 细而弯曲，常以直角急转向左下方，移行于胆囊管。**胆囊管** cystic duct 稍细于胆囊颈，长 3 ~ 4cm，直径约 0.3cm，在肝十二指肠韧带内与肝总管汇合成胆总管。衬于胆囊颈、管的部分黏膜常形成螺旋皱襞，称**螺旋襞** spiral fold，有控制胆汁流入和流出的作用，较大的胆结石易嵌顿于此处。胆囊管、肝总管和肝的脏面所围成的三角形区域称胆囊三角（Calot 三角），该三角内常有胆囊动脉经过（约 61.67%），是胆囊手术中寻找胆囊动脉的标志。

三、胆总管

胆总管 common bile duct 长 4 ~ 8cm，管径 0.6 ~ 0.8cm，由肝总管和胆囊管在十二指肠上部的上方汇合而成。胆总管在肝十二指肠韧带内下行于肝固有动脉的右侧、肝门静脉的前方，继经十二指肠上部的后方，降至胰头的后方，最后斜穿十二指肠降部后内侧壁，在此处与胰管汇合，形成略膨大的**肝胰壶腹** hepatopancreatic ampulla，开口于十二指肠大乳头（见图 4-20）。在肝胰壶腹周围有**肝胰壶腹括约肌** sphincter of hepatopancreatic ampulla（或称 Oddi 括约肌）包绕。此外，在胆总管末段和胰管末段周围也有少量平滑肌包绕，分别称胆总管括约肌和胰管括约肌。

肝胰壶腹括约肌平时保持收缩状态，肝分泌的胆汁，经肝左、右管和肝总管、胆囊管进入胆囊内储存。进食后，尤其进高脂肪组织食物后，在神经体液等因素调节下，胆囊收缩，肝胰壶腹括约肌舒张，胆囊内的胆汁经胆囊管、胆总管排入十二指肠。

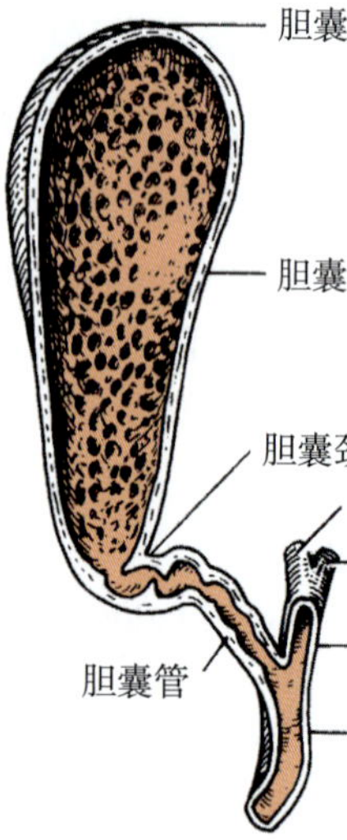

图 4-31 胆囊

第九节　胰

胰 pancreas 是仅次于肝的大消化腺，由外分泌部和内分泌部组成。胰的外分泌部即腺细胞，能分泌胰液，内含多种消化酶，有分解消化蛋白质、脂肪组织和糖类的作用；内分泌部即胰岛，散在于胰实质内，以胰尾居多，主要分泌胰岛素，参与调节糖代谢。

一、位置和毗邻

胰横位于腹后壁，平对第 1 ~ 2 腰椎体的前方，属腹膜外位器官，其前面大部分被腹膜遮盖。胰的质地柔软而致密，呈灰红色，长 17 ~ 20cm，宽 3 ~ 5cm，厚 1.5 ~ 2.5cm，重 82 ~ 117g。胰的前面隔网膜囊与胃后壁相邻，后方有胆总管、下腔静脉、肝门静脉和腹主动脉等重要结构。胰的右侧被十二指肠环抱，左端抵达脾门。由于胰的位置较深，其前方又有胃、横结肠和大网膜等结构，故胰病变早期往往不易被发现。

二、分部

胰可分为胰头、颈、体、尾，各部分之间无明显的界限（见图 4-20）。

胰头 head of pancreas 为胰右侧的膨大部分，位于第 2 腰椎体的右前方，其上、下方和右侧被十二指肠所包绕。在胰头后面的沟内或胰头与十二指肠降部之间有胆总管经过，故当胰头肿瘤时可压迫胆总管，影响胆汁的排出而发生阻塞性黄疸。胰头下部有向左侧突出的**钩突** uncinate process，肠系膜上动、静脉夹在胰头与钩突之间。由于肝门静脉是由肠系膜上静脉和脾静脉在胰颈的后方合成，故该部出现占位性病变时，可压迫肝门静脉起始部，致血液回流受阻，出现腹水和脾大等症状。

胰颈 neck of pancreas 为胰头与胰体之间的狭窄部分，其后面紧邻肝门静脉，长 2 ~ 2.5cm，胃幽门位于其前上方。

胰体 body of pancreas 占胰的大部分，位于胰颈与胰尾之间，其横置于第 1 腰椎体的前方，略呈三棱形，胰体的前面隔网膜囊与胃相邻，胃后壁的病变和溃疡穿孔时常可累及胰体或与之粘连。

胰尾 tail of pancreas 较细，行向左上方，其末端抵达脾门。

胰管 pancreatic duct 位于胰实质内，偏向胰的背侧，其走行与胰的长轴一致，即从胰尾经胰体、胰颈走向胰头，沿途收集许多小叶间导管，故使其管径自左向右逐渐增粗。胰管最后在十二指肠降部的壁内与胆总管汇合成肝胰壶腹，开口于十二指肠大乳头。在胰头上部常有一小管，行于胰管上方，称**副胰管** accessory pancreatic duct，开口于十二指肠小乳头。

（付升旗）

院校风采：新乡医学院

第5章 呼吸系统

呼吸系统 respiratory system 由呼吸道和肺两部分组成。呼吸道包括鼻、咽、喉、气管和各级支气管。临床上通常把鼻、咽、喉称为上呼吸道，把气管和各级支气管称为下呼吸道。肺由肺实质（支气管和肺泡）以及肺间质（血管、淋巴管、神经和结缔组织）组成，表面包有胸膜（图 5-1）。

案例分析

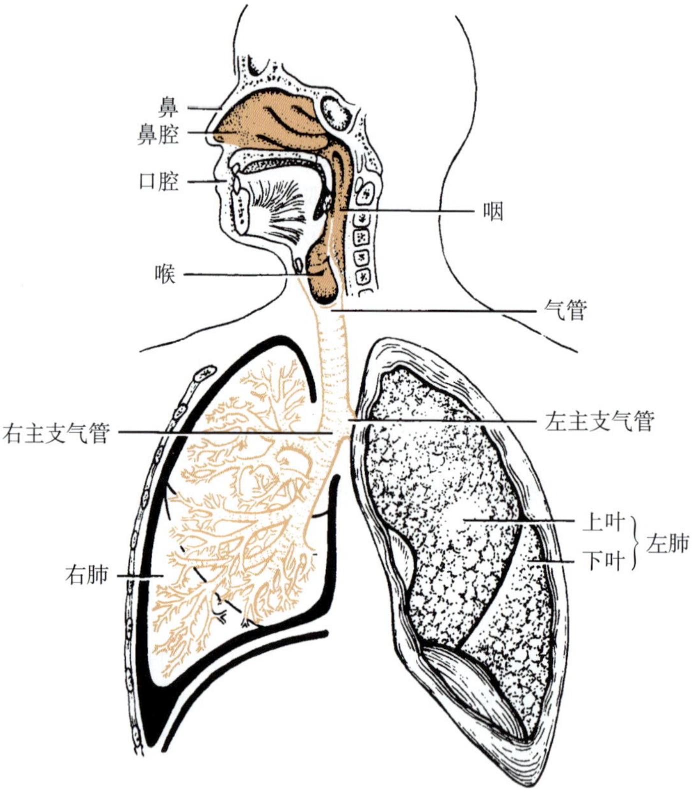

图 5-1　呼吸系统模式图

呼吸系统的主要功能是从外界吸入氧，呼出二氧化碳，进行气体交换，同时鼻又是嗅觉器官，喉还有发音功能。

第一节　鼻

鼻 nose 是呼吸道的起始部分，也是嗅觉器官，并辅助发音，分为外鼻、鼻腔和鼻旁窦 3 部分。

一、外鼻

外鼻 external nose 位于面部中央，呈三棱锥体形，以鼻骨和鼻软骨作为支架，被覆皮肤和少量结缔组织。骨部表面的皮肤薄而松弛，软骨部表面的皮肤较厚，富含皮脂腺和汗腺，痤疮和疖易发生于此处。

外鼻上部位于两眼之间的部分称**鼻根** root of nose，向下延续成**鼻背** wing of nose，末端突出部分称**鼻尖** apex of nose，鼻尖两侧向外下呈弧形隆突的部分称**鼻翼** wing of nose，在呼吸困难时，可见鼻翼扇动。从鼻翼向外下方到口角有鼻唇沟。正常人的两侧鼻唇沟深度对称，面肌瘫痪时，患侧鼻唇沟变浅或消失。

二、鼻腔

鼻腔 nasal cavity（图 5-2）是以骨和鼻软骨为基础，内覆以黏膜和皮肤。鼻腔向前经鼻孔通外界，向后经鼻后孔通鼻咽部，被鼻中隔分为左、右两腔。每侧鼻腔又可分为前部的鼻前庭和后部的固有鼻腔。

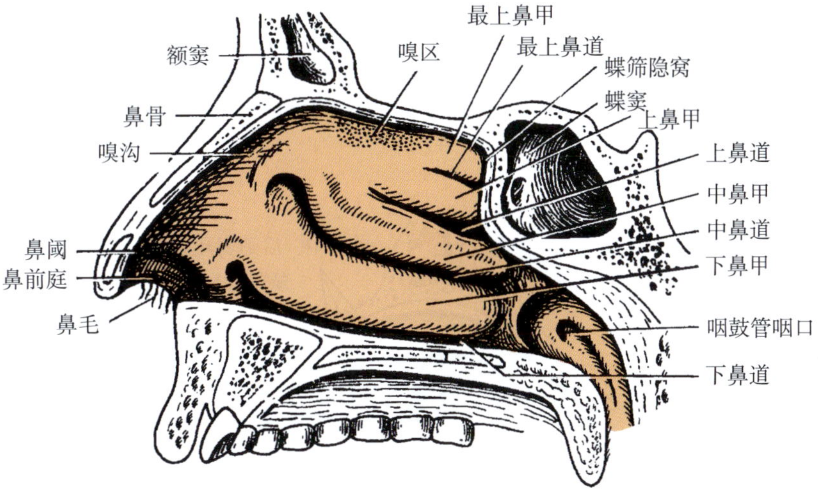

图 5-2　鼻腔外侧壁（右侧）

鼻前庭 nasal vestibule 是鼻腔前下方鼻翼内面较宽大的部分，前界为鼻孔，后界为**鼻阈** nasal limen。鼻阈是皮肤与鼻黏膜的分界处。鼻前庭内衬皮肤，生有鼻毛，借以滤过、净化空气。由于该处缺乏皮下组织，皮肤与软骨膜直接相连，故发生疖肿时，疼痛较剧烈。

固有鼻腔 proper nasal cavity 是鼻腔的主要部分，常简称为鼻腔，每侧鼻腔有顶、底和内、外侧壁。鼻腔顶自前向后由鼻骨、额骨、筛骨筛板和蝶骨体下面构成，与颅前窝相邻，外伤造成筛板骨折时，脑脊液和血液可经鼻腔漏出。鼻腔底即口腔顶，由硬腭构成。

鼻中隔 nasal septum 由筛骨垂直板、犁骨和鼻中隔软骨构成，被覆黏膜。鼻中隔居中者较少，往往偏向一侧。鼻中隔前下部有一**易出血区**（Little 区），此区血管丰富且表浅，受外伤或干燥空气刺激，血管易破裂出血，约 90% 的鼻衄发生于此区（图 5-3）。

鼻腔外侧壁的形态复杂，自上而下有 3 个鼻甲突向鼻腔，分别称**上鼻甲** superior nasal concha、**中鼻甲** middle nasal concha 和**下鼻甲** inferior nasal concha。3 个鼻甲的下方各有一裂隙，分别称**上鼻道** superior nasal meatus、**中鼻道** middle nasal meatus 和**下鼻道** inferior nasal meatus。在上鼻甲后上方有时可有**最上鼻甲** supreme nasal concha 和相应的**最上鼻道** supreme nasal meatus，各鼻甲与鼻中隔之间的腔隙称总鼻道。上鼻甲或最上鼻甲后上方与鼻腔顶之间

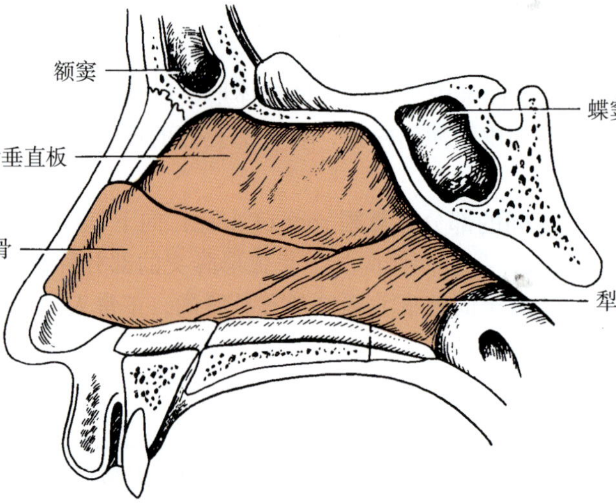

图 5-3 鼻中隔

的凹陷部分称**蝶筛隐窝** sphenoethmoidal recess。若将中鼻甲切除，在中鼻道中部可见凹向上的弧形裂隙，称**半月裂孔** semilunar hiatus，裂孔的前端有一漏斗形的管道，称**筛漏斗** ethmoidal infundibulum，半月裂孔上方的圆形隆起为**筛泡** ethmoidal bulla。中鼻道为众多鼻旁窦开口之处。在下鼻道的前部有鼻泪管的开口（图 5-4）。

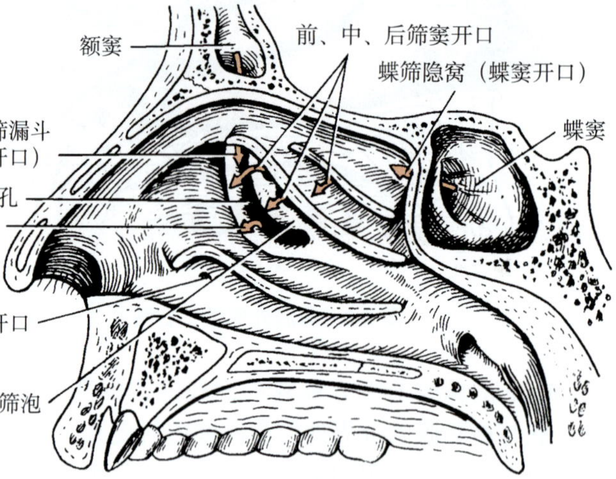

图 5-4 鼻腔外侧壁（鼻甲切除）

鼻黏膜按其生理功能分为**呼吸区** respiratory region 和**嗅区** olfactory region。嗅区包括上鼻甲内侧面、与上鼻甲相对应的鼻中隔部分及二者上方鼻腔顶部的鼻黏膜，活体呈苍白或淡黄色，面积约 5cm^2，内含嗅细胞，具有嗅觉功能。呼吸区范围较大，是除嗅区以外鼻腔黏膜的其余部分，与各鼻旁窦的黏膜相延续，黏膜较厚，活体呈粉红色，富含血管、黏液腺和纤毛，对吸入的空气有加温、湿润和净化作用。黏膜内有丰富的静脉海绵丛，易受物理、化学和炎症刺激而充血导致鼻塞。

三、鼻旁窦

鼻旁窦 paranasal sinuses 是鼻腔周围颅骨内的含气空腔，共 4 对，依其所在颅骨的位置分别称上颌窦、额窦、蝶窦和筛窦。各窦壁内衬以黏膜，均以窦口开口于鼻腔的外侧壁，协助调节吸入空气的温度、湿度，对发音起共鸣作用（图 5-5）。

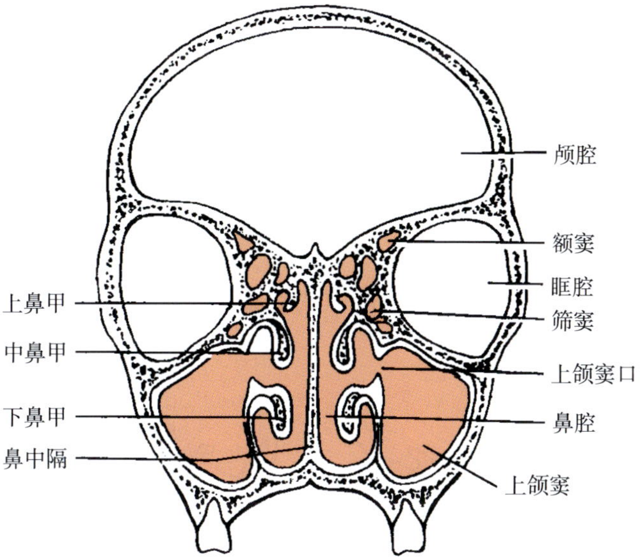

图 5-5　鼻旁窦及鼻腔冠状切面

（一）上颌窦

上颌窦 maxillary sinus 位于上颌骨体内，是鼻旁窦中最大的一对，容积 12～15ml。该窦呈锥体形，其底由鼻腔外侧壁构成，尖延伸至上颌骨的颧突，一般可分为前、后、内侧、上、下 5 个壁。前壁即上颌骨体前面的尖牙窝，骨质较薄，上颌窦手术常经此处凿入。后壁较厚，与翼腭窝相邻。内侧壁是鼻腔外侧壁的一部分，邻近中鼻道和下鼻道，此壁后上方有上颌窦口，开口于中鼻道半月裂孔的后部（图 5-4），因开口部位高于窦底，分泌物不易排出，容易发生感染和窦内积脓。内侧壁在下鼻甲附着处下方，骨质最薄，是上颌窦穿刺的进针位置。上壁为眶底，较薄弱，上颌窦的炎症和肿瘤可由此侵入眶内。下壁为上颌骨的牙槽突，邻近上颌磨牙牙根，此处骨质菲薄，牙根感染极易侵入窦内，引起牙源性上颌窦炎。

（二）额窦

额窦 frontal sinus 位于眉弓的深面，筛窦的前上方，左右各一，多不对称，窦的大小和形态也不一致，但基本上为三棱锥体形。额窦前壁是额骨外板，较厚，含有骨髓，故额窦炎时，此处常发生骨髓炎。后壁为额骨内板，骨质较薄，与颅前窝相邻，窦内黏膜静脉常通过此骨板直接与硬脑膜静脉相连，额窦炎时，有发生颅内并发症的危险。额窦底部是眶的内上角，骨质很薄，急性额窦炎时此处有明显压痛，窦口向后下开口于中鼻道的筛漏斗（图 5-4）。

（三）筛窦

筛窦 ethmoid sinus 是位于筛骨迷路内的许多含气小房，每侧可分为前、中、后 3 组。前、中组开口于中鼻道的筛漏斗，后组开口于上鼻道（图 5-4）。前界与额窦相邻，后界与蝶窦前壁相邻，上界是颅前窝的底，下界终止于筛骨泡，与上颌窦的内上角相接。外侧壁是筛骨眶板。内侧界为上鼻甲、中鼻甲的附着处。

（四）蝶窦

蝶窦 sphenoidal sinus 位于蝶骨体内，左右各一，其前壁上部有蝶窦口，开口于鼻腔的蝶筛隐窝（图 5-4）。

第二节 喉

喉 larynx 不仅是呼吸的管道，也是发音的器官。它以软骨为支架，借关节、韧带和喉肌连接而成。喉位于颈前部中份，上借甲状舌骨膜与舌骨相连，向下与气管相通，喉前面被舌骨下肌群覆盖，后方紧邻咽，两侧为颈部的大血管、神经和甲状腺侧叶等。喉的活动性较大，可随吞咽或发音而上、下移动。

一、喉软骨

喉软骨构成喉的支架，主要有不成对的甲状软骨、会厌软骨、环状软骨和成对的杓状软骨、小角软骨、楔状软骨（图 5-6）。

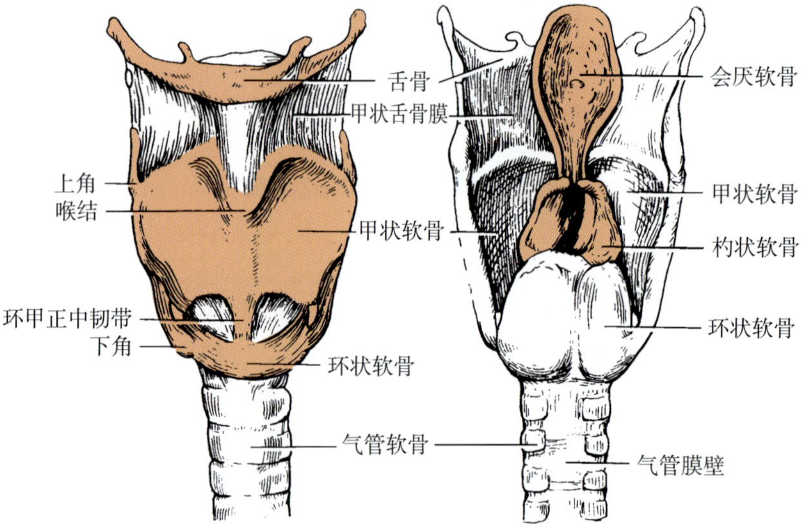

图 5-6 喉的软骨及连结

（一）甲状软骨

甲状软骨 thyroid cartilage 是喉软骨中最大的一块，形似盾牌，构成喉的前外侧壁，由左、右两块方形的软骨板合成。两板的前缘彼此融合成直角（男性）或约 120° 角（女性）。融合处称甲状软骨前角，其上端向前突出，在成年男性特别明显，称**喉结** laryngeal prominence。喉结上方呈“V”形的切迹称**上切迹** superior thyroid notch。左、右板的后缘均有向上、下发出的突起，称**上角** superior cornu 和**下角** inferior cornu。上角借韧带与舌骨大角相连，下角的内侧面有关节面，与环状软骨构成环甲关节。

（二）环状软骨

环状软骨 cricoid cartilage 位于甲状软骨下方，向下接气管，形似戒指，是呼吸道软骨中唯一呈环形的软骨，对保持呼吸道畅通有极为重要的作用，损伤后易引起喉狭窄。前部低窄称**环状软骨弓** arch of cricoid cartilage，后部高而宽称**环状软骨板** lamina of cricoid cartilage，构成喉腔后壁的大部分，板的上缘两侧各有一长圆形的关节面与杓状软骨构成环杓关节。环状软骨弓与板交界处，两侧各有一呈圆形关节面与甲状软骨相关节构成环甲关节。环状软骨弓平对第 6 颈椎，是颈部的重要标志之一。

（三）会厌软骨

会厌软骨 epiglottic cartilage 是会厌的基础，位于舌根后方，为弹性纤维软骨，上宽下窄，形似叶状，上缘游离呈弧形，下端称**会厌软骨柄** stem of epiglottic cartilage，借韧带连于甲状软骨前角的内面。会厌软骨前面稍突，后面略凹，表面覆以黏膜构成**会厌** epiglottis。当吞咽时，喉升高，会厌关闭喉口，可防止食物进入喉腔。

（四）杓状软骨

杓状软骨 arytenoid cartilage 位于环状软骨板上方，近似三棱锥形，尖朝上、底朝下，与环状软骨板上缘的关节面形成环杓关节。杓状软骨基底部有两个突起：向前方的突起有声韧带和声带肌附着，称**声带突** vocal process；向外侧的突起有喉肌附着，称**肌突** muscular process。

（五）小角软骨

小角软骨为一对位于杓状软骨尖端的结节状软骨。

（六）楔状软骨

楔状软骨为一对位于杓状会厌襞后部内的小块软骨。

二、喉的连结

喉的连结 laryngeal junction 包括喉软骨之间以及喉与舌骨、气管之间的连结。

（一）环甲关节

环甲关节 cricothyroid joint 由甲状软骨下角与环状软骨板侧面的关节面构成，左、右两侧的关节构成一联合关节。甲状软骨可在环甲关节的冠状轴上做前倾和复位运动。前倾时，拉大甲状软骨前角与杓状软骨之间的距离，使声带紧张；复位时，缩小两者之间的距离，使声带松弛。

（二）环杓关节

环杓关节 cricoarytenoid joint 由杓状软骨底与环状软骨板上缘的关节面构成。杓状软骨在此关节上可沿垂直轴做旋转运动，使声带突向内、外侧移动，因而能缩小或开大声门裂。另外，杓状软骨也可做侧方滑动。

（三）弹性圆锥

弹性圆锥 conus elasticus（图 5-7）为弹性纤维组成的膜状结构，由左、右两部合成上窄下宽的圆锥形，附于甲状软骨前角后面与环状软骨上缘和杓状软骨声带突之间。此膜上缘游离增厚，附于甲状软骨前角后面与杓状软骨声带突之间，称**声韧带** vocal ligament，是构成声带的基础。弹性圆锥前部较厚，张于甲状软骨下缘与环状软骨弓上缘之间，称**环甲正中韧带**

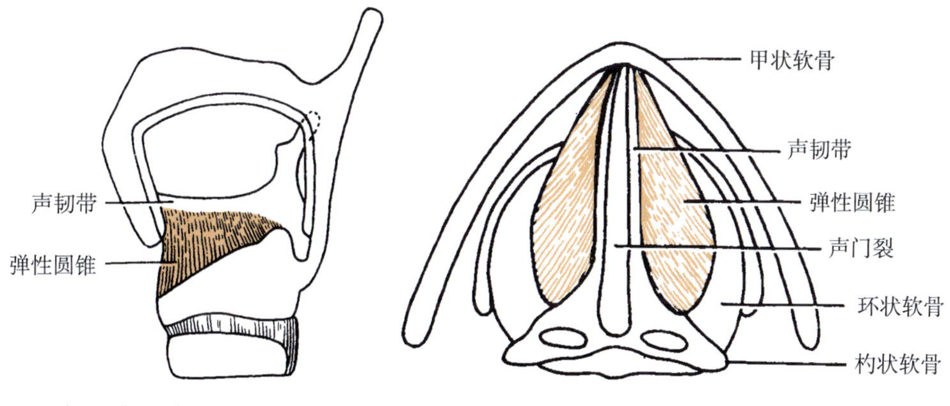

图 5-7　弹性圆锥

median cricothyroid ligament（**环甲膜**），常为气管内注药的穿刺部位。急性喉阻塞时，可在此切开或穿刺，建立暂时的通气道。

（四）方形膜

方形膜 quadrangular membrane 为斜方形的弹性纤维膜，连于会厌软骨侧缘、甲状软骨前角后面与杓状软骨前缘之间，其下缘游离增厚，形成前庭襞深部的**前庭韧带** vestibular ligament。

（五）甲状舌骨膜

甲状舌骨膜 thyrohyoid membrane 是连于甲状软骨上缘与舌骨之间的结缔组织膜，由弹性纤维组织构成，膜的外侧较薄，有喉上血管和喉上神经喉内支穿过。

（六）环状软骨气管韧带

环状软骨气管韧带 cricotracheal ligament 连于环状软骨下缘与第 1 气管软骨环之间的结缔组织膜。

三、喉肌

知识链接：喉肌的名称、起止、作用和神经支配

喉肌 laryngeal muscles 可分为附着于喉和邻近结构的喉外肌和附于喉软骨间的喉内肌。喉外肌的作用是使喉上升或下降，同时使喉固定（详见颈肌）。喉肌一般指喉内肌，除杓横肌外，均为成对的肌，主要作用是开大或缩小声门裂，紧张或松弛声带，并可缩小喉口（图 5-8，图 5-9，图 5-10）。

（一）环甲肌

环甲肌 cricothyroid muscle 起自环状软骨弓的前外侧面，肌纤维呈扇形斜向后上方，止于甲状软骨下缘和下角（图 5-8，图 5-10）。收缩时，可使甲状软骨前倾，紧张声带。环甲肌受喉上神经支配。

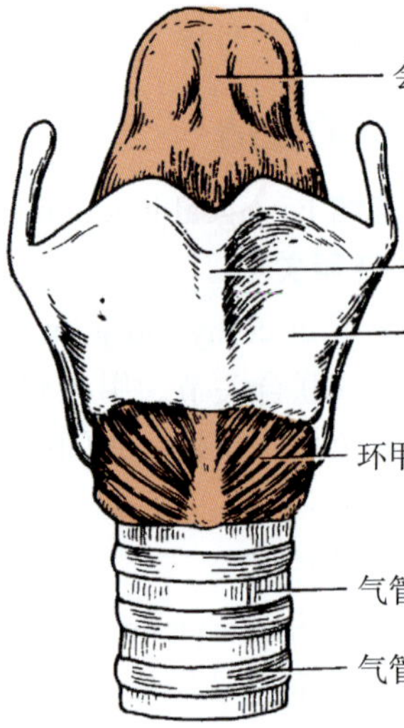

图 5-8 喉肌（前面）

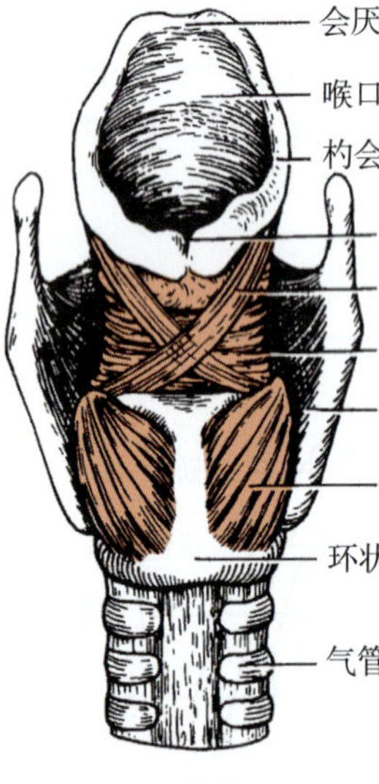

图 5-9 喉肌（后面）

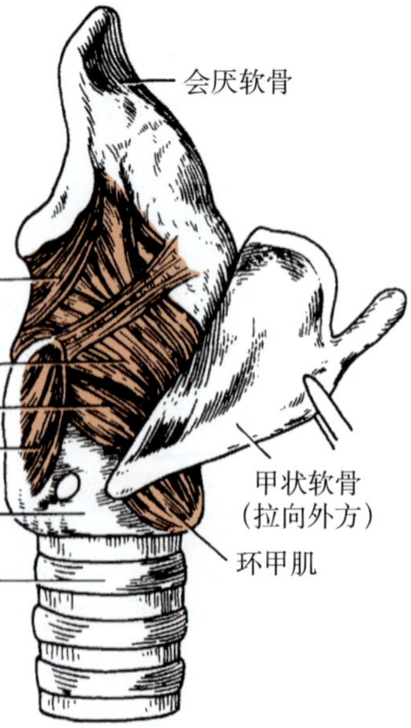

图 5-10 喉肌（侧面）

（二）环杓后肌

环杓后肌起自环状软骨板的后面，肌纤维斜向外上方，止于杓状软骨肌突。收缩时，使杓状软骨旋转，声带突外展，开大声门裂，紧张声带。此肌是唯一的一对开大声门裂的肌。

（三）环杓侧肌

环杓侧肌起自环状软骨弓的上缘和外侧面，肌纤维斜向后上方，止于杓状软骨肌突。收缩时，牵引肌突向前，使声带突转向内侧，缩小声门裂。

（四）甲杓肌

甲杓肌起自甲状软骨前角的内面，止于杓状软骨外侧面和声带突。其中止于声带突的肌紧贴声带，称声带肌，收缩时使声带松弛；止于杓状软骨外侧面的肌，称甲杓外肌，收缩时可使杓状软骨向内侧旋转，缩小声门裂。

（五）杓横肌

杓横肌位于喉的后方，附着于左右杓状软骨后面，收缩时，可使两侧杓状软骨互相接近，缩小喉口，并使声门变窄。

（六）杓斜肌

杓斜肌位于杓横肌浅面，起自一侧杓状软骨肌突，肌纤维斜向上方止于对侧杓状软骨尖。两侧杓斜肌收缩，可缩小喉口。

四、喉腔

喉腔 laryngeal cavity 是喉内面一不规则的腔隙，向上经喉口与喉咽部相通，向下通气管。小儿喉腔狭小，高龄老人黏膜萎缩变薄，喉腔宽大。喉腔黏膜与咽和气管黏膜相连续（图 5-11）。

喉腔中部有上、下两对由喉腔侧壁突入腔内的黏膜皱襞。上方的一对称**前庭襞** vestibular fold，下方的一对称**声襞** vocal fold，喉腔借前庭襞和声襞分为喉前庭、喉中间腔和声门下腔 3 部分。

前庭襞活体呈粉红色，内含前庭韧带，自甲状软骨前角中部后面至杓状软骨声带突上方。两侧前庭襞间的裂隙称**前庭裂** vestibular fissure。声襞活体颜色较白，较前庭襞更为突出，自甲状软骨中部后面连至杓状软骨的声带突，内含声韧带和声带肌（图 5-11）。位于两侧声襞及杓状软骨基底部之间的裂隙称**声门裂** fissure of glottis，是喉腔最狭窄的部位。声门裂的前 3/5 位于两侧声襞游离缘之间，称**膜间部** intermembranous part，与发音有关，为喉癌的好发部位；后部 2/5 在杓状软骨之间，称**软骨间部** intercartilaginous part，是喉结核的好发部位。**声带** vocal cord 是指声襞以及由其覆盖的声韧带和声带肌三者组成的结构。国人男性长约 23mm，女性长约 17mm。

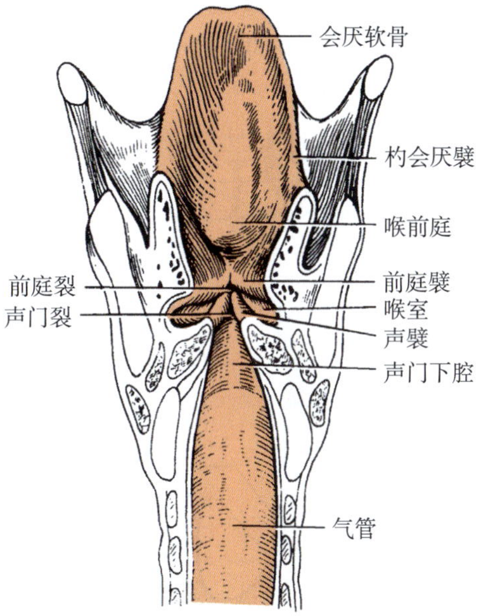

图 5-11　喉腔额状断面

解剖拓展：喉的血管、淋巴回流和神经

喉口 aperture of larynx 朝向后上方，由会厌上缘、杓状会厌襞和杓间切迹围成。连接杓状软骨尖与会厌软骨侧缘的黏膜皱襞称**杓状会厌襞** aryepiglottic fold。

（一）喉前庭

喉前庭 laryngeal vestibule 是喉腔在喉口至前庭裂平面之间的部分，呈上宽下窄的漏斗形。

其前壁主要由会厌的喉面构成，前壁中央部相当于会厌软骨柄附着处上方，呈结节状隆起，称**会厌结节** tubercle of epiglottis。

（二）喉中间腔

喉中间腔 intermedial cavity of larynx 是喉腔在前庭裂和声门裂平面之间的部分，容积最小，其在喉腔额状断面上（图 5-11），前庭襞和声襞之间向外突出的椭圆形隐窝称**喉室** ventricle of larynx，其前端向外上延伸形成一憩室，称**喉小囊** laryngeal saccule。

（三）声门下腔

声门下腔 infraglottic cavity 是喉腔自声门裂平面至环状软骨下缘之间的部分（图 5-11），上窄下宽。此区黏膜下组织疏松，炎症时易发生水肿。尤其是婴幼儿喉腔较窄小，喉水肿容易引起喉阻塞，导致呼吸困难。

间接喉镜检查时，可见到会厌喉面的会厌结节，两侧可看到粉红色的前庭襞以及在声门裂两旁呈白色的声襞。

第三节 气管和支气管

一、气管

气管 trachea 位于食管前方，上平第 6 颈椎体下缘，起自环状软骨下缘，经颈部正中，下行入胸腔，至胸骨角平面（平对第 4 胸椎体下缘），分为左、右主支气管。分叉处称**气管杈** bifurcation of trachea（图 5-12），气管杈内面有一向上突出的半月形纵嵴称**气管隆嵴** carina of trachea，是支气管镜检查的定位标志。气管由 16 ~ 20 个“C”形的气管软骨环以及连接各环之间的平滑肌和结缔组织构成，气管内面衬有黏膜。气管的后壁缺少软骨，由平滑肌和纤维结缔组织所封闭，称**膜壁** membranous wall。

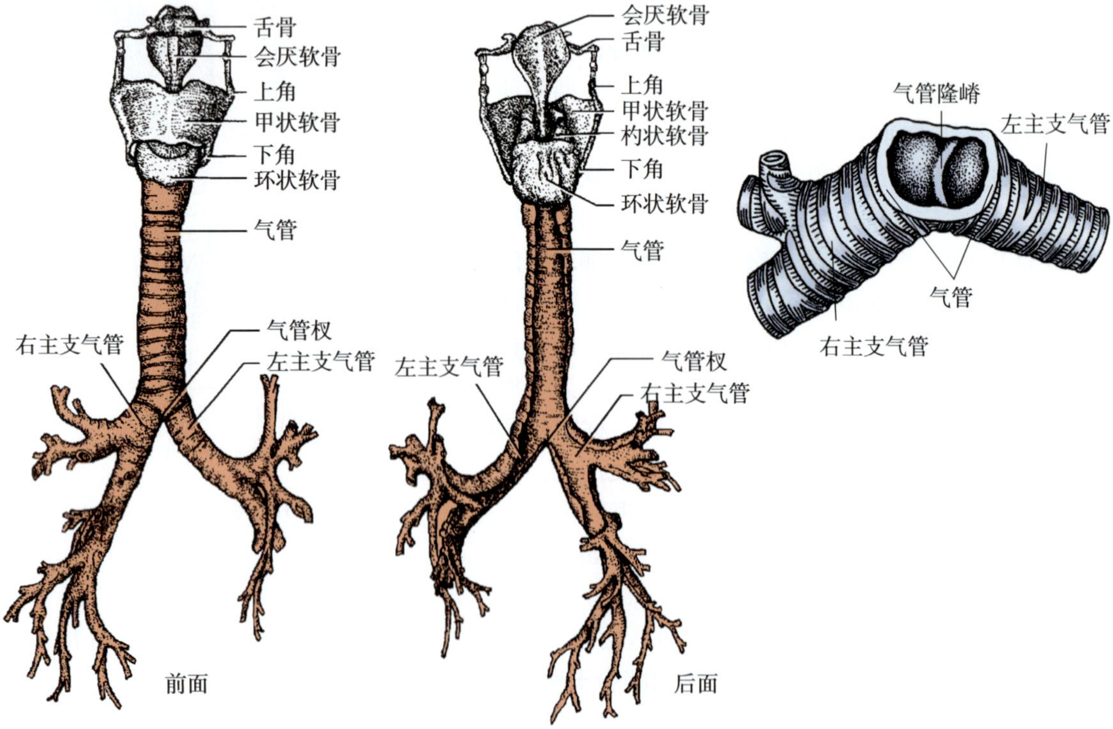

图 5-12 气管及主支气管

根据气管的行程及位置，可分为颈部和胸部。颈部较短且位置表浅，下行于颈前正中线处，在胸骨颈静脉切迹上方可触及。前面除有舌骨下肌群外，在第 2～4 气管软骨环的前方有甲状腺峡部；两侧相邻颈部大血管和甲状腺侧叶；后方紧邻食管。胸部较长，位于上纵隔内，前方有胸腺、左头臂静脉、主动脉弓，后方紧贴食管。环状软骨可作为计数气管软骨环的标志。临床上抢救急性喉阻塞患者，常在第 3～5 气管软骨环处沿前正中线做气管切开。

二、支气管

支气管 bronchi 指由气管分出的各级分支，其第一级分支即左、右主支气管。

（一）左主支气管

左主支气管 left principal bronchus 细而长，平均长 4.5～5.2cm，外径 0.9～1.4cm，与气管中线的延长线形成 35°～36° 角。

（二）右主支气管

右主支气管 right principal bronchus 粗而短，平均长 1.9～2.6cm，外径 1.2～1.5cm，与气管中线的延长线形成 22°～25° 角，行走较陡直。气管隆嵴常偏向左侧，故临床上气管内异物多堕入右主支气管。

第四节　肺

一、位置和形态

肺 lung（图 5-13）位于胸腔内，左、右两肺分居膈的上方和纵隔的两侧。由于膈的右侧受肝的影响，较左侧高，以及心的位置偏左，故右肺较宽短，左肺较狭长。

肺的表面有脏胸膜覆盖，光滑润泽，透过脏胸膜可见多边形的肺小叶轮廓。幼儿肺呈淡红色，随着年龄增长，吸入空气中的尘埃沉积增多，肺的颜色逐渐变为灰暗或蓝黑色，部分可呈棕黑色，吸烟者尤为明显。肺实质软而轻，呈海绵状富有弹性，内含空气，比重小于 1，故浮

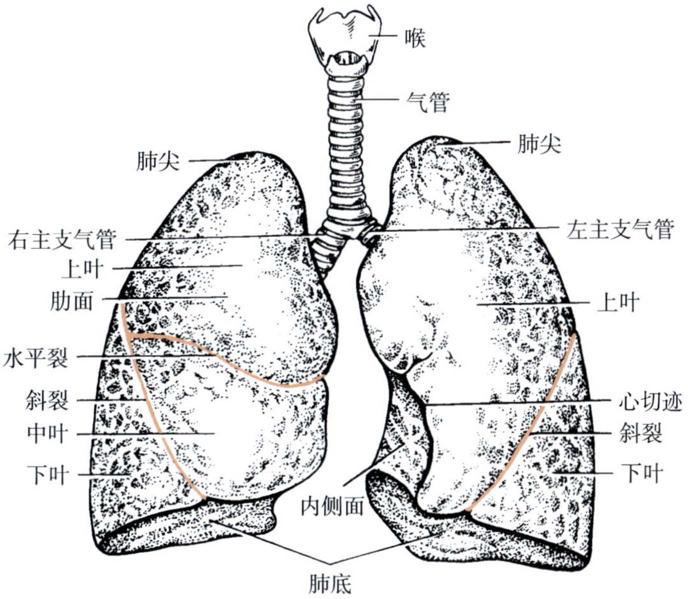

图 5-13　气管、主支气管和肺（前面观）

于水中。而未经呼吸的肺，肺内不含空气，质实而重，比重大于 1，入水则下沉。法医常用此判断新生儿是否宫内死亡。

肺形似圆锥形，具有一尖、一底、二面、三缘。肺尖圆钝，向上经胸廓上口突至颈根部，高出锁骨内侧 1/3 上方 2～3 cm。故肺尖部的听诊可在此处进行。肺底与膈相贴，又称**膈面** diaphragmatic surface，凹向上。**肋面** costal surface 隆凸，与肋和肋间隙相邻。**内侧面** medial surface 朝向纵隔，亦称纵隔面，此面中部偏后有一呈长椭圆形凹陷，称**肺门** hilum of lung，是主支气管、肺动脉、肺静脉、支气管动脉、支气管静脉、淋巴管和神经等进出肺之处。这些进出肺的结构被结缔组织包绕，称**肺根** root of lung。肺根内主要结构的排列从前向后为肺静脉、肺动脉、主支气管。从上而下，左肺根为肺动脉、主支气管、肺上静脉，右肺根为上叶支气管、肺动脉、肺下静脉。左、右肺下静脉位于肺根的最下方。肺门附近有**支气管肺门淋巴结** bronchopulmonary hilar lymph nodes，临床上又称肺淋巴结。右肺门后方有食管压迹，上方有奇静脉沟。左肺门上方和后方有主动脉弓和胸主动脉的压迹。两肺门前下方均有心压迹，左肺尤为明显。肺的前缘薄锐，左肺前缘下部有向外侧的一凹陷，称**左肺心切迹** cardiac notch of left lung，切迹下方向内下的突出部分称**左肺小舌** lingula of left lung。肺的后缘钝，与脊柱相邻。肺的下缘也较薄锐，伸入肋膈隐窝内。

左肺（图 5-14）被自后上斜向前下的**斜裂** oblique fissure 分为上、下两叶。右肺（图 5-15）除有斜裂外，尚有一条起自斜裂后部，水平向前达右肺内侧面的**水平裂** horizontal fissure，右肺被斜裂和水平裂分为上、中、下三叶。

二、肺内支气管和支气管肺段

左、右主支气管（一级支气管）在肺门处分出肺叶支气管（二级支气管）进入肺叶，各肺叶支气管再分出数支肺段支气管（三级支气管），并在肺内反复分支，呈树枝状，称支气管树（见图 5-12），最后连于肺泡。每一肺段支气管及其所属的肺组织，称**支气管肺段** bronchopulmonary segments，简称肺段。各肺段呈圆锥形，尖向肺门，底向肺的表面。相邻的肺段之间以薄层结缔组织隔开。当肺段支气管阻塞时，此段的空气出入被阻。故肺段的结构和功能有相对独立性。根据这些特点，临床可做定位诊断和肺

知识链接：肺段

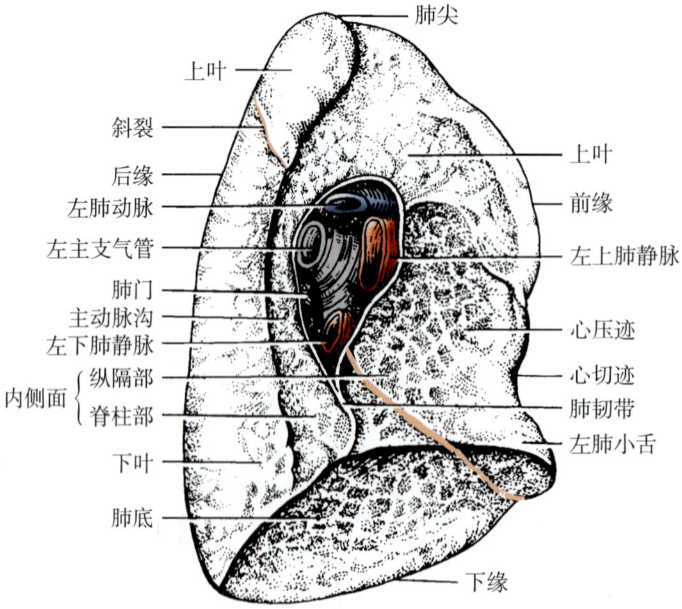

图 5-14 肺纵隔面（左肺）

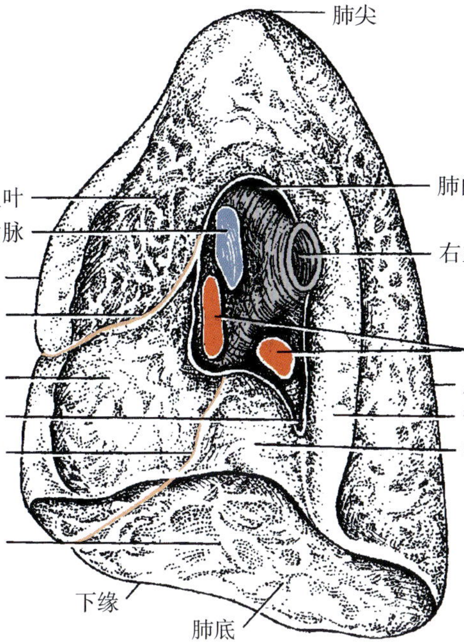

图 5-15 肺纵隔面（右肺）

段切除。

按照肺段支气管的分支及分布，右肺分为 10 个肺段，因为左肺上叶的尖段和后段支气管以及下叶内侧底段和前底段支气管常共干发出，因此左肺也可分为 8 个肺段。

第五节 胸 膜

一、胸腔、胸膜和胸膜腔

胸腔由胸廓和膈围成，上界是胸廓上口，与颈根部连通，下界是膈，借此与腹腔分隔。胸腔内容纳纵隔的所有器官和结构，左、右两侧的胸膜囊和肺。

胸膜 pleura 是指覆于胸壁内面和肺表面的浆膜，薄而光滑，可分为脏、壁两层。**脏胸膜** visceral pleura 贴于肺的表面，与肺紧密结合不易分离，并伸入肺叶间裂内；**壁胸膜** parietal pleura 贴于胸壁内面、膈的上面和纵隔表面。脏胸膜与壁胸膜在肺根处互相移行，并在肺根下方前、后两层重叠形成一个三角形皱襞，称**肺韧带** pulmonary ligament，有固定肺的作用。

脏胸膜与壁胸膜围成一个封闭的腔隙，称**胸膜腔** pleural cavity，左右各一，互不相通（图 5-16）。正常情况下，腔内为负压，含有少量浆液，可减少呼吸时的摩擦。由于胸膜腔内是负压，使脏、壁胸膜贴附在一起，所以胸膜腔实际上是两个潜在性的腔隙。

二、胸膜的分部

壁胸膜按其所在的部位可分为 4 部分：①覆盖于肋骨和肋间隙内面的**肋胸膜** costal pleura，此部分与胸内筋膜易剥离；②覆盖于膈上面的为**膈胸膜** diaphragmatic pleura，此部分与膈连接紧密，不易剥离；③衬贴于纵隔侧面的为**纵隔胸膜** mediastinal pleura，此部分包绕肺根移行为脏胸膜；④肋胸膜与纵隔胸膜向上延至胸廓上口平面以上，形成穹窿状的**胸膜顶** cupula

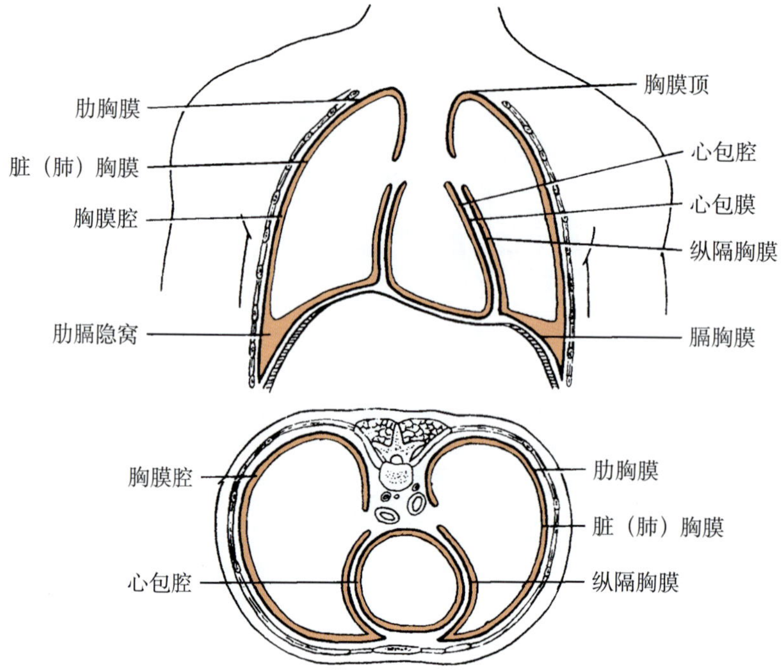

图 5-16 胸膜和胸膜腔示意图

of pleura，覆盖于肺尖上方。胸膜顶突出于胸廓上口，伸向颈根部，高出锁骨内侧 1/3 段上方 2 ~ 3 cm，有胸膜上膜固定。

三、胸膜隐窝

壁胸膜相互移行转折之处的胸膜腔，即使在深吸气时肺下缘也不能充满此空间，胸膜腔的这部分区域称胸膜隐窝（胸膜窦）。

重要的胸膜隐窝有：①**肋膈隐窝** costodiaphragmatic recess，为肋胸膜与膈胸膜转折处，呈半环形，是胸膜腔的最低点，胸膜腔积液首先聚积于此。此隐窝深度一般可达两个肋及其间隙；②**肋纵隔隐窝** costomediastinal recess，是肋胸膜与纵隔胸膜转折处，由于左肺前缘有心切迹存在，故左侧肋纵隔隐窝较大。

四、胸膜和肺的体表投影

壁胸膜各部相互转折之处形成胸膜的返折线，胸膜返折线在体表的投影位置，标志着胸膜腔的范围。

知识链接：肺和胸膜下界的体表投影

胸膜返折线前界的体表投影（图 5-17）：肋胸膜转折为纵隔胸膜的返折线，形成胸膜返折线的前界。两侧均起自胸膜顶，斜向下内侧，经胸锁关节后方至胸骨柄后方，约在第 2 胸肋关节水平，左右侧靠拢，并沿中线稍左侧垂直下行。右侧在第 5 胸肋关节处向右转，移行于胸膜下界；左侧在第 4 胸肋关节处，弯向下侧，沿胸骨侧缘外侧 2 ~ 2.5 cm 处下行，至第 6 肋软骨后方移行于胸膜下界。两侧胸膜前界返折线在第 2 ~ 4 肋软骨平面相互靠拢。在第 2 胸肋关节水平以上，两侧胸膜前返折线相互离开，在胸骨柄后方形成一个无胸膜覆盖的区域，称**胸腺区** thymic region。在第 4 胸肋关节平面以下，两侧胸膜返折线之间的区域，称**心包区** pericardial region，此区位于胸骨体下部左半和左第 4 ~ 6 肋软骨后方。

胸膜返折线下界的体表投影（图 5-17，图 5-18）：肋胸膜转折为膈胸膜的返折线为胸膜返折线的下界。下界在右侧起自第 6 胸肋关节后方，在左侧起自第 6 肋软骨后方，两侧均行向下

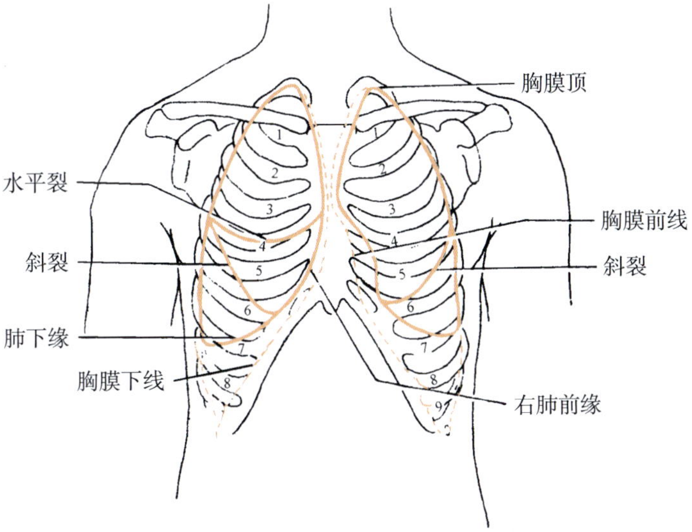

图 5-17　胸膜及肺的体表投影（前面）

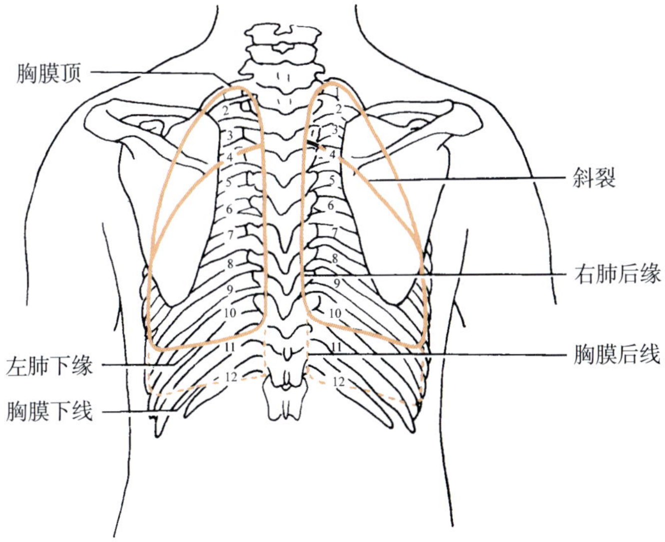

图 5-18　胸膜及肺的体表投影（后面）

外侧，在锁骨中线与第 8 肋相交，在腋中线与第 10 肋相交并转向后内侧，在肩胛线与第 11 肋相交，最后在接近后正中线处，平第 12 胸椎棘突高度。

肺的体表投影：肺的前界与胸膜前界基本一致，但左肺前界在第 4 胸肋关节处转向外，并沿第 4 肋软骨下缘延续至胸骨旁线，再向下内侧弯曲至第 6 肋软骨中点移行为下界。肺的下界一般比胸膜下界高出两个肋的距离，即在锁骨中线与第 6 肋相交，在腋中线与第 8 肋相交，在近后正中线平第 10 胸椎棘突高度（图 5-17，图 5-18，图 5-19，图 5-20）。

解剖拓展：肺的血管和神经

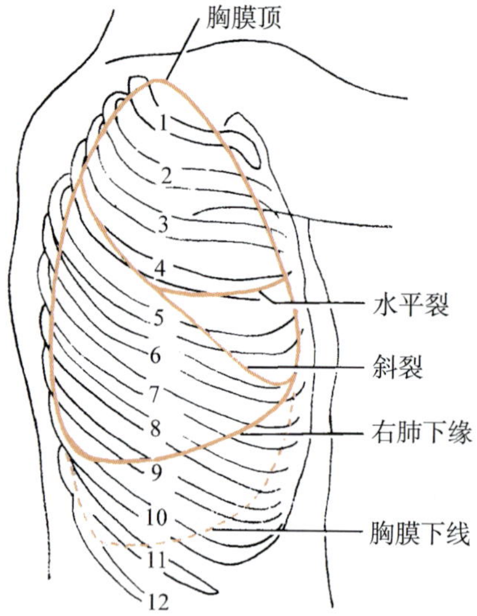

图 5-19 胸膜及肺的体表投影（右侧面）

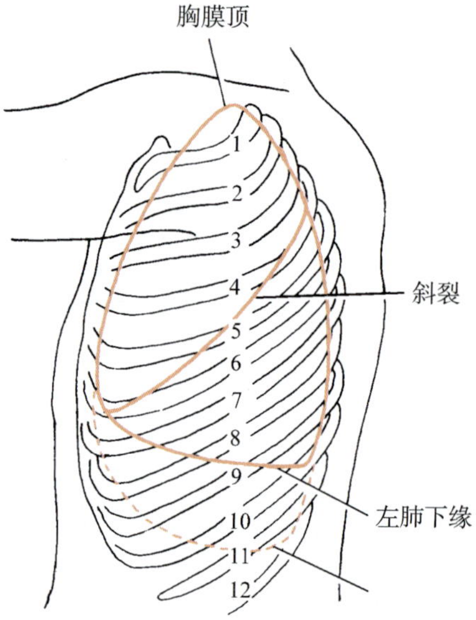

图 5-20 胸膜及肺的体表投影（左侧面）

第六节 纵 隔

纵隔 mediastinum 是两侧纵隔胸膜之间所有器官、结构和结缔组织的总称。其前界为胸骨，后界为脊柱胸段，两侧是纵隔胸膜，上达胸廓上口，下至膈。为描述方便，通常将纵隔以胸骨角平面（平对第 4 胸椎体下缘）分为上纵隔和下纵隔（图 5-21）。

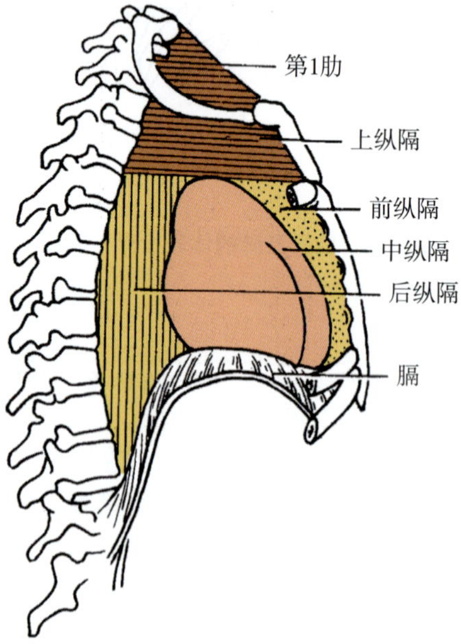

图 5-21 纵隔的分部

一、上纵隔

上纵隔 superior mediastinum 内主要有胸腺，左、右头臂静脉及上腔静脉，膈神经，迷走神经，左喉返神经，主动脉弓及其分支，食管、气管、胸导管及淋巴结等。

二、下纵隔

下纵隔 inferior mediastinum 又以心包为界，分为前、中、后纵隔。

前纵隔 anterior mediastinum 位于胸骨与心包前壁之间，内有胸腺的下部、部分纵隔前淋巴结和疏松结缔组织。

中纵隔 middle mediastinum 位于心包前、后壁之间，内有心包、心和大血管根部、奇静脉弓、膈神经、心包膈血管及淋巴结等。

后纵隔 posterior mediastinum 位于心包后壁与脊柱之间，内有主支气管、食管、胸主动脉、胸导管、奇静脉、半奇静脉、副半奇静脉、迷走神经、胸交感干和淋巴结等。

（乔海兵）

院校风采：山西医科大学汾阳学院

第6章 泌尿系统

案例分析

泌尿系统 urinary system 由肾、输尿管、膀胱和尿道组成（图 6-1）。其主要功能是排出机体在新陈代谢中产生的水溶性废物（如尿酸、尿素、肌酸和肌酐等）和多余的无机盐及水分，以保持机体内环境的平衡和稳定。肾生成尿液，输尿管、膀胱、尿道为输送、储存和排出尿液的器官。男性尿道兼有排精功能。当肾功能障碍时，代谢产物蓄积于体内，破坏内环境的理化性质，影响新陈代谢的正常进行，严重时可出现尿毒症，危及生命。

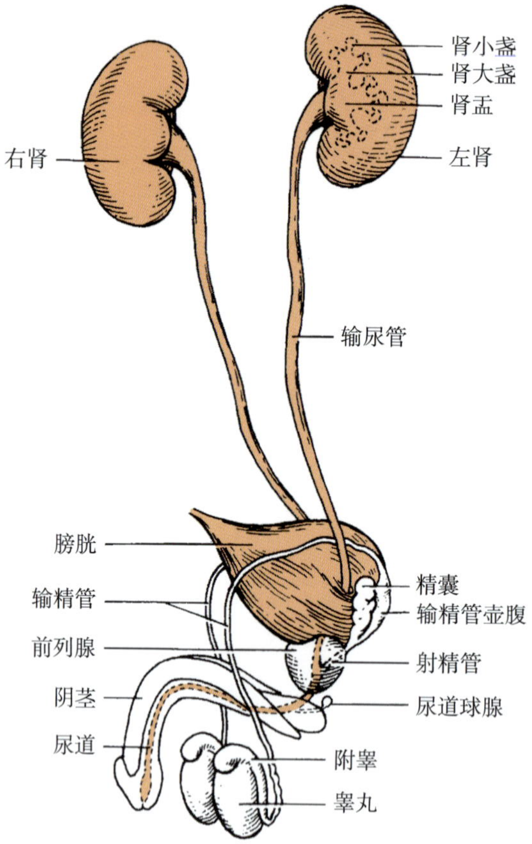

图 6-1　男性泌尿生殖系统模式图

第一节　肾

一、形态

肾 kidney 是实质性器官，左、右各一，形似蚕豆，表面光滑，活体时呈红褐色。肾分为前、后两面，上、下两端和内、外侧两缘。肾前面较凸，朝向腹腔；后面平坦，紧贴腹后壁；上端宽而薄，下端窄而厚；外侧缘隆凸，内侧缘中部凹陷称**肾门** renal hilum，为肾的血管、神经、淋巴管及**肾盂** renal pelvis 出入之处。这些结构被结缔组织包裹称**肾蒂** renal pedicle。肾蒂主要结构的排列，由前向后为肾静脉、肾动脉和肾盂，由上向下为肾动脉、肾静脉和肾盂。右肾蒂较左肾蒂短，故临床上右肾手术难度较大。肾门向肾实质内续于一个较大的腔，称**肾窦** renal sinus，窦内含肾动脉及其分支、肾静脉及其属支、肾小盏、肾大盏、肾盂、神经、淋巴管及脂肪组织等（图 6-2）。

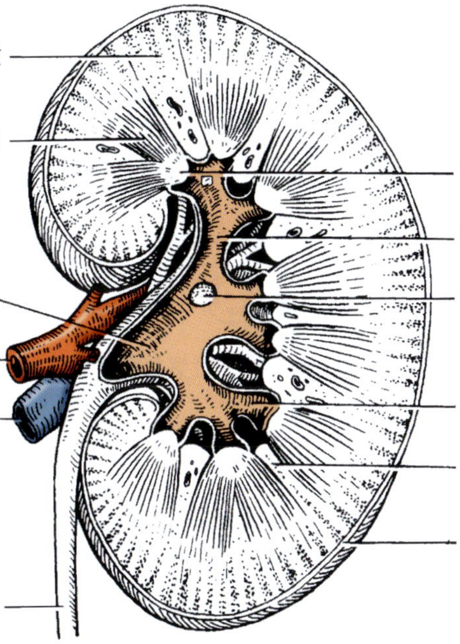

图 6-2　右肾的冠状切面（后面观）

二、构造

在冠状切面上（图 6-2），肾实质分为皮质和髓质两部分。**肾皮质** renal cortex 位于浅层，新鲜标本为红褐色，富含血管，肉眼观察可见红色点状颗粒，主要由**肾小体** renal corpuscles 与**肾小管** renal tubulus 组成。肾皮质深入肾髓质的部分称**肾柱** renal columns。**肾髓质** renal medulla 位于深层，色淡，由 15 ~ 20 个**肾锥体** renal pyramids 构成。肾锥体呈圆锥形，底朝皮质，尖向肾窦称**肾乳头** renal papillae，突入肾小盏内。有时 2 ~ 3 个肾锥体合成一个肾乳头。肾乳头上有许多**乳头孔** papillary foramina，肾生成的尿液经乳头孔流入肾小盏内。肾窦内有 7 ~ 8 个呈漏斗状的**肾小盏** minor renal calices。有时一个肾小盏可包绕 2 ~ 3 个肾乳头。相邻的 2 ~ 3 个肾小盏合成一个**肾大盏** major renal calices，再由 2 ~ 3 个肾大盏汇合形成一个肾盂。肾盂出肾门后向下弯行，逐渐变细移行为输尿管。成人肾盂容积 3 ~ 10ml，平均 7.5ml。

三、位置和毗邻

（一）位置

正常成人肾位于脊柱的两侧（图 6-3），腹膜后间隙内，紧贴腹后壁上部。肾的长轴向外下倾斜，右肾比左肾略低，左肾上端平第 11 胸椎椎体下缘，下端平第 2 ~ 3 腰椎椎间盘；右肾上端平第 12 胸椎椎体上缘，下端平第 3 腰椎椎体上缘。两肾上端距正中线约 3.8cm，下端距正中线约 7.2 cm。第 12 肋斜越左肾后面的中部，右肾后面的上部。肾门约平第 1 腰椎椎体水平，距正中线约 5 cm。肾的位置有个体差异，女性低于男性，儿童低于成人，新生儿肾几乎达髂嵴。临床上常将竖脊肌外侧缘与第 12 肋的夹角处称**肾区** renal region，肾病患者触压和叩击该处可引起疼痛。

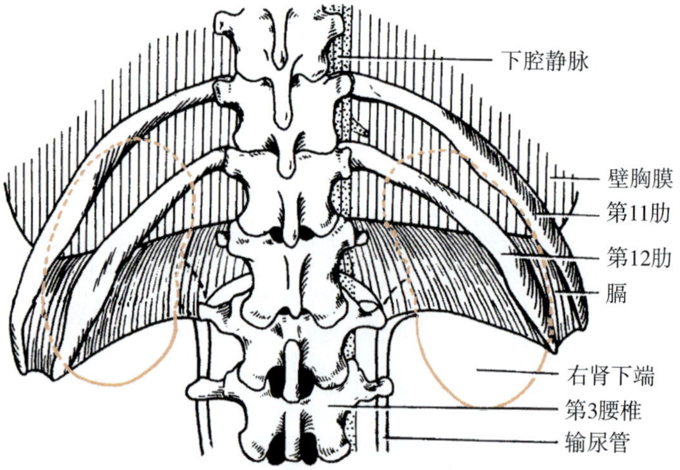

图 6-3 肾与肋、椎骨的位置关系（后面观）

解剖拓展：肾段动脉与肾段

（二）毗邻

两肾的上端有肾上腺（图 6-4，见图 18-6），二者之间被疏松结缔组织分隔，故临床上肾下垂时，肾上腺位置常不变。后面上 1/3 借膈与肋膈隐窝相邻，肾手术时应注意此位置关系，以免损伤胸膜，造成气胸；后面下 2/3 与腹横肌、腰方肌和腰大肌相贴。肾前面邻近的器官左右不同：右肾内侧缘邻十二指肠降部，外侧邻肝右叶和结肠右曲；左肾从上向下与胃、胰和空肠相接触，外侧缘与脾和结肠左曲相邻。

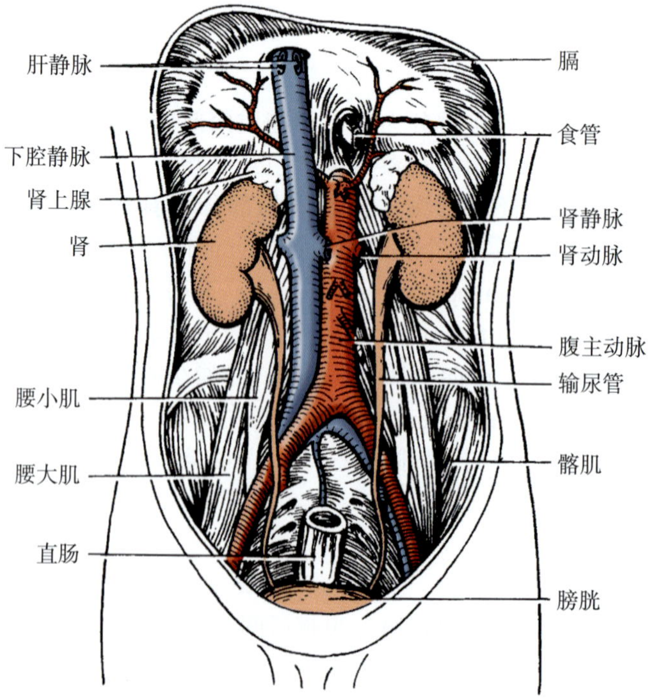

图 6-4 肾和输尿管

四、被膜

肾的表面被覆 3 层被膜，由内向外为纤维囊、脂肪囊和肾筋膜（图 6-5，图 6-6）。

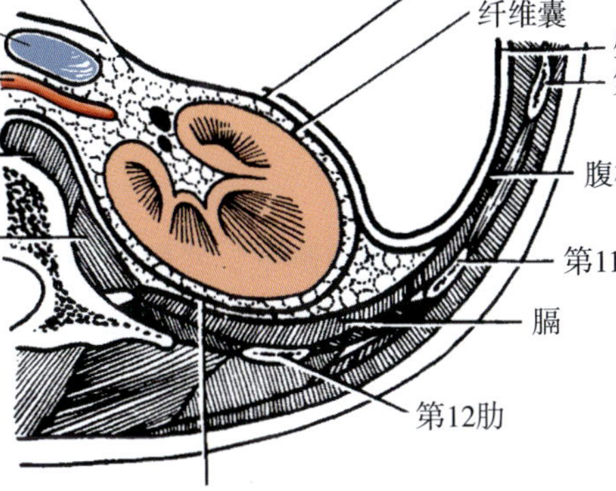

图 6-5　肾的被膜
（平第 1 腰椎的横断面）

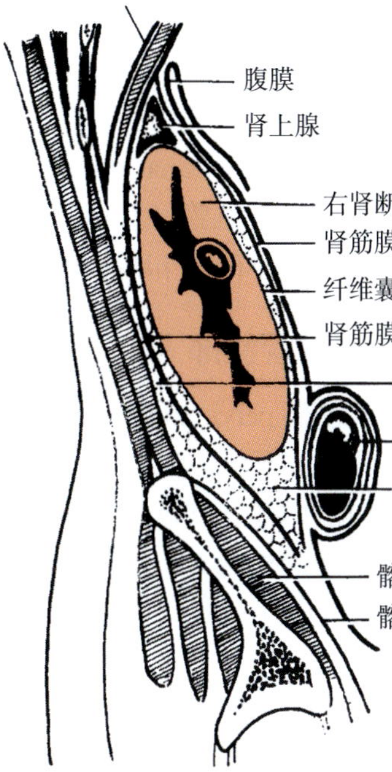

图 6-6　肾的被膜
（经右肾和肾上腺的纵断面）

（一）纤维囊

纤维囊 fibrous capsule 薄而坚韧，由致密结缔组织和弹性纤维构成，被覆在肾实质表面，衬附于肾窦内，易剥离。肾破裂或部分切除时须缝合此膜。在病理情况下，则与肾实质发生粘连，不易剥离。

解剖拓展：肾移植

（二）脂肪囊

脂肪囊 fatty renal capsule 为位于纤维囊外面的脂肪层，并延伸至肾窦，充填于肾窦各结构之间。脂肪囊对肾起弹性垫的保护作用。临床上肾囊封闭，就是将麻药注入肾脂肪囊内。

（三）肾筋膜

肾筋膜 renal fascia 位于脂肪囊外面，由腹膜外组织发育而来。肾筋膜分前、后两层，向上包绕肾和肾上腺。肾筋膜两层向上、向外侧互相融合，向下分离，其间有输尿管通过。肾筋膜向内侧，前层延至腹主动脉和下腔静脉的前面并与对侧的肾筋膜前层相延续，后层与腰大肌筋膜相融合。肾筋膜发出许多结缔组织小束，穿过脂肪囊，连于纤维囊，对肾有固定作用。

肾的正常位置主要靠肾被膜的支持，此外，肾血管、腹膜、腹内压及邻近器官也有固定作用。当肾的固定结构不健全时，肾可向下移动，引起肾下垂或游走肾。肾脓肿或周围炎症，脓液可沿肾筋膜向下蔓延，达髂窝或大腿根部。

第二节 输尿管

输尿管 ureter（见图 6-1，图 6-4）是位于腹膜外的一对细长的肌性管道，起自肾盂，终于膀胱，长 25～30cm，管径平均 0.5～1.0cm，最窄处直径 0.2～0.3cm。输尿管壁有较厚的平滑肌，可进行节律性蠕动，使尿液不断流入膀胱。根据其行程，全长分 3 部分。

一、输尿管腹部

输尿管腹部 abdominal portion of ureter 由肾盂起始后，沿腰大肌前面下行，至其中点附近有睾丸血管或卵巢血管经其前方跨过。在小骨盆入口处，左输尿管越过左髂总动脉末端的前方，右输尿管越过右髂外动脉起始部的前方，进入盆腔移行为盆部。

二、输尿管盆部

输尿管盆部 pelvic portion of ureter 自小骨盆入口处，沿盆腔侧壁，经髂内血管、腰骶干和骶髂关节的前方下行，跨过闭孔血管、神经，达坐骨棘水平。男性输尿管在输精管后方并与之交叉，转向前内侧斜穿膀胱底的膀胱壁；女性输尿管行经子宫颈两侧达膀胱底并穿入膀胱壁内，在距子宫颈外侧 2～2.5cm 处，有子宫动脉从外侧向内侧横过其前上方。当子宫手术结扎子宫动脉时，应注意此位置关系，不要误伤输尿管。

三、输尿管壁内部

输尿管壁内部 intramural portion of ureter 为输尿管斜穿膀胱壁内的一段，长约 1.5cm，以输尿管口 ureteric orifice 开口于膀胱内面。在膀胱空虚时，两输尿管口之间相距约 2.5cm。当膀胱充盈时，膀胱内压增高，压迫壁内段，使管腔闭合，以阻止尿液逆流入输尿管。由于输尿管的蠕动，尿液仍可不断地进入膀胱。

输尿管全程有 3 处狭窄：肾盂与输尿管移行处、输尿管跨过髂血管处、输尿管的壁内部。这些狭窄处常是输尿管结石的滞留部位。

第三节 膀 胱

膀胱 urinary bladder 是储存尿液的肌性囊状器官，其形状、大小、位置和壁的厚度均随尿液的充盈程度、年龄、性别不同而异。一般正常成人膀胱平均容量为 300～500 ml，最大容量可达 800 ml。新生儿膀胱容量约为成人的 1/10。女性的膀胱容量略小于男性。老年人因膀胱肌力减低而容量增大。

一、形态

空虚的膀胱呈三棱锥体型（图 6-7），可分为尖、底、体和颈 4 部分。**膀胱尖** apex of bladder 朝向前上方，连接脐正中韧带 median umbilical ligament（胚胎早期脐尿管遗迹）。**膀胱底** fundus of bladder 朝向后下方。膀胱的尖与底之间为膀胱体 body of bladder。膀胱颈 neck of bladder 为膀胱的最下部，与尿道相接。膀胱各部之间无明显界限。

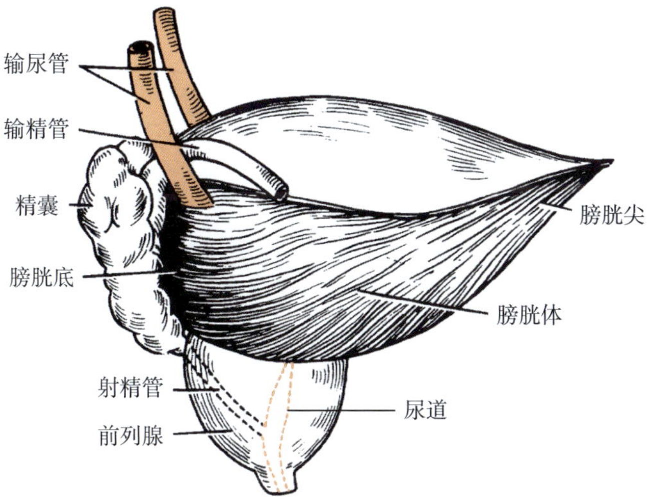

图 6-7　膀胱

二、位置和毗邻

（一）位置

成人的膀胱位于盆腔的前部，耻骨联合的后方，二者之间称膀胱前隙 prevesical space，此隙内男性有耻骨前列腺韧带 puboprostatic ligament，女性有耻骨膀胱韧带 pubovesical ligament 以及结缔组织和静脉丛。膀胱空虚时，膀胱尖不超过耻骨联合的上缘。膀胱充盈时，膀胱尖上升到耻骨联合以上，腹膜返折线也随之上移，膀胱前下壁直接与腹前壁相贴。此时，可在耻骨联合上方行穿刺术，不会伤及腹膜和污染腹膜腔。新生儿的膀胱位置高于成人。老年人膀胱位置较低。

（二）毗邻

膀胱的后方在男性有精囊、输精管壶腹和直肠，女性有子宫和阴道。膀胱的下方，男性邻接前列腺，女性邻接尿生殖膈。

三、膀胱壁的构造

膀胱壁由外向内有浆膜、肌织膜、黏膜下组织和黏膜 4 层。浆膜只覆盖膀胱上面和膀胱底的上部。肌织膜较厚，由平滑肌构成。黏膜下组织位于除膀胱三角区域以外的黏膜与肌织膜之间，较疏松。膀胱壁的黏膜层，当膀胱空虚时，由于肌层的收缩形成许多皱襞，称膀胱襞 vesical plica；当膀胱充盈时，黏膜皱襞减少或消失。在膀胱底的内面，位于两侧**输尿管口** ureteric orifice 与**尿道内口** internal urethral orifice 之间的三角形区域，称**膀胱三角** trigone of bladder（图 6-8）。此区黏膜与肌层紧密相连，缺少黏膜下层组织。无论膀胱处于空虚或充盈时，黏膜都保持平滑状态。该区是膀胱结核和肿瘤的好发部位。两侧输尿管口之间的黏膜形成一横行的皱襞，称**输尿管间襞** interureteric fold，膀胱镜下所见为一苍白带，是膀胱镜检查时寻找输尿管口的标志。男性尿道内口后方的膀胱三角处，受前列腺中叶的挤压形成纵嵴状隆起称膀胱垂。

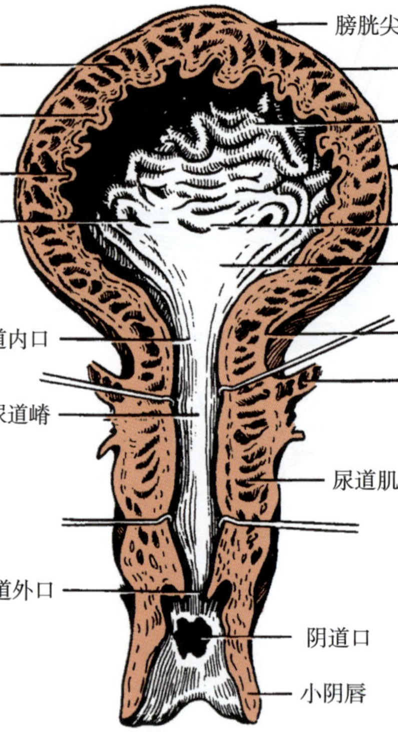

图 6-8 膀胱和女性尿道额状断面（前面观）

第四节 尿 道

女性尿道 female urethra（图 6-8）较男性尿道短、宽且较直，长约 5cm，只有排尿功能。起于尿道内口，行向前下方，穿过尿生殖膈，开口于阴道前庭的**尿道外口** external orifice of urethra。通过尿生殖膈时，尿道和阴道周围有尿道阴道括约肌环绕，此肌为骨骼肌，可控制排尿。由于女性尿道短而直，故尿路易受感染。

院校风采：齐齐哈尔医学院

男性尿道 male urethra 除有排尿功能外，还有排精作用，详见男性生殖系统。

（姚立杰）

第7章 男性生殖系统

男性生殖系统包括内生殖器和外生殖器两部分（图 7-1），内生殖器由生殖腺（睾丸）、输精管道（附睾、输精管、射精管及男性尿道）及附属腺（前列腺、精囊和尿道球腺）组成，外生殖器由阴阜、阴囊和阴茎组成。男性生殖系统的功能是繁衍后代、种族延续和形成并促进个体第二性征发育（如骨骼粗壮、肌肉发达、声音低沉浑厚、喉结突出、长胡须等）及性行为。

案例分析

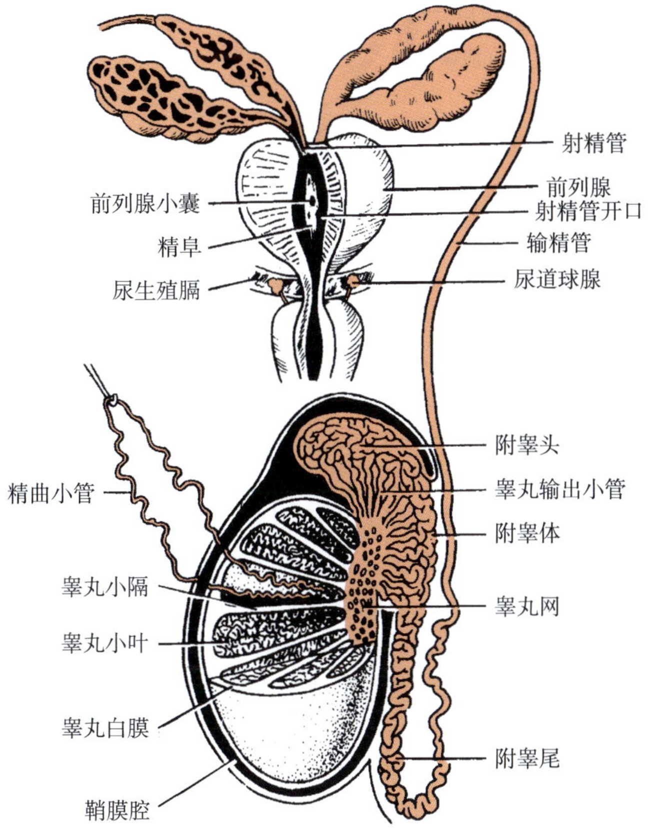

图 7-1 男性生殖系统模式图

知识链接：男性生殖系统组成简表

第一节 男性内生殖器

一、生殖腺

睾丸 testis 是男性生殖腺，能产生精子（男性生殖细胞）和分泌雄性激素。因此，睾丸既是男性生殖器又是内分泌组织。

（一）睾丸的位置及形态

睾丸位于阴囊内，左右各一，多数人左侧略低于右侧。睾丸呈白色，类似扁椭圆形，表面光滑（图 7-1，图 7-2）。睾丸可分为前、后两缘，上、下两端及内、外侧两面。前缘游离，后缘与附睾相接并有输出管、血管、神经及淋巴管出入；上端被附睾包裹，下端游离；外侧面圆隆与阴囊壁相贴，内侧面平坦，邻阴囊中隔。新生儿的睾丸相对较大，随着性成熟期的发展而迅速发育，成人单侧睾丸重为 10～15g，而老年人的睾丸随着功能的衰退而萎缩变小。

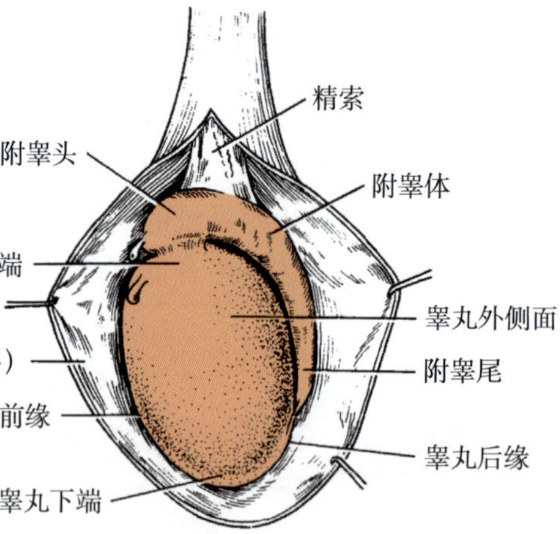

图 7-2 睾丸和附睾（左侧）

（二）睾丸的构造及被膜

睾丸为实质性的器官，其表面由浅至深包被有 3 层被膜，依次为鞘膜、白膜及血管膜。睾丸最外面的鞘膜是睾丸鞘膜的脏层，光滑，紧密贴附于睾丸除后缘处的大部分白膜表面。**白膜** tunica albuginea 为富有胶原纤维形成的致密结缔组织膜，厚而坚韧，呈苍白色，在睾丸后缘处增厚并伸入到实质内形成**睾丸纵隔** mediastinum testis。睾丸纵隔又发出许多**睾丸小隔** septulum testis，呈扇形连接于白膜，并将睾丸实质分成许多锥形的**睾丸小叶** lobules of testis。由于白膜与睾丸小隔相连，故睾丸白膜不易与睾丸实质剥离。血管膜位于白膜的深面，由睾丸动脉的细小分支及与其伴行的细小静脉所形成，对睾丸实质有直接的营养作用，亦有调节内部温度的重要意义。每侧睾丸有 100～200 个睾丸小叶，每个小叶内含有 2～4 条盘曲的**精曲小管** contorted seminiferous tubules（又称生精小管）。各小叶内的精曲小管汇成**精直小管** straight seminiferous tubules，穿入睾丸纵隔内并交织形成**睾丸网** rete testis。睾丸网发出 10 多条**睾丸输出小管** efferent ductules of testis，后者由睾丸后缘上部穿出，进入附睾头（图 7-1）。

精曲小管壁的上皮细胞逐渐成熟、分化，产生的**精子** sperm 进入其管腔内。1 条精曲小管长达 70～80cm，1 个睾丸有 400～600 条精曲小管，睾丸产生的精子数量数以亿计。精曲小管之间的结缔组织称为**睾丸间质** interstitial tissue of testis，其内的间质细胞分泌雄性激素，对促进男性生殖器官的发育、性功能的保持及激发男性第二性征的出现等具有重要的意义。

（三）睾丸的下降

在胚胎早期，睾丸发生于腹后壁，位于肾的下方。睾丸的下端与阴囊间连有 1 条结缔组织索，称为**睾丸引带** gubernaculum testis。随着胎龄的增加，胎体的不断增长及睾丸引带的逐渐缩短，睾丸的位置逐渐下降。在胚胎 3 个月时睾丸已达腹股沟管深环处，在 7～8 个月时顶着双层反折的腹膜，连同其输出管道、血管、神经及淋巴管等通过腹股沟管，出生后已降入阴囊。进入阴囊的腹膜称为**鞘突** vaginal process，之后由腹股沟管深环至睾丸上端间的近侧端鞘突逐渐闭锁，残留成细条索样的结构，称为**鞘韧带** vaginal ligament；鞘突的远侧端终生不闭合，成为**睾丸鞘膜** tunica vaginalis of testis。鞘膜脏层包被睾丸除后缘外的所有表面及大部分附睾，鞘膜壁层贴于阴囊内面。脏、壁两层鞘膜在睾丸后缘的两侧相互移行反折，共同围成密闭的、潜在性的腔隙，称为**睾丸鞘膜腔** cavity of tunica vaginalis，其内含有极少量的液体。

若鞘突未闭，则与腹膜腔交通，可导致先天性腹股沟疝或交通性鞘膜腔积液。有时鞘突出现间断性未闭锁，则可形成精索水囊肿。睾丸在出生后如果仍未进入阴囊，而是滞留于腹腔、腹股沟管，甚至停留于阴茎根部、会阴等处，则称为隐睾或睾丸异位。隐睾将影响生育能力。

二、输精管道

输精管道包括附睾、输精管、射精管和尿道（图 7-1）。

（一）附睾

附睾 epididymis 呈新月形，附于睾丸的后上方（图 7-1）。

附睾分为三部分，即上端膨大的附睾头，中部的附睾体，下端的附睾尾。附睾的表面由浅至深也被覆有三层被膜，依次为鞘膜、白膜和血管膜。睾丸鞘膜脏层于睾丸后缘两侧移行于附睾的表面，称附睾鞘膜，包被附睾表面的大部分，并于附睾尾及精索下端的后面移行返折为睾丸鞘膜壁层。附睾的白膜及血管膜均较睾丸的此两层膜为薄。附睾头是由睾丸输出小管迂曲盘绕而成，位于睾丸的后上方，与睾丸后缘连接紧密。睾丸输出小管最终交汇合并成一条蟠曲的附睾管，形成附睾体和附睾尾。附睾管末端折向内上方续于输精管。

附睾可暂存精子，其管腔的假复层柱状上皮可产生附睾液，对精子有营养作用；上皮的外侧有薄层平滑肌，其蠕动性收缩可将精子推向尾部。由睾丸产生的精子在附睾可得以继续发育、成熟并增强其活力。

（二）输精管

输精管 deferent duct 是附睾管的直接延续，长约 50cm，直径约 3mm，管壁较厚，肌层较发达，管腔狭小，活体触摸呈圆索状。输精管依其行程可分为睾丸部、精索部、腹股沟管部和盆部 4 部分（图 7-1）。

1．**睾丸部**　续于附睾尾的附睾管，是沿睾丸后缘上升至平睾丸上端的部分，此部短而迂曲。

2．**精索部**　从睾丸上端至腹股沟管浅环之间的一段，行于精索内并位居精索其他结构的后内侧。因在阴囊根部的皮下，故又称皮下部，位置表浅，易触及，故为输精管结扎的理想部位。

3．**腹股沟管部**　为通过腹股沟管的部分，也位于精索内。

4．**盆部**　为最长的一段。从腹股沟管深环处起始，沿骨盆侧壁先行向内下方，然后弯向膀胱的后下方和直肠的前面；两侧输精管逐渐靠近，在跨过输尿管的前方之后其管径增粗，形成**输精管壶腹** ampulla of deferent duct。其末端变细并于膀胱底的后下方与同侧精囊的排泄管相交，汇合成射精管。

从腹股沟管深环至睾丸上端之间的 1 条柔软的圆索状结构称为**精索** spermatic cord。精索内主要有输精管、睾丸的动脉、蔓状静脉丛、输精管的血管、神经、淋巴管及腹膜鞘突（鞘韧带）等。上述结构被 3 层被膜包裹，由深至浅依次是：由腹横筋膜延续而成的**精索内筋膜** internal spermatic fascia、由部分腹横肌和腹内斜肌的肌纤维形成的**提睾肌** cremaster 以及由腹外斜肌腱膜延续而成的**精索外筋膜** external spermatic fascia。此三层被膜向下延续至阴囊，也参与阴囊壁的构成（图 7-3）。

（三）射精管

射精管 ejaculatory duct 由输精管末端与精囊的排泄管汇合而成（图 7-1），是输精管道中最短的一段，长约 2cm。向前下方斜行穿经前列腺实质，开口于尿道前列腺部的精阜，前列腺小

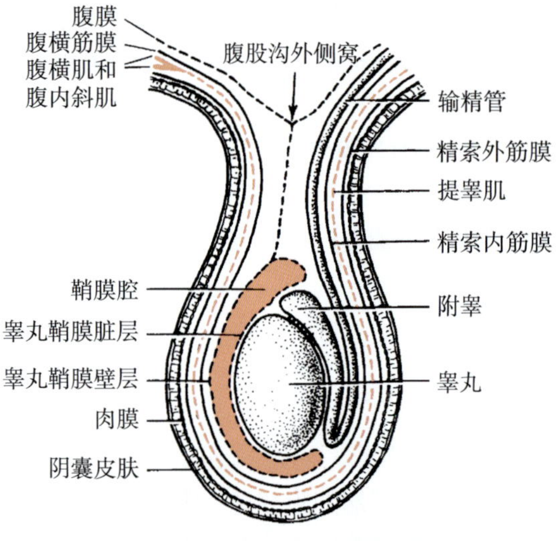

图 7-3 阴囊的结构和精索被膜的模式图

囊的两侧。输精管的管壁有平滑肌纤维，射精时能有力地收缩，帮助精子射出。

（四）尿道（详见男性外生殖器）

三、附属腺

男性附属腺包括精囊、前列腺和尿道球腺。它们均产生相应的液体，通过各自的排泄管道排入尿道，参与**精液** semen 的组成。

（一）精囊

精囊 seminal vesicle（又称精囊腺）是1对长椭圆形囊状腺体（图7-1），表面凸凹不平，包有由疏松结缔组织形成的外膜，位于膀胱底的后方，输精管壶腹的外侧。两侧精囊的排泄管在前列腺的后上方逐渐靠近，并分别与行于其内侧的输精管末端汇合。精囊所产生的精囊液为淡黄色黏稠的液体，有营养及稀释精子的作用，由其排泄管导入射精管，参与精液的组成。

（二）前列腺

1．**位置与毗邻** **前列腺** prostate 为不成对的实质性器官（图7-1，图7-8），是男性生殖器官中最大的附属腺体，位于盆腔的膀胱与尿生殖膈之间。前列腺的前、后面借脂肪及疏松结缔组织分别与耻骨联合后面和直肠前壁相连；在其周围的疏松结缔组织内，围绕有丰富的前列腺静脉丛。前列腺的上方与膀胱颈、精囊和输精管壶腹相邻；其下方与**尿生殖膈** urogenital diaphragm 相接，尿道由上方纵贯其内，两侧射精管由上方斜行向前下方进入其实质内。在临床上做直肠指诊时，隔着直肠前壁向前可触及实质感的前列腺。

2．**形态结构和分叶** 前列腺呈前后略扁的栗子形。上端宽大称**前列腺底** base of prostate，下端尖细称**前列腺尖** apex of prostate，前列腺底与尖之间的部分称为**前列腺体**。其前面微凸，后面平坦，并在中线上有纵行的浅沟，称为**前列腺沟** prostatic sulcus。前列腺的实质由腺组织和肌性纤维组织构成，表面包有筋膜，称为**前列腺囊** prostatic capsule。前列腺囊的外面还有由盆内筋膜形成的前列腺鞘包裹，前列腺静脉丛则位于前列腺囊和前列腺鞘之间。

前列腺可分为5叶：前叶、中叶、后叶及两个侧叶（图7-4）。尿道前列腺部由底向下穿经于前、中叶之间，在前列腺尖穿出。射精管从后上方斜行于中、后叶与侧叶之间。

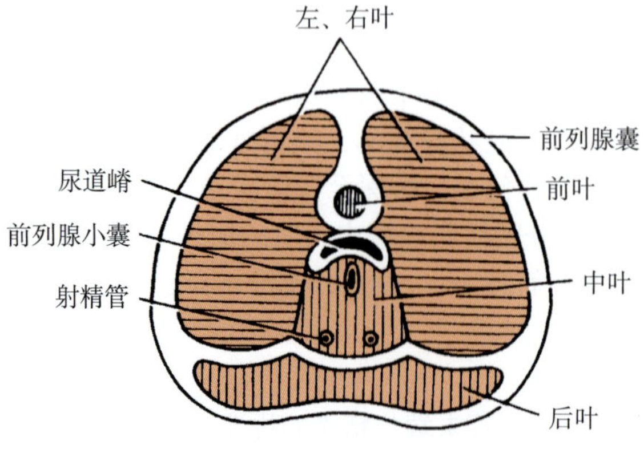

图 7-4 前列腺的分叶（横断面）

3．**组织学分区**　前列腺腺体部分的组织学分区（图 7-5）包括：①**移行区**：围绕尿道前列腺部近侧段的两侧，占腺体实质的 5%，是良性前列腺增生的好发部位；②中央区：位于尿道前列腺部近侧段的后方，占腺体实质的 25%，很少发生良性和恶性病变，当前列腺增生时该区萎缩；③外周区：位于前列腺的后方、两侧及尖部，占腺体实质的 70%，为前列腺癌的好发部位。此外，还有位于腺体和尿道前方的非腺性组织的纤维肌性基质，临床上可经此区手术入路，进行前列腺增生的摘除术。

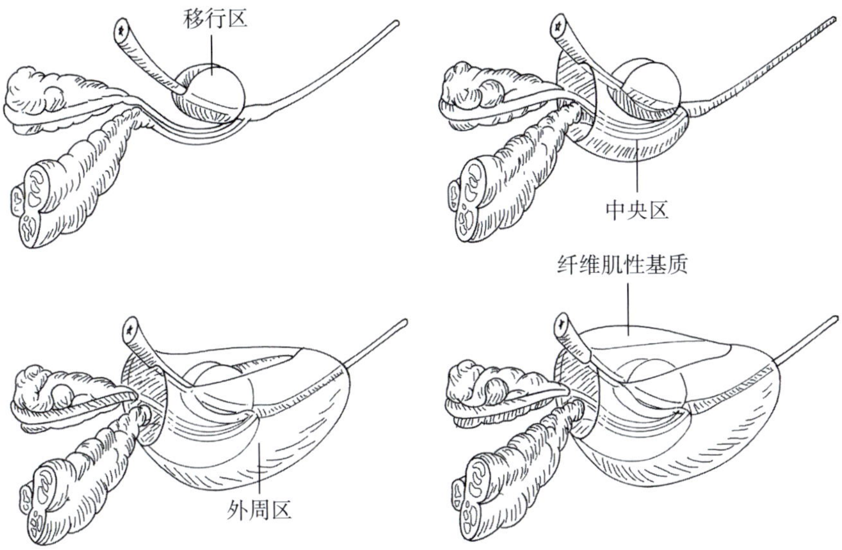

图 7-5　前列腺的组织学分区

前列腺所产生的前列腺液由数条小管排入尿道前列腺部精阜及其两侧。前列腺的分泌物为成分较复杂的黏稠蛋白液体，呈碱性，具有特殊臭味，是精液的主要成分，对精子具有营养和增加其活动能力的作用。据近年来的研究发现，前列腺液内含有前列腺素，提示前列腺亦兼有内分泌功能。

老年人因体内内分泌失衡的原因，引起前列腺的腺性组织衰退，结缔组织增生。在临床上，多因中叶或侧叶的明显增生而形成前列腺肥大。当前列腺肥大时，前列腺囊内压力增高，压迫行于其内的尿道，引起排尿困难，严重者可致尿潴留。后叶是前列腺肿瘤的好发部位。

（三）尿道球腺

尿道球腺 bulbourethral gland 是一对豌豆大的球形腺体（见图 7-1），直径 2～3mm，包埋于尿生殖膈（会阴深隙）内。尿道球腺的分泌物为尿道球腺液，其排泄管开口于尿道球部，参与精液的组成。性兴奋时尿道球腺的分泌物即可进入尿道，对尿道有润滑作用。

附：**精液**是由精子及输精管道和附属腺体所产生的分泌物共同形成的乳白色混合体，为弱碱性，精子在此环境下得以生存、成熟且便于活动。成人一次排精 2～5ml，含精子 3 亿 ～5 亿。精子数量过少或活力不强将影响生育。

第二节 男性外生殖器

男性外生殖器包括阴阜、阴囊和阴茎。

一、阴阜

阴阜 mons pubis 为耻骨联合前面的皮肤隆起，是由皮肤和丰富的皮下脂肪所形成。阴阜的上方于平耻骨联合上缘处与腹下区相连，其两侧以腹股沟与股部为界，其下方有阴茎和阴囊。成人的阴阜皮肤生有阴毛。男性阴毛的分布范围常呈菱形，向上可延伸到脐部，向下可延伸到阴囊。中年之后，皮下脂肪逐渐减少，隆起不明显。

二、阴囊

解剖拓展：腹前壁至阴囊结构的层次延续关系

阴囊 scrotum 位于会阴前面、阴茎的下方（图 7-3，图 7-6）。阴囊壁由外向内有 6 层，依次为皮肤、肉膜、精索外筋膜、提睾肌、精索内筋膜和睾丸鞘膜壁层。阴囊的皮肤表面有色素沉着，多皱褶且生有阴毛，与腹前壁及会阴的皮肤相延续。在中线上两侧皮肤相愈合形成一条细的线嵴，称**阴囊缝** scrotal raphe。此缝向前连于阴茎腹侧面的阴茎缝，向后延续于会阴中线的会阴缝。**肉膜** dartos coat 由腹前壁浅筋膜延续而至，内无脂肪组织，富含平滑肌，其可随体内、外温度变化的刺激而舒缩，引起表面皮肤皱褶的变化，以调节内部的温度，使其低于体温 1～2℃，有利于精子的发育和生存。两侧肉膜在阴囊中缝处向内伸入形成**阴囊中隔** scrotal septum，将阴囊内腔分为左、右腔，分别容纳两侧的睾丸、附睾、输精管睾丸部及鞘膜等。

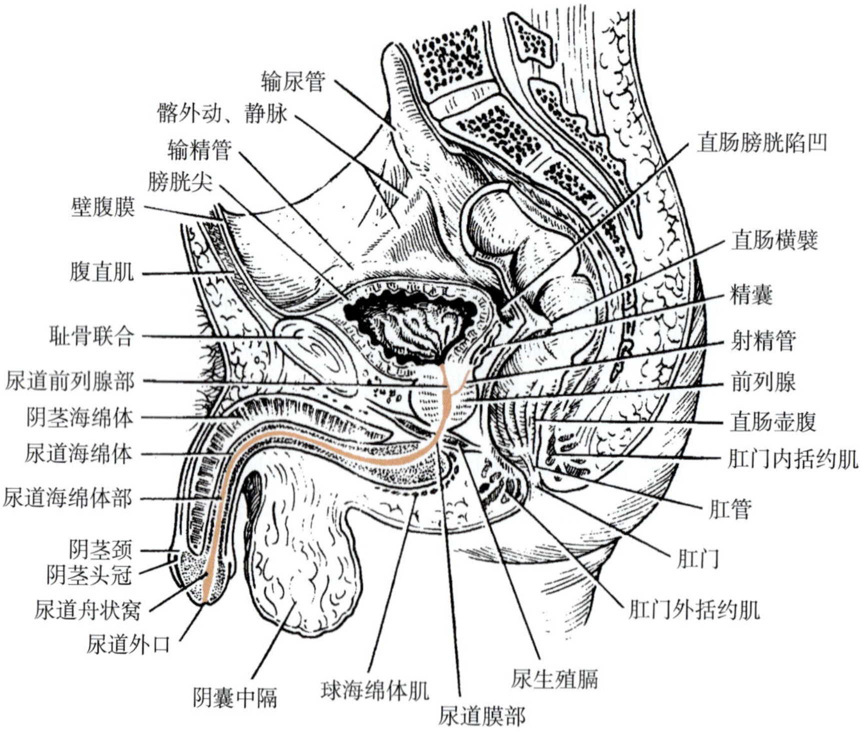

图 7-6 男性盆部正中矢状面

三、阴茎

阴茎 penis 是男性的性交器官，可分为头、颈、体、根 4 部分和背、腹侧两面（图 7-7）。

阴茎头 glans penis 是前端呈蕈状膨大的部分，其表面紧密覆盖着菲薄的皮肤，前端有矢状位的**尿道外口** external orifice of urethra。**阴茎颈** neck of penis 是阴茎头后方较缩窄的部分，其表面也覆有较薄的皮肤，并含丰富的皮脂腺和神经末梢，对刺激最为敏感。**阴茎根** root of penis 藏于阴囊和会阴部皮肤的深面，附着于耻骨弓和尿生殖膈。阴茎根与颈之间为**阴茎体** body of penis，呈圆柱状。

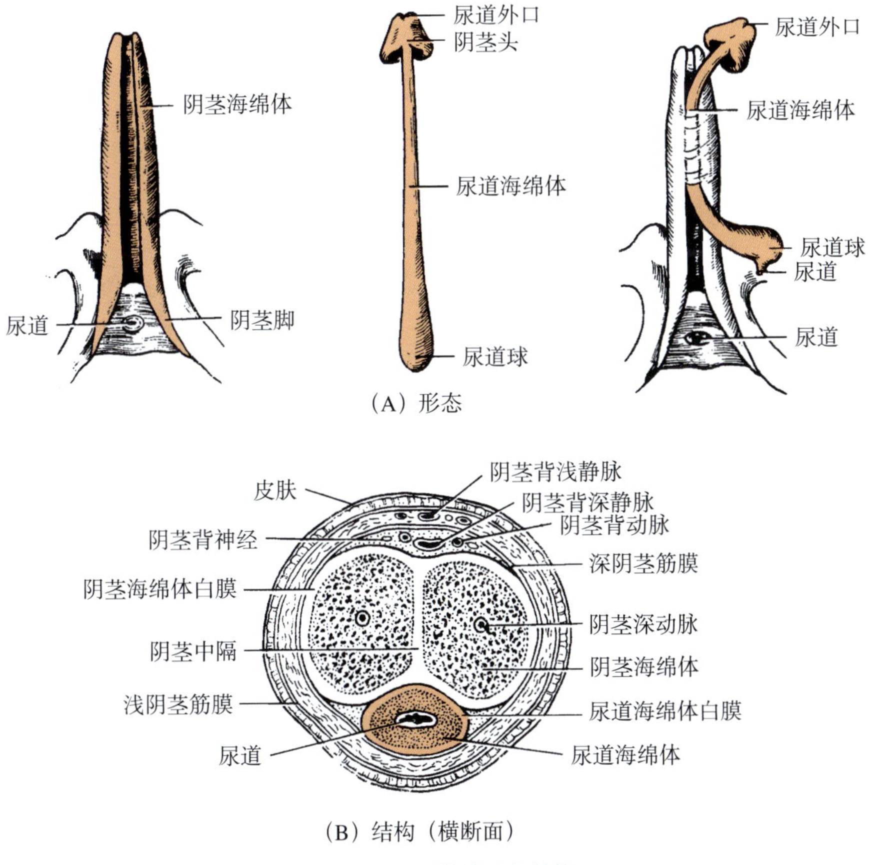

图 7-7　阴茎的外形和结构

阴茎由 2 条**阴茎海绵体** cavernous body of penis 和 1 条**尿道海绵体** cavernous body of urethra 构成（图 7-7，图 7-8）。阴茎海绵体位于背侧，为两端尖细的圆柱体，左右各一，二者紧密并列，其前端嵌入阴茎头后面的凹陷内；其后部为**阴茎脚** crus penis，附着于耻骨弓的前内侧面，表面附有坐骨海绵体肌。阴茎海绵体的表面有坚韧的白膜包裹，两侧白膜在中线上合并成致密的纤维隔称**阴茎中隔** septum of penis。尿道海绵体位于阴茎的腹侧，其表面亦有白膜包被，尿道纵贯其内。尿道海绵体的前端膨大为阴茎头，其后端亦逐渐膨大为**尿道球** bulb of urethra，位于两侧阴茎脚之间，紧贴于**尿生殖膈** urogenital diaphragm 的下面，并被球海绵体肌包裹。

海绵体是由许多**海绵体小梁** trabeculae of cavernous body 交织而成海绵状的结构。这些小梁含有胶原纤维、弹性纤维及少量平滑肌纤维。小梁间的网眼是与血管相通的间隙。当海绵体间隙内充血时，海绵体膨胀，阴茎即增粗并坚挺变硬，这种现象称为**勃起** erection。

阴茎的海绵体外面包被有深、浅两层筋膜。深筋膜在阴茎根部的上方增厚形成**阴茎悬韧带**

suspensory ligament of penis，抵止于耻骨联合前面并延续于腹白线，其前部逐渐变薄而消失。浅筋膜稀疏，内无脂肪组织，向上与腹前壁浅筋膜（Scarpa 筋膜）相延续，向下与阴囊肉膜和浅会阴筋膜（Colles 筋膜）相延续。阴茎的皮肤薄且具有较大的移动性，在阴茎颈的前端反折形成包绕阴茎头的双层皮肤结构，称为**阴茎包皮** prepuce of penis。包皮与阴茎头之间的腔隙为包皮腔，其前缘游离围成包皮口。阴茎包皮在阴茎头的腹侧中线上形成皱襞，称为**包皮系带** frenulum of prepuce。幼年时，阴茎头被包隐于包皮腔内，随年龄增长阴茎逐渐发育增长，包皮也逐渐向后退缩，包皮口逐渐扩大，阴茎头遂显露于外。若成年后阴茎头仍被包于包皮腔内，包皮口过小，甚至经翻转亦难以显露阴茎头，临床上称之为包皮过长或**包茎** phimosis。凡此情况，不仅会影响排尿及性生活效果，而且在包皮腔内易藏纳污垢，引发炎症，也可能诱发恶性病变，应尽早施行包皮环切术。

第三节 男性尿道

男性尿道 male urethra 兼有排尿和排精的功能。起于膀胱的尿道内口，止于阴茎头的尿道外口，长 16～22cm，管径 0.5～0.7cm。

男性尿道可分为前列腺部、膜部及海绵体部三部分（图 7-8）。

一、前列腺部

尿道前列腺部为尿道的起始段，是由尿道内口起，贯穿于前列腺实质内的部分，长约 3cm，其管腔较为宽阔。此部的后壁上有一纵行隆起，称**尿道嵴** urethral ridge，嵴的两侧有许多前列腺排泄管的开口。此嵴的中部隆起，称**精阜** seminal colliculus，其中央凹陷，称为**前列腺小囊** prostatic utricle，其两侧有射精管开口。在尿道内口的周围有环形排列的平滑肌，称尿道内括约肌，对尿液的排出有节制作用。

二、膜部

尿道膜部为尿道穿过尿生殖膈的部分，短而窄，长约 1.5cm。在其周围环绕有**尿道膜部括约肌** sphincter muscle of membranous urethra，为横纹肌对尿液的排出有意识性的控制作用，又称为尿道外括约肌。膜部相对薄弱固定，骨盆骨折易损伤此部。临床上常把尿道的前列腺部和膜部合称为**后尿道** posterior urethra。

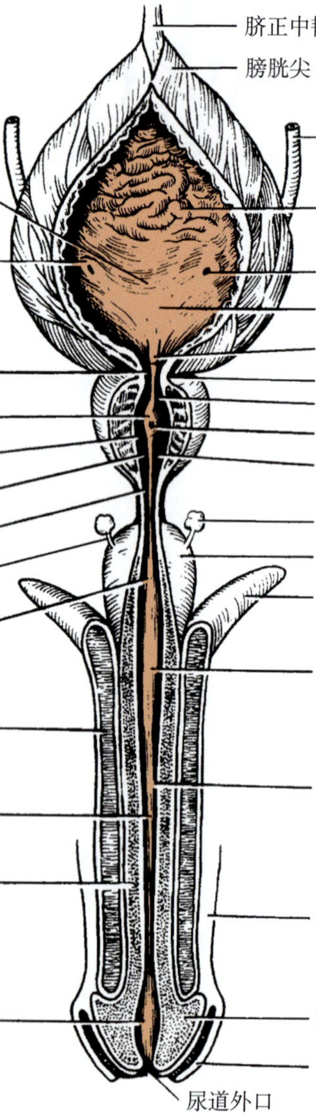

图 7-8 膀胱和男性尿道冠状面（前面观）

三、海绵体部

尿道海绵体部为尿道穿经尿道海绵体的部分，是尿道中最长的一段，长 12～17cm，临床上称前尿道。此部在尿道球内的管径最为宽阔，称**尿道球部**，两侧尿道球腺的排泄管开口于此；在阴茎头内的管径亦较扩大，称**尿道舟状窝** navicular fossa of urethra，通向尿道外口。

尿道前列腺部、尿道膜部及尿道球部的位置较固定，连贯形成凸向后下方的弯曲，称**耻骨下弯** infrapubic curvature。在阴茎松软时，阴茎自然下垂，位于阴茎根、体内的尿道形成凸向前上方的弯曲，称**耻骨前弯** prepubic curvature（图 7-6）。耻骨下弯是恒定的，耻骨前弯在上提阴茎或当阴茎勃起时此弯曲可以变直。临床上在做膀胱镜检查等操作时，应注意到这种方位关系。

男性尿道全程的管径粗细不等，有 3 个狭窄和 3 个扩大。3 个狭窄分别位于尿道内口、尿道膜部及尿道外口，上述狭窄是尿路结石下行于尿道时易于嵌顿的部位；3 个扩大分别位于尿道前列腺部、尿道球部及尿道舟状窝。

此外，尿道的黏膜下层有许多小的黏液腺，它们的分泌物排入尿道，对尿道具有保护作用。

（李　岩）

院校风采：大连医科大学

第8章 女性生殖系统

案例分析

知识链接：女性生殖系统组成简表

女性生殖系统 female genital system 包括内生殖器和外生殖器。内生殖器位于小骨盆腔内，由生殖腺（卵巢）、输送管道（输卵管、子宫和阴道）和附属腺（前庭大腺）组成（图 8-1）。卵巢为女性生殖腺，产生卵子并分泌女性激素。输卵管为输送卵子的管道和卵子受精的部位。子宫是孕育胎儿的器官，并可定期产生和排出月经。临床上将卵巢和输卵管称为子宫附件。阴道为性交、月经排出和分娩胎儿的管道。女性附属腺为前庭大腺。外生殖器即女阴，位于会阴区，盆膈和尿生殖膈的下方，包括阴阜、大阴唇、小阴唇、阴道前庭、前庭球和阴蒂等。

女性乳房与会阴与生殖器官功能密切相关，在本章中一并叙述。

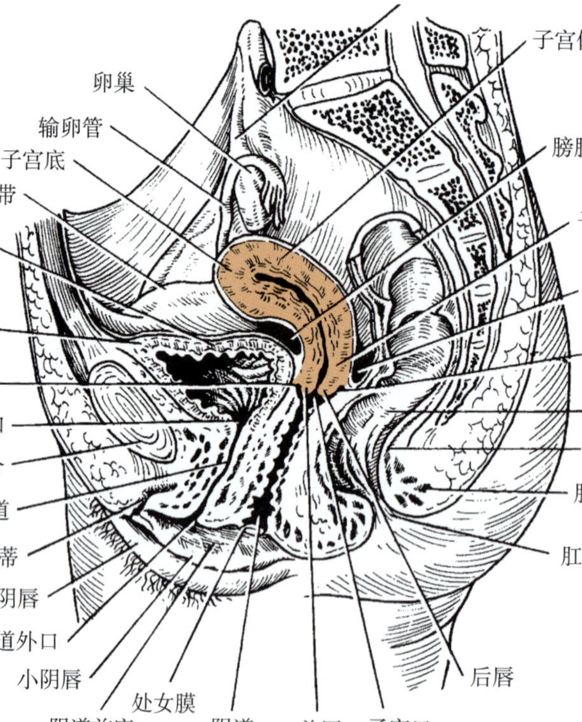

图 8-1　女性盆腔正中矢状断面

第一节 女性内生殖器

一、卵巢

（一）卵巢的形态

卵巢 ovary（图 8-1，图 8-2）为女性生殖腺，是产生女性生殖细胞卵子和分泌女性激素的器官。卵巢为一对实质性器官，呈扁卵圆形，位于子宫两侧，盆腔侧壁的髂内、外动脉分叉处的卵巢窝内。卵巢可分内、外侧面，前、后缘和上、下端。其外侧面对向盆腔侧壁；内侧面朝向盆腔，与小肠相邻。上端钝圆，与输卵管伞相接触，称为输卵管端；下端较细，朝向子宫，称为子宫端，借卵巢固有韧带连于子宫。前缘借卵巢系膜连于子宫阔韧带，称系膜缘，其中央有血管、神经等出入的**卵巢门** hilum of ovary；后缘游离，称独立缘。

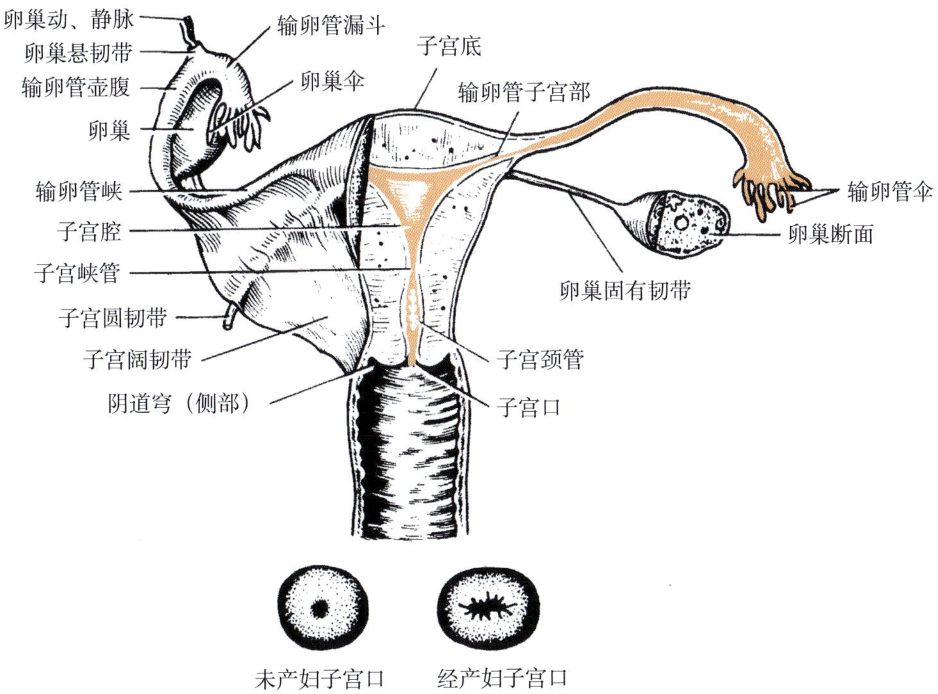

图 8-2 子宫及输卵管的形态（冠状面）

幼年时期的卵巢体积较小，表面光滑，成年女性卵巢较大。进入青春期卵巢开始排卵，此后经多次排卵，其表面形成的瘢痕增多，表面呈凹凸不平。35 ~ 40 岁卵巢逐渐缩小，50 岁左右随月经停止而逐渐萎缩。

卵巢实质由浅层的皮质和深层的髓质组成。皮质是卵巢的主体，内含有大小不等的、数以万计的、处于不同发育阶段的卵泡、黄体和它们退化形成的残余结构及间质组织。成熟的卵泡经卵巢表面将卵细胞（卵子）排至腹膜腔。一般每个月只有一个卵泡发育成熟，左、右卵巢交替排卵。女性一生共排卵 420 ~ 500 个。排卵后的卵泡形成黄体，黄体能分泌孕酮和少量的女性激素。未受孕的黄体在 2 周后变成结缔组织，形成白体。卵巢的髓质是由位于中央的疏松结缔组织、血管、神经和淋巴管等构成。

（二）卵巢的固定装置

卵巢主要借**卵巢悬韧带** suspensory ligament of ovary、**卵巢固有韧带** proper ligament of ovary 和卵巢系膜维持和固定其在盆腔的位置。卵巢悬韧带是腹膜形成的皱襞，起自小骨盆侧缘，向下至卵巢的输卵管端，韧带内含有卵巢血管、淋巴管、神经丛、结缔组织及平滑肌纤维。该韧带是临床手术寻找卵巢动、静脉的标志，临床又称**骨盆漏斗韧带** infundibulopelvic ligament。卵巢固有韧带又称**卵巢子宫索** uteroovarian cord，由结缔组织和平滑肌纤维构成，表面覆以子宫阔韧带的腹膜，形成腹膜皱襞，自卵巢子宫端连至子宫与输卵管结合处的后下方（图 8-2）。另外，卵巢还借由子宫阔韧带后层形成的卵巢系膜将卵巢固定于子宫阔韧带。

二、输卵管

（一）输卵管的形态

输卵管 uterine tube（图 8-1，图 8-2）是将卵子输送至子宫的肌性管道。左、右各一，细长而弯曲，长 10 ~ 14cm，连于子宫底两侧，位于子宫阔韧带的上缘内。内侧端开口于子宫腔，为**输卵管子宫口** uterine orifice of uterine tube；外侧端游离达卵巢的上方，游离成伞状，开口于腹膜腔，**为输卵管腹腔口** abdominal orifice of uterine tube。输卵管肌肉的收缩和黏膜上皮细胞的形态、分泌及纤毛摆动，均受性激素的影响而有周期性变化。

（二）输卵管的分部

输卵管全长由内侧向外侧分为 4 部分。

1．**输卵管子宫部** uterine part　又称输卵管间质部，为输卵管穿过子宫壁的一段，此部长约 1cm，管腔直径约 1mm，以输卵管子宫口开口于子宫腔。

2．**输卵管峡** isthmus of uterine tube　此部短直，壁厚，腔窄，水平向外侧延伸为壶腹部。输卵管结扎术常在此处进行。

3．**输卵管壶腹** ampulla of uterine tube　是输卵管 4 部中最长的一段，约占输卵管全长的 2/3，粗而弯曲，长 5 ~ 8cm。此部是卵子受精的部位，与精子结合以后的受精卵，经输卵管子宫口入子宫腔，植入子宫内膜中着床发育成胎儿。若受精卵在非正常着床部位妊娠则称异位妊娠。

4．**输卵管漏斗** infundibulum of uterine tube　为输卵管的末端，膨大呈漏斗状，向后下弯曲覆盖在卵巢的后缘和内侧面。漏斗的中央有输卵管腹腔口，开口于腹膜腔。输卵管漏斗的周缘有许多细长的指状突起，称为**输卵管伞** fimbriae of uterine tube，有“拾卵”作用，其中最长的一个突起称为**卵巢伞** ovarian fimbria，与卵巢表面相连，可能有引导卵子进入输卵管腹腔口的作用。

三、子宫

子宫 uterus（图 8-1，图 8-2）为倒置的梨形，位于小骨盆中央，膀胱和直肠之间，其壁厚腔小，是孕育胎儿的肌性器官。子宫的形态、大小、位置及结构，随年龄、月经周期和妊娠而改变。

（一）子宫的形态和分部

成人未孕子宫长 7 ~ 8cm，最大横径 4 ~ 5cm，厚 2 ~ 3cm，重 40 ~ 50g，容量约 5ml。子宫分为底、体、颈三部分。**子宫底** fundus of uterus 为输卵管子宫口以上向上隆突的部分，钝圆而游离，与回肠袢和乙状结肠相接触。**子宫颈** neck of uterus 是子宫下端较窄而成圆柱状的部分，成人长约 3cm。子宫颈下 1/3 段伸入阴道内的部分，称**子宫颈阴道部** vaginal part of cervix；上 2/3 段位于阴道以上，称**子宫颈阴道上部** supravaginal part of cervix。子宫颈阴道部是子宫颈癌的好发部位。**子宫体** body of uterus 为子宫底与子宫颈之间的部分。子宫体和子宫颈的比例因年龄和卵巢功能而异，青春期前为 1 : 2，育龄期妇女为 2 : 1，绝经后为 1 : 1。子宫与输卵管相接处称**子宫角** horn of uterus。子宫体与子宫颈阴道上部间稍狭细的部分称**子宫峡** isthmus of uterus。非妊娠子宫此部不明显，长约 1cm，其上端因解剖上狭窄，成为解剖学内口；其下端因此处子宫内膜转变为子宫颈黏膜，称为组织学内口。妊娠后，子宫峡逐渐变长，形成“子宫下段”，成为软产道的一部分，至妊娠末期可延至 7～11cm。此处是产科进行腹膜外剖宫产术的部位。

子宫的内腔较为狭窄，可分为两部。在子宫体内者称**子宫腔** cavity of uterus，呈底在上、尖向下，前后略扁的三角形腔隙。底的两端为输卵管子宫口，尖向下连通子宫颈内腔，即**子宫颈管** canal of cervix of uterus。子宫颈管呈梭形，其上口通子宫腔，向下开口于阴道，称**子宫口** orifice of uterus。未产妇的子宫口为圆形，边缘光滑整齐；经产妇的子宫口呈横裂状（图 8-2）。子宫口的前、后缘分别称为**前唇** anterior lip 和**后唇** posterior lip，后唇较长，位置也较高。成人未孕子宫的内腔，从子宫口到子宫底长 6～7cm，子宫腔长约 4cm，其最宽处为 2.5～3.5cm。

（二）子宫壁的结构

子宫壁分为三层：外层为浆膜，是腹膜的脏层；中层为肌层，由平滑肌组成；内层为黏膜，称子宫内膜。自青春期始，子宫内膜在卵巢激素的作用下，发生周期性增生和脱落的变化，子宫内膜脱落形成月经，约 28 天为一个周期，称月经周期。

（三）子宫的位置

子宫位于盆腔的中央，前为膀胱，后为直肠，下端接阴道，两侧有输卵管和卵巢。子宫底位于小骨盆上口平面以下，子宫颈下端在坐骨棘平面的稍上方。人体直立时，子宫体伏于膀胱的后上方。正常成年子宫呈前倾、前屈。前倾是指整个子宫向前倾斜，子宫长轴与阴道长轴间形成向前开放的夹角，约为 90°；前屈是指子宫体长轴与子宫颈长轴之间形成一个向前开放的钝角，约为 170°。这些子宫夹角的异常，可为导致女性不孕的原因之一。

子宫的位置与膀胱和直肠的充盈程度有关。妊娠期子宫的形态和位置变化很大。子宫的正常位置依靠子宫韧带及骨盆底肌和筋膜的支托，任何原因引起的盆底组织结构破坏或功能障碍均可导致子宫脱垂。

子宫与腹膜的关系：膀胱上面的腹膜向后折转覆盖子宫前面，形成**膀胱子宫陷凹** vesicouterine pouch，转折处约在子宫颈的高度。子宫后面的腹膜从子宫体向下移行至子宫颈及阴道后穹的上面，再返折至直肠的前面，形成一个较深的**直肠子宫陷凹** rectouterine pouch，是女性腹膜腔在直立位时最低的部位。子宫侧缘的腹膜向外侧延展，达盆腔侧壁，形成子宫阔韧带。

（四）子宫的固定装置

子宫周围的韧带、下方的阴道、尿生殖膈和盆底肌等结构对维持子宫的正常位置起重要作用（图 8-2，图 8-3）。子宫的韧带有：

1．**子宫阔韧带** broad ligament of uterus　可限制子宫向两侧移动。位于子宫两侧，由双层腹膜构成，近似呈冠状位。其内侧缘于子宫侧缘处移行为子宫前、后面的腹膜；外侧缘移行为盆腔侧壁腹膜；上缘游离，包裹输卵管（伞部无腹膜遮盖），其外侧端移行为卵巢悬韧带，内含卵巢动、静脉；下缘移行为盆底腹膜。子宫阔韧带前层覆盖子宫圆韧带，后层覆盖卵巢和卵巢固有韧带。前、后两层之间有疏松结缔组织、子宫动脉、子宫静脉、神经、淋巴管等走行。子宫阔韧带依其连接的部位可分为卵巢系膜、输卵管系膜和子宫系膜 3 部分。

（1）**卵巢系膜** mesovarium：为卵巢系膜缘与阔韧带后层间的双层腹膜，内含卵巢血管、神经、淋巴管等。

（2）**输卵管系膜** mesosalpinx：位于输卵管与卵巢系膜根之间，内含输卵管神经、淋巴管等。

（3）**子宫系膜** mesometrium：是子宫阔韧带的其余部分，内含子宫血管、神经、淋巴管等。

2．**子宫圆韧带** round ligament of uterus　维持子宫前倾位的主要结构，是由平滑肌纤维和结缔组织构成的一对扁索状韧带，长 12～14cm，起自子宫体前面子宫角的前下方，在子宫阔

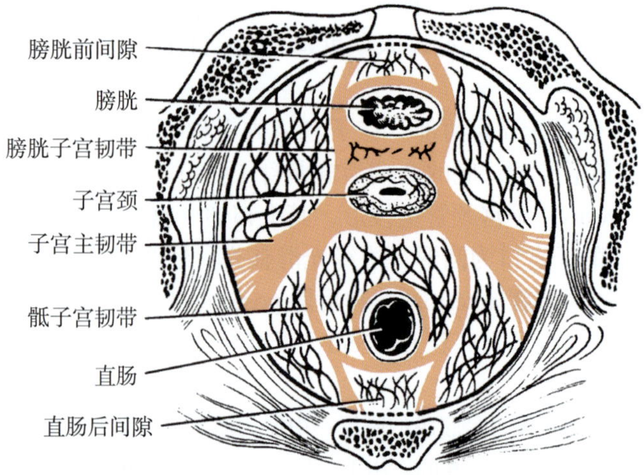

图 8-3 子宫固定装置模式图

韧带前层的覆盖下，向前外侧弯行，到达两侧骨盆侧壁后，经腹股沟管深环进入腹股沟管，出腹股沟管浅环后分散为纤维束状止于阴阜和大阴唇的皮下。

3．**子宫主韧带** cardinal ligament of uterus　又称**子宫旁组织** parametrium，是防止子宫向下脱垂的重要结构。位于子宫阔韧带底部的两层腹膜之间，由子宫颈两侧缘和盆腔侧壁之间的结缔组织纤维束和平滑肌纤维组成，较强韧。

4．**子宫骶韧带** uterosacral ligament　向后上方牵引子宫颈，与子宫圆韧带协同，维持子宫前屈。子宫骶韧带由结缔组织和平滑肌纤维构成，起自子宫颈后面，向后绕过直肠，止于骶骨前面的筋膜。韧带表面有腹膜覆盖，形成弧形的**直肠子宫襞** rectouterine fold。

（五）子宫的年龄变化

解剖拓展：子宫的发育异常

子宫的形状、大小及位置随年龄而变化。胎儿及新生儿的子宫位置较高，多高出小骨盆上口平面之上。子宫颈较子宫体长而粗，子宫扁而壁薄，子宫底不明显。性成熟前期，子宫体迅速发育，壁增厚，子宫内腔扩大；至性成熟期，子宫底向上突隆，子宫体和子宫颈长度相当；经产妇的子宫外径、内腔和重量均较未产妇为大；绝经后，子宫萎缩变小，组织致密，质地较硬。

四、阴道

阴道 vagina 是连接子宫与外生殖器的肌性管道，是女性的交接器官，也是排出月经和娩出胎儿的管道。其壁由黏膜、肌层和外膜构成，有较好的伸展性。阴道的长轴由后上方伸向前下方。阴道管壁可分为前、后壁及左、右侧壁，前壁长约 7.5cm，后壁长约 9cm，前、后壁平时互相贴近。阴道上端环绕子宫颈阴道部，二者之间的环形腔隙称**阴道穹** fornix of vagina（图 8-1）。阴道穹依位置可分为**前穹** anterior fornix、**后穹** posterior fornix 及**两侧穹** lateral fornix。阴道后穹最为深阔，与其后上方的直肠子宫陷凹仅隔以阴道后壁和一层腹膜，当腹腔积液时，临床常经阴道后穹穿刺至直肠子宫陷凹进行引流。阴道下端较窄，以**阴道口** vaginal orifice 开口于阴道前庭。处女的阴道口周围有**处女膜** hymen 附着，是阴道口周围一薄层环状的黏膜皱襞。处女膜中间有孔，其形状、厚薄、弹性和大小，个体差异较大。未婚女子处女膜孔可容 1～2 指，一般约厚 2mm，可呈环形、半月形、伞状或筛状。处女膜破裂后，阴道口周围留有处女膜痕。个别女子处女膜厚而无孔，称处女膜闭锁或无孔处女膜，此种情况当月经初潮时会造成经血储留，需行手术切开。

阴道前壁邻接膀胱和尿道，后壁与直肠接触，若相邻部位损伤，可发生尿道阴道瘘或直肠阴道瘘。阴道下部穿过尿生殖膈，膈内的尿道阴道括约肌以及肛提肌均对阴道有括约作用。

五、前庭大腺

前庭大腺 greater vestibular gland 又称**巴氏腺** Bartholin gland，位于阴道口的后外侧，前庭球的后下方，被球海绵体肌覆盖，形如豌豆大小，左右各一，导管向内前方开口于阴道前庭的小阴唇与阴道口之间的沟内，相当于小阴唇中、后 1/3 交界处，可分泌黏液润滑阴道。正常情况下不能触及此腺，如果其导管因炎症而堵塞，可形成前庭大腺囊肿或前庭大腺脓肿。

第二节　女性外生殖器

女性外生殖器 female external genital organs 即**女阴** vulva（图 8-4），包括以下结构：

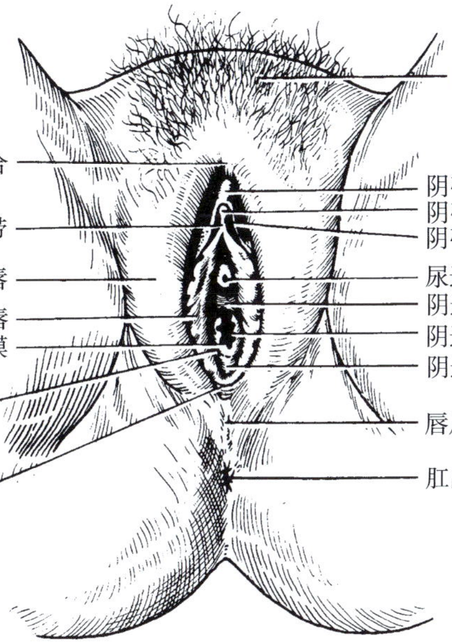

图 8-4　女性外生殖器

一、阴阜

阴阜 mons pubis 是位于耻骨联合前面的皮肤隆起，富含皮脂腺和汗腺，深面含有较多的脂肪组织，性成熟期以后，皮肤表面生有呈倒三角形分布的阴毛。阴毛的疏密和色泽存在种族和个体差异。

二、大阴唇

大阴唇 labium majus 为一对纵行隆起的皮肤皱襞，在发生学上相当于男性的阴囊。从阴阜向后伸展到会阴，两侧大阴唇间的裂隙称女阴裂 pudendal cleft。大阴唇分为内、外两侧面，外侧面的皮肤常有皮脂腺、汗腺和色素沉着，成人长有阴毛；内侧面为粉红色，光滑，有皮脂腺，但无阴毛。皮下为疏松结缔组织和脂肪组织，含丰富的血管、淋巴管和神经，外伤后易形成血肿。大阴唇的前、后端左右相互连合，形成唇前连合 anterior labial commissure 和唇后连合 posterior labial commissure，未产女性两侧大阴唇自然合拢，产后女性大阴唇向两侧分开，绝经后可萎缩。

三、小阴唇

小阴唇 labium minus 位于大阴唇的内侧，是一对纵行、较薄的皮肤皱襞，表面光滑无阴毛，富有弹性。每侧小阴唇前端分成两个小皱襞，一个在阴蒂的上方，左右会合成阴蒂包皮 prepuce of clitoris，一个在阴蒂的下方，左右会合成阴蒂系带 frenulum of clitoris。两侧小阴唇后端彼此会合成阴唇系带 frenulum of pudendal labia。

四、阴道前庭

阴道前庭 vaginal vestibule 是指位于两侧小阴唇之间的裂隙。前部有尿道外口，后部有阴道口。阴道口两侧有前庭大腺导管的开口和前庭小腺排泄管的开口。

五、阴蒂

阴蒂 clitoris 位于阴唇前连合的后方，在发生学上相当于男性的阴茎。由两个阴蒂海绵体组成，在性兴奋时勃起，分为阴蒂脚、体、头 3 部分（图 8-5）。阴蒂脚 crus of clitoris 埋于会阴浅隙内，附着于耻骨下支和坐骨支，两侧向前结合成阴蒂体 body of clitoris，表面有阴蒂包皮包绕；露在包皮外面的部分为阴蒂头 glans of clitoris，富有感觉神经末梢。

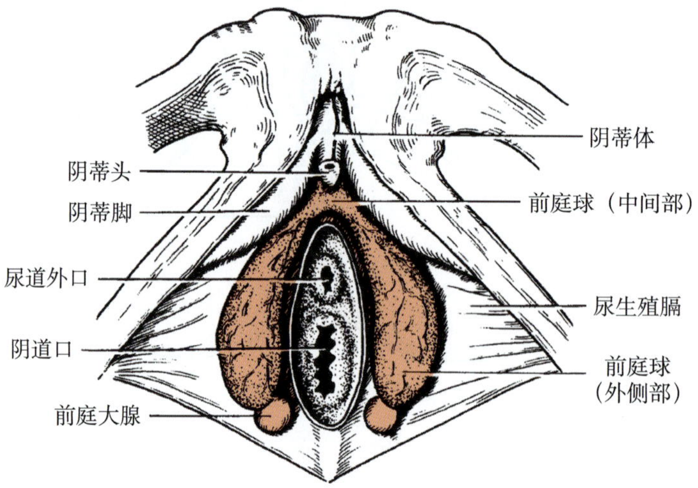

图 8-5 阴蒂、前庭球及前庭大腺

六、前庭球

前庭球 bulb of vestibule 相当于男性的尿道海绵体，呈蹄铁形，分为较细小的中间部和较大的外侧部。中间部在尿道外口和阴蒂体之间的皮下。外侧部较大，前端细小，后端钝圆，位于大阴唇的皮下（图 8-5）。

院校风采：北京大学医学部

（秦丽华）

[附] 乳　　房

乳房 breast 是哺乳类动物和人类特有的腺体。小儿和男性乳房不发达，女性乳房在青春期后受雌性激素的影响开始发育，并随月经周期有周期性变化，在妊娠后期和哺乳期腺组织和脂肪组织增生，有分泌乳汁的功能。乳腺分泌物除作为哺育婴儿的主要营养外，还含有一部分抗体，尤其是分娩后早期分泌的初乳中抗体含量较高。

一、位置

乳房位于胸前部，胸大肌表面的胸肌筋膜的前面，平第 2～6 肋高度，内侧至胸骨旁线，外侧可达腋中线。乳房与胸肌筋膜之间为乳房后间隙，内有疏松结缔组织和淋巴管。隆胸术可将假体置入该间隙内。

二、形态

女性乳房的形态随着妊娠、哺乳以及年龄的增长而有所变化。成年未产妇乳房呈半球形，紧张而有弹性。乳房表面中央有**乳头** mammary papilla，其形状和位置因发育程度和年龄而异，但男性乳头通常位于锁骨中线与第 4 肋间隙或第 5 肋相交处，常作为定位标志。乳头表面有 15～20 个输乳管的开口，称**输乳孔** lactiferous orifice。乳头周围色素较深的皮肤环形区，称**乳晕** areola of breast。乳晕区有许多小圆形突起，其深面有**乳晕腺** areolar glands，可分泌脂状物，可润滑、保护乳头和乳晕。乳头和乳晕的皮肤薄弱，易受损伤而感染（图 8-6）。

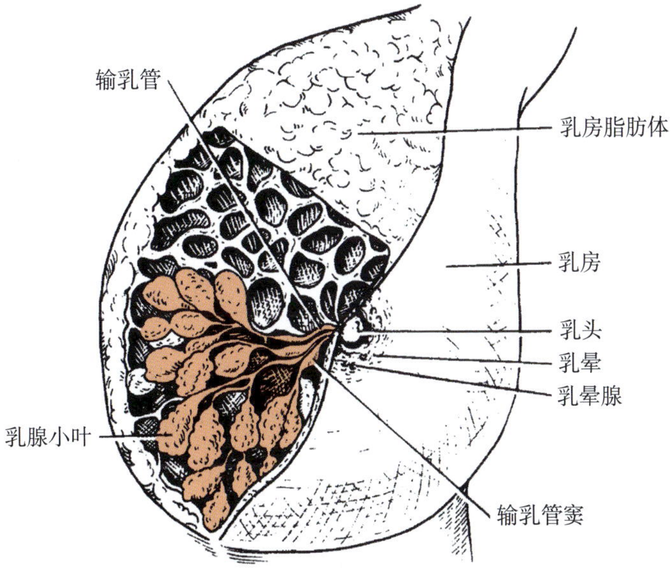

图 8-6　女性乳房模式图

三、结构

乳房由皮肤、纤维组织、乳腺和脂肪组织构成。**乳腺** mammary gland 被脂肪组织和致密结缔组织分隔成 15～20 个乳腺小叶 lobes of mammary gland，以乳头为中心呈放射状排列。每个乳腺小叶有一条排泄管，称**输乳管** lactiferous duct，在近乳头处扩大成为输乳管窦 lactiferous sinuses，其末端变细开口于乳头的输乳孔。乳房手术时应尽量采取放射状切口，以减少对乳腺叶和输乳管的损伤。在乳腺的皮肤和胸肌筋膜之间，连有许多结缔组织纤维束，称**乳房悬韧带** suspensory ligament of breast 或 Cooper **韧带**（图 8-7），对乳腺起支持和固定作用。当乳腺有癌细胞浸润时，由于淋巴回流受阻、真皮水肿和结缔组织纤维束缩短、紧张，牵拉皮肤向内形成许多小凹陷，临床上称为“橘皮样变”，是乳腺癌诊断的体征。

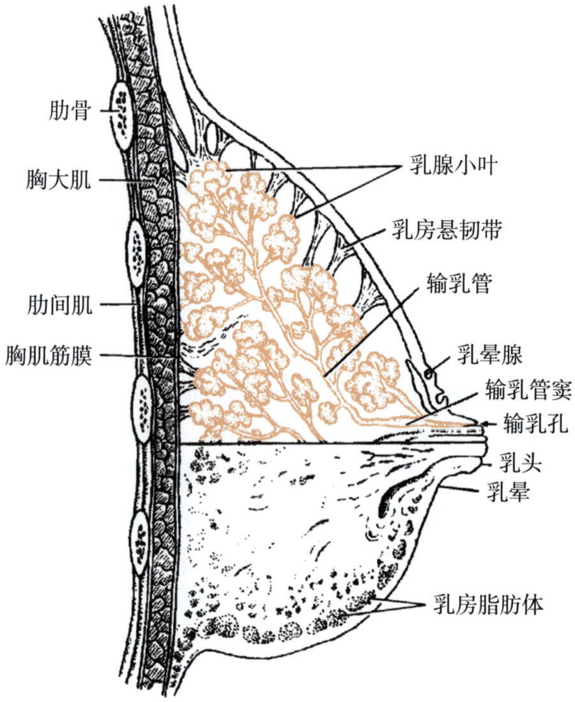

图 8-7 女性乳房矢状断面

（孙宝飞）

[附] 会 阴

会阴 perineum（图 8-8）有广义和狭义之分。广义会阴是指封闭小骨盆下口的所有软组织。其境界与小骨盆下口一致，呈菱形，前为耻骨联合下缘，后为尾骨尖，两侧为耻骨下支、坐骨支、坐骨结节和骶结节韧带。通常以两侧坐骨结节之间的连线为界，将此区分为前、后两个三角：前方的称**尿生殖三角** urogenital triangle 或尿生殖区 urogenital region，男性有尿道通过，女性有尿道和阴道通过；后方的称**肛三角** anal triangle 或肛区 anal region，有肛管通过。临床上，常将肛门与外生殖器之间的狭小区域的软组织称为会阴，即狭义会阴。在男性是指阴囊根与肛门之间的软组织；在女性是指阴道前庭后端与肛门之间的软组织，又称为产科会阴。

会阴的结构除男、女外生殖器之外，主要是一些骨骼肌和筋膜。在尿生殖三角后界的中点附近有一腱性结构，称**会阴中心腱** perineal central tendon 或会阴体 perineal body，长约 1.3cm，它是会阴诸肌的附着点（图 8-9，图 8-10）。在女性，此腱较大且有韧性和弹性，有重要作用，在分娩时要注意保护。

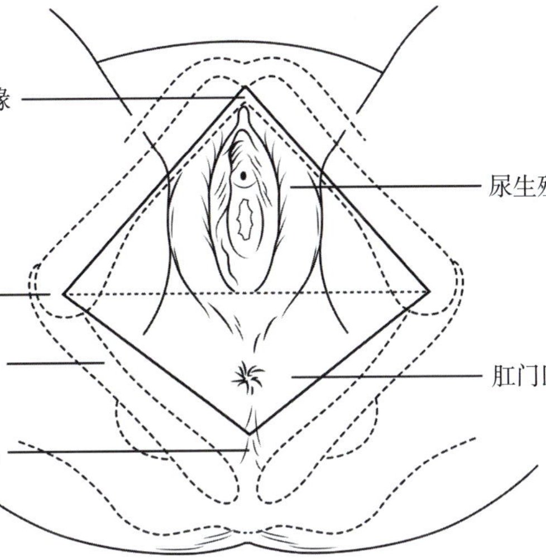

图 8-8　会阴分区（女性）

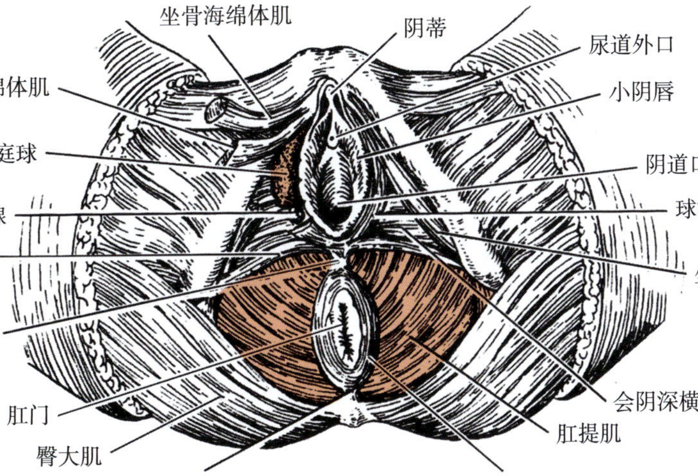

图 8-9　女性会阴肌

一、肛三角

（一）肛三角的筋膜和肌

肛三角 anal triangle 的浅筋膜为富含脂肪的结缔组织，充填在坐骨结节与肛门之间的坐骨肛门窝。肛三角的肌包括肛提肌、尾骨肌和肛门外括约肌（图 8-9，图 8-10）。

1．肛提肌　**肛提肌** levator ani 为一对宽的薄肌，起自耻骨后面、坐骨棘以及张于两者之间的肛提肌腱弓 tendinous arch of levator ani，两侧肌纤维向后、下、内侧方向汇合，止于会阴中心腱、直肠壁、尾骨及肛尾韧带，在女性有部分肌纤维止于阴道壁，呈漏斗状封闭小骨盆下口（图 8-11，图 8-12）。两侧肛提肌的前内侧缘之间形成三角形裂隙，称为盆膈裂孔 hiatus of pelvic diaphragm，位于耻骨联合和直肠之间，下方被尿生殖膈封闭。盆膈裂孔男性有尿道通过，女性有尿道和阴道通过。根据肌纤维的起止和走向，肛提肌分为 3 部分（图 8-11）：髂尾肌 iliococcygeus、耻骨直肠肌 puborectalis 和耻尾肌 pubococcygeus。其主要作用是增强和提起盆底，承托盆腔脏器，并对肛管和阴道有括约作用。

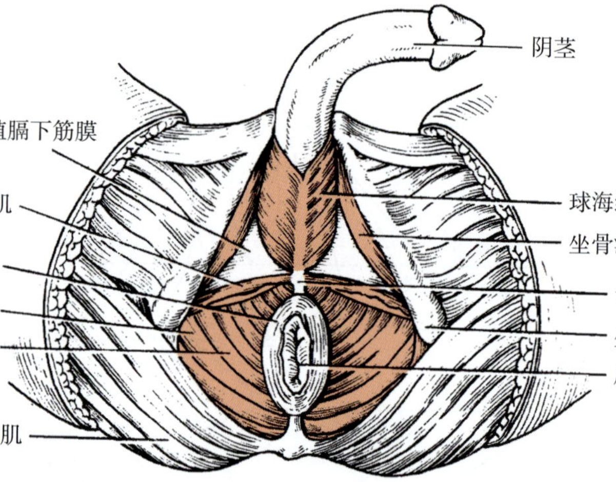

图 8-10 男性会阴肌

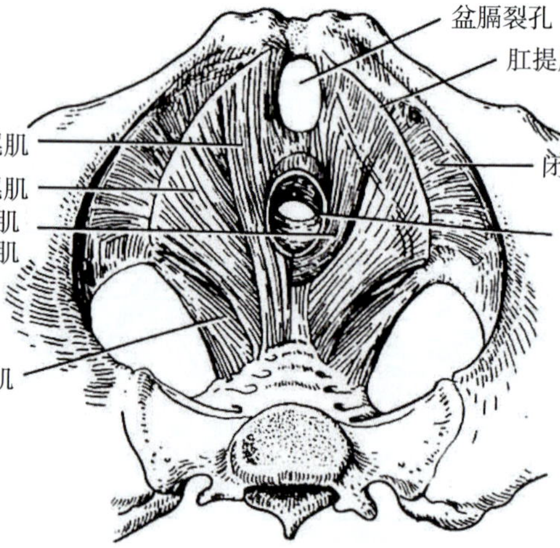

图 8-11 肛提肌和尾骨肌（上面观）重绘

2. 尾骨肌 尾骨肌 coccygeus 位于肛提肌后方，骶棘韧带上方。起于坐骨棘，呈扇形止于骶、尾骨侧缘（图 8-11）。有协助封闭小骨盆下口、承托盆腔脏器及固定骶、尾骨的作用。

3. 肛门外括约肌 肛门外括约肌 sphincter ani externus（图 8-12）为环绕肛门的骨骼肌，分为皮下部、浅部和深部，可随意括约肛门，控制排便。在肛提肌与臀大肌及坐骨结节之间有一深的凹陷，称坐骨肛门窝 ischioanal fossa，此窝呈楔形，尖向上，底向下。窝内有血管、神经及大量脂肪，是肛门周围脓肿常发生的部位。

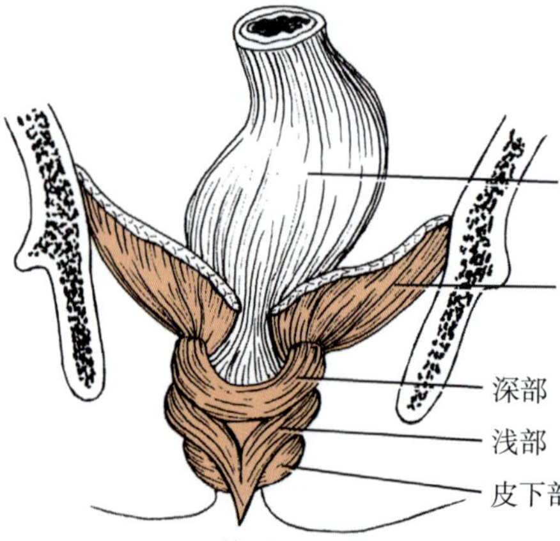

图 8-12 肛门外括约肌和肛提肌（模式图）

（二）盆膈

覆盖于肛提肌和尾骨肌上、下面的深筋膜，分别称为**盆膈上筋膜** superior fascia of pelvic diaphragm 和**盆膈下筋膜** inferior fascia of pelvic diaphragm。盆膈上、下筋膜与其间的肛提肌和尾骨肌共同构成**盆膈** pelvic diaphragm（图 8-13），封闭小骨盆下口的大部分，中央有肛管通过，对承托盆腔脏器有重要作用。

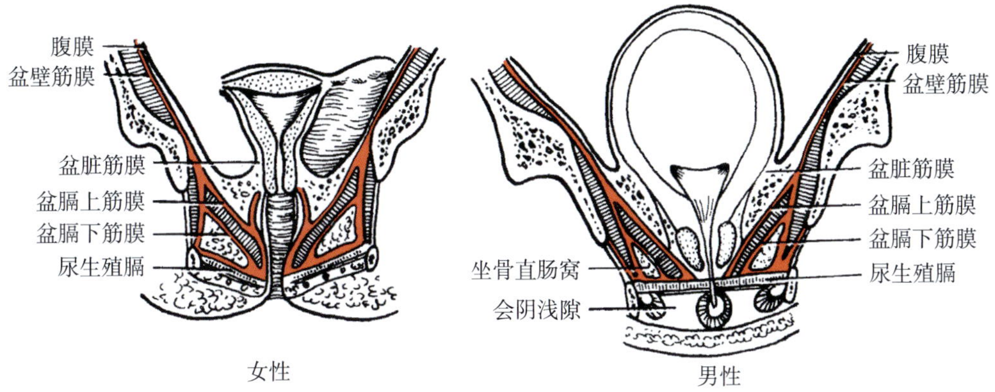

图 8-13　盆膈

（三）坐骨肛门窝

坐骨肛门窝 ischioanal fossa 位于坐骨结节与肛门之间，为底朝下的锥形间隙，左右各一（图 8-14）。内侧壁为肛提肌、肛门外括约肌及盆膈下筋膜，外侧壁为闭孔内肌及闭孔筋膜，前界为尿生殖膈后缘，后界为臀大肌下缘。窝内有大量脂肪组织和血管、神经等结构。坐骨肛门窝是脓肿的好发部位，当脓肿穿通肛门和皮肤时，则形成肛瘘。

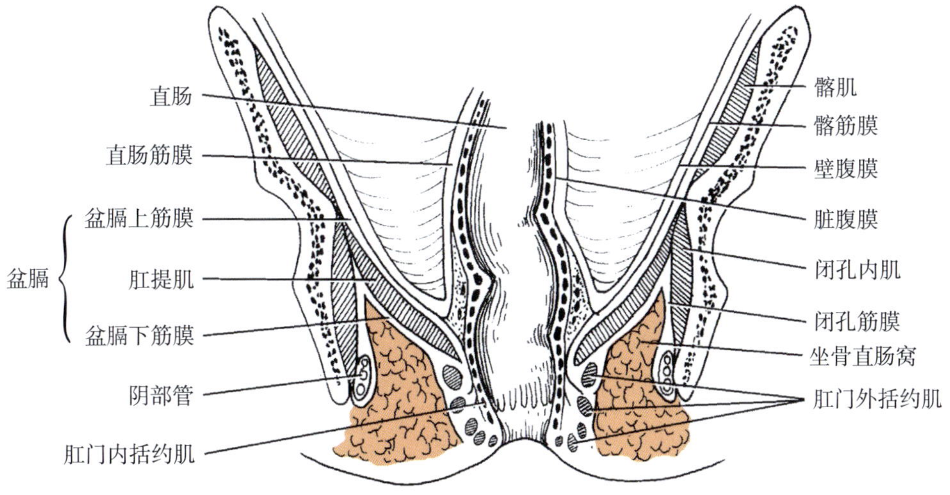

图 8-14　坐骨肛门窝

二、尿生殖三角

（一）尿生殖三角的筋膜和肌

尿生殖三角 urogenital triangle 的浅筋膜分为浅、深两层。浅层称脂肪膜，向前与腹前壁浅筋膜浅层延续；深层呈膜状，称会阴浅筋膜，向前与腹前壁浅筋膜深层延续，在男性与阴囊肉膜及阴茎浅筋膜延续。尿生殖三角的肌位于肛提肌前部的下方，封闭尿生殖三角及盆膈裂孔。尿生殖三角的肌可分为浅、深两层。浅层肌包括会阴浅横肌、球海绵体肌和坐骨海绵体肌，深层肌包括会阴深横肌和尿道括约肌（图 8-9，图 8-10）。

1．浅层肌

（1）会阴浅横肌：起自坐骨结节，横行向内止于会阴中心腱，有固定会阴中心腱的作用。

（2）球海绵体肌：位于肛门前方，男性包绕尿道球和尿道海绵体后部，止于阴茎海绵体的侧面和阴茎背面的筋膜，收缩时可使尿道变短、变细，协助排尿和射精，并参与阴茎勃起。在女性此肌环绕阴道口和尿道口，称阴道括约肌，可缩小、括约阴道口和尿道口。

（3）坐骨海绵体肌：起自坐骨结节，男性此肌止于阴茎。海绵体收缩时会压迫阴茎海绵体根部，阻止静脉血回流，参与阴茎勃起，又称阴茎勃起肌（图 8-10）。女性坐骨海绵体肌较薄弱，止于阴蒂脚，收缩时压迫阴蒂脚，阻止阴蒂内静脉血的回流，协助阴蒂勃起，又称阴蒂勃起肌。

2．深层肌

（1）会阴深横肌：位于会阴浅横肌的深面，起自坐骨支及耻骨下支结合部附近的阴部管，肌束横行于两侧坐骨支之间，肌纤维在中线上互相交织，封闭尿生殖三角的后部，一部分肌纤维止于会阴中心腱，收缩时可加强会阴中心腱的稳定性。

（2）尿道括约肌：位于会阴深横肌前方，男性该肌肌束包绕尿道膜部及前列腺下部周围，具有括约尿道膜部、压迫尿道球腺和固定会阴中心腱的作用。在女性该肌包绕阴道和尿道，称尿道阴道括约肌 urethrovaginal sphincter，有括约尿道、阴道和固定会阴中心腱的作用。

（二）尿生殖膈

在尿生殖三角区的深筋膜中，覆盖于会阴深横肌和尿道括约肌上、下面的筋膜，分别称尿生殖膈上筋膜 superior fascia of urogenital diaphragm 和尿生殖膈下筋膜 inferior fascia of urogenital diaphragm。尿生殖膈上、下筋膜与其间的会阴深横肌和尿道括约肌共同构成**尿生殖膈** urogenital diaphragm，封闭尿生殖三角和盆膈裂孔，男性有尿道通过，女性有尿道和阴道通过。会阴浅筋膜与尿生殖膈下筋膜之间围成**会阴浅隙** superficial perineal space，内有会阴浅横肌、男性有阴茎根、女性有阴蒂脚、前庭球和前庭大腺等。尿生殖膈上、下筋膜之间的间隙称**会阴深隙** deep perineal space，有会阴深横肌、尿道膜部、尿道括约肌和尿道球腺等。

院校风采：贵州医科大学

（孙宝飞）

第9章 腹 膜

一、概述

腹膜 peritoneum 为衬覆于腹、盆壁内表面和腹、盆腔各器官外表面的一层薄而光滑的半透明浆膜（图 9-1）。前者称为**壁腹膜** parietal peritoneum 或腹膜壁层，后者称为**脏腹膜** visceral peritoneum 或腹膜脏层。脏、壁两层腹膜相互延续、移行，共同围成不规则的潜在性腔隙，称为**腹膜腔** peritoneal cavity。男性腹膜腔是完全封闭的，女性腹膜腔借输卵管腹腔口经输卵管、子宫、阴道与外界相通。正常情况下，这一通道被黏液完全封闭，在子宫颈管和输卵管形成了黏液栓，感染时可使黏液栓溶解，并经这一通道扩散至腹膜腔。脏腹膜较薄，紧贴脏器表面，不易剥离，从组织结构或功能上将其视为该脏器的组成部分，如胃、肠壁最外层的浆膜即为脏腹膜。

案例分析

腹腔和腹膜腔在解剖学上是两个不同的概念。腹腔是指膈以下、小骨盆上口以上，由腹壁围成的腔；广义的腹腔包括小骨盆腔在内。腹膜腔则指脏、壁两层腹膜之间的潜在性腔隙，腔内仅含少量浆液，起润滑和减少脏器间摩擦的作用。临床应用时，对两者的区分并不严格。腹膜外位器官的手术，如膀胱和肾的手术等，可在腹膜腔外施行，不需进入腹膜腔，故应严格区

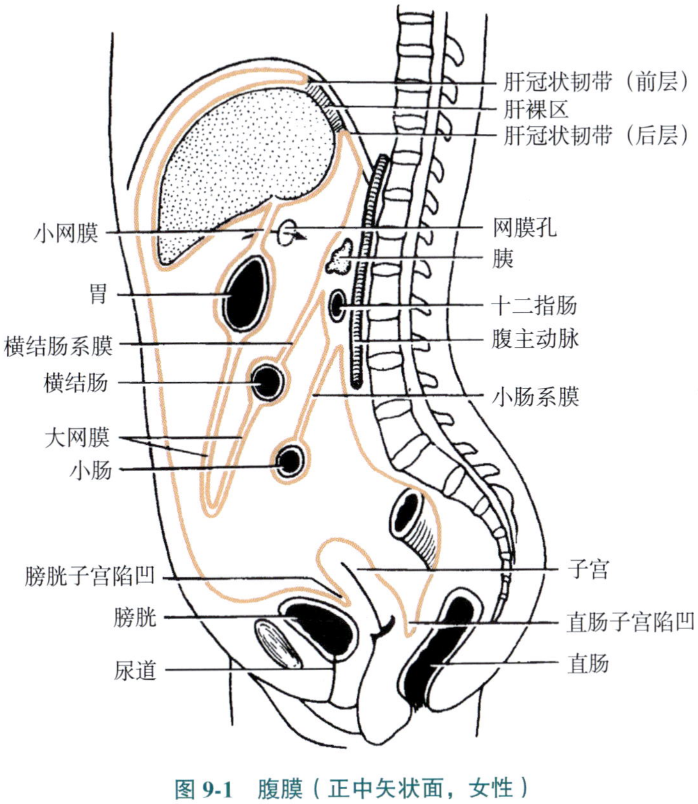

图 9-1 腹膜（正中矢状面，女性）

分腹腔与腹膜腔的概念。

腹膜具有分泌、吸收、保护、修复、支持等功能：①生理状态下，腹膜可分泌浆液 100 ~ 200ml，起润滑和保护作用，减少脏器间的摩擦。浆液中含有大量巨噬细胞，吞噬病原微生物和有害物质，起防御作用。②腹膜有较强的吸收功能，能吸收腹腔内的液体和空气等。一般认为，上腹部腹膜的吸收能力强于下腹部，腹腔炎症或手术后的患者应采取半卧位，使有害液体流至下腹部，以减缓腹膜对有害液体的吸收。③腹膜有较强的再生和修复能力，分泌的浆液中含有纤维素，可促进炎症的局限和伤口愈合。也可因手术操作粗暴或腹膜在空气中暴露时间过久而导致腹膜损伤，造成肠袢纤维性粘连等手术后遗症。④腹膜形成的韧带、系膜等结构对脏器有固定和支持作用。

二、腹膜与腹、盆腔脏器的关系

根据脏器被腹膜覆盖情况，可将腹、盆腔脏器分为 3 种类型，即腹膜内位、腹膜间位和腹膜外位器官（图 9-2）。

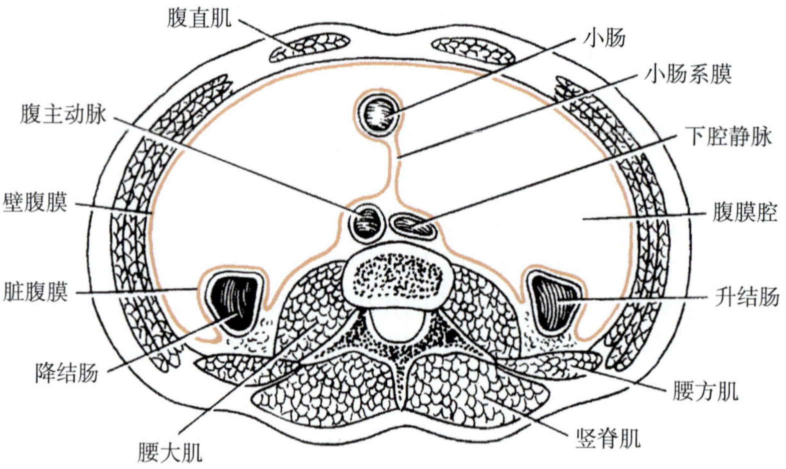

图 9-2 腹膜（下腹部横状面）

1. 腹膜内位器官 表面几乎全部被腹膜包裹，往往形成系膜，器官活动度较大，如胃、十二指肠上部、空肠、回肠、盲肠、阑尾、横结肠、乙状结肠、输卵管、卵巢和脾。

2. 腹膜间位器官 表面大部分被腹膜包裹，如肝、胆囊、升结肠、降结肠、直肠上段、子宫和充盈的膀胱。

3. 腹膜外位器官 表面仅一面被腹膜覆盖，如肾、肾上腺、输尿管、空虚的膀胱、十二指肠降部、直肠中下段和胰。大多位于腹膜后间隙，又称腹膜后位器官。

了解器官与腹膜的关系有重要的临床意义。腹膜内位器官的手术，必须通过腹膜腔才能进行；腹膜外位器官（如肾、输尿管等）的手术，可不经腹膜腔而在腹膜外进行，避免腹膜腔感染和减少术后脏器间的粘连。

三、腹膜形成的结构

壁腹膜与脏腹膜之间、或脏腹膜与脏腹膜之间相互返折移行，形成各种腹膜结构，如网膜、系膜、韧带和皱襞等。这些结构不仅对脏器起连接和固定作用，也是神经、血管走行的部位。

（一）网膜

网膜 omentum 是与胃小弯和胃大弯相连的双层腹膜结构，两层间有血管、神经、淋巴管和结缔组织等（图 9-3）。

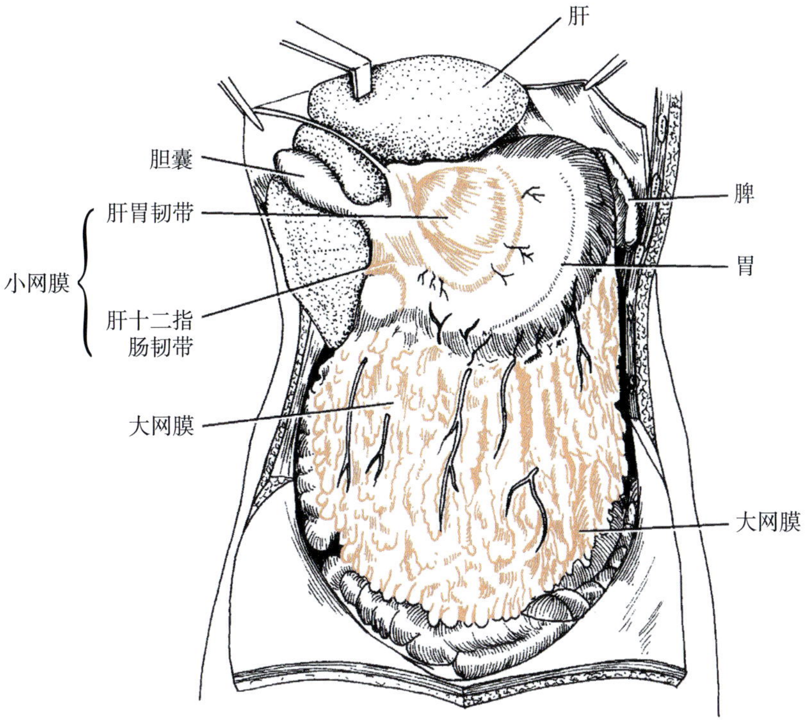

图 9-3　网膜

1．小网膜 lesser omentum　是由肝门移行至胃小弯和十二指肠上部的双层腹膜结构。其左侧部由肝门连于胃小弯，称肝胃韧带 hepatogastric ligament，内有胃左、右血管和胃上淋巴结、胃的神经等。小网膜右侧部由肝门连于十二指肠上部，称肝十二指肠韧带 hepatoduodenal ligament，构成小网膜的游离右缘，内有三个重要结构，即胆总管（右前方）、肝固有动脉（左前方）和肝门静脉（二者后方），并伴有淋巴管、淋巴结和神经丛等。游离右缘后方有一**网膜孔** omental foramen，又称 Winslow 孔（图 9-1，图 9-4），经此孔可进入网膜囊。

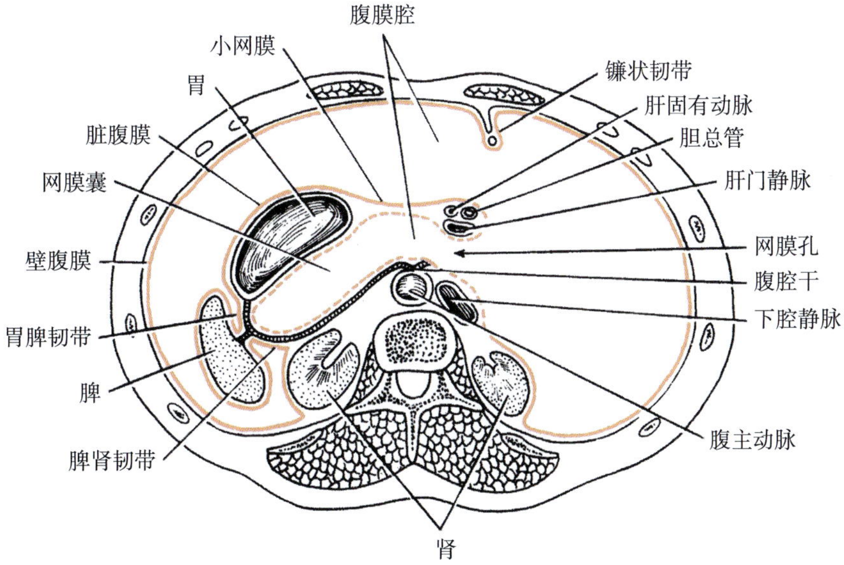

图 9-4　腹膜（经网膜孔横断面）

2．**大网膜** greater omentum 是连于胃大弯和横结肠之间的腹膜结构，形似围裙覆盖于横结肠和空、回肠的前面。大网膜由4层腹膜构成。构成小网膜的两层脏腹膜，分别包被胃和十二指肠上部的前、后两面，向下至胃大弯处互相融合，形成大网膜的前两层，并下垂至脐平面稍下方，然后向后上返折，形成大网膜的后两层，继而包绕横结肠，并与横结肠系膜相延续。在儿童时期，大网膜的下部4层往往已经愈合，上部二、三层间仍有潜在性腔隙，构成网膜囊的下部，称网膜囊下隐窝；随着年龄的增长，大网膜的4层腹膜逐渐粘连愈着，最终网膜囊下隐窝消失，使胃大弯下延的两层腹膜直接与横结肠愈着，形成**胃结肠韧带** gastrocolic ligament。

大网膜血液供应丰富，胃结肠韧带内（胃大弯下约1cm处）有胃网膜左、右血管吻合而成的胃网膜动脉弓，向胃及大网膜发出许多胃支和网膜支。

大网膜的血管常用作心冠状动脉旁路移植术的供体血管。整形外科常使用带血管蒂的大网膜片铺盖胸、腹壁或颅骨创面，作为植皮的基础。大网膜含有丰富的脂肪组织、毛细血管和吞噬细胞，具有重要的吸收和防御功能。活体大网膜的游离部可移动，当腹腔脏器发生炎症时（如阑尾炎等），它可向病变处移动并包裹病灶，以防止炎症扩散蔓延，故有腹腔卫士之称。大网膜的长度因人而异，短者仅下垂至横结肠下10cm左右，长者可达盆腔。小儿大网膜较短，一般在脐平面以上，在发生阑尾炎或腹腔其他炎症时，病灶不易被大网膜包裹，常导致炎症扩散而引起弥漫性腹膜炎。大网膜还具有较强的再生、修复及存活能力，易同其他组织愈着并建立侧支循环。临床常以大网膜覆盖肝、脾、肾等脏器部分切除的创面，或以带蒂的网膜瓣来充填组织缺损和乳房重建等。然而，手术中的损伤或炎症等，亦可使大网膜与肠管粘连。

3．**网膜囊** omental bursa 位于小网膜、胃后壁与腹后壁腹膜之间的一个扁窄而不规则的潜在性腔隙（图9-1，图9-4），属于腹膜腔的一部分，又称小腹膜腔或腹膜小囊。网膜囊的前壁为小网膜、胃后壁的腹膜和胃结肠韧带；后壁为大网膜后二层、横结肠及其系膜，以及覆盖在胰、左肾、左肾上腺等处的腹膜；上壁为肝尾状叶和膈下方的腹膜；下壁为大网膜前、后两层的愈着处。网膜囊的左侧为脾、胃脾韧带和脾肾韧带，右侧借网膜孔通腹膜腔的肝肾隐窝。

网膜孔是网膜囊与腹膜腔之间的唯一通道，可容1～2个手指通过，其高度约在第12胸椎至第2腰椎体前方。孔的上界为肝尾状叶，下界为十二指肠上部，前界为肝十二指肠韧带，后界为覆盖于下腔静脉表面的腹膜。

外伤性肝破裂或肝门附近血管出血，手术时可将示指探入网膜孔内，拇指在小网膜游离右缘前方加压，进行临时性止血。肠袢若经网膜孔突入网膜囊，则可形成网膜囊疝。网膜囊是腹膜腔的一个盲囊，位置较深，毗邻关系复杂，器官的病变常相互影响。胃后壁穿孔或某些炎症导致网膜囊内积液时，早期常局限于网膜囊内，而后可因积液量增加或体位变化等使积液经网膜孔流至腹膜腔，引起炎症扩散，如弥漫性腹膜炎等。

（二）系膜

由脏、壁腹膜相互延续移行而成，将器官系连固定于腹、盆壁的双层腹膜结构称为**系膜**，其内含有出入器官的血管、神经、淋巴管及淋巴结等。主要的系膜有肠系膜、阑尾系膜、横结肠系膜和乙状结肠系膜等（图9-5）。

1．**肠系膜** mesentery 将空、回肠系连固定于腹后壁的双层腹膜结构。其附着于腹后壁的部分称肠系膜根 root of mesentery（radix of mesentery），长约15cm，起自第2腰椎左侧，斜向右下跨过脊柱及其前方结构，止于右骶髂关节前方。系膜的肠缘系连空、回肠，长达5～7m，由于肠系膜根与肠缘的长度相差悬殊，故肠系膜形成了许多皱褶，整体呈折扇形。肠系膜长而宽阔，有利于空、回肠的运动，对消化和吸收有促进作用，但活动异常时可偶发系膜和肠袢的扭转或肠套叠等。肠系膜内含有肠系膜上动、静脉及其分支和属支，以及丰富的淋巴管、淋巴结、神经丛和脂肪等。

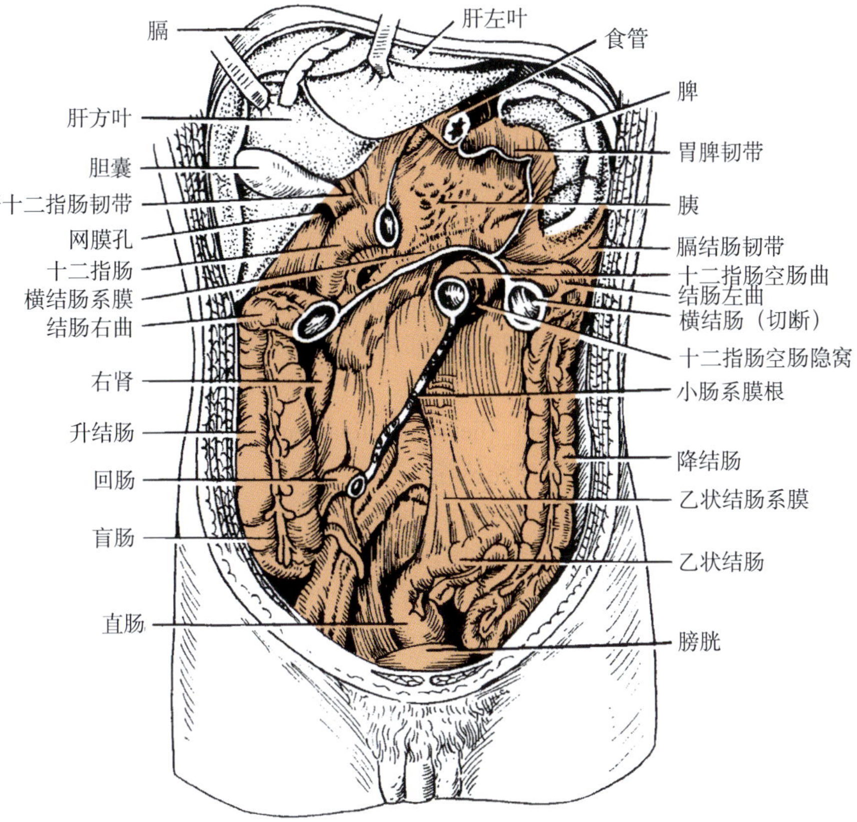

图 9-5　腹膜形成的结构

2．**阑尾系膜** mesoappendix　呈三角形，将阑尾系连于肠系膜下端。阑尾的血管、淋巴管、神经行于系膜的游离缘内，故阑尾切除时，应同时结扎阑尾系膜游离缘内的血管。

3．**横结肠系膜** transverse mesocolon　将横结肠系连于腹后壁的横位双层腹膜结构，与大网膜的后两层相延续。其根部自结肠右曲向左跨过右肾中部、十二指肠降部、胰头等器官的前方，沿胰前缘达左肾前方，直至结肠左曲。横结肠系膜内含有中结肠血管及其分支、淋巴管、淋巴结和神经丛等。通常以横结肠系膜为界将腹膜腔分为结肠上区和结肠下区。

4．**乙状结肠系膜** sigmoid mesocolon　将乙状结肠固定于左下腹的双层腹膜结构，其根部附着于左髂窝和骨盆左后壁。该系膜较长，故乙状结肠活动度较大，易发生肠扭转。系膜内含有乙状结肠血管、直肠上血管、淋巴管、淋巴结和神经丛等。

（三）韧带

腹膜所形成的韧带不同于骨连接中的韧带，它是连接腹、盆壁与脏器之间或连接相邻脏器之间的腹膜结构，多数为双层腹膜，少数由单层腹膜构成，对脏器有固定作用。有的韧带内含有血管和神经等。

1．肝的韧带　肝的上方有镰状韧带、冠状韧带和左、右三角韧带，前方有肝圆韧带，下方有肝胃韧带和肝十二指肠韧带（图 9-3）。

（1）**镰状韧带** falciform ligament：为上腹前壁和膈穹窿下面连于肝上面的双层腹膜结构，呈矢状位，居前正中线的右侧，侧面观呈镰刀状，其前部沿腹前壁上份向下连于脐。该韧带下缘游离且肥厚，内含由脐连至肝门的脐静脉索，又称**肝圆韧带** ligamentum teres hepatis（round ligament of the liver），是胚胎时脐静脉闭锁后的遗迹。

因脐静脉出生后常未完全闭塞，临床上可用器械使之复通，借以进行肝门静脉造影或注射药物治疗肝癌等。由于镰状韧带偏中线右侧，故脐以上腹壁正中切口需向脐方向延长时，应偏向中线左侧，以免伤及肝圆韧带及伴行的附脐静脉。

（2）**冠状韧带** coronary ligament：呈冠状位，为膈下面的壁腹膜返折至肝上面所形成的双层腹膜结构，分为前、后两层。前层向前与镰状韧带相延续，前、后两层间无腹膜被覆的肝表面称为**肝裸区** bare area of liver。冠状韧带左、右两端的前、后两层彼此黏合增厚形成左、右**三角韧带** left and right triangular ligament。

2．脾的韧带　包括胃脾韧带、脾肾韧带和膈脾韧带（图 9-6）。

（1）**胃脾韧带** gastrosplenic ligament（gastrolienal ligament）：是连于胃底和胃大弯上份与脾门之间的双层腹膜结构，向下与大网膜左侧部相延续。内含胃短血管、胃网膜左血管起始段和脾、胰的淋巴管、淋巴结等。

（2）**脾肾韧带** splenorenal ligament（lienorenal ligament）：为脾门至左肾前面的双层腹膜结构，内含胰尾、脾血管、淋巴管及神经丛等。

（3）**膈脾韧带** phrenicosplenic ligament：由膈与脾之间的腹膜构成，为脾肾韧带向上连于膈下面的结构。向上由膈延至贲门与食管腹段的移行部，称**胃膈韧带** gastrophrenic ligament；向下由膈连至结肠左曲的腹膜结构称膈结肠韧带 phrenicocolic ligament，此韧带可固定结肠左曲并从下方承托脾。偶尔在脾下极与结肠左曲之间，有**脾结肠韧带** splenocolic ligament。

3．胃的韧带（图 9-3，图 9-6）　包括肝胃韧带、胃脾韧带、胃结肠韧带和胃膈韧带。

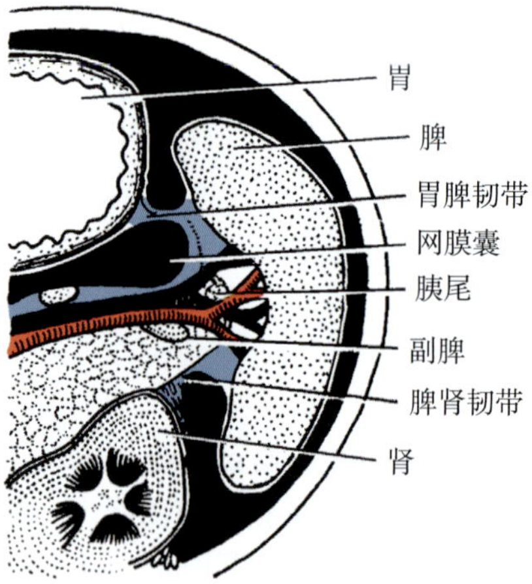

图 9-6　脾的韧带

四、腹膜皱襞、隐窝和陷凹

腹膜皱襞 peritoneal fold 为腹、盆壁与脏器之间或脏器与脏器之间的腹膜所形成的隆起，其深部常有血管走行。在皱襞之间或皱襞与腹、盆壁之间形成的腹膜凹陷称腹膜隐窝，较大的隐窝称陷凹。

（一）腹后壁的皱襞和隐窝

在胃后方、十二指肠、盲肠和乙状结肠周围有较多的皱襞和隐窝。隐窝的大小、深浅和形态可随年龄不同和腹膜外脂肪的多少而变化。常见的有（图 9-6）：**十二指肠上襞** superior duodenal fold 位于十二指肠升部左侧，相当于第 2 腰椎平面，呈半月形，下缘游离。皱襞深面为口向下方的**十二指肠上隐窝** superior duodenal recess（国人出现率约 50%），其左侧有肠系膜下静脉通行于壁腹膜深面。该隐窝的下方为三角形的**十二指肠下襞** inferior duodenal fold，其上缘游离。此皱襞深面为口向上的十二指肠下隐窝 inferior duodenal recess（国人出现率约 75%）。**回盲上隐窝** superior ileocecal recess（国人出现率约 33%）位于回肠末端的上方和前方。**回盲下隐窝** inferior ileocecal recess（国人出现率约 85%）位于回肠末端的下方，阑尾系膜与回盲下皱襞之间，阑尾可藏于此隐窝内。**盲肠后隐窝** retrocecal recess 位于盲肠后方，盲肠后位的阑尾常于其内。**乙状结肠间隐窝** intersigmoid recess 位于乙状结肠左后方，乙状结肠系膜与腹后壁之间，其后壁内有左输尿管经过。**肝肾隐窝** hepatorenal recess 位于肝右叶与右肾之间，其左界为网膜孔和十二指肠降部，右界为右结肠旁沟。仰卧位时，该处为腹膜腔的最低部位，易积存液体。

（二）腹前壁的皱襞和隐窝

腹前壁的内面有 5 条腹膜皱襞（图 9-7），均位于脐下。

正中为**脐正中襞** median umbilical fold，位于脐与膀胱尖之间，内含脐尿管闭锁后形成的

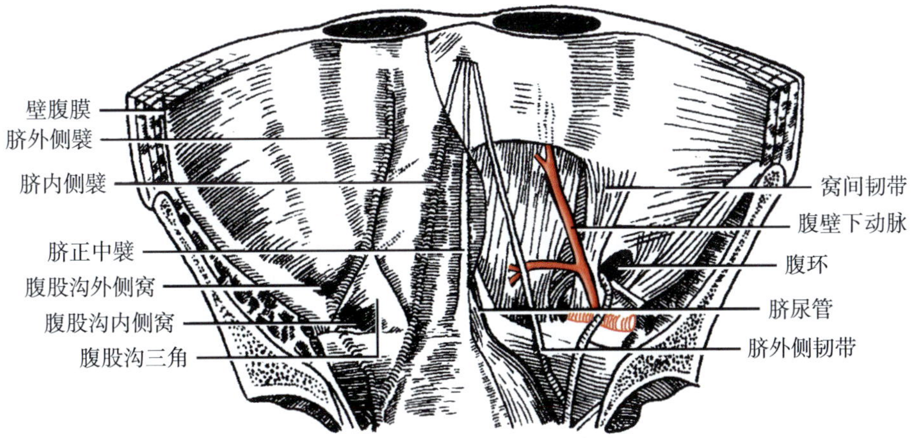

图 9-7 腹前壁下部内面的腹膜隐窝及皱襞

脐正中韧带。一对**脐内侧襞** medial umbilical fold 位于脐正中襞的两侧，内含脐动脉闭锁后形成的脐内侧韧带。一对**脐外侧襞** lateral umbilical fold 分别位于脐内侧襞的外侧，内含腹壁下血管，故又称腹壁下动脉襞。

在腹股沟韧带上方，上述 5 条皱襞之间形成 3 对浅凹，由中线向外依次为**膀胱上窝** supravesical fossa、**腹股沟内侧窝** medial inguinal fossa 和**腹股沟外侧窝** lateral inguinal fossa。后两者分别与腹股沟管浅（皮下）环和深（腹）环的位置相对应。与腹股沟内侧窝相对应的腹股沟韧带下方，有一浅凹称**股凹** femoral fossa，是易发生股疝的部位。

（三）腹膜陷凹

腹膜陷凹主要位于盆腔内，由腹膜在盆腔脏器之间移行返折形成。男性的直肠与膀胱之间有**直肠膀胱陷凹** rectovesical pouch，凹底距肛门约 7.5cm。女性的膀胱与子宫之间有**膀胱子宫陷凹** vesicouterine pouch，在直肠与子宫之间有**直肠子宫陷凹** rectouterine pouch，又称 Douglas 腔，较深，凹底距肛门约 3.5cm，与阴道后穹之间仅隔以阴道后壁和腹膜（见图 9-1）。站立位、坐位或半卧位时，男性的直肠膀胱陷凹和女性的直肠子宫陷凹是腹膜腔的最低部位。腹膜腔积液多聚存于此，临床上可进行直肠穿刺和阴道后穹穿刺以进行诊断和治疗。

五、腹膜腔的分区和间隙

腹膜腔以横结肠及其系膜为界，分为结肠上区和结肠下区。

解剖拓展：腹膜炎

（一）结肠上区

结肠上区为膈与横结肠及其系膜之间的区域，又称**膈下间隙** subphrenic space，内含肝、胆囊、脾、胃、十二指肠上部等器官（图 9-8）。此区又以肝为界分为肝上间隙和肝下间隙。

1．肝上间隙　位于膈与肝上面之间，借镰状韧带分为左肝上间隙和右肝上间隙。左肝上间隙以冠状韧带为界分为左肝上前间隙和左肝上后间隙，右肝上间隙也以冠状韧带为界分为右肝上前间隙、右肝上后间隙和冠状韧带前、后层间的肝裸区（膈下腹膜外间隙）。

2．肝下间隙　位于肝下面与横结肠及其系膜之间，借肝圆韧带分为左肝下间隙和右肝下间隙，后者又称肝肾隐窝。左肝下间隙借小网膜和胃分为前方的左肝下前间隙和后方的左肝下后间隙，后者即网膜囊。

（二）结肠下区

结肠下区为横结肠及其系膜与盆底上面之间的区域，内有空肠、回肠、盲肠、阑尾、结肠以及盆腔脏器。该区借肠系膜根和升、降结肠分为 4 个间隙（图 9-9）。

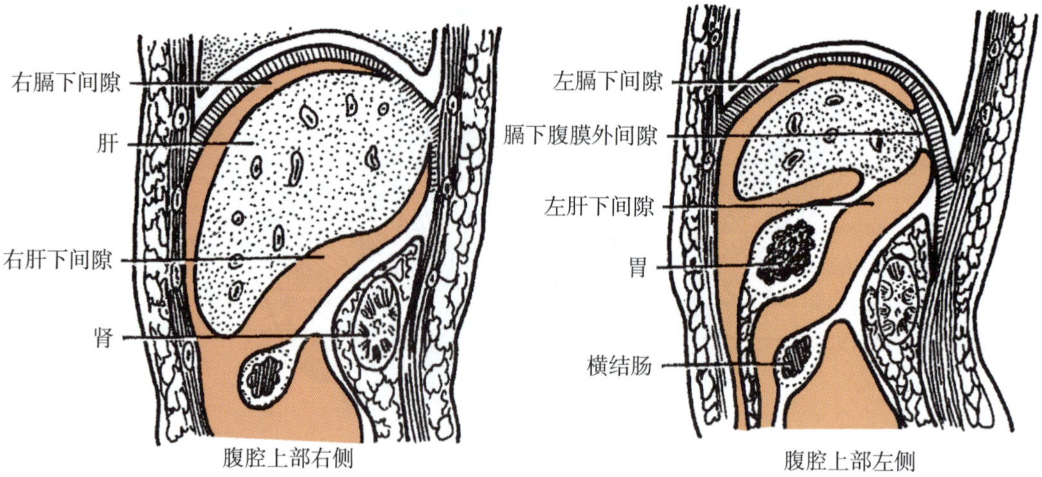

图 9-8 膈下间隙

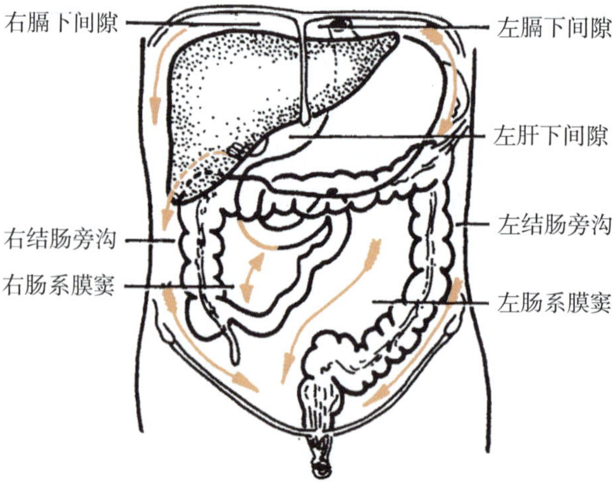

图 9-9 腹膜腔间隙的交通

1．右结肠旁沟 right paracolic sulcus　位于升结肠与右腹侧壁之间，向上直通肝肾隐窝，向下经右髂窝通盆腔。胃后壁穿孔时，胃内容物可经网膜孔、肝肾隐窝和右结肠旁沟到达右髂窝；阑尾炎的穿孔和脓肿，脓液亦可沿右结肠旁沟逆行至肝肾隐窝，甚至形成膈下脓肿。

2．左结肠旁沟 left paracolic sulcus　位于降结肠与左腹侧壁之间，因膈结肠韧带的限制，向上不与结肠上区相通，向下可通左髂窝及盆腔。

3．右肠系膜窦 right mesenteric sinus　为肠系膜根与升结肠之间的三角形间隙，其下方有回肠末端相隔，故间隙内的积液常积存于局部。

4．左肠系膜窦 left mesenteric sinus　为肠系膜根与降结肠之间的斜方形间隙，向下通盆腔，因此积液可沿此窦流入盆腔。

（顿爱社）

第三篇　脉管系统

脉管系统分布于人体各部，是人体内一套封闭的管道系统，包括心血管系统和淋巴系统。心血管系统由心、动脉、静脉和毛细血管组成，血液在心血管系统内不停地循环流动。心不但是血液循环的动力器官，也是一个重要的内分泌器官。淋巴系统由淋巴管道、淋巴组织和淋巴器官组成。淋巴液是进入毛细淋巴管的组织液，淋巴液沿淋巴管道向心流动，最后汇入静脉，因此淋巴管道可以视为静脉的辅助管道。淋巴组织和淋巴器官则是体内的防御装置，参与人体的免疫反应。

脉管系统的主要功能是物质运输，将肺吸收的氧气、消化管吸收的营养物质和内分泌系统分泌的激素等输送到全身各个器官的组织和细胞，同时又将组织和细胞的代谢产物和二氧化碳带至肾、皮肤和肺进行排泄，从而保证身体新陈代谢的正常运行、内环境理化性质的相对稳定。此外，内分泌腺（或组织）所分泌的激素以及生物活性物质也由脉管系统输送到相应的靶器官，以实现机体的体液调节。

脉管系统尚有内分泌功能。心肌细胞、血管平滑肌细胞、内皮细胞等可产生和分泌心钠素、脑钠素、肾素、血管紧张素、内皮素等生物活性物质参与机体的功能调节。

（倪秀芹）

第10章 心血管系统

第一节 概 述

一、心血管系统的组成

心血管系统由心、动脉、毛细血管和静脉组成。血液在心血管系统的各个管道和腔室循环流动构成**血液循环** blood circulation，从而将氧气、营养物质和激素等输送到全身各处，同时又将全身各处的代谢产物和二氧化碳输送至肺、肾等处进行排泄。

（一）心

心 heart 是血液循环的动力器官，有四个腔，即左心房、左心室、右心房和右心室。左、右心房之间有房间隔，左、右心室之间有室间隔。同侧的心房和心室之间有通道相连接。心房肌和心室肌交替收缩和舒张，驱使血液按一定的循环路径和方向周而复始地运行。来自外周的静脉血进入右半心，从右半心发出肺动脉形成肺循环，动脉血从肺静脉进入左半心，左半心发出主动脉形成体循环。

（二）动脉

动脉 artery 由心室发出，经过不断分支，最后连接于毛细血管。通常将动脉分为大、中、小三级。大动脉壁含有大量的弹性纤维，弹性较大。当心室收缩将血液射入大动脉时，大动脉管腔扩张；心室舒张时，大动脉的管腔回缩，从而保持一定的血压，使血液不断地向前流动。中、小动脉管壁有发达的平滑肌，在神经支配下能收缩，使管径改变，从而调节血压及血流量。

（三）毛细血管

毛细血管 capillary 是连于微动脉与微静脉之间的微血管，其管径一般只有 7～9μm，管壁很薄，主要由一层内皮细胞和基膜构成，具有一定的通透性，血液在此与组织和细胞进行物质交换和气体交换。毛细血管数量极多，彼此吻合成网，除角膜、晶状体、玻璃体、软骨、牙釉质、指甲和毛发外，遍布于全身各处。

（四）静脉

静脉 vein 是引导血液回心的血管，由微静脉起自毛细血管，逐级汇合成小静脉、中静脉和大静脉，最后注入心房。静脉壁薄，压力低，血流缓慢，与伴行动脉相比，管腔较大，容血量较大，全身静脉血总量超过动脉血的 1 倍以上。

（五）血液循环

血液循环可分为体循环和肺循环（图 10-1）。

1．**体循环** 又称大循环，动脉血由左心室射出，经过主动脉及其分支进入全身毛细血管。血液在此与周围组织和细胞进行气体和物质交换之后，成为富含二氧化碳和代谢产物的静脉血。静脉血进入小静脉，经过各级静脉回流，最后返回至右心房。静脉血由右心房流入右心室之后，开始肺循环。

2．**肺循环** 又称小循环，血液起自右心室，经肺动脉及其各级分支到达肺泡壁的毛细血管，在此与肺泡内的气体进行交换之后，成为富含氧的动脉血。动脉血进入小静脉，经过肺的各级静脉回流，最后汇入左、右肺静脉，终于左心房。血液由左心房进入左心室后，又开始了体循环。

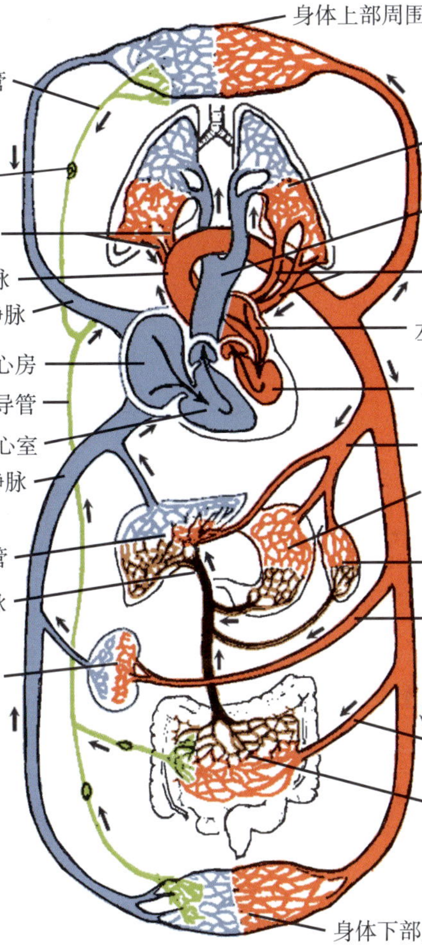

图 10-1 血液循环模式图

二、血管吻合

人体血管之间的吻合非常广泛，除经小动脉—毛细血管—小静脉吻合之外，在动脉与动脉之间、静脉与静脉之间甚至动脉与静脉之间，也会有吻合支或交通支将其彼此相连，形成**血管吻合** vascular anastomosis。

（一）动脉间吻合

人体内许多部位或器官的两动脉之间以吻合支相连，在脑底动脉间的吻合支称为交通支；在经常活动或易受压的部位，如胃肠道和手足，两动脉末端或其分支直接吻合成动脉弓。这些吻合在形态上与器官的功能相适应，并有缩短循环时间和调节血流量的作用。此外，相邻的动脉在关节周围分支互相吻合成动脉网或关节网。有的动脉主干在行程中发出与其平行的**侧副管** collateral vessel。侧副管发自动脉主干的不同高度并彼此吻合，形成**侧支吻合** collateral anastomosis。这种吻合在临床上有重要意义，当某一动脉主干阻塞时，血液可沿侧副吻合的路径，流向远侧的受阻区，以免发生坏死。这种通过侧支吻合而重新建立的循环称**侧支循环** collateral circulation 或侧副循环（图 10-2）。

（二）静脉间吻合

静脉间吻合在数量上和吻合形式上远比动脉吻合多，并且结构复杂。一般在体壁的浅静脉

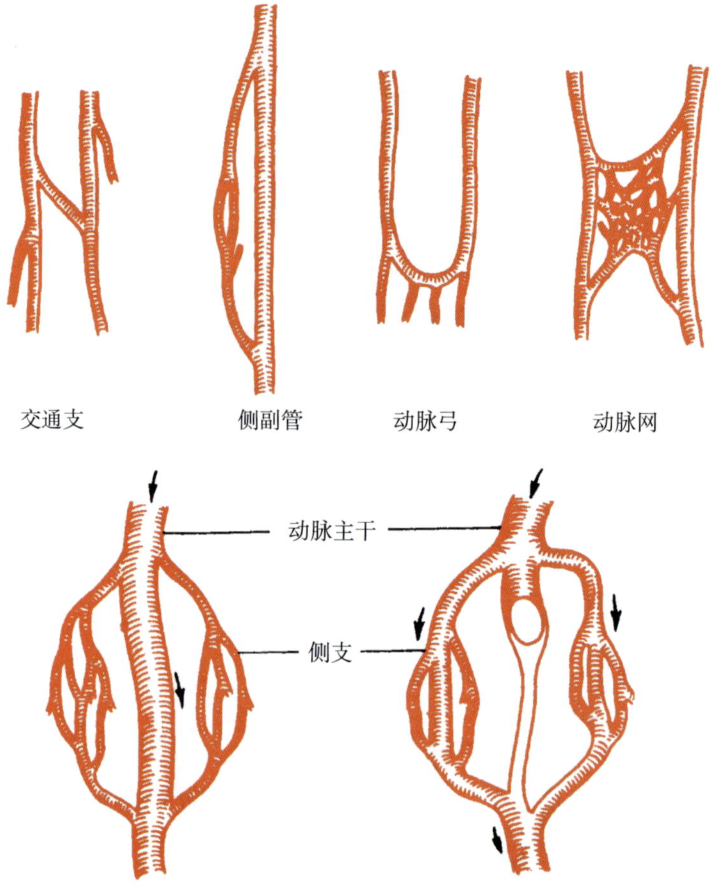

图 10-2 血管吻合和侧支循环示意图

之间吻合成**静脉网** venous rete，在某些位置较深的器官的深静脉吻合成**静脉丛** venous plexus，以保证在脏器扩大或腔壁受压时血流通畅。

（三）动静脉吻合

在身体的某些部位，如指尖、趾端、唇、鼻、外耳皮肤、生殖器勃起组织等处，小动脉和小静脉之间借吻合支直接相通，形成**动静脉吻合** arteriovenous anastomosis。这种吻合因不经过毛细血管，可提高静脉压，加速血液的回流和调节局部温度。

在体内某些器官，小动脉的分支与相邻的动脉分支之间无吻合，这种动脉称为**终动脉** end artery。终动脉如果阻塞可导致其供应的组织缺血，甚至坏死。视网膜中央动脉被认为是典型的终动脉。

三、血管的走形及配布

动脉按照功能常可分为传导性血管、分配性血管和阻力性血管。由心发出的大动脉及其主要分支属于传导性血管，到达各个器官并分支进入这些器官的动脉属于分配性血管。微动脉由于其管径小（最小的微动脉直径仅为 10μm），而且富含平滑肌纤维，是血流外周阻力的主要来源，所以称为阻力性血管。人体每一大的区域都有一条动脉主干，如头颈部的颈总动脉、上肢的锁骨下动脉、下肢的髂外动脉等。动脉、静脉和神经多相互伴行，并被结缔组织鞘包绕，组成**血管神经束** vasculonervous fascicle。一般动脉的位置与静脉相比要更深一些，但也有几支浅动脉或称皮下动脉，如颞浅动脉、枕动脉、额动脉和腹壁浅动脉等。

静脉按其功能又称为容量性血管。静脉具有分布范围广、属支多、容血量大、血压低等特点。静脉依据位置的深浅可分为浅静脉和深静脉。浅静脉位于皮下的浅筋膜内，不与动脉伴行，最后注入深静脉。临床上常经浅静脉注射、输液、输血、取血和插入导管等。深静脉位于深筋膜的深面或体腔内。大部分深静脉与同名动脉伴行，如四肢远侧端的深静脉、躯干的肋间静脉和腰静脉。有关血管配布的其他规律或特点可参见本章的第三节和第四节。

第二节　心

一、心的位置和外形

心是血液循环的动力器官，是一个带有阀门的“泵”，是由纤维性支架和附着于其上的心肌所构成的中空性器官。在形态上，心近似一个倒置的、前后略扁的圆锥体，表面裹以心包。心的大小与个体的性别、年龄、身高和体重有关，大致与本人的拳头相当。我国成年男性心的重量为 255 ~ 345g，女性的略轻。

案例分析

心位于胸腔中纵隔，约 2/3 在身体正中矢状面的左侧，1/3 在右侧。心的前方对着胸骨体和第 2 ~ 6 肋软骨，大部分被肺和胸膜遮盖，小部分与胸骨体下部左半及左侧第 4、5 肋软骨接触，因此，从胸前壁进行心内注射时，为了避免伤及肺或胸膜，应在靠近胸骨左缘的第 4 肋间隙处进针。心的后方平对第 5 ~ 8 胸椎，有食管和胸主动脉等相邻，临床常利用食管造影观察左心房的变化，如果左心房扩大，食管就会向后移位。心的上方连有出入心的大血管。心的下方是膈，膈上升可使心的位置上移。心的两侧隔胸膜腔与肺相邻（图 10-3）。

心可分为一底、一尖、两面和三缘（图 10-4，图 10-5）。

心底 cardiac base 朝向右后上方，由心房构成。心底的下界是一条环形沟，称**冠状沟** coronary sulcus，它是心房与心室的表面分界；在心底后面，上、下腔静脉口的左侧有一浅沟，称**房间沟** interatrial groove，是左、右心房的表面分界。

解剖拓展：胸外心脏按压

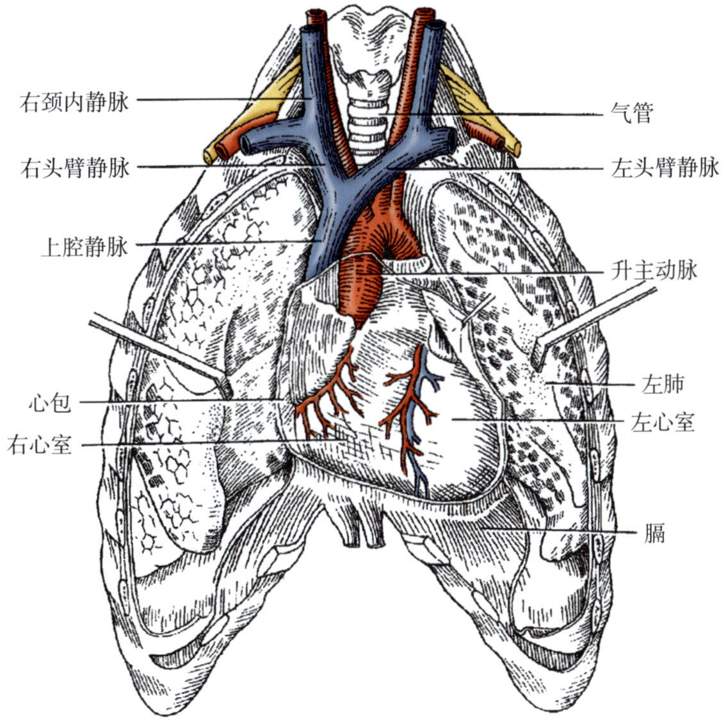

图 10-3　心的位置

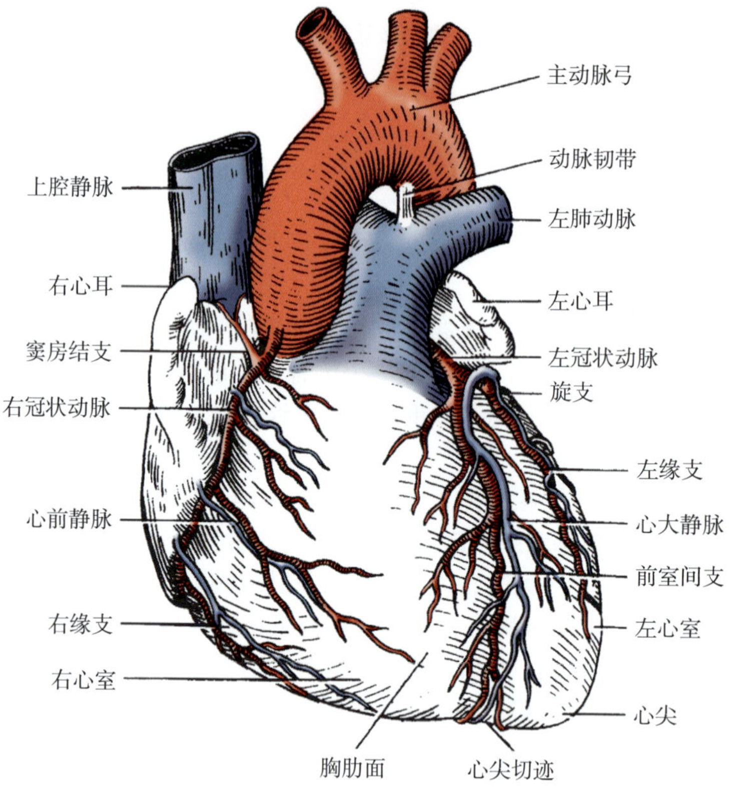

图 10-4 心的外形和血管（前面）

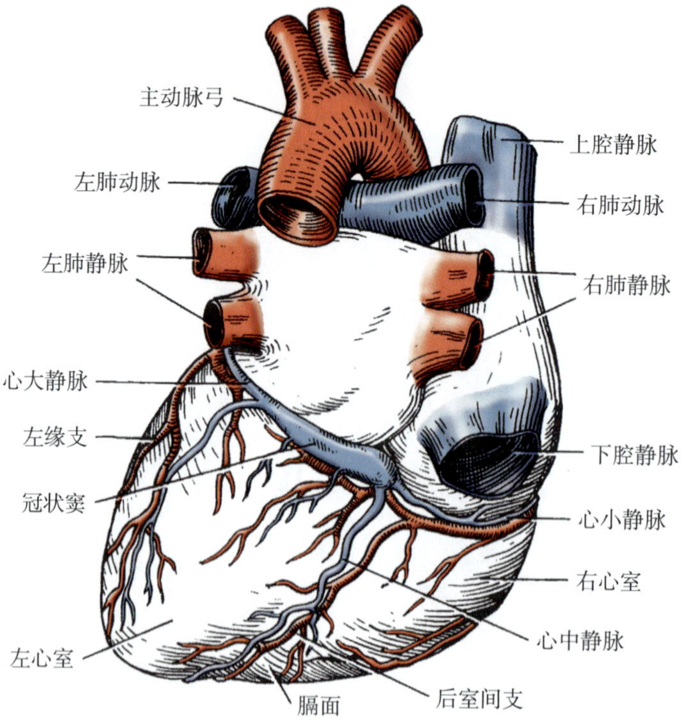

图 10-5 心的外形和血管（后面）

心尖 cardiac apex 指向左下前方，由左心室构成，心尖的体表投影常在左侧第 5 肋间隙，锁骨中线内侧 1 ~ 2cm 处。在活体此处可触到心尖搏动。

胸肋面 sternocostal surface 朝向前上方。此面的右侧部为右心房和右心耳，中间部是右心室，左侧部为左心室和左心耳。左、右心室之间有**前室间沟** anterior interventricular groove，它的上端起自冠状沟，下端是**心尖切迹** cardiac apical incisure。**膈面** diaphragmatic surface 朝向下后方，与膈相对，由左、右心室构成。左、右心室之间有**后室间沟** posterior interventricular groove，它与冠状沟和房间沟的相交处称**房室交点** atrioventricular crux，前端终于心尖切迹。

心有三缘。心的右缘由右心房构成，自上而下略向右凸，为一钝缘。左缘由左心耳和左心室构成，自左上斜向左下至心尖，为一钝缘。下缘介于膈面与胸肋面之间，由右心室和心尖构成，自右缘下端向左至心尖，为一锐缘。

二、心腔

在发育过程中，心沿其纵轴轻度向左旋转，这种旋转改变了心腔的位置，左半心位于右半心的左后方。右心房、右心室位于房、室间隔的右前方，右心室是最前方的心腔；左心房是最靠后的心腔，与食管、胸主动脉毗邻，左心室是最靠左侧的心腔。临床利用计算机断层扫描（CT）或磁共振成像（MRI）检查心时，均为从扫描层下面成像，应注意正确理解心腔的位置和临床应用。

（一）右心房

右心房 right atrium（图 10-6）略呈三棱柱形，有 3 个壁：外侧壁向右前方膨出，左后壁是**房间隔** interatrial septum，左前壁有右房室口。右心房内腔分为 2 部分，前部为固有心房，后部为腔静脉窦，两部分之间在心表面以靠近心右缘表面的浅沟即**界沟** sulcus terminalis 为界，在腔面以与界沟相对应的界嵴为界。**界嵴** crista terminalis 是一束由上腔静脉口前方向下至下腔静脉口的肌隆起。

固有心房是胚胎时期的原始心房，固有心房前上部突出一个憩室状的盲囊，称**右心**

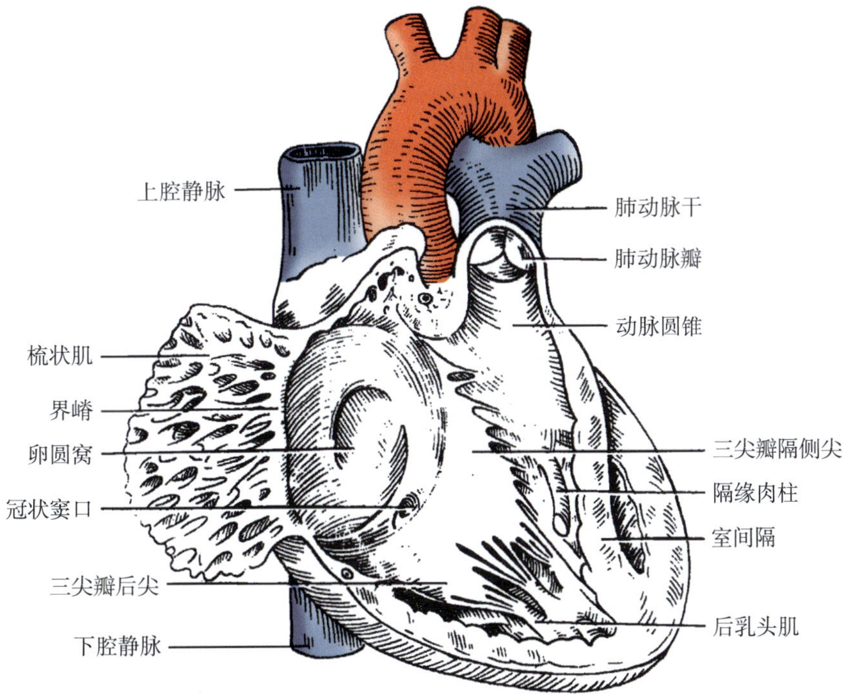

图 10-6　右心房和右心室

耳 right auricle。固有心房内面粗糙，在外侧壁处形成许多平行的肌束，称**梳状肌** pectinate muscles，肌束之间心肌纤维极少，是右心房最薄弱部位，稍有损伤便会引起心房破裂，右心耳内面肌束交织成网状，是容易形成血栓的场所。

腔静脉窦由胚胎时期的静脉窦演化而成，内壁光滑，其前界是界嵴，腔静脉窦上端有上腔静脉口，下端有下腔静脉口，后者有一半月形的下腔静脉瓣，此瓣膜向内延伸至房间隔的卵圆窝前缘。**卵圆窝** fossa ovalis 是胎儿时期右心房通向左心房的卵圆孔的遗迹，下腔静脉瓣起引导血流的作用，出生后卵圆孔关闭，下腔静脉瓣也失去作用而退化，有人此瓣完全消失。在下腔静脉口与右房室口之间，有**冠状窦口** orifice of coronary sinus，心的静脉血绝大部分由此口流入右心房。右心房接受上、下腔静脉和冠状窦回流的静脉血，再经右房室口输送入右心室。

（二）右心室

右心室 right ventricle（图 10-6）略呈尖端向下的圆锥形，底朝右上，尖向左下，有入口和出口。右心室腔被一弓形的肌性隆起**室上嵴** supraventricular crest 分为流入道和流出道。

1．右心室流入道　又称固有心腔（窦部），由右房室口至右心室尖，此部壁较厚，有 4～5mm。内面粗糙，形成许多交错排列的肌隆起，称**肉柱** trabeculae carneae。由室壁突入室腔的锥体状肌束，称**乳头肌** papillary muscle。按乳头肌起自室壁的位置分为 3 组：前乳头肌发自前壁，有 1～2 个，较大，其基底部与室间隔之间有 1 条肌束相连，称**隔缘肉柱** septomarginal trabecula（**节制索** moderator band），内有心传导系纤维通过；后乳头肌发自后壁，有数个，比前乳头肌略小；隔侧乳头肌数目多而细小，位于室间隔右侧面。

右房室口呈卵圆形，在其周缘有由致密结缔组织构成的右房室口纤维环，**三尖瓣** tricuspid valve（**右房室瓣** right atrioventricular valve）附着于该环。三尖瓣有 3 个帆状的瓣膜，基底附着在房室口周缘的纤维环上，游离缘垂入心室腔，按其位置分别称为前尖、后尖和隔侧尖。相邻瓣膜之间有约 0.5cm 宽的连合区（连合），连合区在纤维环缩小时折叠起来，使瓣膜互相靠拢。每个乳头肌尖端发出的**腱索** chordae tendineae 与 2 个瓣膜相连（图 10-7）。当右心室收缩时，由于右房室口纤维环缩小以及血液推动，使三尖瓣紧闭，又由于乳头肌收缩和腱索牵拉，使瓣膜不致翻向右心房，从而防止血液反流到右心房。右房室口纤维环、三尖瓣、乳头肌和腱索在结构和功能上是一个整体，故称为**三尖瓣复合体** tricuspid valve complex，是防止血液返流的装置，保证血液的单向流动。上述 4 种结构中任何一种受损，都可以导致三尖瓣关闭不全，引起血液返流回右心房。

2．右心室流出道　又称**动脉圆锥** conus arteriosus，位于室上嵴和**肺动脉口** orifice of pulmonary trunk 之间，腔面光滑无肉柱，是右心室最薄弱部分，当右心室负荷过大时，动脉圆锥首先呈现扩大。肺动脉口周缘有 3 个彼此相连的半环形纤维环称肺动脉口纤维环，环上附有 3 个半月形的瓣膜称**肺动脉瓣** valve of pulmonary trunk，瓣膜游离缘朝向肺动脉干。每瓣游离缘中央有一增厚的**半月瓣小结** nodules of semilunar valve。肺动脉瓣与其相对的肺动脉壁之间的

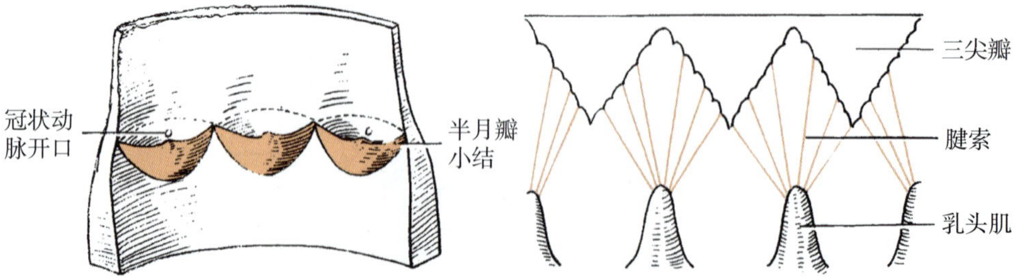

图 10-7　瓣膜示意图

主动脉瓣和三尖瓣形状（将主动脉口和右房室口切开展平）

袋状空腔称**肺动脉窦** sinus of pulmonary trunk。当右心室舒张时，肺动脉干内的血流入肺动脉窦内，使肺动脉瓣紧密靠拢，肺动脉口关闭，防止血液逆流入右心室。

（三）左心房

左心房 left atrium（图 10-8）是 4 个心腔中最靠后的一个心腔，在右心室的左后上方，其后与食管和胸主动脉毗邻。左心房向前突出的部分为**左心耳** left auricle，其内肌性小梁交织成海绵状结构，当血流缓慢时易形成血栓。左心耳根部较细，与左房室口邻近，是二尖瓣手术常用的入路。除左心耳外，左心房的其余部分内壁光滑，两侧分别有左肺上、下静脉和右肺上、下静脉的开口，开口处无瓣膜，但心房肌可延伸到肺静脉根部 1 ~ 2cm，具有括约肌作用。左心房前下部有**左房室口** left atrioventricular orifice，向下通左心室。

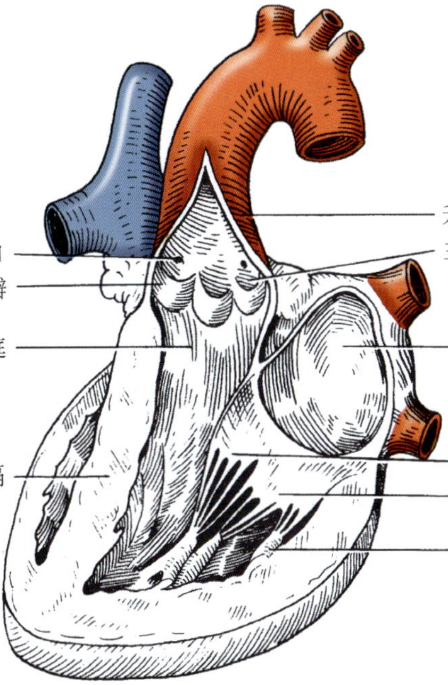

图 10-8　左心房和左心室

（四）左心室

左心室 left ventricle 位于右心室的左后下方，室腔呈倒置的圆锥体状，锥底被左房室口和主动脉口所占据，锥体的尖即是心尖（图 10-8）。左室壁厚度约为右室壁厚度的 3 倍，但心尖的端部很薄，约为 2mm。左心室亦分为流入道和流出道，二者之间以二尖瓣的前尖作为分界标志。

1．左心室流入道　又称窦部，入口为左房室口，口周缘有致密结缔组织环绕构成**左房室口纤维环** fibrous rings of left atrioventricular orifices。两片帆状的瓣膜附着于此纤维环上，称**二尖瓣** bicuspid valve（**左房室瓣** left atrioventricular valve）。二尖瓣的瓣膜分为前尖和后尖，二者之间有深陷的切迹。前尖较大，呈半卵圆形，附着于纤维环的前内侧部，位于左房室口和主动脉口之间，是左心室流入道和流出道的分界标志。后尖呈半月形，附着于纤维环的后外侧部。前、后尖在两个切迹的对应处互相融合，分别称为前外侧连合和后内侧连合。左心室乳头肌有前、后两组。前乳头肌位于左心室前外侧壁中部，后乳头肌位于左心室后壁的后内侧部。每组都有 1 ~ 3 个大乳头。每一乳头肌通常发出数条腱索附着于二尖瓣。腱索断开或乳头肌坏死都可以造成二尖瓣脱垂而翻向左心房。流入道腔面也有肉柱，但较右心室细小。左心室入口也有与右心室入口相似的防止血液反流的装置，包括左房室口纤维环、二尖瓣、腱索和乳头肌，这四者在结构和功能上是一个整体，合称为**二尖瓣复合体** bicuspid complex。当左心室舒张时，乳头肌松弛，被牵拉的腱索放松，瓣膜开放；左心房血液流入左心室。当左心室收缩时，由于左房室纤维环缩小和血流推动，使二尖瓣关闭；乳头肌收缩，腱索被拉紧，瓣膜不会翻向左心房。

2．左心室流出道 是左心室的前内侧部分。此部的出口是**主动脉口** aortic orifice，在主动脉口下方腔壁光滑无肉柱，缺乏伸缩性，称**主动脉前庭** aortic vestibule。主动脉口周围被致密结缔组织包绕构成**主动脉口纤维环** fibrous ring of aortic orifice，该环上有 3 个半月形瓣膜附着，称**主动脉瓣** aortic valve，分为左瓣、右瓣和后瓣。每个瓣膜的游离缘中部也有增厚的半月瓣小结。每个瓣膜相对的主动脉壁向外膨出，瓣膜与壁之间的腔隙称为**主动脉窦** aortic sinuses，可分为左、右、后 3 个窦。主动脉左、右窦分别有左、右冠状动脉的开口（图 10-7）。

三、心的构造

（一）心纤维支架

心纤维支架（图 10-9）由致密结缔组织构成，又称心纤维骨骼，是心肌纤维及瓣膜附着的结构，对心肌的收缩运动起支持和稳定作用。它主要包括 4 个纤维环以及左、右纤维三角。

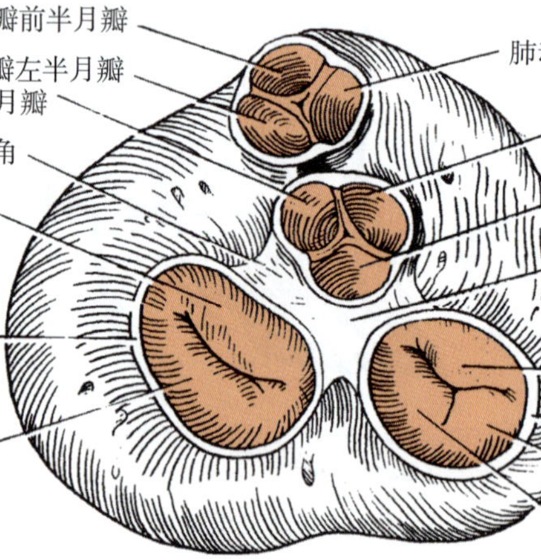

图 10-9 心瓣膜与心纤维支架（上面）

4 个纤维环是指肺动脉口纤维环、主动脉口纤维环和左、右房室口纤维环，这些纤维环均是瓣膜附着的部位。

左纤维三角 left fibrous trigone 指位于左房室口纤维环与主动脉口纤维环之间的三角区。**右纤维三角** right fibrous trigone 是位于左、右房室口纤维环与主动脉口纤维环之间的三角区，又称**中心纤维体** central fibrous body，有心传导系统的房室束通过。中心纤维体的病变或钙化可影响或压迫房室束而产生房室传导阻滞。

（二）心壁

心壁可分为 3 层，从内向外为心内膜、心肌层和心外膜。

1．**心内膜** endocardium 覆盖在心腔的内面并参与形成瓣膜和腱索。心内膜的厚度在不同部位差别很大（20～500μm），一般心房的心内膜比心室的厚，左半心的心内膜比右半心的厚。心内膜分为 3 层：内皮层，与血管的内皮相连续；内皮下层，为较致密的结缔组织，含较多的弹力纤维；心内膜下层，为一层疏松结缔组织，含有血管、神经和浦肯野 Purkinje 纤维网。

2．**心肌层** myocardium 心肌组织不同于骨骼肌或平滑肌，其由心肌细胞和心肌间质构成。心肌细胞互相连接成网状，连接处的某些部位电阻低，因此，一个心肌细胞兴奋可直接传导至与其相连接的心肌细胞，最后使全部互相连接的心肌细胞都兴奋起来。**心房肌** atrial muscle 和**心室肌** ventricular muscle 分别附着在纤维支架的上方和下方。心房肌可分为 2 层：浅层为 2 个心房的共同环绕纤维；深层则分别包绕左心房和右心房，纤维有的呈环状，有的呈袢状，环状纤维环绕静脉口和心耳，袢状纤维起止于房室口纤维环。心室肌也分为浅层、中层和深层。浅层起自各个纤维环，斜行至心尖处，作漩涡状转入成为深层；在浅、深层肌之间是中层，肌纤维环行，亦起自纤维环，分别环绕左、右心室；深层的一部分纤维分别环绕左、右心室，一部分纵行至纤维环、室间隔和乳头肌。浅深层纤维不同方向的走行有助于增强室壁承受压力的能力。

3．**心外膜** epicardium　位于心肌外面。其表面为一层光滑的浆膜，是浆膜心包的脏层，浆膜下有弹性纤维和脂肪细胞，血管和淋巴管走行于心外膜下。

（三）房间隔和室间隔

1．**房间隔** interatrial septum　位于左、右心房之间（图 10-8），由双层心内膜及其间的结缔组织和心房肌纤维组成。房间隔右侧面中下部有卵圆窝，此处最薄，窝中央仅厚 1mm 左右，为胚胎时期卵圆孔闭合后的遗迹。

2．**室间隔** interventricular septum　位于左、右心室之间（图 10-6，图 10-8），分为**肌部** muscular part 和**膜部** membranous part。肌部占室间隔的大部分，主要由心肌纤维及两侧的心内膜构成，厚 1～2cm。膜部是室间隔上缘较小的区域，即心房与心室的交界部位，为胚胎时期室间孔闭合而成，由致密结缔组织和两侧的心内膜构成。膜部上方为主动脉右瓣和后瓣下缘，下方是室间隔肌性部的上缘。膜部右侧面被三尖瓣的隔侧尖附着，故其上方介于右心房与左心室之间，称房室间部；下方位于左、右心室之间，称室间部。膜部的后下缘有房室束通过，下缘与肌部之间为房室束的分叉部。膜部是室间隔缺损的好发部位，缺损修补术时要注意这些结构关系。室间隔前、后缘分别与前、后室间沟相对。

解剖拓展：常见先天性心脏病的解剖学基础

四、心传导系

心传导系由特殊的心肌细胞组成，具有产生和传导兴奋的功能，是心自动节律性的解剖学基础。心传导系包括：窦房结、节间束、房室结、房室束及其左右束支和浦肯野纤维网（图 10-10）。

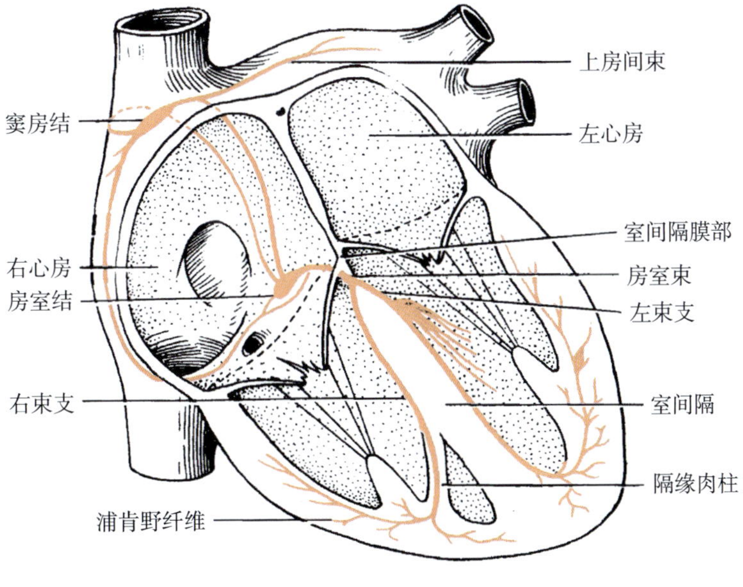

图 10-10　心传导系统模式图

（一）窦房结

窦房结 sinoatrial node 位于右心房界沟上端的心外膜深面，是心的正常起搏点，呈扁椭圆形（长 15mm、宽 5mm、厚 1.5mm），其中央有窦房结动脉通过，在动脉的周围有许多能产生兴奋的起搏细胞（P 细胞 pacemaker cell）。

（二）结间束

窦房结产生的兴奋由**结间束** internodal tract 传导至房室结。结间束分为 3 束下行。

1．前结间束　从窦房结的前缘发出，经上腔静脉口前方，分为两束：一束称上房间束（Bachmann 束），进入左心房；另一束由房间隔前部下行至房室结。

2．中结间束　从窦房结的后缘发出，由上腔静脉口后方至房间隔后部，再往前下绕经卵圆窝前缘至房室结。

3．后结间束　从窦房结的后缘发出，沿界嵴下行，再经下腔静脉瓣至冠状窦口上方，终于房室结。

关于结间束的存在与构造，目前尚有不同见解，有人认为在心房壁内存在由特殊心肌细胞构成的结间束，也有人认为一般心房肌纤维就有传导作用。

（三）房室结

房室结 atrioventricular node 位于房间隔下部，冠状窦口上方的心内膜下，略呈扁椭圆形（长 6mm、宽 3mm、厚 1.5mm）。房室结是重要的次级起搏点，其内主要细胞成分为过渡细胞和起搏细胞，细胞突起交织成迷路状，兴奋传导速度在此减慢。房室结的前端变细，形成房室束。

房室结、结间束的终末部（房室结的心房扩展部）和房室束的起始部一起称作房室交界区，此区的病变会引起许多复杂的心律失常。

（四）房室束

房室束 atrioventricular bundle（His 束），起自房室结前端，前行穿入右纤维三角，此部称为房室束穿通部；穿过右纤维三角后抵达室间隔膜部后缘，在膜部下方向前至室间隔肌性部的上缘，然后分为左、右束支。从室间隔后缘至其分支前的房室束段，称为非穿通部。房室束及其分支由浦肯野纤维构成。房室束的长度为 15～20mm。

1．**右束支** right bundle branch　为一圆束，从室间隔下缘沿室间隔的右心室面向前下走行，大部分纤维由室间隔经隔缘肉柱至右心室的前乳头肌根部，分支连于心内膜下浦肯野纤维网。

2．**左束支** left bundle branch　为一扁束，在室间隔的左心室面呈瀑布状向前后散开，因此，大致将散开分支分成 3 组：左前上支、左后下支和室间隔支。3 组分支分别下行到达前乳头肌、后乳头肌和室间隔，再分支连于心内膜下浦肯野纤维网。

（五）浦肯野纤维网

左、右束支的分支在心内膜下交织成心内膜下网，即**浦肯野纤维网** Purkinje fibers，该网深入心室肌形成心肌内纤维网。由窦房结发出的节律性冲动，最终通过浦肯野纤维网，由心内膜传向心外膜。分别兴奋心房肌和心室肌，从而引起心的节律性搏动。

（六）传导束的变异

有少数人存在一些异常传导束或纤维，加快了兴奋的传导，可使冲动过早到达心室肌，使之提前接受兴奋而收缩。下面列举出一些变异的传导束，它们与预激综合征有关，因而有重要的临床意义。

1．Kent 束　又称副房室束，为直接连于心房肌与心室肌之间的肌束，有 1 条或多条，多位于左、右房室口纤维环外侧，少数位置表浅，位于心外膜下的脂肪组织内。

2．James 纤维　是后结间束的一部分纤维，绕过房室结右侧面，直接进入房室结的下部或房室束。

3．Mahaim 纤维　是与心传导系相连的一种副束，可分为两种。①结室副束：由房室结直接发出纤维至室间隔心肌。②束室副束：由房室束或束支直接发出纤维连于室间隔心肌。

五、心的血管

心的动脉是发自升主动脉的一对冠状动脉（见图 10-4），心的静脉血大部分经冠状窦回流入右心房，小部分通过小静脉直接注入右心房。

（一）心的动脉

心的血供来自左、右冠状动脉，约半数人还有一支细小的副冠状动脉，起自主动脉右窦，供应动脉圆锥。左、右冠状动脉存在许多吻合，但吻合支细小。因此，当一主支发生急性梗死时，侧支循环不能形成，导致心肌缺血坏死。

1．**右冠状动脉** right coronary artery　起自主动脉右窦（前窦），由右心耳与肺动脉干之间进入冠状沟，绕至心的后面房室交点处分为 2 个终支，即后室间支和左室后支。

右冠状动脉主要分支：

（1）**后室间支** posterior interventricular branch：沿后室间沟走行，分支分布于后室间沟两侧的心壁和室间隔的后 1/3 部。

（2）**左室后支** posterior branch of left ventricle：在房室交点处，分支分布于左心室后壁。

（3）**窦房结支** branch of sinuatrial node：约 60% 起自右冠状动脉，沿右心房内侧至上腔静脉口，分布于窦房结。

（4）**房室结支** branch of atrioventricular node：约 90% 起自右冠状动脉，在房室交点处，分布于房室结；因此当急性心肌梗死伴有房室传导阻滞时，首先考虑右冠状动脉闭塞。

（5）**右室前支** right anterior ventricular branch：较粗大，分布于右心室前壁。

（6）**右室后支** right posterior ventricular branch：细小，分布于右心室后壁。

（7）**右圆锥支** right conus branch：分布于动脉圆锥的上部，并与左圆锥支吻合。此支如单独起自主动脉窦即为副冠状动脉。

解剖拓展：冠状动脉造影

2．**左冠状动脉** left coronary artery　起自主动脉左窦（左后窦），由左心耳与肺动脉干之间入冠状沟，然后分为前室间支和旋支。

（1）**前室间支** anterior interventricular branch：可看作是左冠状动脉主干的延续。它沿前室间沟下行至心尖切迹，多数绕至后面在后室间沟上行一小段。前室间支除了发出心室支至左、右心室的前壁之外，还发出若干室间隔支供应室间隔的前 2/3。此外，前室间支在肺动脉口处还发出**左圆锥支** left conus branch，并与右圆锥支吻合，称 Vieussens 环。

（2）**旋支** circumflex branch：沿冠状沟绕至左心室后面。沿途发出分支至左心室外侧壁和左心房，旋支的主要分支有：①**左室后支** posterior branch of left ventricle：主要分布于左心室后壁；②**左缘支** left marginal branch：行于心左缘，较恒定粗大，分支供应左心室侧壁；③窦房结支：约 40% 起于旋支的起始部，经左心耳内侧沿左心房前壁至上腔静脉口，分布于窦房结。

3．冠状动脉的分布类型　左、右冠状动脉在心胸肋面分布比较恒定，但在心膈面的分布范围变异较大。依据左、右冠状动脉在膈面分布区的大小分为 3 型（图 10-11）。

（1）右优势型：右冠状动脉分布于右心室膈面和左心室膈面的一部分或全部，此型占 65.7%。

（2）均衡型：左冠状动脉的旋支和右冠状动脉分别分布于左、右心膈面，互不越过房室交点和后室间沟，此型占 28.7%。

（3）左优势型：左冠状动脉的旋支除分布于左心室膈面外，还越过房室交点和后室间沟，分布于右心室隔面的一部分，此型占 5.6%。

所谓优势动脉仅指其在心室膈面的分布范围，而非供血量的多少。冠状动脉的分布大多为右优势型，应掌握右冠状动脉、前室间支和旋支 3 大支的正常分布范围以及与心传导系的关系，有助于对心肌

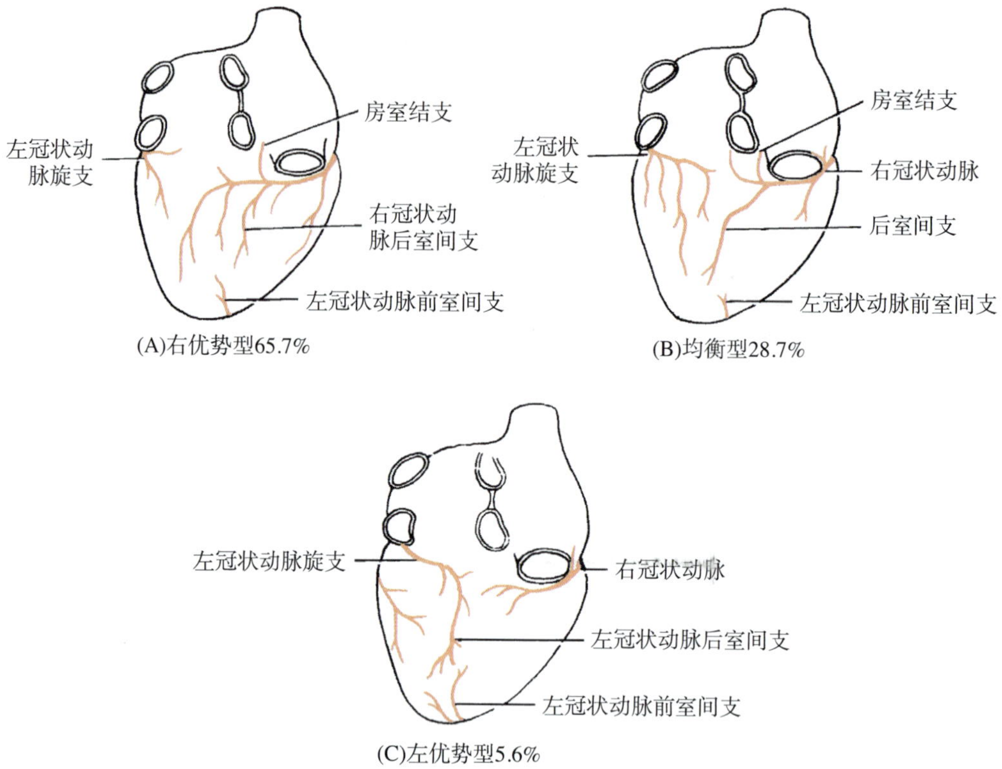

图 10-11 冠状动脉分布类型模式图

梗死诊断及病症的解释。例如旋支闭塞，心肌梗死部位多发生在左心室侧壁或后壁，一般无房室传导阻滞症状。左优势型虽然出现率只有 5.6%，但医生也不能忽略这一事实；一旦左优势型的患者出现左冠状动脉主干阻塞，或旋支与前室间支同时受累，可发生广泛性左室心肌梗死，心传导系均可受累，发生严重的心律失常。

（二）心的静脉

心的静脉血由 3 种途径回流至心（见图 10-4，图 10-5）。

1．经**冠状窦** coronary sinus 回流　冠状窦位于心后面的冠状沟内，左侧起点是心大静脉和左房斜静脉注入处，起始处有静脉瓣，右侧终端是冠状窦口。心的静脉血约有 90% 由冠状窦流入右心房。注入冠状窦的主要静脉有：①**心大静脉** great cardiac vein：在前室间沟内与前室间支伴行，向后上至冠状沟，再向左绕行至左心室膈面注入冠状窦左端。②**心中静脉** middle cardiac vein：与后室间支伴行，注入冠状窦右端。③**心小静脉** small cardiac vein：在冠状沟内与右冠状动脉伴行，向左注入冠状窦右端。

2．经**心前静脉** anterior cardiac veins 回流　心前静脉又称右室前静脉，为来自右心室前壁的 2～3 支小静脉，跨越冠状沟直接开口于右心房。

3．经**心最小静脉** smallest cardiac veins 回流　心最小静脉数量较多，走行于心肌层内，起自心肌的毛细血管，直接开口于心腔。心最小静脉没有瓣膜，因此，心肌局部缺血时，心腔内的血液可由心最小静脉逆流入心肌，补充缺血部分的血供。

知识链接：心的神经

六、心包

心包 pericardium 是一个纤维浆膜囊，包裹心及大血管根部，可分为纤维心包和浆膜心包（图 10-12）。

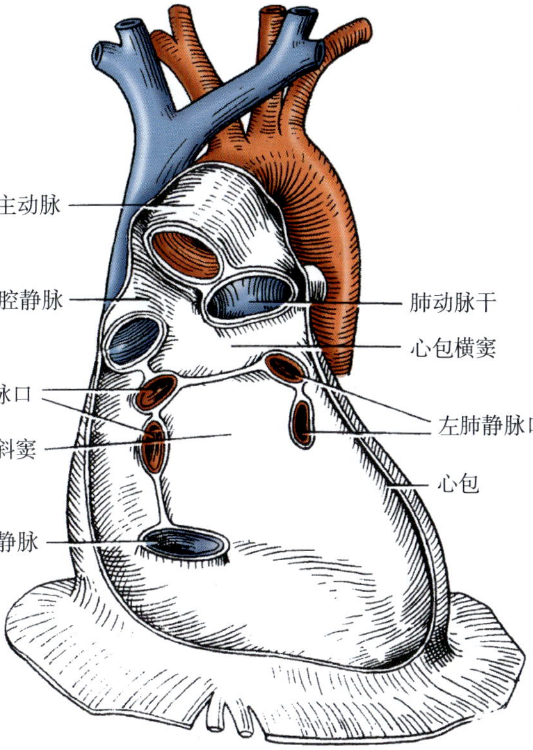

图 10-12　心包

（一）纤维心包

纤维心包 fibrous pericardium 由结缔组织构成，包裹于浆膜心包壁层的外面，它向上移行于大血管的外膜，下方紧附于膈的中心腱，前方及两侧附着于纵隔胸膜、胸骨体下部左半及第 4、5 肋软骨，后方与食管和胸主动脉的结缔组织相连接。

（二）浆膜心包

浆膜心包 serous pericardium 由浆膜构成，分为脏层和壁层。脏层形成心外膜；壁层附于纤维心包的内面。脏层和壁层在进出心的大血管根部互相移行。脏层和壁层之间的腔隙称**心包腔** pericardial cavity，内含少量浆液，起润滑作用。

在心包腔内，脏、壁层转折处的腔隙称**心包窦** pericardial sinus。位于升主动脉、肺动脉干后方与上腔静脉、左心房前方之间的腔隙称**心包横窦** transverse sinus of pericardium。在左心房后方与心包后壁之间的腔隙称**心包斜窦** oblique sinus of pericardium，其两侧界是左肺静脉、右肺静脉和下腔静脉。心包横窦和斜窦在心外科中有实用意义。此外，心包腔前下部即心包胸肋部与膈部转折处的间隙称**心包前下窦** anterior inferior sinus of pericardium，在直立时位置最低，心包积液常存于此窦中，是心包穿刺的安全部位。

七、心的体表投影

以胸前壁的 4 个点及其连线作为心的投影（图 10-13）。

（1）右上点：位于右侧第 3 肋软骨上缘，距胸骨右缘 1.2cm。

（2）左上点：位于左侧第 2 肋软骨下缘，距胸骨左缘 1.2cm。

（3）右下点：位于右侧第 6 胸肋关节处。

（4）左下点：位于第 5 肋间隙，距锁骨中线内侧 1 ~ 2cm，即心尖的投影位置。

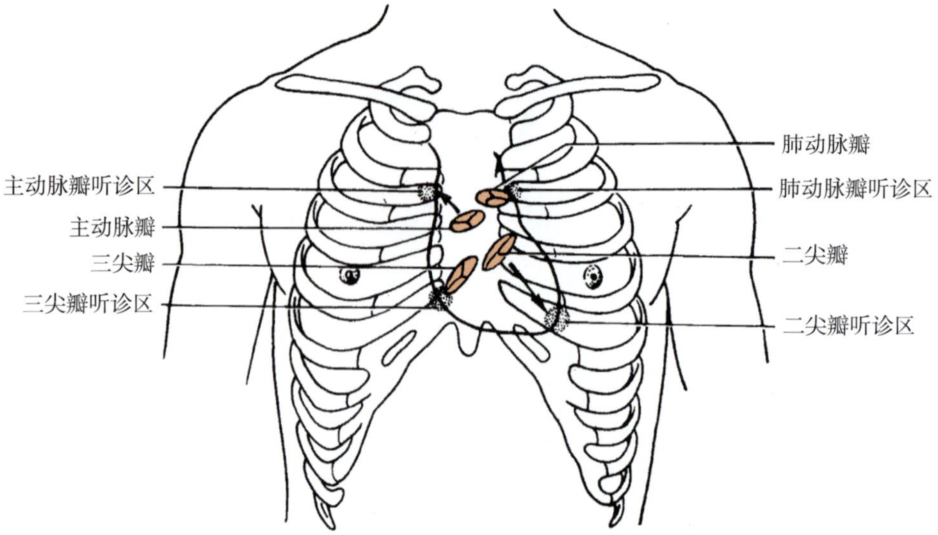

图 10-13 心的体表投影

院校风采：天津医科大学

右上、下点的连线是心右缘，略向右凸，最凸处在第 4 肋间隙；左上、下点的连线是心左缘，略向左凸；左、右上点的连线是心上界；左、右下点的连线是心下缘。

（田德润　何　璐）

第三节　动　　脉

案例分析

动脉是由心室发出的血管。从心室发出的血管粗大，为动脉的主干，然后由主干向身体各大局部发出分支，分布到全身各个部分。动脉干在行程中发出与其平行的分支，而且血流方向一致者，称侧副管；血流方向相反者，称返支。动脉干最后常分为 2 支（有时为 1 支）而终，为终支。

动脉离开主干进入器官前的一段，称为器官外动脉；进入器官后，称器官内动脉。

器官外动脉的分布规律：

1．身体每一大局部至少有一条动脉主干分布，如头颈部的颈总动脉、上肢的锁骨下动脉、下肢的髂外动脉等。

2．动脉大多左、右对称性地分布于身体的头颈、躯干和四肢。

3．人体躯干部在结构上有体壁和内脏之分，其动脉也分壁支和脏支。

4．动脉常与静脉、神经伴行，由结缔组织包绕构成血管神经束，行于身体的屈侧和不易受到损伤的部位。

5．动脉常以最短距离到达所分布的器官。

6．动脉的配布与器官的功能相适应。如活动较多的器官，其附近的动脉分支往往互相吻合成血管网；内分泌器官体积虽小但血供非常丰富；肾的泌尿功能需要大量的血液流经肾，所以肾动脉非常粗大。

器官内动脉的分布规律：

1．骨内部的动脉由长骨的骨干和两端进入骨分支分布。

2．实质性器官如肾、肝、肺等的动脉，由器官门进入后，呈放射状分支分布，其分支常作为该器官分段、分叶的依据。

3．空腔性器官如肠、输尿管等的动脉，有的呈横行，有的呈纵行分支分布。

一、肺循环的动脉

（一）肺动脉干

肺动脉干 pulmonary trunk 是一短粗的动脉干，起自右心室的肺动脉口，在主动脉根部的前方，向上、左、后方斜行，至主动脉弓的下方，分为左、右肺动脉。

（二）右肺动脉

右肺动脉 right pulmonary artery 较长，经升主动脉和上腔静脉的后方，横行向右至右肺门处分为上、下两支，上支较小，进入右肺上叶；下支较大，进入右肺的中、下叶。

（三）左肺动脉

左肺动脉 left pulmonary artery 较短，经左主支气管的前方，向后下弯曲至左肺门，分支进入左肺上、下叶。由于左肺动脉向后下方的弯曲走行，在 X 线透视下，可形成左肺门的半月形阴影，位于向下弯凹的左主支气管的上方，临床容易误诊为病理性阴影。

在肺动脉干分为左、右肺动脉的分叉处稍左侧，有一结缔组织索，向上连于主动脉弓的下缘，称**动脉韧带** arterial ligament，为胚胎时期动脉导管闭锁后的遗迹。该导管如果在出生后 6 个月尚未闭锁，则称动脉导管未闭，是先天性心脏病的一种。

二、体循环的动脉

主动脉 aorta 是体循环的动脉主干，起自左心室的主动脉口，可分为升主动脉、主动脉弓和降主动脉 3 部分。降主动脉又分为胸主动脉和腹主动脉，向下至第 4 腰椎下缘处分为左、右髂总动脉 2 个终支（图 10-14）。

（一）升主动脉

升主动脉 ascending aorta 在胸骨左缘后方，平对第 3 肋间隙处起自左心室，其起始处较膨大，称主动脉窦 aortic sinus。主动脉向右前上方斜行，达右侧第 2 胸肋关节处，续于主动脉弓。

（二）主动脉弓

主动脉弓 aortic arch 位于胸骨柄后方，在右侧第 2 胸肋关节处起始，从右前向左后呈弓形弯曲至第 4 胸椎体下缘左侧，移行为降主动脉。主动脉弓壁内有丰富的游离神经末稍称压力感受器，具有调节血压的作用。主动脉弓下方有 2 ~ 3 个粟粒样小体，称**主动脉小球** aortic glomera，为化学感受器。由主动脉弓的下方发出若干细小的气管动脉和支气管动脉，营养气管和支气管。主动脉弓的凸侧，从右向左发出三大分支，即头臂干、左颈总动脉和左锁骨下动脉。**头臂干** brachiocephalic trunk 短而粗，自主动脉弓向右上方斜行，至右胸锁关节的后方，分为右颈总动脉和右锁骨下动脉。

1．**颈总动脉** common carotid artery（图 10-15） 是头颈部的主要动脉干，右侧起自头臂干，左侧直接起自主动脉弓。两侧颈总动脉均经过胸锁关节的后方，在胸锁乳突肌的深面向上，至平对甲状软骨上缘处，分为颈内动脉和颈外动脉。颈总动脉在颈部走行于气管和胸锁乳突肌之间，位置较表浅，活体上能摸到颈总动脉的搏动，如头颈部出血，可以从平对环状软骨处，向后内将其压在第 6 颈椎横突上而达到止血的目的。

颈动脉窦 carotid sinus 为颈总动脉末端与颈内动脉起始处的膨大部分（图 10-15），动脉壁内有压力感受器。当血压升高时，窦壁扩张，刺激此处感受器，可反射性地引起心跳减慢，末梢血管舒张，血压下降。

颈动脉小球 carotid glomus 是一扁椭圆形小体，位于颈内、外动脉分叉处的后方，它与主动脉小球一样，均为化学感受器，能感受血液中二氧化碳分压的变化，当血液中二氧化碳分压

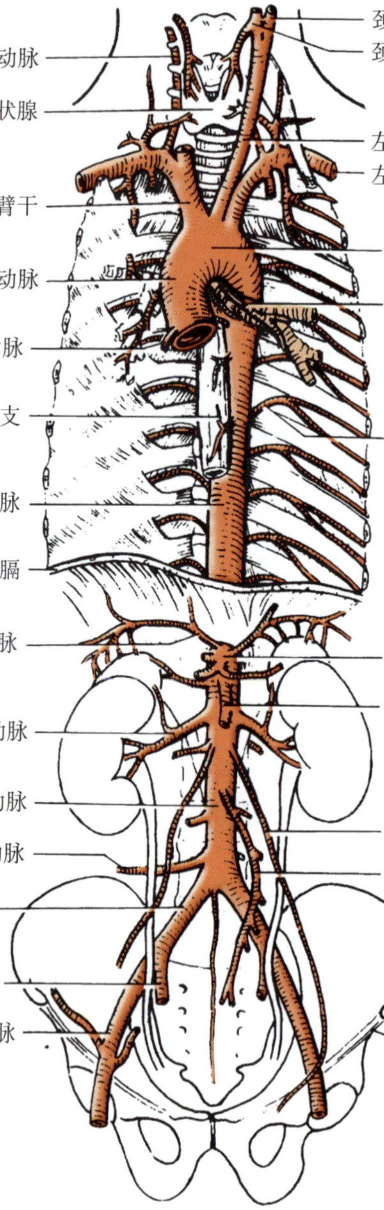

图 10-14 主动脉分部及分支

升高时，可反射性地引起呼吸加深、加快。

（1）**颈内动脉** internal carotid artery：自颈总动脉分出后，开始位于颈外动脉的后外侧，以后转向后内侧上行至颅底，经颈动脉管入颅腔（图 10-15）。颈内动脉在颈部无分支，主要分支分布于脑和视器（详见中枢神经系统和视器）。

（2）**颈外动脉** external carotid artery：自颈总动脉分出后，先在颈内动脉的内侧，后经其前方，向上外侧行，经二腹肌后腹和茎突舌骨肌深面，穿入腮腺实质，在下颌颈处，分为颞浅动脉和上颌动脉 2 个终支（图 10-15）。颈外动脉的分支如下：

1）**甲状腺上动脉** superior thyroid artery：自颈外动脉起始处分出，向前下方走行，至甲状腺侧叶上端，分支分布于甲状腺和喉。

2）**舌动脉** lingual artery：在甲状腺上动脉上方，平舌骨大角处起自颈外动脉。向前内行，经舌骨舌肌深面至舌，营养舌及口腔底的结构。

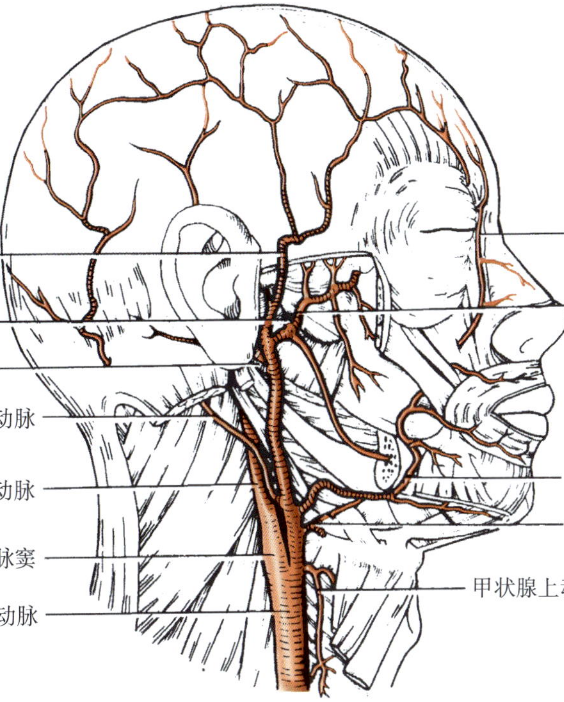

图 10-15　颈外动脉及其分支

3）**面动脉** facial artery：在舌动脉的上方起自颈外动脉，向前经下颌下腺深面，在咬肌前缘处，越过下颌骨下缘至面部。下颌骨下缘咬肌止点前缘处，为临床上面动脉的摸脉点和压迫止血点（图 10-16）。面动脉在面部行经口角和鼻翼的外侧，斜行向上内至眼内眦，改称为**内眦动脉** angular artery。面动脉的分支分布于面部、腭扁桃体和下颌下腺等处。

4）**颞浅动脉** superficial temporal artery：为颈外动脉 2 个终支之一，经耳郭前上方行至颞浅部。在活体于外耳门前上方的颧弓根部可摸到颞浅动脉搏动，当颞区、额外侧部及头顶部头皮出血时可在此处进行压迫止血（图 10-17）。

5）**上颌动脉** maxillary artery：为颈外动脉另一终支，在下颌颈后方的腮腺实质内，与颞浅动脉呈直角分出后，经下颌颈和颞肌深面进入颞下窝，继续向前内行至翼腭窝。其分支分布于硬脑膜、牙、鼻腔、腭部、咀嚼肌、外耳道和鼓室等处。上颌动脉的主要分支有：

①**脑膜中动脉** middle meningeal artery：在下颌颈内侧由上颌动脉发出后，向上经棘孔入颅

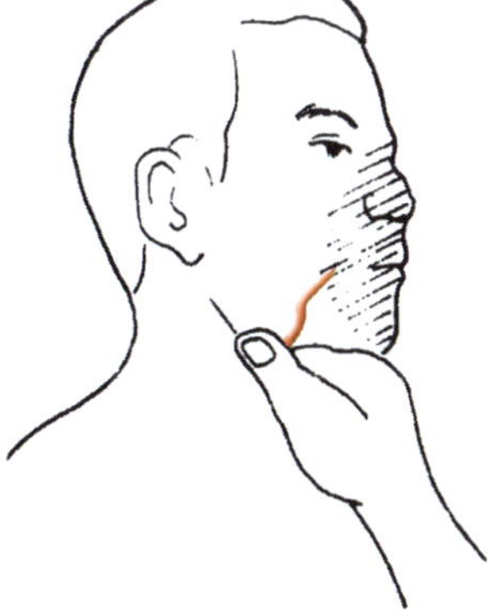

图 10-16　面动脉压迫止血点

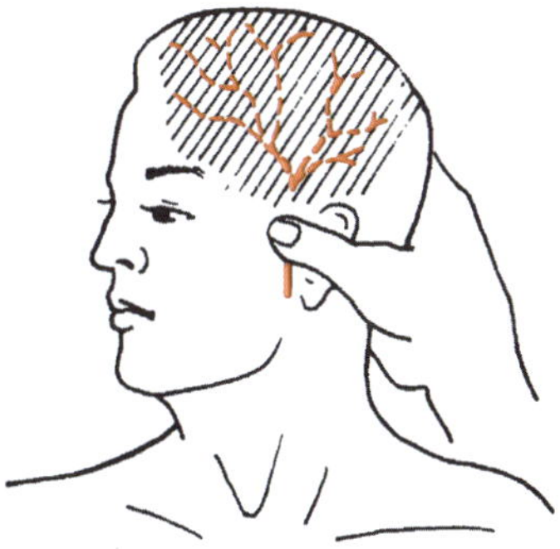

图 10-17　颞浅动脉压迫止血点

腔，分前、后 2 支分布于硬脑膜，其前支经过翼点内面，颞部骨折时若伤及此动脉，可形成硬膜外血肿。

②**下牙槽动脉** inferior alveolar artery：由上颌动脉发出后下行入下颌孔，经下颌管出颏孔，分支营养下颌牙齿及牙龈等处。

③**眶下动脉** infraorbital artery：发出后经眶下裂入眶，沿眶下沟、眶下管出眶下孔至面部，分支营养上颌牙齿及上颌窦黏膜。

6）**枕动脉** occipital artery：在相当于面动脉高度，起自颈外动脉后壁，分布于枕项部。

7）**耳后动脉** posterior auricular artery：在枕动脉的稍上方发出，行向后上方，分布于耳后部、腮腺和乳突小房。

8）**咽升动脉** ascending pharyngeal artery：于颈外动脉起点处内侧壁发出，沿咽侧壁上升至颅底。分布于咽、腭扁桃体、颅底和颈部深层肌。

2．**锁骨下动脉** subclavian artery　是一对较粗大的动脉干，右锁骨下动脉起自头臂干，左锁骨下动脉直接起自主动脉弓。锁骨下动脉自胸锁关节后方向外，斜越胸膜顶的前面，弓形向外穿过斜角肌间隙，行于锁骨后下方，至第 1 肋外侧缘，进入腋窝改称为腋动脉（图 10-18）。活体上在锁骨中点上方的锁骨上窝，能摸到锁骨下动脉的搏动，在此处向下将锁骨下动脉压在第 1 肋骨上面，可进行止血。锁骨下动脉分支如下：

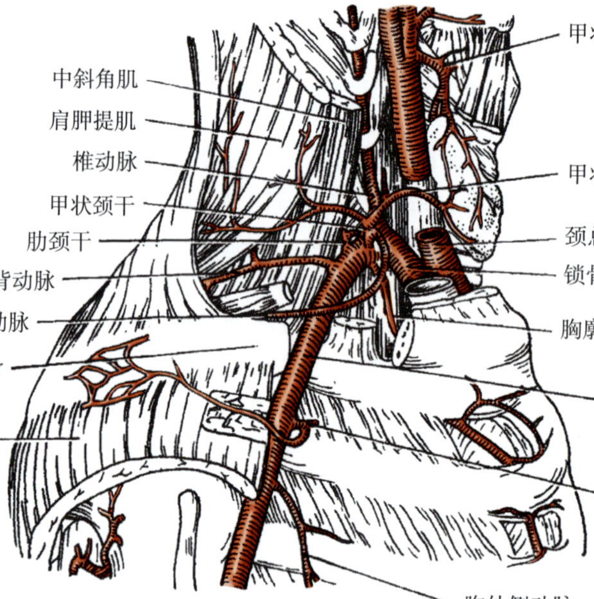

图 10-18　右锁骨下动脉及其分支

（1）**椎动脉** vertebral artery：是锁骨下动脉最粗大的 1 个分支，在前斜角肌内侧起自锁骨下动脉上缘，向上行穿上 6 个颈椎横突孔，经枕骨大孔入颅腔，左、右椎动脉汇合成一条基底动脉，主要营养脑。椎动脉在颅外发出肌支，分布于颈深肌。

（2）**胸廓内动脉** internal thoracic artery：在与椎动脉起始处相对的位置起自锁骨下动脉下缘，进入胸腔后沿胸骨外侧下降，至第 6 肋软骨深面分为肌膈动脉和腹壁上动脉两终支。胸廓内动脉的分支分布于肋间肌、膈、腹直肌、乳房、心包、胸膜和腹膜等处。胸廓内动脉的分支如下：

1）**肌膈动脉** musculophrenic artery：为胸廓内动脉的终支之一，沿肋弓后面行向外下方，沿途发支分布于下位 5 个肋间隙与膈。

2）**腹壁上动脉** superior epigastric artery：为胸廓内动脉向下的延续，沿腹直肌后面下降至脐部，与腹壁下动脉吻合。

3）**心包膈动脉** pericardiacophrenic artery：自胸廓内动脉上部发出，伴膈神经分布于膈、胸膜和心包。

（3）**甲状颈干** thyrocervical trunk：为一短干，在椎动脉外侧，起自锁骨下动脉，随即分为数支，分布于甲状腺、喉、气管、咽及食管上端、颈肌、肩胛骨及其背面的肌。甲状颈干的分支如下：

1）**甲状腺下动脉** inferior thyroid artery：自甲状颈干发出后向上行，继而转向内横过颈总动脉深面，至甲状腺侧叶下端分布于甲状腺。

2）**肩胛上动脉** suprascapular artery：自甲状颈干发出后向下行，进入冈上窝，与肩胛下动脉的旋肩胛动脉吻合。

（4）**肋颈干** costocervical trunk：为一短干，在第一肋颈处，分为颈深动脉和肋间最上动脉，前者分布于颈深部，后者发出第 1、2 肋间后动脉 posterior intercostal artery，分布于第 1、2 肋间隙。

甲状腺的血液供应丰富（图 10-18），主要有成对的甲状腺上动脉和甲状腺下动脉，少数（10%）还有甲状腺最下动脉。甲状腺上动脉发自颈外动脉起始部，伴喉上神经的喉外支下行，结扎甲状腺上动脉时，应注意勿损伤喉上神经喉外支。甲状腺下动脉发自锁骨下动脉的甲状颈干，在进入甲状腺侧叶的部位与喉返神经关系密切，结扎甲状腺下动脉时，勿损伤喉返神经。甲状腺最下动脉较小，多发自头臂干，亦可发自主动脉弓等处。

3．**上肢的动脉**

（1）**腋动脉** axillary artery（图 10-19）：是锁骨下动脉的直接延续，由第 1 肋外侧缘起，至大圆肌下缘，行于腋窝内，发出的分支如下：

1）**胸上动脉** superior thoracic artery：较小，分布至第 1、2 肋间隙。

2）**胸肩峰动脉** thoracoacromial artery：是一短干，在胸小肌上缘处起自腋动脉，随即分为

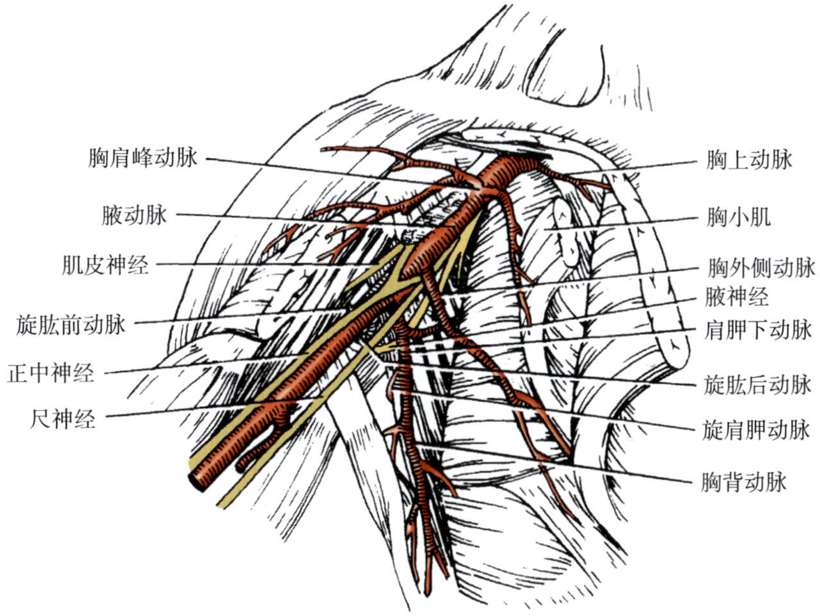

图 10-19　腋动脉及其分支

数支，分布于肩峰、三角肌、胸大肌和胸小肌等。

3）**胸外侧动脉** lateral thoracic artery：在胸小肌下缘处起自腋动脉，分支至胸大肌、胸小肌、前锯肌和乳房。

4）**肩胛下动脉** subscapular artery：是一较粗大的短干，在肩胛下肌下缘附近，分为胸背动脉和旋肩胛动脉。旋肩胛动脉向后穿三边孔，到冈下窝与肩胛上动脉吻合。胸背动脉分布于背阔肌等处。

5）**旋肱后动脉** posterior humeral circumflex artery：与腋神经伴行穿四边孔，绕肱骨外科颈，分支分布于三角肌及肩关节。

6）**旋肱前动脉** anterior humeral circumflex artery：较细小，分布于肱二头肌长头及肩关节，并与旋肱后动脉吻合。

（2）**肱动脉** brachial artery：是腋动脉的直接延续，自大圆肌下缘沿肱二头肌内侧沟向下至肘窝，平桡骨颈高度分为桡动脉和尺动脉（图 10-20）。肱动脉全长位置浅表，当前臂和手部出血时，可以在臂中部肱二头肌内侧沟，向肱骨压迫肱动脉进行止血。在肘窝肱二头肌腱内

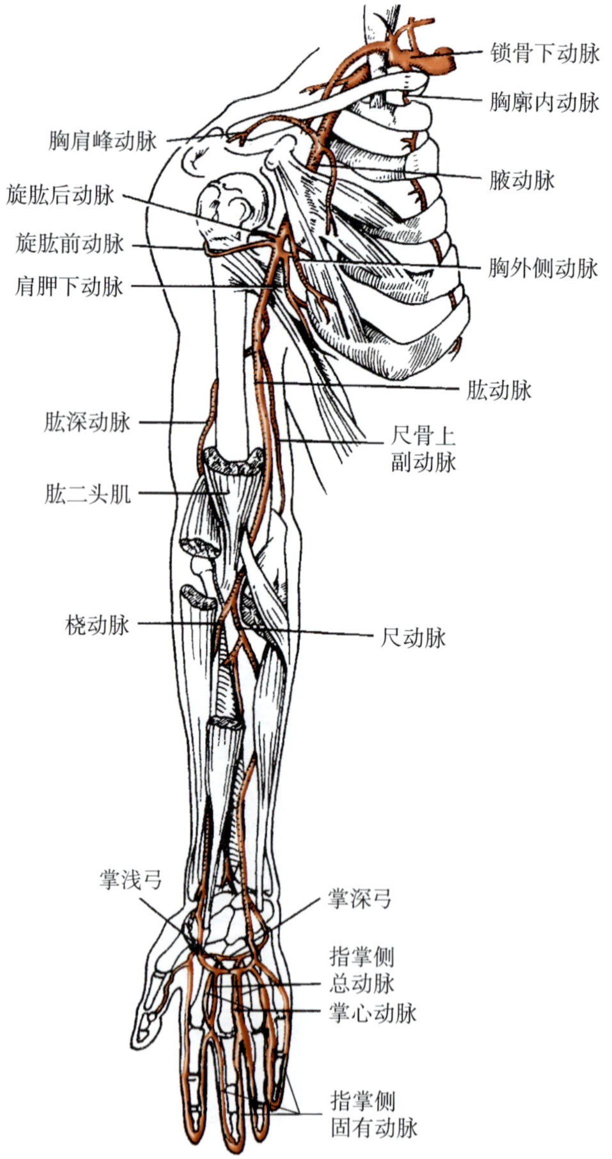

图 10-20　肱动脉及其分支

侧可摸到肱动脉搏动，是临床上测量血压时听诊的部位。肱动脉的分支如下：

1）肱深动脉 deep brachial artery：在大圆肌下缘的稍下方起自肱动脉，向后外方行于桡神经沟，与桡神经伴行，至肱骨远侧端的外侧，移行为桡侧副动脉，与桡动脉的分支吻合，参与肘关节网的形成。

2）尺侧上副动脉 superior ulnar collateral artery：在肱深动脉起始处稍下方发出后，伴尺神经穿臂内侧肌间隔下行，与尺侧返动脉和尺侧下副动脉吻合。

3）尺侧下副动脉 inferior ulnar collateral artery：在肱骨内上髁上方分出，横过肱肌前面内行，分为前、后支与尺侧返动脉和尺侧上副动脉吻合。

4）肌支：由沿途发出至附近诸肌。

（3）**桡动脉** radial artery（图 10-21）：自肱动脉分出后，与桡骨平行下降，经肱桡肌腱和桡侧腕屈肌腱之间至桡骨下端，在拇长展肌和拇伸肌腱深面，绕至手背，再穿第 1 掌骨间隙至手掌深面，末端与尺动脉掌深支吻合，构成掌深弓。桡动脉下段在桡骨下端前面位置浅表，是临床触摸脉搏的常用部位。

桡动脉的分支如下：

1）**桡侧返动脉** radial recurrent artery：起自桡动脉上端，向外上方行于肱桡肌和肱肌之间，至附近诸肌，并与桡侧副动脉的分支吻合，参与肘关节网的组成。

2）**掌浅支** superficial palmar branch：为一细小分支，在鱼际肌表面或穿拇短展肌向下至手掌，与尺动脉末端吻合，形成掌浅弓。

3）**第 1 掌背动脉** the first dorsal metacarpal artery：沿第 1 骨间背侧肌表面下行，分布于拇指背面两侧缘和示指背面桡侧缘。

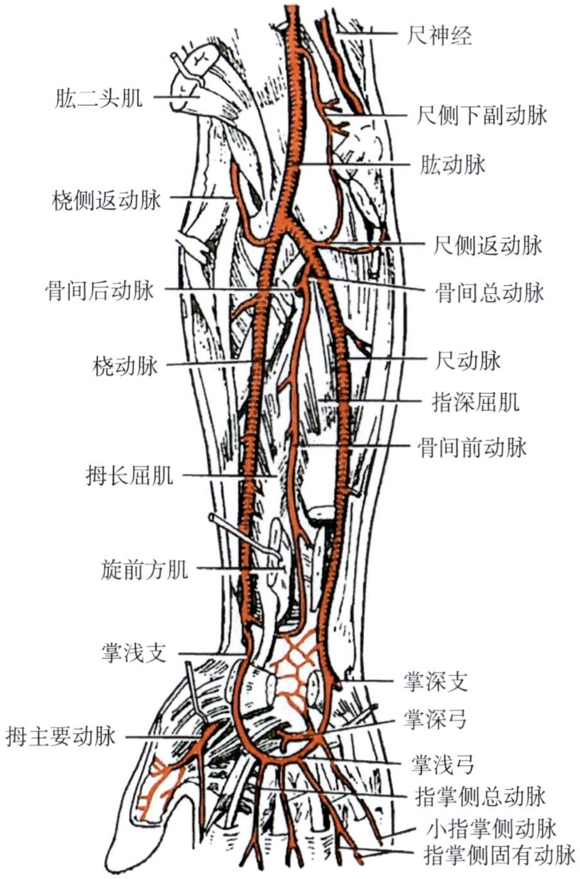

图 10-21　前臂的动脉（掌侧面）

4）**拇主要动脉** principal artery of thumb：在手掌发出后至拇收肌深面，分为 3 支，桡侧 2 支沿拇指掌侧两缘，分布于拇指掌侧面，尺侧 1 支称示指桡侧动脉，分布于示指桡侧缘。

桡动脉分支分布于前臂桡侧肌、鱼际肌、拇指、示指并参与肘、腕关节网的构成。

（4）**尺动脉** ulnar artery（图 10-20，图 10-21）：自肱动脉分出后，斜向内下行，在指浅屈肌和尺侧腕屈肌之间下降，在豌豆骨的外侧，经屈肌支持带的浅面入手掌，分出掌深支后，终支与桡动脉的掌浅支构成掌浅弓。在腕前两侧为桡、尺动脉的压迫止血点。

尺动脉的分支如下：

1）**尺侧返动脉** ulnar recurrent artery：起自尺动脉上端，为一短干，立即分为前、后两支，向内上方走行与尺侧下副动脉吻合。

2）**骨间总动脉** common interosseous artery：为一较粗的短干，由尺动脉上部发出至骨间膜前面，分为前、后两支。前支沿骨间膜前面下行称骨间前动脉；后支穿骨间膜，沿其背侧下行，称骨间后动脉。骨间后动脉还向上发出骨间返动脉，参与肘关节网的形成。

3）**掌深支** deep palmar branch：在豌豆骨远侧由尺动脉发出后，穿小指展肌和小指短屈肌之间至掌深部，与桡动脉末端吻合，形成掌深弓。

（5）掌浅弓和掌深弓

1）**掌浅弓** superficial palmar arch：由尺动脉的末端和桡动脉的掌浅支吻合而成（图 10-22）。在掌腱膜和指浅屈肌腱之间，位置较浅，掌浅弓的顶点相当于掌中纹处。在做手掌切开引流术时，要避免损伤掌浅弓。掌浅弓的分支主要有小指尺掌侧动脉和 3 条指掌侧总动脉，后者至掌指关节附近，又各分为 2 条指掌侧固有动脉，分别供应第 2～5 指的相对缘。因此，手指出血可沿手指两侧压迫止血。

2）**掌深弓** deep palmar arch：由桡动脉的末端和尺动脉的掌深支吻合而成（图 10-23）。在掌浅弓的近侧，约平腕掌关节处，位于屈指肌腱的深面，由掌深弓的远端发出 3 条掌心动脉，与指掌侧总动脉吻合。

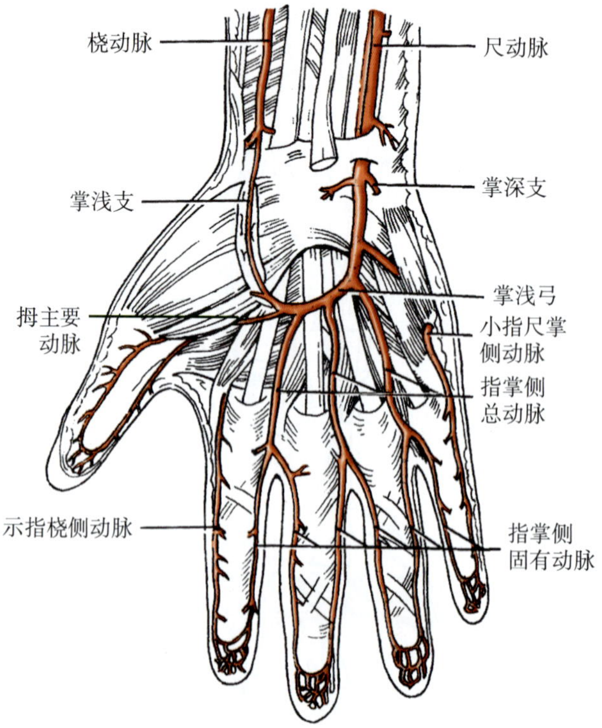

图 10-22 手的动脉（掌侧面浅层示掌浅弓）

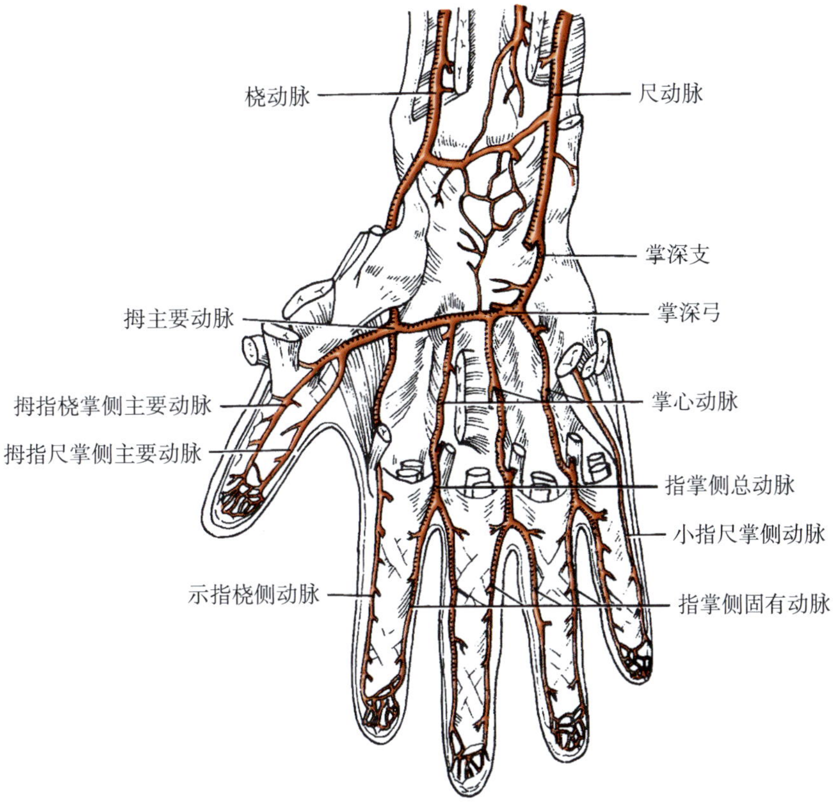

图 10-23　手的动脉（掌侧面深层示掌深弓）

（三）胸主动脉

胸主动脉 thoracic aorta（见图 10-14）位于后纵隔内，在第 4 胸椎下缘的左侧续于主动脉弓，初沿脊柱左侧下行，逐渐转向脊柱前方，下降到第 12 胸椎前方穿膈的主动脉裂孔入腹腔，移行为腹主动脉。胸主动脉是胸部的动脉干，发出壁支和脏支。

壁支：

1．**肋间后动脉** posterior intercostal artery（图 10-14）　第 1、2 对肋间后动脉来自锁骨下动脉。第 3～11 对肋间后动脉来自胸主动脉，为节段性、对称性分支。肋间后动脉在脊柱外侧缘，分为前、后支。后支分布于背部的肌肉、皮肤、胸椎与脊髓。前支为肋间后动脉的主干，行于肋沟内，其上方有肋间后静脉，下方有肋间神经伴行，在近肋角处分为上、下 2 支，上支继续前行，下支斜向下行，至腋中线处已达下一肋骨的上缘，2 支分别与胸廓内动脉的肋间前支吻合，营养肋间肌。根据肋间动脉的解剖特点，临床上进行胸膜腔穿刺时，如在腋中线以后进针，应在下一肋骨的上缘刺入；如在腋中线以前进针，则应在肋间隙中点刺入较安全。

2．**肋下动脉** subcostal artery　来自胸主动脉，1 对，位于第 12 肋下方，分布于腹壁和背部肌肉及皮肤。

3．**膈上动脉** superior phrenic arteries　有 2～3 支，由胸主动脉下部发出，分布于膈上面的后部。

脏支：

1．**支气管动脉** bronchial artery　一般左、右各有 1～2 支随左、右主支气管入肺。左支气管支多起自胸主动脉的不同高度，右支气管支多起于右肋间后动脉。

2．**心包支** pericardial branches　为数条小支，分布于心包后部。

3．**食管支** esophageal branches　为数小支，分布于食管胸段。

（四）腹主动脉

腹主动脉 abdominal aorta 自膈的主动脉裂孔起，沿腰椎左前方下降，至第 4 腰椎下缘，分为左、右髂总动脉 2 个终支（图 10-24）。腹主动脉的分支亦可分为壁支和脏支。

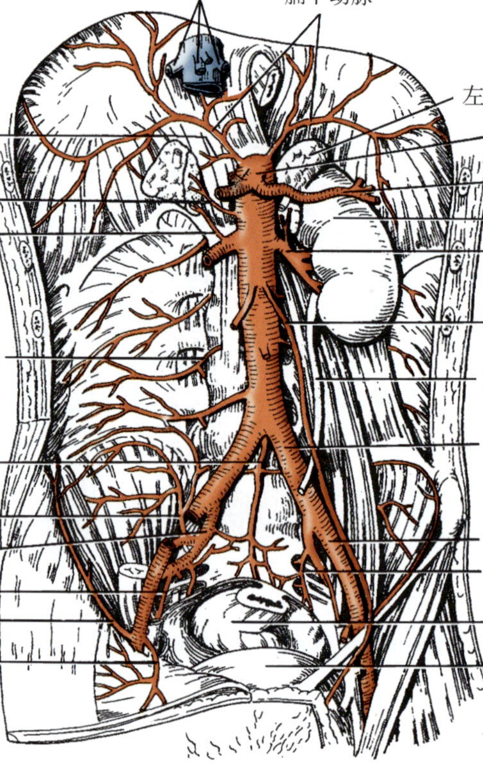

图 10-24 腹主动脉及其分支

壁支：

1．**膈下动脉** inferior phrenic artery 有 1 对，起自腹主动脉上端，分布于膈的下面，左、右膈下动脉还分别发出 2～3 支**肾上腺上动脉**，至肾上腺。

2．**腰动脉** lumbar artery 有 4 对，起自腹主动脉后壁，横行向外，分布于腰部的肌肉、皮肤、腰椎与脊髓。

3．**骶正中动脉** median sacral artery 起自腹主动脉分叉部的背面，沿第 5 腰椎体及骶骨盆面的正中线下降，分布于直肠后壁、骶骨和尾骨。

脏支：

分为成对和不成对 2 种，成对的脏支有肾上腺中动脉、肾动脉和睾丸（卵巢）动脉；不成对的脏支有腹腔干、肠系膜上动脉和肠系膜下动脉。

1．**肾上腺中动脉** middle suprarenal artery 平第 1 腰椎高度，起自腹主动脉两侧，向外行至肾上腺，并与肾上腺上、下动脉吻合。

2．**肾动脉** renal artery 平对第 2 腰椎高度，起自腹主动脉两侧，横行向外，经肾静脉的后面至肾门入肾，右肾动脉较左肾动脉略长，位置亦稍低。肾动脉在入肾门以前，发分支至肾上腺，称**肾上腺下动脉**。

肾上腺由肾上腺上动脉（来自膈下动脉）、肾上腺中动脉（来自腹主动脉）和肾上腺下动脉（来自肾动脉）供应（图 10-25）。这些动脉分成数支，至肾上腺纤维囊，互相吻合，然后向实质内发出皮质支和髓质支。

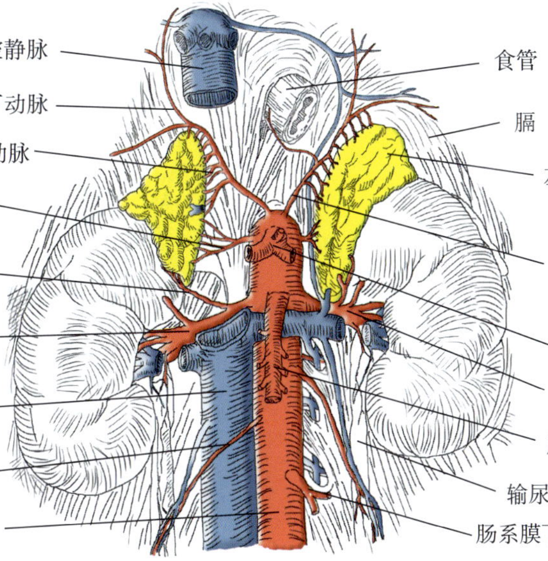

图 10-25　肾上腺的动脉

3．**睾丸动脉** testicular artery　细长，在肾动脉发出部的下方，起自腹主动脉前壁，行向下外与输尿管交叉后，穿入腹股沟管，构成精索的一部分，分布到睾丸和附睾。在女性则为**卵巢动脉** ovarian artery，在小骨盆上缘处，进入卵巢悬韧带内，下降向内行于子宫阔韧带两层间，分支分布于卵巢和输卵管壶腹部，并与子宫动脉分支吻合。

4．**腹腔干** celiac trunk　为一短粗的动脉干，在主动脉裂孔的稍下方，起自腹主动脉前壁，随即分为 3 支，营养食管腹段、胃、十二指肠、肝、胆囊、胰、脾和大网膜（图 10-26，图 10-27）。其分支如下：

（1）**胃左动脉** left gastric artery：为腹腔干最小的一支，发出后向左上方至胃的贲门后，沿胃小弯右行与胃右动脉吻合。沿途发支营养食管腹段、贲门和胃小弯附近的胃壁。

（2）**肝总动脉** common hepatic artery：自腹腔干分出后，向右行，在肝十二指肠韧带内，分为肝固有动脉和胃十二指肠动脉。

1）**肝固有动脉** proper hepatic artery：在肝十二指肠韧带内，位于肝门静脉的前面和胆总管的左侧，行向右上方，分为肝左动脉和肝右动脉，分别进入肝左、右叶。肝右动脉入肝门

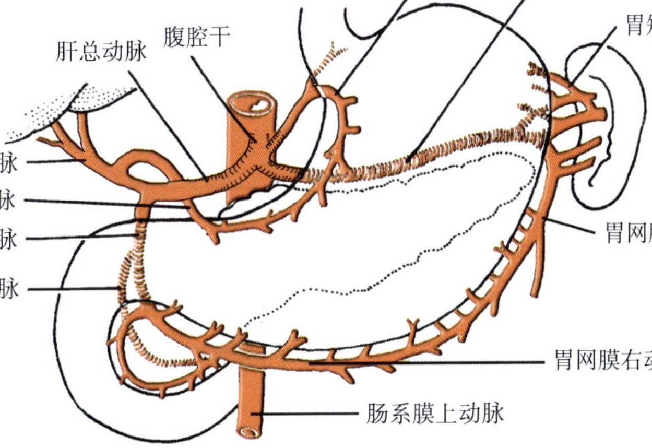

图 10-26　腹腔干及其分支示意图

前发出**胆囊动脉** cystic artery 至胆囊（图 10-27）。在肝固有动脉的起始部，还发出**胃右动脉** right gastric artery 至幽门上缘，沿胃小弯向左，与胃左动脉吻合。

2）**胃十二指肠动脉** gastroduodenal artery：经胃幽门后面向下，至幽门下缘分为胃网膜右动脉和胰十二指肠上动脉 2 个终支。

①**胃网膜右动脉** right gastroepiploic artery：沿胃大弯向左与胃网膜左动脉吻合，并发支至胃和大网膜。

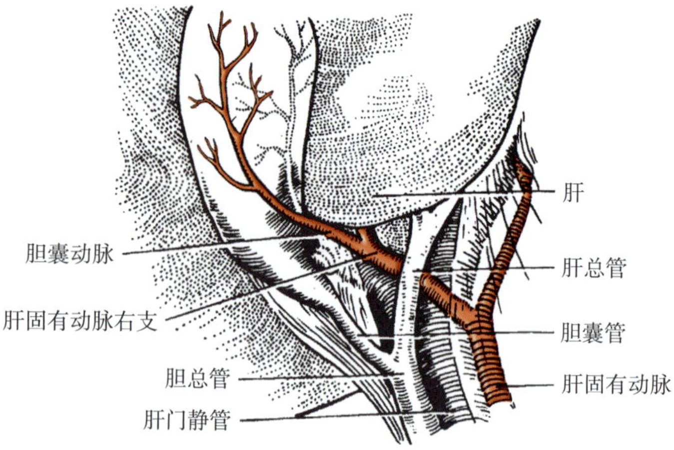

图 10-27 胆囊动脉

②**胰十二指肠上动脉** superior pancreaticoduodenal artery：分出后，沿十二指肠降部与胰头间下降，分支营养胰头与十二指肠，并与肠系膜上动脉发出的胰十二指肠下动脉吻合。

（3）**脾动脉** splenic artery：为腹腔干最大的分支，在胃后沿胰上缘向左行至脾门，发出数条脾支入脾，沿途发出许多胰支，至胰体和胰尾。脾动脉在近脾门处，还发出 3～5 条**胃短动脉**至胃底；发出**胃网膜左动脉** left gastroepiploic artery 沿胃大弯向右，与胃网膜右动脉吻合。

胃血液供应甚为丰富，主要有胃左、右动脉，胃网膜左、右动脉和胃短动脉，均来自腹腔干及其各级分支，沿胃大、小弯形成两个动脉弓，由弓上发出许多小支至胃壁。此外，常有些来源不定的动脉如胃后动脉（出现率占 72%），多发自脾动脉，是胃后壁贲门部及其附近区域的重要血管，高位胃、脾及胰十二指肠切除术时，具有重要临床意义。

5．**肠系膜上动脉** superior mesenteric artery（图 10-28） 在腹腔干的稍下方，起自腹主动

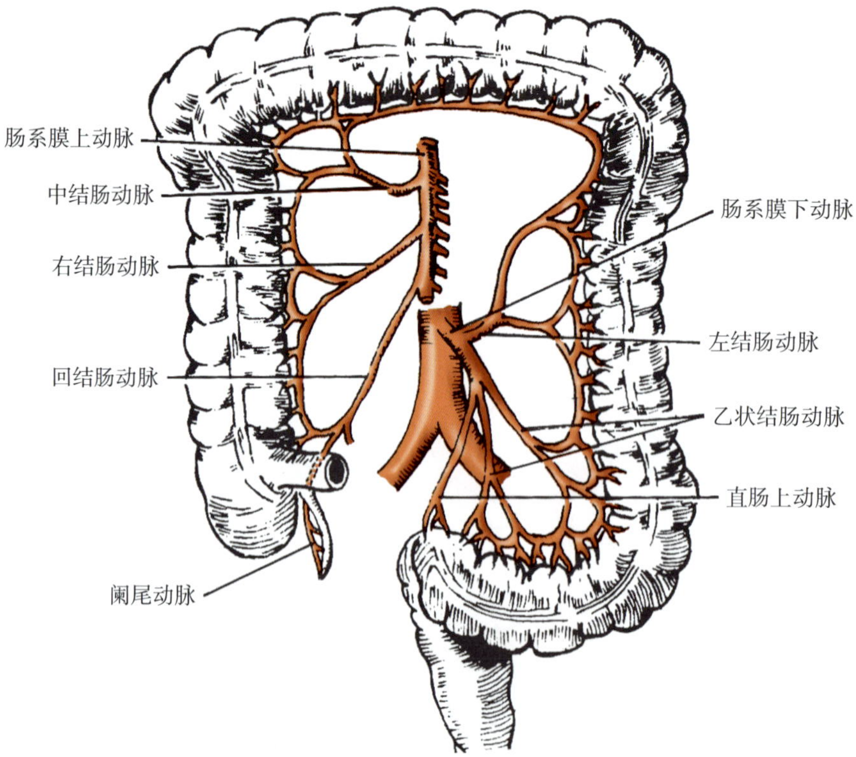

图 10-28 肠系膜上动脉和肠系膜下动脉的分支

脉前壁。在胰颈和十二指肠下部之间，进入小肠系膜根内，行向右下至右髂窝，分支分布于胰头、十二指肠至横结肠的大部分肠管，包括阑尾。肠系膜上动脉的分支如下：

（1）**空、回肠动脉** jejunal and ileal arteries：共有 12 ~ 20 支，在肠系膜内，彼此多次吻合成一系列的血管弓，最后由末列血管弓发细支，垂直行向空、回肠壁。空肠比回肠的血管弓较粗而少。由于小肠系膜内有丰富的血管弓，所以在血管弓近端结扎血管主干，肠管的血供可不受影响。

（2）**回结肠动脉** ileocolic artery（图 10-28，图 10-29）：是肠系膜上动脉右侧最下方的终末支，向右下方至回盲部，分支分布于升结肠、盲肠和回肠末段，并发支至阑尾，称**阑尾动脉** appendicular artery。阑尾动脉沿阑尾系膜游离缘与阑尾长轴并行，至阑尾尖端，沿途发小支垂直进入阑尾，故在阑尾切除术时，要在阑尾系膜根部结扎此动脉。

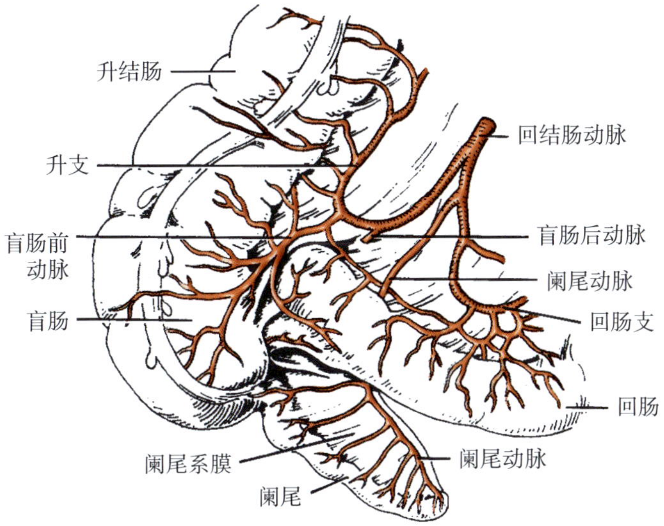

图 10-29　回盲部的动脉

（3）**右结肠动脉** right colic artery：在回结肠动脉的上方发出，向右至升结肠附近，分上、下支分别与中结肠动脉和回结肠动脉的分支吻合，沿途分支营养升结肠。

（4）**中结肠动脉** middle colic artery：在右结肠动脉上方发出，行于横结肠系膜内分左、右支，分别与左、右结肠动脉的分支吻合，沿途分支营养横结肠。

（5）**胰十二指肠下动脉** inferior pancreaticoduodenal artery：为肠系膜上动脉在胰下缘处发出的细小分支，在胰头和十二指肠之间与胰十二指肠上动脉吻合。

胰的血液供应主要来自胰十二指肠上动脉（来自胃十二指肠动脉）、胰十二指肠下动脉（来自肠系膜上动脉）和脾动脉的分支胰背动脉、胰支、胰尾动脉和胰大动脉。

6．**肠系膜下动脉** inferior mesenteric artery（图 10-28）　平第 3 腰椎高度起自腹主动脉前壁，行向左下方，分支分布于结肠左曲、降结肠、乙状结肠和直肠上部。肠系膜下动脉的分支如下：

（1）**左结肠动脉** left colic artery：由肠系膜下动脉发出后，向左行至降结肠附近，分升、降支分别与中结肠动脉和乙状结肠动脉的分支吻合，营养结肠左曲和降结肠。

（2）**乙状结肠动脉** sigmoid artery：有 2 ~ 3 支，发出后向左下方行于乙状结肠系膜内至乙状结肠，互相吻合成血管弓，分支分布于乙状结肠。

（3）**直肠上动脉** superior rectal artery：为肠系膜下动脉的终末支，经乙状结肠系膜内下降至直肠后面，分为两支，沿直肠两侧向下，与直肠下动脉和肛动脉的分支吻合。

肠系膜上、下动脉的各结肠支间互相吻合，从回盲部至乙状结肠末端，形成一完整的动脉弓，称为边缘动脉。由边缘动脉发出终末支，垂直分布至肠壁。

（五）髂总动脉

髂总动脉 common iliac artery 为腹主动脉的两终支，左、右各一，平对第 4 腰椎高度分出后，向下外行至骶髂关节处，分为髂内动脉和髂外动脉（图 10-30，图 10-31）。

1．**髂内动脉** internal iliac artery 为一短干，分出后向下进入小骨盆，分为壁支和脏支，分布于盆内、外肌和盆腔脏器。髂内动脉的分支如下：

壁支：

（1）**髂腰动脉** iliolumbar artery：由髂内动脉分出后，行向外上方达腰大肌内侧缘，分支分布于腰方肌、髂腰肌、髋骨等处。

（2）**骶外侧动脉** lateral sacral artery：在髂腰动脉下方分出后，沿骶骨盆面经骶前孔的内侧下降，分布于梨状肌和肛提肌以及骶管内结构。

（3）**臀上、下动脉** superior and inferior gluteal artery：分别经梨状肌上、下孔出骨盆，至臀部分支分布于臀肌和髋关节。

（4）**闭孔动脉** obturator artery：沿骨盆侧壁与闭孔神经伴行，向前穿闭膜管，至大腿内收肌群之间，营养大腿肌内侧群肌和髋关节（图 10-30）。闭孔动脉有时可起自腹壁下动脉，称为异常的闭孔动脉，行于股环的附近，股疝手术时，注意避免伤及。

脏支：

（1）**脐动脉** umbilical artery：出生后远侧段闭锁形成脐内侧韧带，在其根部未闭锁的部分，发出膀胱上动脉 superior vesical artery，分布于膀胱尖和膀胱体。

（2）**膀胱下动脉** inferior vesical artery：分出后行向前内侧，分布于膀胱底、精囊和前列

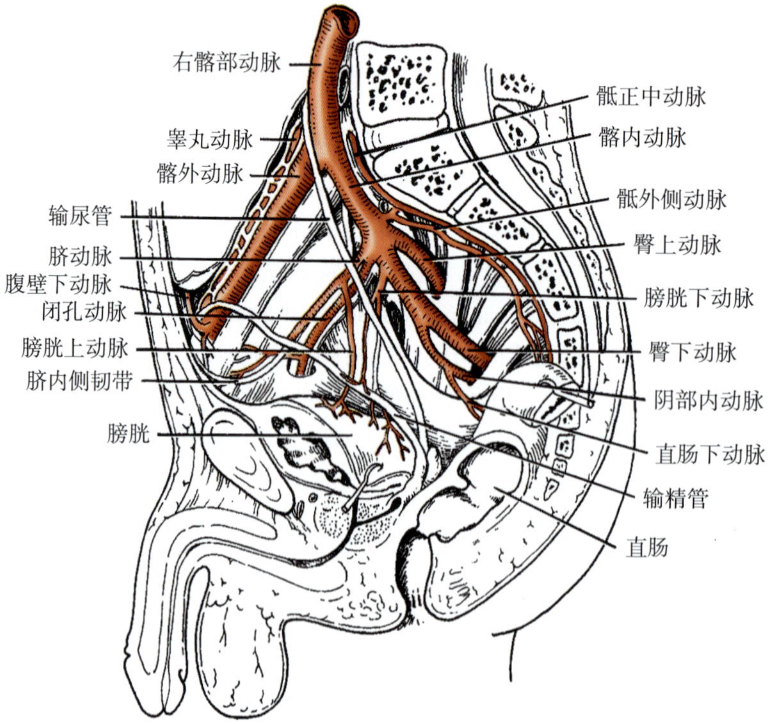

图 10-30 盆腔的动脉（男性，右侧）

腺。在女性则以小支分布于阴道壁。

（3）**直肠下动脉** inferior rectal artery：为细小分支，分布于直肠下部，并与直肠上动脉和肛动脉吻合（图 10-31）。

（4）**子宫动脉** uterine artery（图 10-32）：为较大的分支，分出后沿盆腔侧壁向下入子宫阔韧带，在距子宫颈外侧约 2cm 处，越过输尿管前方，分支分布于子宫、阴道、输卵管和卵巢，并与卵巢动脉吻合。由于子宫动脉与输尿管交叉关系，结扎子宫动脉时，应注意勿损伤输尿管。在男性为细小的**输精管动脉** deferential artery。

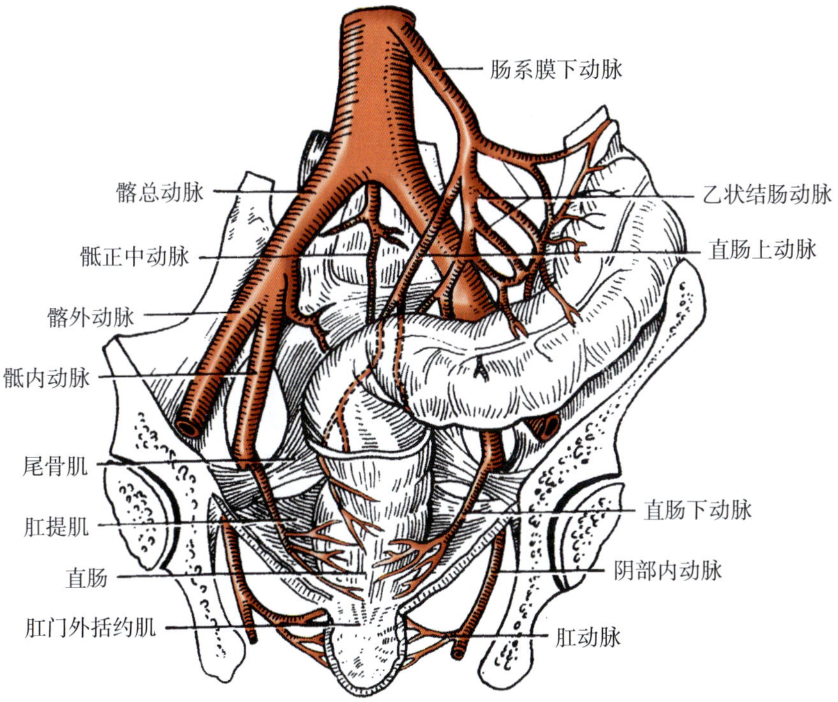

图 10-31　直肠和肛管的动脉

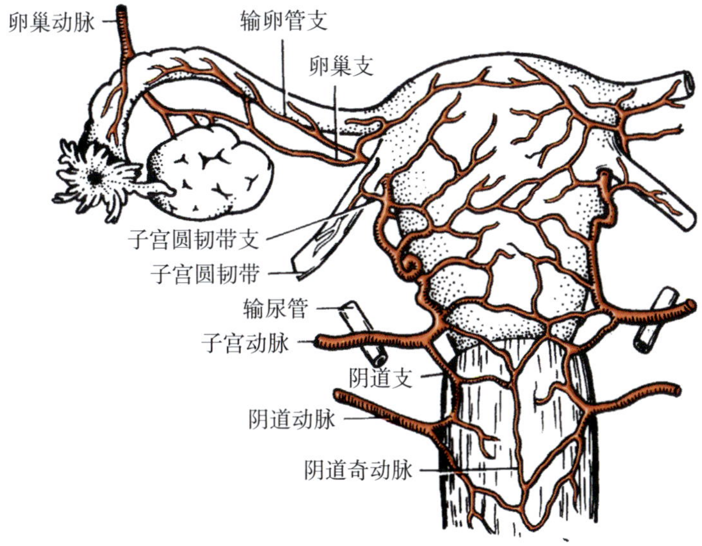

图 10-32　女性内生殖器的动脉分布（前面观）

（5）**阴部内动脉** internal pudendal artery：伴臀下动脉由梨状肌下孔出盆腔，又经坐骨小孔至坐骨肛门窝，其分支至会阴部及外生殖器（图 10-31，图 10-33）。

阴部内动脉发出肛动脉，到达会阴肌与肛提肌，并与直肠下动脉吻合。此外，还发出会阴动脉和阴茎背动脉或阴蒂背动脉，分别至会阴部诸肌与外生殖器。

直肠的血液由直肠上、下动脉，肛动脉及骶正中动脉供应，它们之间有丰富的吻合。

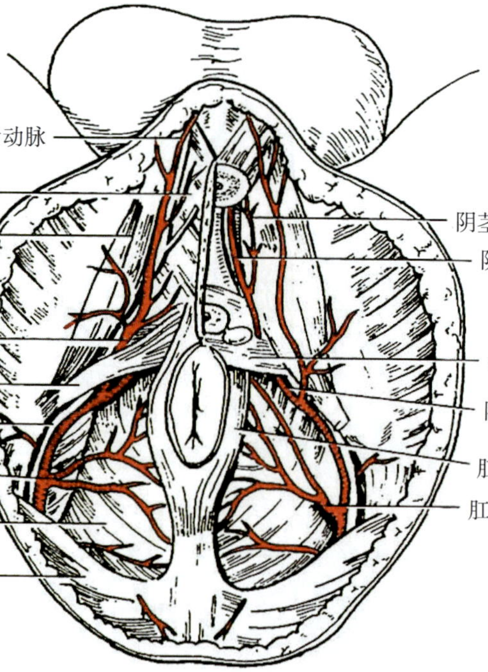

图 10-33 会阴部的动脉（男性）

2．**髂外动脉** external iliac artery　在骶髂关节的前方，由髂总动脉分出，沿腰大肌内侧缘下降，至腹股沟韧带的深面移行于股动脉。其分支有**腹壁下动脉** inferior epigastric artery 和旋髂深动脉。腹壁下动脉在髂外动脉入股部之前发出，贴腹壁前内面，斜向内上方，入腹直肌鞘内，营养腹直肌，并与腹壁上动脉吻合。

3．**下肢的动脉**

（1）**股动脉** femoral artery（图 10-34）：为髂外动脉经腹股沟韧带中点深面向下的延续，在大腿上部位于股三角内，向下入收肌管，出收肌腱裂孔至腘窝，移行为腘动脉。在腹股沟韧带中点稍下方，活体上可摸到股动脉的搏动，当下肢出血时，可在此部位压迫止血。股动脉的分支如下：

1）**股深动脉** deep femoral artery：在腹股沟韧带下方 3～4cm 处发自股动脉，初在股动脉后外侧，之后行向后内下方，至长收肌深面，沿途发出以下分支。

①**旋股内侧动脉**：穿经耻骨肌与髂腰肌之间，分支分布于附近诸肌与髋关节，并与臀下动脉、旋股外侧动脉和第 1 穿动脉吻合。

②**旋股外侧动脉**：由股深动脉发出后，外行至缝匠肌和股直肌深面，分布于股前群肌和膝关节。

③**穿动脉**：一般为 3 条，由上向下依次称为第 1、2、3 穿动脉，分别在不同高度穿过大收肌止点至股后部，分布于股后肌群及股骨（图 10-34）。

2）**腹壁浅动脉** superficial epigastric artery：由腹股沟韧带稍下方发自股动脉，上行至腹前壁，分布于浅筋膜及皮肤。

3）**旋髂浅动脉** superficial iliac circumflex artery：为股动脉发出的细小分支，穿出阔筋膜向外上斜行，至髂前上棘附近，分布于浅筋膜和皮肤。

4）**阴部外动脉** external pudendal arteries：由股动脉发出，横行向内，穿阔筋膜，分布于外阴部的皮肤。

5）**膝降动脉** elescending genicular artery：自股动脉分出后，经缝匠肌深面，伴隐神经下行，分布于小腿内侧浅筋膜和皮肤，并参与构成膝关节网。

（2）**腘动脉** popliteal artery（图 10-35）：从收肌腱裂孔起，向下行于腘窝深部，至腘肌下缘，分为胫前动脉和胫后动脉。腘动脉的分支分布于膝关节及其附近诸肌。腘动脉的分支如下：

1）肌支：自腘动脉上端发出，分布于股后部肌群的下部。

2）膝上内、外动脉和膝下内、外动脉：分别绕胫骨内、外侧髁，参与构成膝关节网。

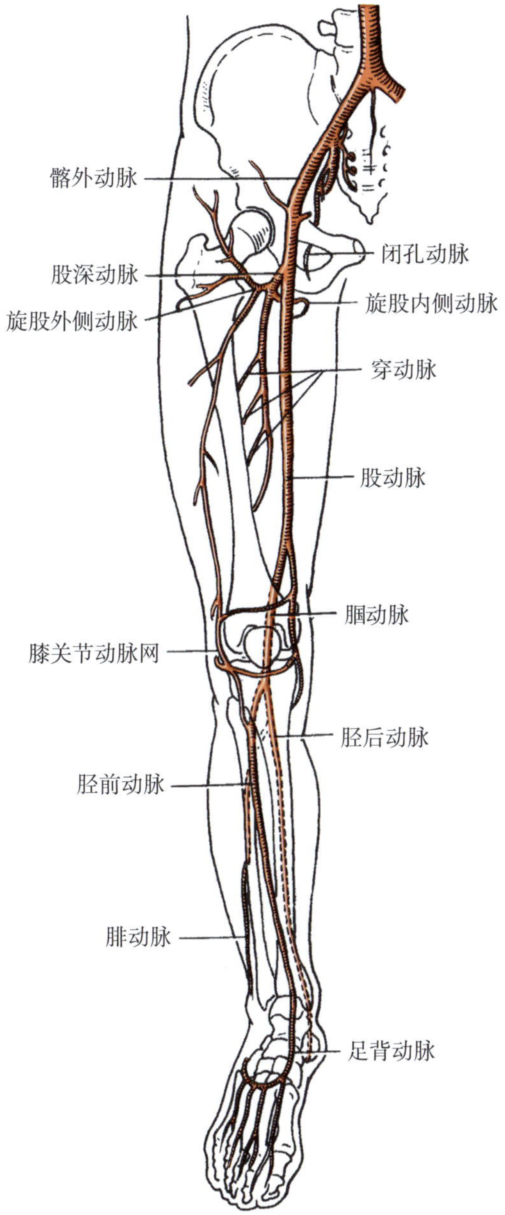

图 10-34　下肢的动脉

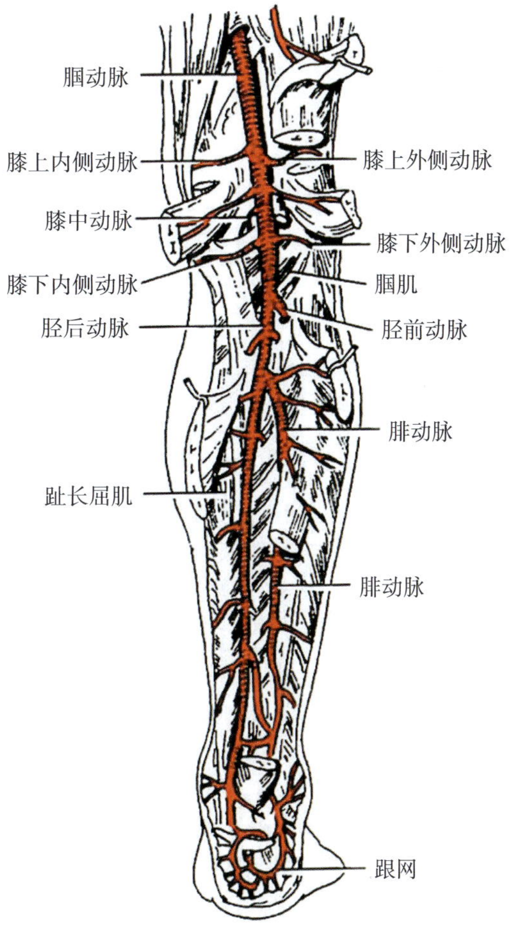

图 10-35　小腿的动脉（右侧，后面）

3）膝中动脉 middle genicular artery：由腘动脉发出后，穿腘斜韧带进入膝关节内，分布于交叉韧带和关节囊滑膜层。

4）腓肠动脉 sural artery：自腘动脉下部发出，进入腓肠肌两头，分布于小腿三头肌。

（3）**胫后动脉** posterior tibial artery（图 10-35）：是腘动脉的延续，在小腿后面浅、深两层屈肌之间下行，经内踝后方，屈肌支持带的深面至足底，分为足底内、外侧动脉两终支。胫后动脉的分支如下：

1）**腓动脉** peroneal artery：由胫后动脉上部发出后，经胫骨后肌的浅面，斜向下外，沿腓骨的内侧下降至外踝上方浅出，分布于腓骨及附近诸肌、外踝和跟骨外侧面，并参与外踝网的构成。

2）**足底内侧动脉** medial plantar artery（图 10-36）：为胫后动脉 2 个终支中较小的 1 支，经展肌和趾短屈肌之间前行，分布于足底内侧的肌与皮肤。

3）**足底外侧动脉** lateral plantar artery（图 10-36）：为胫后动脉 2 个终支中较大的 1 支，在足底向外斜行至第 5 跖骨底处，再转向内侧至第 1 跖骨间隙，与足背动脉的足底深动脉吻合，构成足底深弓。

知识链接：全身动脉分布总表

（4）**胫前动脉** anterior tibial artery：胫前动脉由腘动脉分出后，立即穿小腿骨间膜至小腿前面，沿骨间膜前面下降，至踝关节的前方，移行为足背动脉（图 10-37）。胫前动脉的上端发出胫前、后返动脉，参与构成膝关节网。胫前动脉的下端发出内、外踝支，参与构成内、外踝网，沿途发出肌支，分布于小腿前群肌。

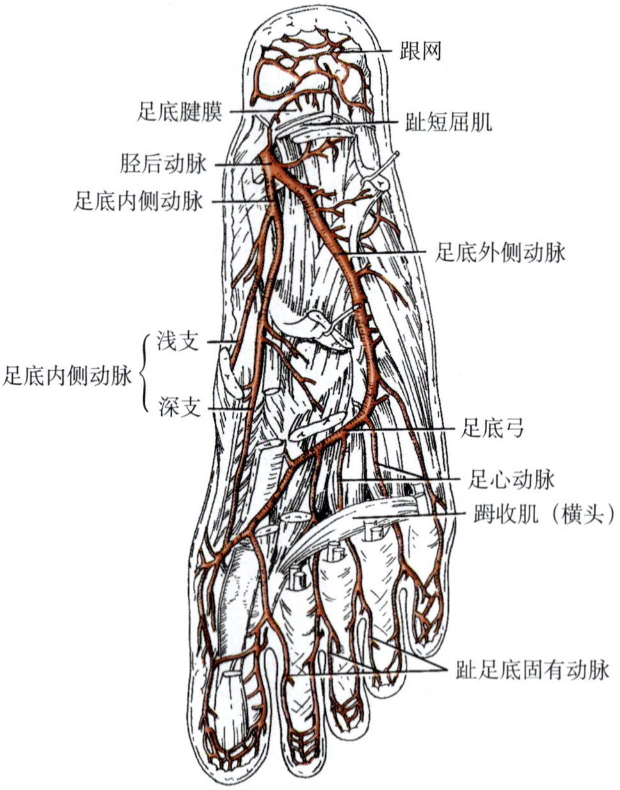

图 10-36 足底的动脉

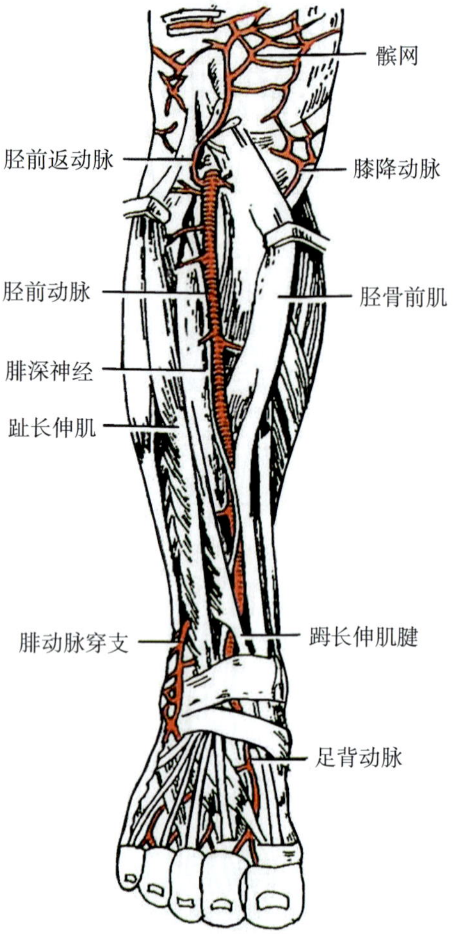

图 10-37 小腿的动脉（右侧，前面）

解剖拓展：全身主要动脉的压迫止血点和摸脉点

（5）**足背动脉** dorsalis pedis artery（图 10-37）：是胫前动脉的直接延续，位于足背内侧，位置浅表，在䠀长伸肌腱的外侧，可触摸到其搏动。足背动脉的足底深动脉，穿第 1 跖骨间隙至足底，与足底外侧动脉吻合成足底深弓。足背动脉的弓状动脉发出 3 条跖背动脉，向前行又各分为 2 支细小的趾背动脉，分布于 2 ~ 5 趾的相对缘。

（6）**足底深弓** deep plantar arch：足底外侧动脉与足背动脉的足底深动脉吻合而成。由弓的凸侧发出 4 条趾足底总动脉，向前至跖趾关节附近，又各分为 2 支趾足底固有动脉，分布于第 1 ~ 5 趾的相对缘。

（高小青）

院校风采：西南医科大学

第四节　静　　脉

案例分析

静脉是导血回心的血管，起始于毛细血管，终止于心房。静脉虽与动脉有许多相似之处，但由于两者在结构及功能上不同，故具有以下若干特点。

动脉离开心脏后，其分支愈分愈细，而静脉在向心汇集的过程中，不断接受属支，管径越合越粗。静脉起于毛细血管，其中血流缓慢，压力较低，故管壁较薄，弹性小，可扩张性大，在较大的容量改变情况下，仅产生很小的压力变化，这种压力 - 容量特性，可确保心内充盈压相对稳定。但静脉易受重力及血管外组织挤压等因素的影响。由于静脉管径较大，属支较多，故静脉系的血容量很大，在血液循环中可起血液贮存库的作用。

体循环的静脉可分为浅、深静脉两种。**浅静脉** superficial vein 又称皮下静脉，位于皮下浅筋膜内，不与动脉伴行。由于其位置表浅，透过皮肤容易看到，临床上常作注射、输液和采血的部位。**深静脉** deep vein 位于深筋膜的深面或体腔内，除少数大静脉外，多与同名动脉伴行，其收集范围与其所伴行的动脉的分布区域大体一致，名称也基本相同（如股静脉与股动脉）。较大的动脉有一条伴行静脉，但在某些部位，伴行静脉的数目可多于动脉，即一条动脉有两条伴行静脉（如前臂、小腿及会阴的静脉）。有的静脉虽与动脉位于同一血管鞘内，但名称并不相同（如颈内静脉与颈总动脉）。有些深静脉不与动脉伴行，自成体系（如奇静脉系、椎静脉系和肝门静脉系）。

静脉的吻合比较丰富，浅静脉一般都吻合成**静脉网** venous rete（如手背静脉网），深静脉在动脉或某些脏器周围或壁内吻合成**静脉丛** venous plexus（如食管静脉丛与直肠静脉丛）。在器官扩张或受压的情况下，由于静脉丛的存在，仍能保证血液畅通无阻，并维持血流量的动态平衡。浅、深静脉之间借吻合支互相吻合，当某些静脉血流受阻时，血液可通过吻合支扩张形成侧支循环，但也为感染、肿瘤提供了扩散的途径。人体各部的浅静脉最后都汇入该部的深静脉主干。

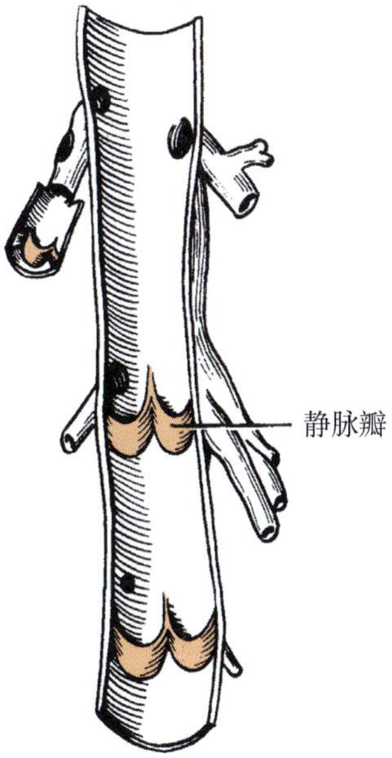

图 10-38　静脉瓣

静脉瓣 venous valve（图 10-38）是防止血液逆流或改变血流方向的重要装置。静脉瓣由管壁内膜形成，薄而柔软，呈半月形，其凸缘附着于管壁，凹缘游离。瓣膜与管壁之间围成的窦腔朝向心脏。静脉瓣多成对排列，当血液向心流动时，瓣膜紧贴管壁，不阻碍血流前进；当血液发生逆流时，血液充满窦腔，瓣膜将管腔关闭，防止血液逆流。静脉瓣的分布有一定规律：小静脉内一般无静脉瓣，中等静脉的静脉瓣较多，大静脉干内很少有瓣膜。受重力的影响，四肢静脉瓣多，下肢的静脉瓣多于上肢，当静脉瓣功能不全时，常引起静脉曲张。头颈部和胸部的静脉只有少数静脉瓣，当颅外感染时，由于缺乏静脉瓣，炎症可沿颅内外静脉交通蔓延到颅内，引起严重的颅内感染，如头皮或颜面部感染。腹部和盆部脏器的静脉一般无静脉瓣。

几种特殊结构的静脉：

1．**硬脑膜窦** sinus of dura mater（见图 17-2） 为颅内一种结构特殊的静脉系统，为硬脑膜两层之间形成的腔隙，窦壁内面衬以内皮，无肌层，无瓣膜。由于硬脑膜固着于骨，窦腔不易塌陷，经常处于扩张状态，借此保持血流畅通和避免脑组织受压。当硬脑膜窦损伤时，往往出血较多，易形成颅内血肿。

2．**板障静脉** diploic vein（图 10-39） 为颅盖骨骨松质中的扁平静脉，壁薄，无肌层，无瓣膜，管腔较大，粗细不均。可辨认较规则的板障静脉有：额板障静脉 frontal diploic vein、颞前板障静脉 anterior temporal diploic vein、颞后板障静脉 posterior temporal diploic vein 和枕板障静脉 occipital diploic vein。其中以枕骨内的板障静脉最大，并与颅外的枕静脉和颅内的横窦相通。

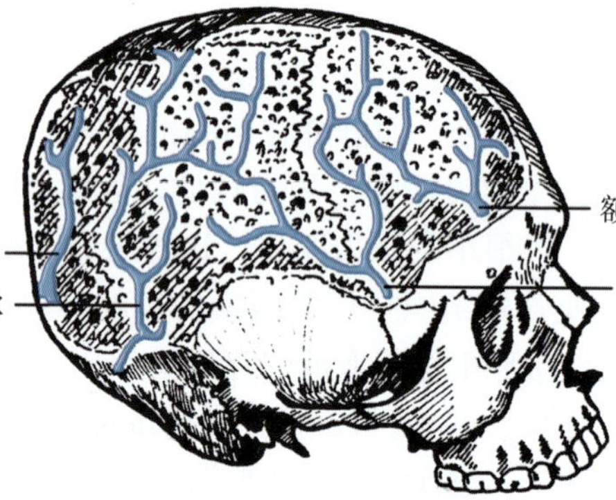

图 10-39 板障静脉

3．**导静脉** emissary vein 位于贯穿颅骨的孔或管内，是连接颅内静脉窦和颅外静脉之间的静脉。头皮静脉、板障静脉借导静脉与硬脑膜窦相互连接。由于颅内、外静脉相互沟通，对脑血流量起调节作用，当颅外感染时，导静脉却提供了向颅内蔓延的途径。

全身的静脉可分为肺循环的静脉和体循环的静脉。体循环的静脉包括上腔静脉系、下腔静脉系（含肝门静脉系）和心静脉系（见本章第二节）。

一、肺循环的静脉

肺静脉 pulmonary veins 左、右各两条，分别称为**左上**、**左下肺静脉**和**右上**、**右下肺静脉**。它们起自肺门，横行向内行于肺根内。左肺静脉行经胸主动脉的前方；右肺静脉较长，行经上腔静脉和右心房的后方。4 条肺静脉分别注入左心房后部。肺静脉内为气体交换后含氧丰富的动脉血，而体循环的静脉内输送的是静脉血。

二、体循环的静脉

（一）上腔静脉系

上腔静脉 superior vena cava（图 10-40）为一条粗大的静脉干，长约 7.5cm，由左、右头臂静脉在右侧第 1 胸肋软骨结合处的后方汇合而成，沿升主动脉右侧垂直下行，至右侧第 3 胸肋关节处穿纤维心包注入右心房。在注入右心房前，奇静脉 azygos vein 自后方弓形向前跨过右肺根注入上腔静脉。上腔静脉收集头颈部、上肢、胸壁和部分胸腔脏器的静脉血。

头臂静脉 brachiocephalic vein，左右各一，分别由同侧颈内静脉和锁骨下静脉在胸锁关节

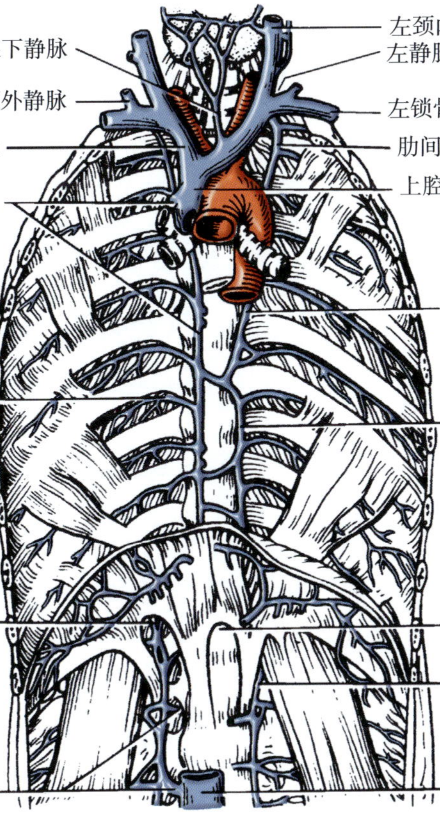

图 10-40　上腔静脉及其属支

的后方汇合而成。汇合处的夹角称**静脉角** venous angle（图 10-40），是淋巴导管注入静脉的部位。左头臂静脉较长，横过主动脉弓的上缘，斜向右下；右头臂静脉较短，在头臂干的右前方，几乎垂直下降。头臂静脉除收集颈内静脉及锁骨下静脉的血液外，还收集椎静脉、胸廓内静脉和甲状腺下静脉等的血液。

1．头部的静脉　浅静脉主要有面静脉、下颌后静脉和颈外静脉，深静脉主要有颈内静脉和锁骨下静脉。

（1）**面静脉** facial vein：在眼内眦处起自**内眦静脉** angular vein，斜向外下行于面动脉的后方，在下颌角下方与下颌后静脉前支汇合而成面总静脉，越过颈外动脉的前面至舌骨大角高度注入颈内静脉（图 10-41）。面静脉收集面前部软组织的静脉血。面静脉通过内眦静脉，眼上、下静脉与颅内海绵窦相交通。在平口角高度，咬肌前方，借面深静脉经翼静脉丛及导静脉与海绵窦相交通。在口角平面以上的面静脉缺少静脉瓣。因此，上唇、鼻部发生急性炎症时，若处理不当（如挤压等），炎症可沿上述途径向颅内蔓延，造成颅内感染。故临床上将两侧口角至鼻根间的三角区，称为“危险三角”。

（2）**下颌后静脉** retromandibular vein（图 10-41）：由**颞浅静脉**和**上颌静脉**在下颌颈的深面汇合而成。下行至腮腺下端分为前、后两支，前支向前下方与面静脉汇合；后支与耳后静脉及枕静脉汇合成颈外静脉。颞浅静脉和上颌静脉均收集同名动脉分布区的静脉血。上颌静脉起自翼静脉丛。

（3）**颈外静脉** external jugular vein（图 10-41）：为颈部最大的浅静脉，在耳下方由下颌后静脉的后支、耳后静脉和枕静脉汇合而成，沿胸锁乳突肌浅面斜行向下，在锁骨中点上方约 2cm 处，穿深筋膜注入锁骨下静脉。当颈外静脉穿经深筋膜时，管壁与筋膜彼此愈着，管腔张开，当静脉破损时，易发生空气栓塞。颈外静脉位置表浅而恒定，活体皮下可见到，临床常

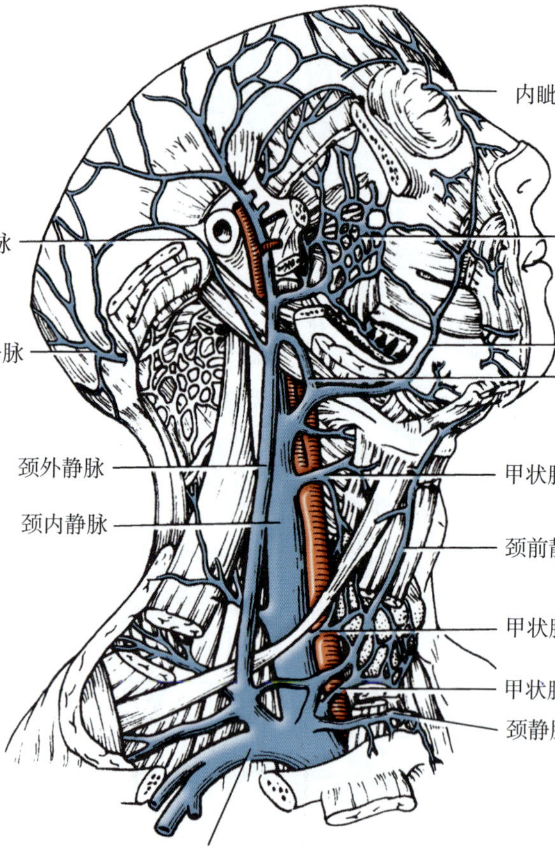

图 10-41 头颈部的静脉

在此做静脉穿刺。颈外静脉的属支有颈前静脉、肩胛上静脉和颈横静脉等。颈前静脉通常有两条，在胸骨柄上方互相连接成颈静脉弓，并接受甲状腺下静脉的属支。

（4）**颈内静脉** internal jugular vein（图 10-41）：为头颈部静脉回流的主干，上端在颈静脉孔处与颅内的乙状窦相续，初沿颈内动脉，继而沿颈总动脉外侧下行，与颈内动脉和颈总动脉同行在颈动脉鞘内，在胸锁关节的后方与锁骨下静脉汇合成头臂静脉。颈内静脉起始部膨大，在颈内静脉下端也稍膨大，腔内有瓣膜。由于管壁附着于颈动脉鞘，使管腔经常处于开放状态，有利于头颈部的血液回流。但当颈内静脉损伤时，由于管腔不能闭锁，加之胸腔负压的抽吸作用，易导致空气进入静脉，发生空气栓塞。

颈内静脉的属支较多，按它们所在的位置可分为颅内支和颅外支。颅内属支包括来自脑膜、脑、颅骨、视器和位听器等处的静脉，最终经乙状窦注入颈内静脉（见第十七章第二节）；颅外支包括面静脉、下颌后静脉、舌静脉和甲状腺上、中静脉等。

（5）**锁骨下静脉** subclavian vein：在第 1 肋骨外缘处起始于腋静脉，弓行向内，经锁骨下动脉及前斜角肌的前面，在胸锁关节的后方与颈内静脉汇合成头臂静脉。锁骨下静脉管壁与第 1 肋骨骨膜、锁骨下肌和前斜角肌表面的筋膜紧密相连，位置固定，管腔较大，有利于静脉穿刺、输液和心血管造影术等。锁骨下静脉除收集腋静脉的血液外，还有颈外静脉注入。与锁骨下动脉分支伴行的静脉多注入头臂静脉及颈外静脉。

2．上肢的静脉 富有瓣膜，分浅静脉和深静脉，最终都汇入腋静脉。

（1）上肢浅静脉（图 10-42）：手指的静脉较丰富，在各手指背面形成两条相互吻合的指背静脉，上行至指根附近分别合成 3 条掌背静脉。它们在手背中部互相连成不恒定的手背静脉网。

1）**头静脉** cephalic vein：起自手背静脉网的桡侧（图 10-42，10-43），沿前臂桡侧上行，至肘窝处，再沿肱二头肌外侧沟上行，至三角肌胸大肌间沟，穿深筋膜注入腋静脉或锁骨下静脉。头静脉收集手和前臂桡侧浅层结构的静脉血。当肱静脉高位受阻时，头静脉是上肢血液回流的主要途径。在临床上头静脉是心导管插入的选择部位之一。

2）**贵要静脉** basilic vein：起自手背静脉网的尺侧（图 10-42，图 10-43），沿前臂尺侧上行，至肘窝处接受肘正中静脉，继续沿肱二头肌内侧沟上行，至臂部中点稍下方，穿深筋膜注入肱静脉 brachial veins 或上行注入腋静脉。贵要静脉收集手和前臂尺侧浅层结构的静脉血。由于贵要静脉较粗，其入口处与肱静脉的方向一致，位置表浅恒定，临床上常经贵要静脉进行插管。

3）**肘正中静脉** median cubital vein：变异较多，通常在肘窝处连接头静脉和贵要静脉（图 10-42）。

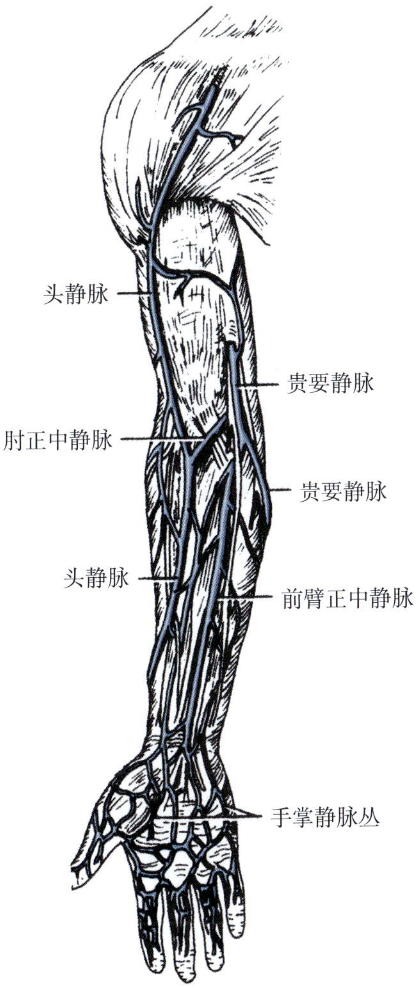

图 10-42 上肢浅静脉

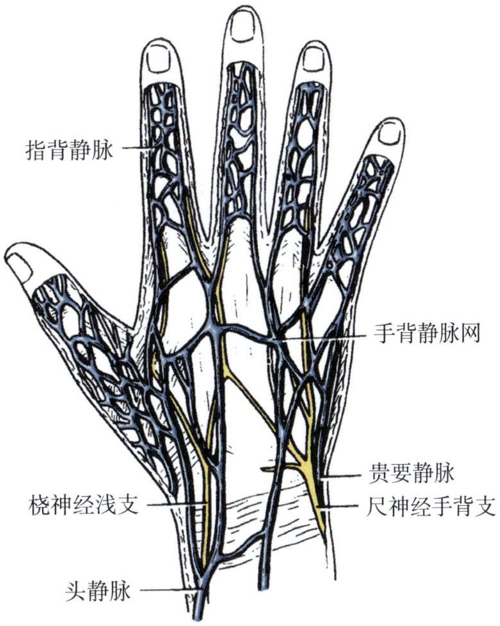

图 10-43 手背静脉网

（2）上肢深静脉：从手掌至腋腔都与同名动脉伴行。肱动脉和桡、尺动脉均有两条伴行静脉，它们之间有许多吻合支，同时与浅静脉亦有吻合。两条肱静脉在胸大肌下缘处合成一条腋静脉。**腋静脉** axillary vein 位于腋动脉的前内侧，在第 1 肋骨外缘处续于锁骨下静脉。腋静脉收集上肢及部分胸腹壁的静脉血。腋静脉的属支除浅静脉外，均为同名动脉的伴行静脉。

3．胸部的静脉　胸部的静脉包括胸后壁静脉和胸前壁静脉。胸后壁静脉有奇静脉、半奇静脉、副半奇静脉和椎静脉丛等。

（1）**奇静脉** azygos vein（见图 10-40）：在右膈脚处起自右腰升静脉，经膈进入胸腔，在食管后方沿脊柱右前方上行，至第 4 胸椎高度，向前勾绕右肺根上方，形成奇静脉弓，于第 2 肋软骨平面注入上腔静脉。奇静脉主要收集右肋间后静脉、食管静脉、右支气管静脉及半奇静脉的血液。奇静脉上连上腔静脉，下借右腰升静脉连于下腔静脉，故奇静脉是沟通上、下腔静脉系的重要通道之一。

（2）**半奇静脉** hemiazygos vein：起自左腰升静脉，穿左膈脚处入胸腔，沿脊柱左侧上行，至第 9 胸椎高度，向右横过脊柱前面，注入奇静脉。半奇静脉主要收集左侧下部肋间后静脉、食管静脉和副半奇静脉的血液。

（3）**副半奇静脉** accessory hemiazygos vein：沿脊柱左侧下行，注入半奇静脉或向右横过脊柱直接注入奇静脉。副半奇静脉收集左侧中、上部肋间后静脉及左支气管静脉的血液。

（4）**椎静脉丛** vertebral venous plexus（图 10-44）：沿脊柱分布于椎管内、外，为复杂的

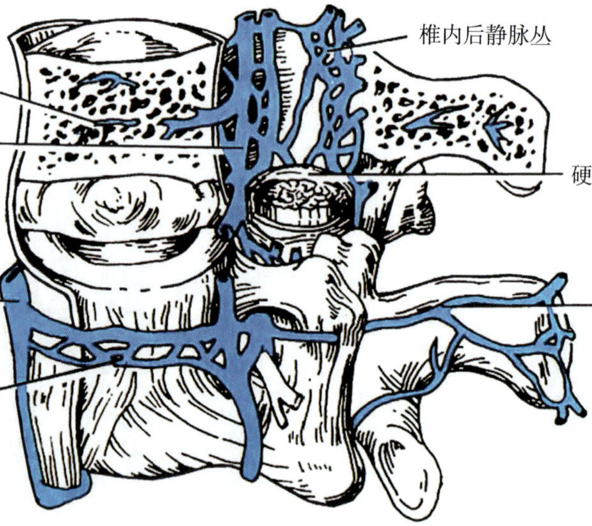

图 10-44 椎内静脉丛和椎外静脉丛

静脉丛，按其所在部位，分为椎内静脉丛和椎外静脉丛。

1）椎内静脉丛 internal vertebral venous plexus：位于椎管内骨膜和硬脊膜之间的硬膜外隙内，收集椎骨和脊髓回流的血液。其中位于椎体和椎间盘后面的静脉丛，称为椎内前静脉丛；位于椎弓和黄韧带前方的静脉丛，称为椎内后静脉丛。

2）椎外静脉丛 external vertebral venous plexus：位于脊柱的前方和后方，收集椎体和脊柱附近肌肉回流的血液。该静脉丛分布于椎体的前方和椎板的后方，故分别称为椎外前静脉丛和椎外后静脉丛。

椎内、外静脉丛互相吻合，最后分别与邻近的椎静脉、肋间后静脉、腰静脉和骶外侧静脉等互相交通。椎静脉丛上部可经枕骨大孔与颅内硬脑膜窦相连通，下部可与盆腔静脉丛相交通，同时与颈、胸、腹及盆腔静脉的属支之间有丰富而广泛的吻合。因此，椎静脉丛是沟通上、下腔静脉系及颅腔内、外静脉的主要途径之一。椎静脉丛既有广泛联系，又无瓣膜，故易成为感染、肿瘤或寄生虫扩散的途径，也是胸、腹及盆腔感染向颅内传播的重要路径。

（5）胸腹前壁静脉：**胸腹壁静脉** thoracoepigastric vein（图 10-45）位于躯干侧壁的浅筋膜内，上行经胸外侧静脉注入腋静脉，向下与**腹壁浅静脉**吻合，构成上、下腔静脉系之间的交通途径。

（二）下腔静脉系

下腔静脉系由下腔静脉及其属支组成。下腔静脉收集下肢、盆部和腹部的静脉血。

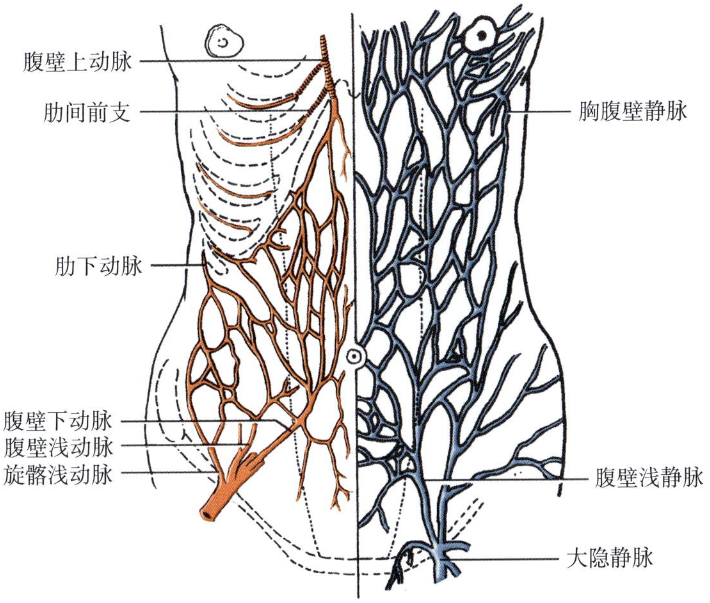

图 10-45　胸腹前壁的静脉和动脉

1．下肢的静脉　分为浅静脉和深静脉两种。浅、深静脉间借许多交通支相连。由于受地心引力的影响，下肢血液回流比较困难，所以下肢静脉内的静脉瓣较上肢多。

（1）下肢浅静脉：下肢浅静脉起自趾背静脉，在跖骨远端皮下形成足背静脉弓，弓的两端沿足的两缘上行，内侧续大隐静脉，外侧续小隐静脉（图 10-46）。

1）**大隐静脉** great saphenous vein：为全身最长的皮下静脉。起自足背静脉弓的内侧端，经内踝前方，沿小腿内侧伴随隐神经上行，过膝关节内侧，绕股骨内侧髁后方，再沿大腿内侧上行，并逐渐转至前面，在耻骨结节下外方约 3cm 处，穿隐静脉裂孔注入股静脉。

大隐静脉上行至隐静脉裂孔附近有 5 条属支（图 10-46）：**股内侧浅静脉** superficial medial femoral vein、**股外侧浅静脉** superficial lateral femoral vein、**旋髂浅静脉** superficial iliac circumflex vein、**腹壁浅静脉** superficial epigastric vein 和**阴部外静脉** external pudendal veins。当下肢静脉曲张，需做大隐静脉高位结扎切除术时，应将其属支全部结扎，以防复发。大隐静脉在内踝前方位置表浅而恒定，是静脉输液或切开的常用部位。

2）**小隐静脉** small saphenous vein：起自足背静脉弓的外侧端，经外踝后方，沿小腿后面中线上行至腘窝，穿深筋膜注入腘静脉（图 10-46）。大、小隐静脉之间有交通支相互连接，并借穿静脉与深静脉相通。穿静脉内也有瓣膜，开向深静脉。小腿部的穿静脉和瓣膜数目比大腿多。当瓣膜功能不全时，小腿部易发生静脉曲张。

（2）下肢深静脉：从足到小腿的深静脉均与同名动脉伴行，每条动脉有两条伴行静脉。胫前静脉与胫后静脉在腘肌下缘合成一条腘静脉，腘静脉位于同名动脉的后方，穿收肌腱裂孔移行为股静脉。

股静脉 femoral vein 与股动脉伴行。在收肌管内股静脉位于股动脉的后外侧，在股三角处股静脉转至股动脉的内侧，上行至腹股沟韧带深面移行为髂外静脉。股静脉收集下肢、腹前壁下部和外阴部的静脉血。

2．盆部的静脉　盆部静脉主干包括髂内静脉和髂外静脉，二者在骶髂关节的前方汇成**髂总静脉** common iliac vein（图 10-47），左、右髂总静脉各向内上方斜行。左髂总静脉经右髂总动脉的后方，在第 5 腰椎体处与右髂总静脉汇合成下腔静脉。髂总静脉收集同名动脉分布区的血液。

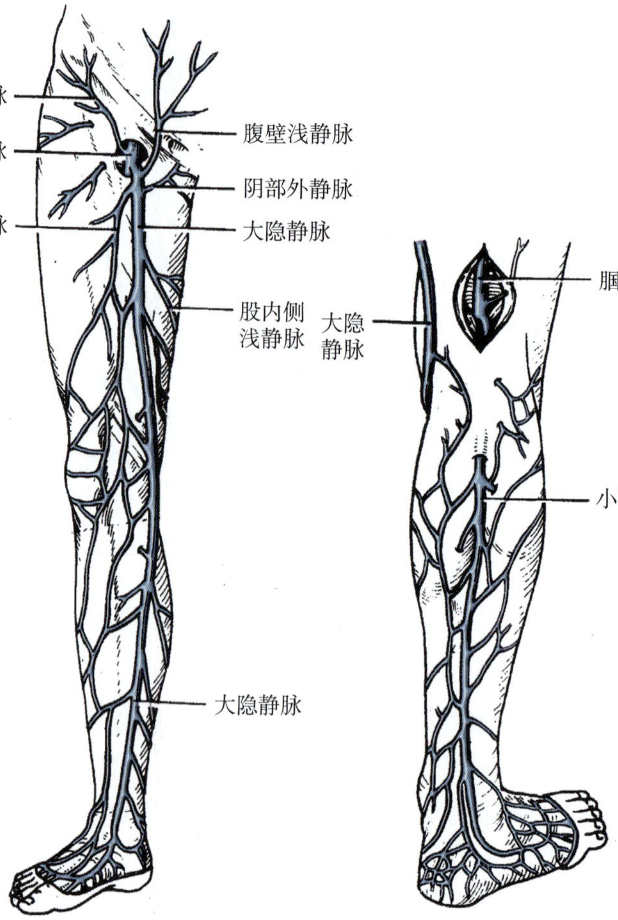

图 10-46 下肢浅静脉

（1）**髂内静脉** internal iliac vein：在坐骨大孔的稍上方，由盆部的静脉汇合而成。它伴随同名动脉的后内侧，在骶髂关节的前方，与髂外静脉汇合成髂总静脉。髂内静脉干短粗，无瓣膜。髂内静脉的属支可分为壁支和脏支。

1）壁支：包括臀上静脉、臀下静脉、闭孔静脉和骶外侧静脉。它收集同名动脉分布区的静脉血。

2）脏支：包括膀胱静脉、前列腺静脉（男）、子宫静脉（女）、阴道静脉（女）、直肠下静脉、阴部内静脉等，它们均起自盆腔静脉丛。盆腔静脉丛位于盆腔脏器周围，主要有膀胱静脉丛、前列腺静脉丛、子宫和阴道静脉丛及直肠静脉丛等。各静脉丛之间相互吻合。

直肠静脉丛围绕直肠的后方及两侧，在直肠下部更为发达。位于直肠黏膜下层内的称为直肠内静脉丛；在肌层外面的称为直肠外静脉丛。直肠内、外两丛彼此通连。由直肠静脉丛经直肠上静脉，注入肠系膜下静脉；经直肠下静脉，注入髂内静脉；肛静脉经阴部内静脉 internal pudendal vein 注入髂内静脉。

（2）**髂外静脉** external iliac vein：为股静脉的直接延续，本干与同名动脉伴行。收集下肢和腹前壁下部的静脉血。

3. 腹部的静脉　腹部静脉的主干是下腔静脉，直接注入下腔静脉的属支有壁支和脏支两种。不成对的脏支先汇合成肝门静脉，该静脉进入肝后，经肝静脉回流至下腔静脉。

下腔静脉 inferior vena cava（图 10-47）是人体最粗大的静脉干，由左、右髂总静脉在第 5

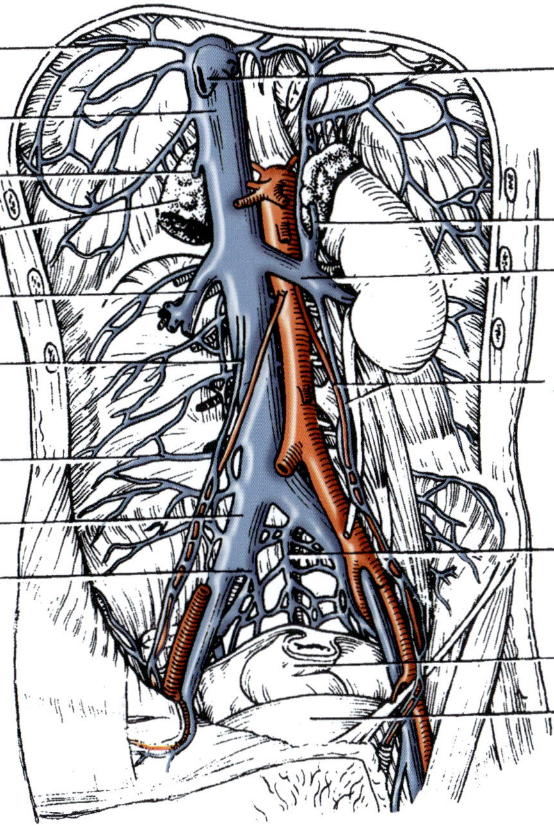

图 10-47　下腔静脉及其属支

腰椎体的右侧汇合而成。沿脊柱前方、腹主动脉右侧上行，经肝的腔静脉沟，穿膈的腔静脉孔入胸腔后，立即穿纤维性心包注入右心房。

（1）壁支：有膈下静脉 inferior phrenic veins、腰静脉 lumbar veins 和骶正中静脉 median sacral vein，均与同名动脉伴行。

腰静脉有 4～5 对，注入下腔静脉。各腰静脉之间有纵支串联，称为**腰升静脉** ascending lumbar vein。左、右腰升静脉向上分别移行为半奇静脉和奇静脉，向下分别注入左、右髂总静脉。骶正中静脉与骶外侧静脉共同组成骶静脉丛。

（2）脏支：有右睾丸静脉（女性为右卵巢静脉）、肾静脉、右肾上腺静脉和肝静脉。

1）**睾丸静脉** testicular vein：起自睾丸和附睾，缠绕睾丸动脉，形成蔓状静脉丛 pampiniform plexus。此丛上行经腹股沟管至深环附近形成两条睾丸静脉。它们伴随同名动脉，在腰大肌前方与输尿管成锐角交叉。左睾丸静脉以直角注入左肾静脉，右睾丸静脉以锐角注入下腔静脉（图 10-47）。睾丸静脉行程长，加之左侧睾丸静脉以直角汇入左肾静脉，血流较右侧缓慢。故睾丸静脉曲张以左侧者多见。在女性，卵巢静脉 ovarian vein 起自卵巢，在子宫阔韧带内形成蔓状静脉丛，经卵巢悬韧带上行，逐渐合并成一条卵巢静脉，伴随卵巢动脉上行，其回流途径与男性相同。

2）**肾静脉** renal vein：左、右各一，粗大，在肾门处由 3～5 支静脉集合而成，位于肾动脉前方。左肾静脉较长，在肠系膜上动脉下方，横过腹主动脉的前方，在此处常受两动脉的夹挤影响回流速度；右肾静脉较短，经十二指肠降部的后方。两侧肾静脉横行向内，注入下腔静脉。左、右肾静脉均接受肾及输尿管的静脉血。此外，左肾静脉还收集左睾丸静脉（左卵巢静脉）及左肾上腺静脉。

3）**肾上腺静脉** suprarenal vein：左、右各一，左肾上腺静脉注入左肾静脉，右肾上腺静脉注入下腔静脉。

4）**肝静脉** hepatic vein：起自肝血窦，其较大的属支行于肝段之间，收集相邻肝段的血液，最后合成肝左静脉、肝中静脉和肝右静脉，由腔静脉沟上部穿出肝实质注入下腔静脉。

4．**肝门静脉系** system of hepatic portal vein 肝门静脉系由肝门静脉及其属支组成。它收集腹腔不成对脏器（肝除外）的静脉血。

（1）肝门静脉的合成：**肝门静脉** hepatic portal vein 是肝门静脉系的主干，长 6 ~ 8cm，通常由肠系膜上静脉和脾静脉在胰颈的后方汇合而成（图 10-48），斜向右上，进入肝十二指肠韧带内，在肝固有动脉和胆总管的后方继续上行，至肝门分为左、右两支入肝，在肝内不断分支，终于肝血窦 hepatic sinusoid 即肝窦。肝窦的血液经肝静脉注入下腔静脉。

（2）肝门静脉的特点：①肝门静脉起、止端均为毛细血管。即起于腹部消化管（直肠下部除外）、脾、胰和胆囊的毛细血管，止于肝窦。因此肝门静脉内的血液通过两套血管的物质交换才回流入下腔静脉。②肝门静脉及其属支缺乏静脉瓣。

（3）肝门静脉的主要属支（图 10-48）：

1）**脾静脉** splenic vein：在脾门处由数条静脉汇合而成。沿胰的后面，脾动脉的下方横行向右，多与肠系膜上静脉以直角汇合成肝门静脉。除收集同名动脉分布区的静脉血外，有的还收纳肠系膜下静脉的血液。脾静脉与左肾静脉接近，临床常据此施行脾肾静脉吻合术。

胃短静脉 gastricae breves vein 一般 4 ~ 5 支，收集胃底和胃大弯部的静脉血，经胃脾韧带两层之间进入脾的实质；有的胃短静脉注入脾静脉或较大属支。胃网膜左静脉 gastroepiploica sinistra vein 始于胃大弯处，与同名动脉伴行，沿胃大弯左行，收集胃和大网膜的属支，至脾

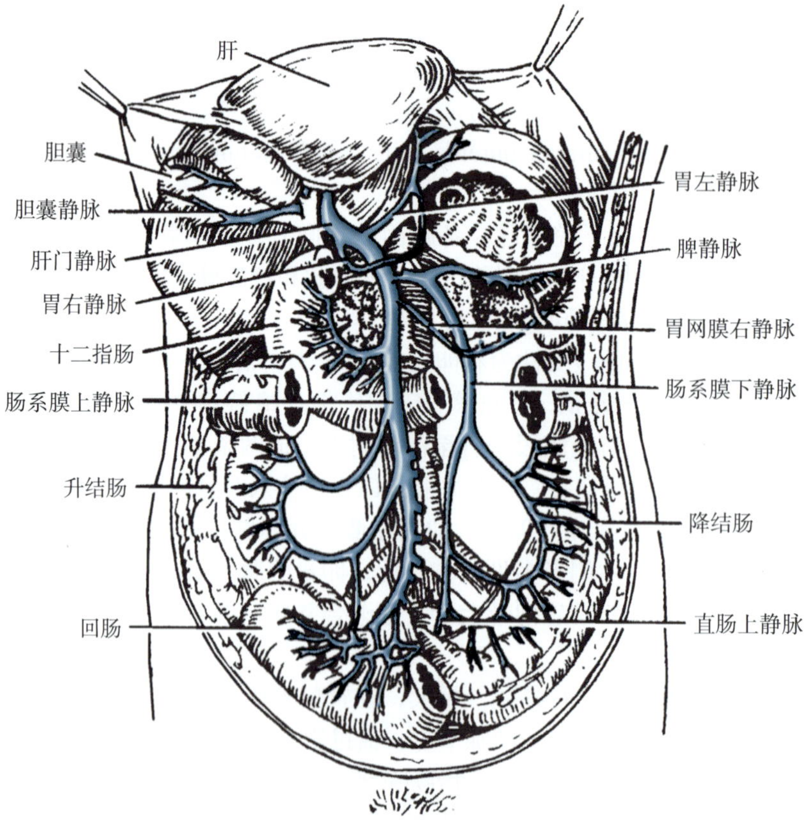

图 10-48 肝门静脉及其属支

静脉起点附近注入脾静脉或与脾静脉的一个属支相连。

2）**肠系膜上静脉** superior mesenteric vein：伴随同名动脉右侧上行，走行于小肠系膜内，收集十二指肠至结肠左曲之间肠管及部分胃和胰腺的静脉血。

胃网膜右静脉 gastroepiploica dextra vein 与同名动脉伴行，沿胃大弯右行，收集胃的前后静脉和大网膜的静脉属支，注入肠系膜上静脉。

3）**肠系膜下静脉** inferior mesenteric vein：与同名动脉伴行，收集降结肠、乙状结肠和直肠上部的静脉血，在胰颈后方注入脾静脉或肠系膜上静脉，少数注入肠系膜上静脉和脾静脉的汇合处。

4）**胃左静脉** left gastric vein：与同名动脉伴行，注入肝门静脉。胃左静脉在贲门处接受食管静脉丛的食管支。

5）**胃右静脉** right gastric vein：与同名动脉伴行，并与胃左静脉吻合，在幽门附近注入肝门静脉。胃右静脉注入肝门静脉前常接受幽门前静脉，此静脉在活体上比较明显，手术时可作为胃与十二指肠分界的标志。

6）**胆囊静脉** cystic vein：收集胆囊的血液，注入肝门静脉或其右支。

7）**附脐静脉** paraumbilical vein：起自脐周静脉网，沿肝圆韧带至肝，注入肝门静脉左支。

（4）肝门静脉系与上、下腔静脉系间的吻合（图 10-49）：肝门静脉系与上、下腔静脉系

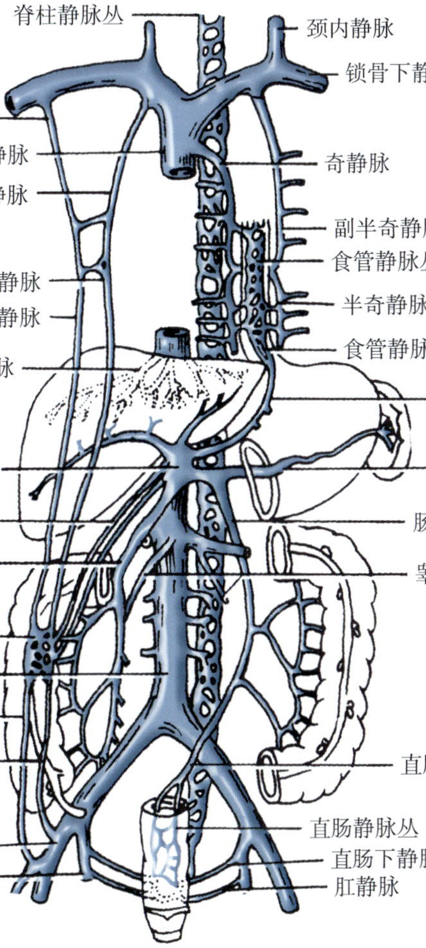

图 10-49　肝门静脉系与上、下腔静脉之间的吻合模式图

之间的吻合十分丰富，其主要吻合部位有：

1）肝门静脉系的胃左静脉与上腔静脉系的奇静脉的食管静脉在食管下段相吻合，形成**食管静脉丛** esophageal venous plexus。

2）肝门静脉系的肠系膜下静脉的直肠上静脉 superior rectal vein 与下腔静脉系的直肠下静脉 inferior rectal vein 及肛静脉 anal vein 在直肠下段相吻合，形成**直肠静脉丛** rectal venous plexus。

知识链接：全身静脉回流简表

3）肝门静脉系的附脐静脉与上腔静脉系的腹壁上静脉、胸腹壁静脉及下腔静脉系的腹壁下静脉、腹壁浅静脉在脐周围相吻合，形成**脐周静脉网** periumbilical venous rete。脐以上的静脉血分别通过腹壁上静脉、胸廓内静脉、头臂静脉与上腔静脉交通；通过胸腹壁静脉、腋静脉、锁骨下静脉、头臂静脉与上腔静脉交通。脐以下的静脉血分别通过腹壁下静脉、髂外静脉、髂总静脉与下腔静脉交通；通过腹壁浅静脉、大隐静脉、股静脉、髂外静脉、髂总静脉与下腔静脉交通。

4）肝门静脉系的肠系膜静脉和脾静脉的小属支，与腔静脉系的腰静脉、低位肋间后静脉、膈下静脉、肾静脉和睾丸（卵巢）静脉等的小属支直接吻合，或通过椎静脉丛相吻合。

知识链接：肝门脉高压血液流向表

在正常情况下，肝门静脉系与上、下腔静脉系之间的吻合支细小、血流量较少，均按正常方向分别回流入所属静脉系。当肝门静脉发生阻塞（如肝硬化或肝门静脉高压）时，血液不能畅流入肝，则通过上述交通途径形成侧支循环，直接经上、下腔静脉系回流入心。

当肝门静脉高压时，由于血流量的增加，吻合部位的小静脉变得粗大迂曲，形成静脉曲张。直肠静脉丛容易形成痔；脐周静脉网在脐周围呈放射状分布，临床上称为“海蛇头”；食管静脉丛呈串珠样改变。曲张的静脉一旦破裂，常引起大出血。食管静脉丛破裂发生呕血，直肠静脉丛破裂发生便血。脾静脉和胃肠道血流受阻，常引起脾大及胃肠道淤血，成为产生腹水的原因之一。

院校风采：河北工程大学医学院

（韦立顺）

第11章 淋巴系统

淋巴系统 lymphatic system 由淋巴管道、淋巴组织和淋巴器官组成（图 11-1）。淋巴管道和淋巴结的淋巴窦内含有淋巴液，简称为**淋巴** lymph。自小肠绒毛中的中央乳糜管至胸导管的

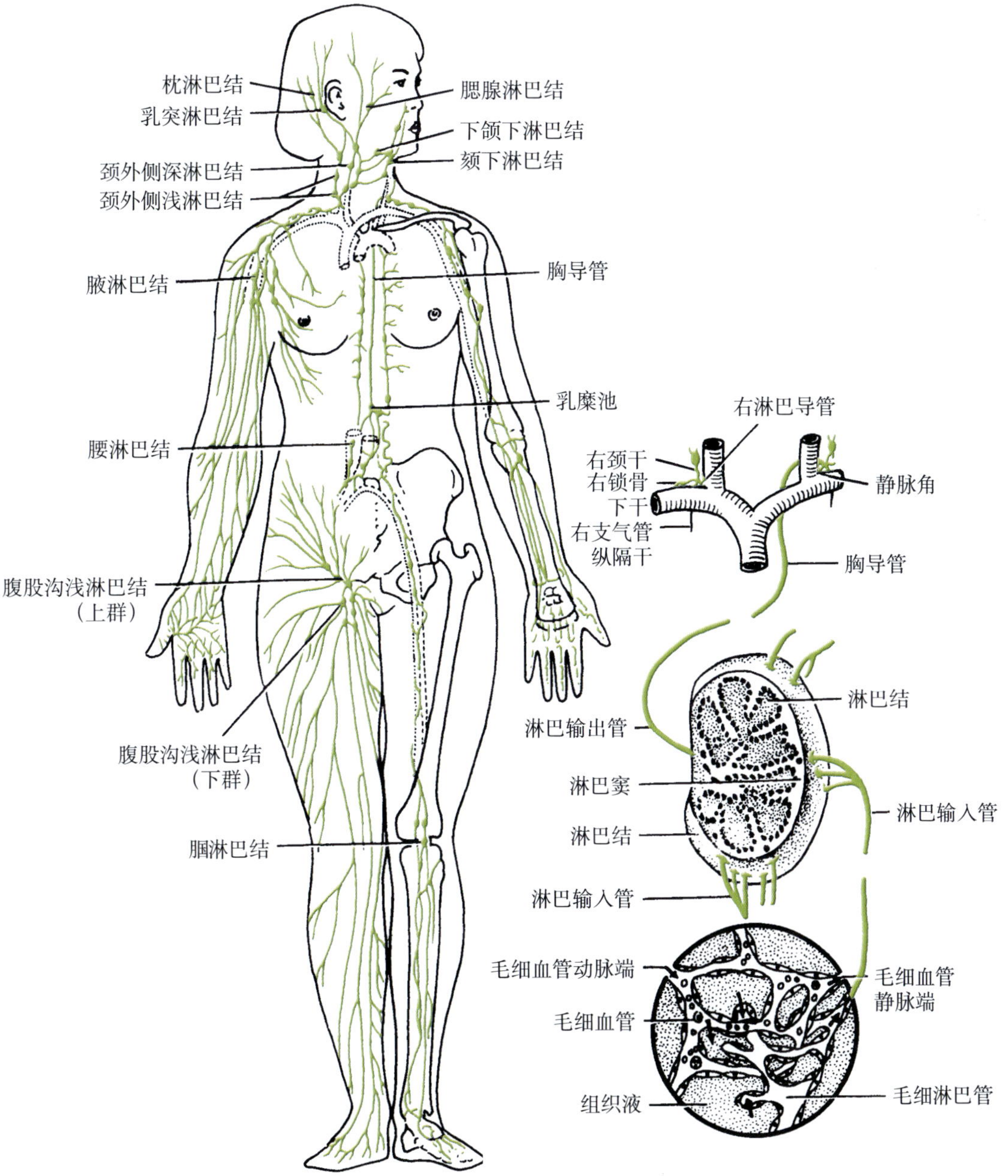

图 11-1　全身的淋巴管和淋巴结

淋巴管道中的淋巴因含乳糜微粒而呈白色，其他部位的淋巴管道中的淋巴无色透明。血液流经毛细血管动脉端时，一些成分经毛细血管壁进入组织间隙，形成组织液。组织液与细胞进行物质交换后，大部分经毛细血管静脉端吸收入静脉，小部分水和大分子物质进入毛细淋巴管，形成淋巴液。淋巴液沿淋巴管道和淋巴结的淋巴窦向心流动，最后流入静脉。因此，淋巴系统是心血管系统的辅助系统，协助静脉引流组织液。此外，淋巴器官和淋巴组织具有产生淋巴细胞、过滤淋巴液和进行免疫应答的功能。

第一节 淋巴管道、淋巴组织和淋巴器官

一、淋巴管道

（一）毛细淋巴管

毛细淋巴管 lymphatic capillaries（图 11-1）以膨大的盲端起始，互相吻合成毛细淋巴管网，然后汇合成淋巴管。毛细淋巴管由很薄的内皮细胞构成，内皮细胞之间的间隙较大，无基膜。内皮细胞外面有纤维细丝牵拉，使毛细淋巴管处于扩张状态。因此，组织中的蛋白质、细胞碎片、异物、细菌和肿瘤细胞等容易通过内皮细胞间隙进入毛细淋巴管。小肠绒毛内的毛细淋巴管称中央乳糜管 central lacteal。上皮、角膜、晶状体、软骨等处无毛细淋巴管。

（二）淋巴管

淋巴管 lymphatic vessels 由毛细淋巴管吻合而成，管壁结构与静脉相似。与静脉比较，淋巴管内有较多的瓣膜。淋巴管瓣膜 lymphatic valve 具有引流淋巴和防止淋巴液逆流的功能。由于淋巴管在瓣膜附着处较狭窄，而相邻瓣膜之间的淋巴管段扩张明显，故淋巴管外观呈串珠状或藕节状。淋巴管分为浅淋巴管和深淋巴管两类。浅淋巴管 superficial lymphatic vessels 位于浅筋膜内，与浅静脉伴行。内脏器官的浅淋巴管位于黏膜和浆膜内。深淋巴管 deep lymphatic vessels 位于深筋膜深面和内脏器官深部，多与血管神经伴行。浅、深淋巴管之间存在丰富的交通。

（三）淋巴干

淋巴干 lymphatic trunks（图 11-2）输入淋巴管注入淋巴结，由淋巴结发出的输出淋巴管在膈下和颈根部汇合成较粗大的淋巴管和淋巴干。全身的淋巴干包括成对的腰干、支气管纵隔干、锁骨下干、颈干和一条肠干，共 9 条。

（四）淋巴导管

淋巴导管 lymphatic ducts（图 11-2）淋巴干最终汇合成两条淋巴导管，即胸导管和右淋巴导管，分别注入左、右静脉角。此外，少数淋巴管注入盆腔静脉、肾静脉、肾上腺静脉和下腔静脉。

1．**胸导管** thoracic duct（图 11-2） 全身最大的淋巴管，平第 12 胸椎下缘高度起自**乳糜池** cisterna chyli，经膈的主动脉裂孔进入胸腔，沿脊柱右前方上行于胸主动脉与奇静脉之间，至第 5 胸椎高度经食管与脊柱之间向左侧斜行，然后沿脊柱左前方上行，经胸廓上口至颈部，在左颈总动脉和左颈内静脉的后方转向前内下方，注入左静脉角。胸导管也可注入左颈内静脉或左锁骨下静脉。胸导管末端有一对瓣膜，阻止静脉血逆流入胸导管。

乳糜池位于第 1 腰椎前方，呈囊状膨大，接受左、右腰干和肠干。肠干内主要含有由肠壁吸收来的脂肪成分，呈乳白色。胸导管在注入左静脉角处接受左颈干、左锁骨下干和左支气管纵隔干。胸导管引流下肢、盆部、腹部、左上肢、左胸部和左头颈部的淋巴，即全身 3/4 区域的淋巴。甲状腺、食管和肝的部分淋巴管可直接注入胸导管。胸导管与肋间淋巴结、纵隔后淋

巴结、气管支气管淋巴结和左锁骨上淋巴结之间存在广泛的淋巴侧支通路，胸导管内的肿瘤细胞可转移至这些淋巴结。胸导管常发出较细的侧支注入奇静脉和肋间后静脉。

2．**右淋巴导管** right lymphatic duct（图 11-2） 为一短干，长仅 1 ~ 1.5cm，由右颈干、右锁骨下干和右支气管纵隔干汇合而成，注入右静脉角。右淋巴导管引流右头颈部、右上肢和右胸部的淋巴，即全身 1/4 的淋巴。

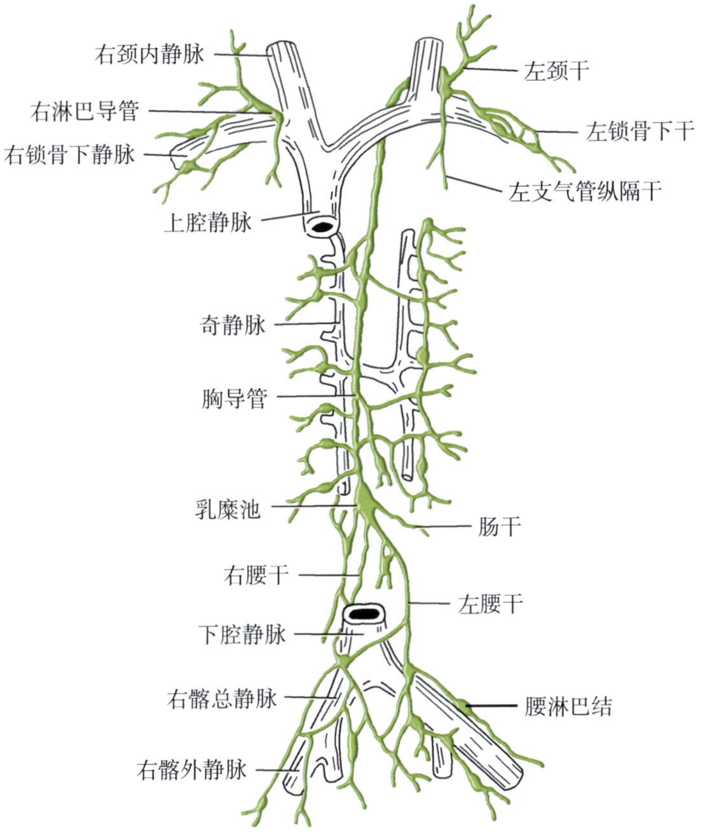

图 11-2　淋巴干和淋巴导管

二、淋巴组织

淋巴组织 lymphoid tissue 分为弥散淋巴组织和淋巴小结两类。除淋巴器官内的淋巴组织外，消化、呼吸、泌尿和生殖管道以及皮肤等处含有丰富的淋巴组织，起着防御屏障的作用。

（一）弥散淋巴组织

弥散淋巴组织 diffuse lymphoid tissue 主要位于消化管和呼吸道的黏膜固有层。

（二）淋巴小结

淋巴小结 lymphoid nodules 包括小肠黏膜固有层内的孤立淋巴滤泡和集合淋巴小滤泡以及阑尾壁内的淋巴小结等。

三、淋巴器官

淋巴器官包括淋巴结、脾、胸腺和扁桃体。

（一）淋巴结

淋巴结 lymph nodes（图 11-1）为大小不一的圆形或椭圆形灰红色小体，一侧隆凸，另一侧凹陷，凹陷侧中央处为淋巴结门 hilum of lymph node。淋巴结门有神经和血管出入，出淋巴结门的淋巴管称输出淋巴管 efferent lymphatic vessels。与淋巴结凸侧相连的淋巴管称输入淋巴管 afferent lymphatic vessels，数目较多。一个淋巴结的输出淋巴管可成为另一个淋巴结的输入淋巴管。淋巴结多成群分布，数目不恒定，年轻人有淋巴结 400 ~ 450 个。淋巴结按位置不同分为浅淋巴结和深淋巴结。浅淋巴结 superficial lymph nodes 位于浅筋膜内，深淋巴结 deep lymph nodes 位于深筋膜深面。淋巴结多沿血管排列，位于关节屈侧和体腔的隐藏部位，如肘窝、腋窝、腘窝、腹股沟、脏器门和体腔大血管附近。淋巴结的主要功能是滤过淋巴、产生淋巴细胞和进行免疫应答。淋巴结内的淋巴窦是淋巴管道的一个组成部分，故淋巴结对于淋巴引流起着重要作用。

引流某一器官或部位淋巴的第一级淋巴结称**局部淋巴结** regional nodes，临床通常称**前哨淋巴结** sentinel lymph nodes。当某器官或部位发生病变时，细菌、毒素、寄生虫或肿瘤细胞可沿淋巴管进入相应的局部淋巴结，该淋巴结阻截和清除这些细菌、毒素、寄生虫或肿瘤细胞，从而阻止病变的扩散。此时，淋巴结出现细胞渗出和增殖等病理变化，引起淋巴结肿大。如果局部淋巴结不能阻止病变的扩散，病变可沿淋巴管道向远处蔓延。因此，局部淋巴结肿大常反映其引流范围存在病变。了解淋巴结的位置、淋巴引流范围和淋巴引流途径，对于病变的诊断和治疗具有重要意义。

（二）脾

脾 spleen（图 11-3）是人体最大的淋巴器官，具有储血、造血、清除衰老红细胞和进行免疫应答的功能。

脾位于左季肋区，胃底与膈之间，第 9 ~ 11 肋的深面，其长轴与第 10 肋一致。正常时在左肋弓下触摸不到脾。脾的位置可随呼吸和体位不同而变化，站立比平卧时低 2.5cm。脾由胃脾韧带、脾肾韧带、膈脾韧带和脾结肠韧带支持固定。脾呈暗红色，质软而脆。

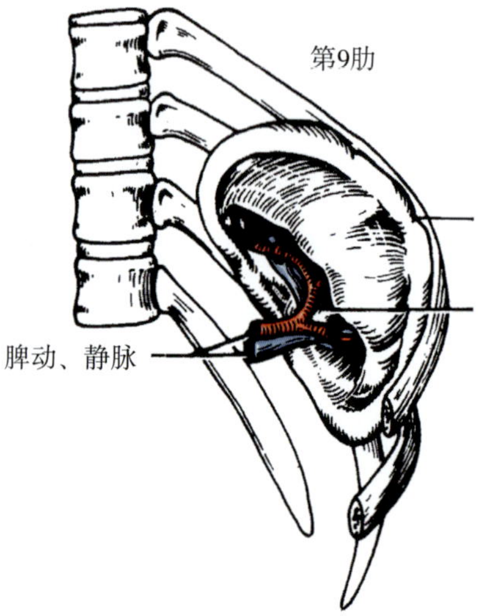

图 11-3 脾（脏面）

脾可分为膈、脏两面，前、后两端和上、下两缘。膈面光滑隆凸，对向膈；脏面凹陷，中央处有**脾门** hilum of spleen，是血管、神经和淋巴管出入之处。在脏面，脾与胃底、左肾、左肾上腺、胰尾和结肠左曲相毗邻。前端较宽，朝向前外侧，达腋中线。后端钝圆，朝向后内侧，距离正中线 4 ~ 5 cm。上缘较锐，朝向前上方，前部有 2 ~ 3 个**脾切迹** splenic notches。脾大时，脾切迹是触诊脾的标志。下缘较钝，朝向后下方。

在脾的附近，特别在胃脾韧带和大网膜中可存在**副脾** accessory spleen，出现率为 10% ~ 40%。副脾的位置、大小和数目不定。因脾功能亢进需做脾切除术时，应同时切除副脾。

（三）胸腺

胸腺 thymus（图 11-4）是中枢淋巴器官，培育、选择和向周围淋巴器官（淋巴结、脾和扁桃体）和淋巴组织（淋巴小结）输送 T 淋巴细胞。胸腺还有内分泌功能。

胸腺位于胸骨柄后方和上纵隔前部。上端可突入颈根部，特别是小儿的胸腺。下端伸入前纵隔，贴于心包的前面。胸腺可分为不对称的左、右两叶，每叶呈扁条状或锥体形。两叶借结缔组织相连。新生儿和幼儿的胸腺重量为 10 ~ 15g，性成熟后可达 25 ~ 40g，此后逐渐退化萎缩，并被脂肪和结缔组织替代。

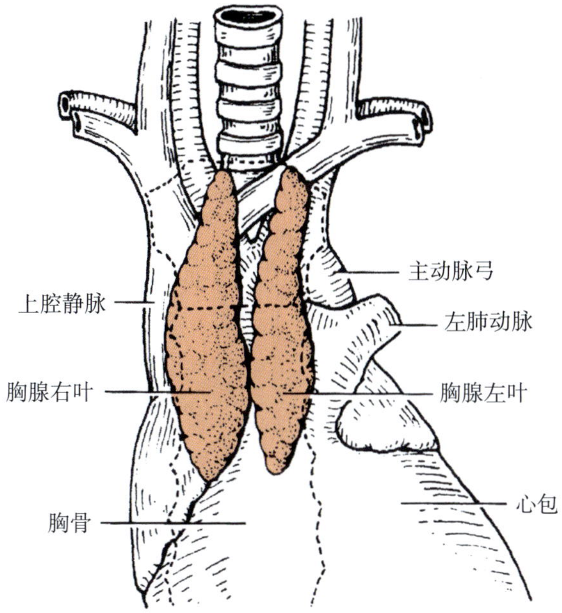

图 11-4　胸腺

第二节　人体各部的淋巴结及淋巴引流

在安静状态下，淋巴流动缓慢，每小时约有 120ml 淋巴流入血液，每天淋巴流量相当于全身血浆总量，引流蛋白质 75 ~ 200g。相邻两对瓣膜之间的淋巴管段构成“淋巴管泵”，通过淋巴管壁平滑肌的收缩和瓣膜的开闭，推动淋巴向心流动。淋巴管周围的动脉搏动、骨骼肌收缩和胸腔负压对于淋巴回流有促进作用。运动和按摩有助于改善淋巴回流。如果淋巴回流受阻，组织液和蛋白质聚集，可导致淋巴水肿。

淋巴管之间不仅有多样的直接吻合，而且通过丰富的交通支形成广泛的回流途径。当细菌、寄生虫、异物或肿瘤栓子阻塞或因创伤切断淋巴管时，可借交通支形成代偿性的淋巴侧支循环 lymphatic collateral circulation，实现淋巴回流。在被某种病变破坏的情况下，淋巴管内皮细胞可迁移和增殖，形成新的淋巴管和构筑新的淋巴侧支通路。淋巴侧支循环的建立，保证了正常组织或病变组织的淋巴回流，但同时也为病变扩散或肿瘤转移提供了广泛的途径。

一、头颈部的淋巴管和淋巴结

头颈部的淋巴结在头、颈部交界处呈环状排列，及沿着颈部静脉纵向排列，少数淋巴结位于消化管和呼吸道周围。头颈部淋巴结的输出淋巴管下行，直接或间接地注入颈外侧下深淋巴结。

（一）头部淋巴结

头部淋巴结多位于头、颈部交界处（图 11-5），主要引流头面部淋巴，输出淋巴管直接或间接注入颈外侧上深淋巴结。

1．枕淋巴结 occipital lymph nodes　分为浅、深两群，分别位于斜方肌起点的表面和头夹肌的深面，引流枕部和项部的淋巴。

2．乳突淋巴结 mastoid lymph nodes　又称耳后淋巴结 posterior auricular lymph nodes 位于胸锁乳突肌止点的表面，引流颅顶部、颞区和耳郭后面的淋巴。

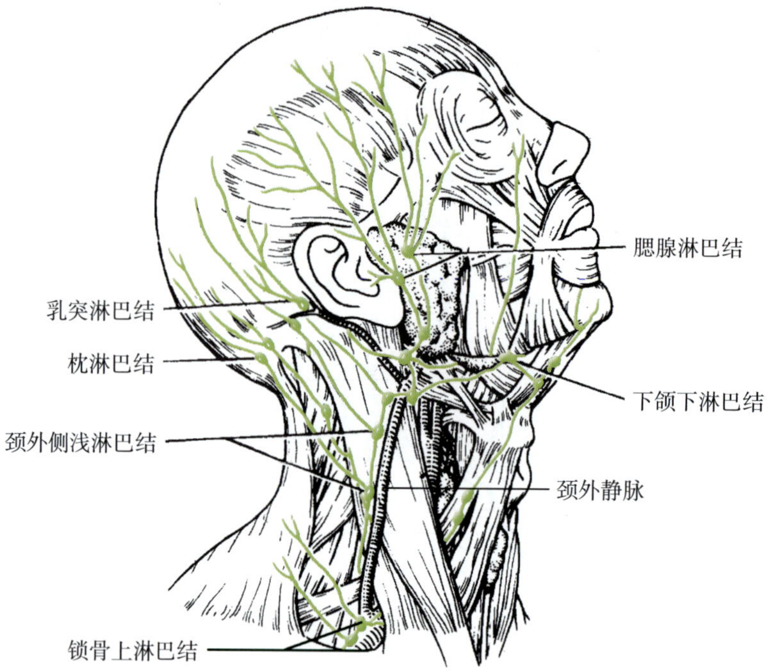

图 11-5 头颈部的淋巴管和淋巴结

3．腮腺淋巴结 parotid lymph nodes 分为浅、深两群，分别位于腮腺表面和腮腺实质内，引流额、颅顶、颞区、耳郭、外耳道、颊部和腮腺等处的淋巴。

4．**下颌下淋巴结** submandibular lymph nodes 位于下颌下腺的附近和下颌下腺实质内，引流面部和口腔器官的淋巴。

5．颏下淋巴结 submental lymph nodes 位于颏下部，引流舌尖、下唇中部和颏部的淋巴。

（二）颈部淋巴结

1．颈前淋巴结 anterior cervical lymph nodes 包括：

（1）颈前浅淋巴结 superficial anterior cervical lymph nodes：沿颈前静脉排列，引流颈前部浅层结构的淋巴，输出淋巴管注入颈外侧下深淋巴结（图 11-6）。

（2）颈前深淋巴结 deep anterior cervical lymph nodes

1）喉前淋巴结 prelaryngeal lymph nodes：位于喉的前面，引流喉和甲状腺的淋巴，输出淋巴管注入气管前淋巴结、气管旁淋巴结和颈外侧下深淋巴结。

2）甲状腺淋巴结 thyroid lymph nodes：位于甲状腺峡部的前面，引流甲状腺的淋巴，输出淋巴管注入气管前淋巴结、气管旁淋巴结和颈外侧上深淋巴结。

3）气管前淋巴结 pretracheal lymph nodes：位于气管颈部的前面，引流喉、甲状腺和气管颈部的淋巴，输出淋巴管注入气管旁淋巴结和颈外侧下深淋巴结。

4）气管旁淋巴结 paratracheal lymph nodes：位于气管和食管之间的沟内，沿喉返神经排列，引流喉、甲状腺、气管和食管的淋巴，输出淋巴管注入颈外侧下深淋巴结。感染或肿瘤转移可引起气管旁淋巴结肿大，压迫喉返神经，出现声音嘶哑。

2．颈外侧淋巴结 lateral cervical lymph nodes 包括：

（1）颈外侧浅淋巴结 superficial lateral cervical lymph node：沿颈外静脉排列，引流颈外侧浅层结构的淋巴，并收纳枕淋巴结、乳突淋巴结和腮腺淋巴结的输出淋巴管，其输出淋巴管注入颈外侧深淋巴结（图 11-5，图 11-6）。

（2）颈外侧深淋巴结 deep lateral cervical lymph nodes：主要沿颈内静脉排列，部分淋巴结沿副神经和颈横血管排列。以肩胛舌骨肌为界，分为颈外侧上深淋巴结和颈外侧下深淋巴结两群（图 11-6）。

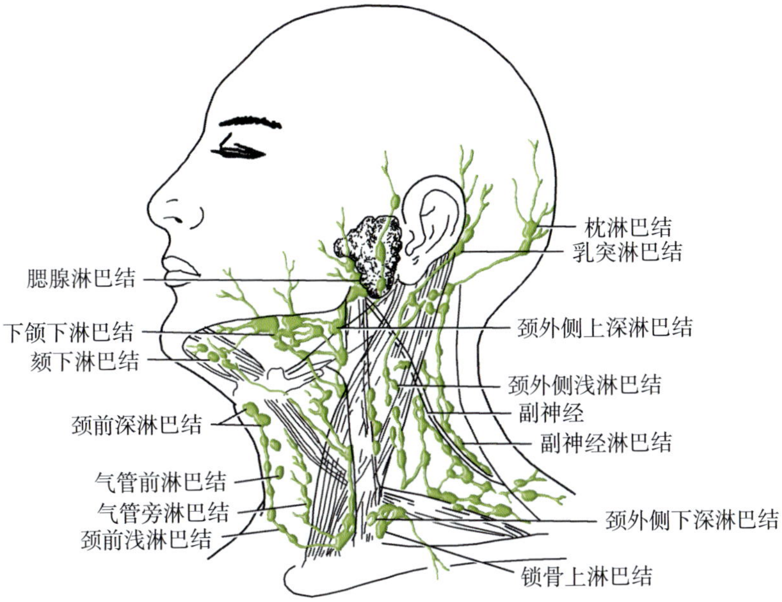

图 11-6　颈部的淋巴管和淋巴结

1）颈外侧上深淋巴结 superior deep lateral cervical lymph nodes：主要沿颈内静脉上段排列，位于面总静脉、二腹肌后腹和颈内静脉之间的淋巴结称颈内静脉二腹肌淋巴结 jugulodigastric lymph node，引流鼻咽部、腭扁桃体和舌根的淋巴。鼻咽癌和舌根癌常首先转移至该淋巴结。位于肩胛舌骨肌中间腱与颈内静脉交叉处的淋巴结称颈内静脉肩胛舌骨肌淋巴结 juguloomohyoid lymph node，引流舌尖的淋巴。舌尖癌常首先转移至该淋巴结。沿副神经排列的淋巴结称副神经淋巴结 lymph nodes around accessory nerve。颈外侧上深淋巴结引流鼻、舌、咽、喉、甲状腺、气管、食管、枕部、项部和肩部等处的淋巴，并收纳枕、耳后、腮腺、下颌下、颏下和颈外侧浅淋巴结等的输出淋巴管，其输出淋巴管注入颈外侧下深淋巴结或颈干。

2）颈外侧下深淋巴结 inferior deep lateral cervical lymph nodes：主要沿颈内静脉下段排列。位于锁骨上大窝和沿颈横血管分布的淋巴结称**锁骨上淋巴结** supraclavicular lymph nodes，其中位于前斜角肌前方的淋巴结称斜角肌淋巴结 scalene lymph nodes。左侧斜角肌淋巴结又称 Virchow 淋巴结 Virchow's lymph nodes。患胸、腹、盆部的肿瘤，尤其是食管腹段癌和胃癌时，癌细胞栓子经胸导管转移至该淋巴结，常可在胸锁乳突肌后缘与锁骨上缘形成的夹角处触摸到肿大的淋巴结。颈外侧下深淋巴结引流颈根部、胸壁上部和乳房上部的淋巴，并收纳颈前淋巴结、颈外侧浅淋巴结和颈外侧上深淋巴结的输出淋巴管，其输出淋巴管合成颈干，左侧注入胸导管，右侧注入右淋巴导管。

3．咽后淋巴结 retropharyngeal lymph nodes　位于咽后壁和椎前筋膜之间，引流鼻腔后部、鼻旁窦、鼻咽部和喉咽部的淋巴，输出淋巴管注入颈外侧上深淋巴结。

二、上肢的淋巴管和淋巴结

上肢浅、深淋巴管分别与浅静脉和深血管伴行，直接或间接注入腋淋巴结。

（一）肘淋巴结

肘淋巴结 cubital lymph nodes 分为浅、深两群，分别位于肱骨内上髁上方和肘窝深血管周围。肘淋巴结通过浅、深淋巴管引流手部尺侧半和前臂尺侧半的淋巴，其输出淋巴管沿肱血管注入腋淋巴结。

（二）锁骨下淋巴结

锁骨下淋巴结 infraclavicular lymph nodes 位于锁骨下方的三角肌胸大肌间沟内，沿头静脉排列，收纳沿头静脉上行的浅淋巴管，其输出淋巴管注入腋淋巴结，少数注入锁骨上淋巴结。

（三）腋淋巴结

腋淋巴结 axillary lymph nodes 位于腋窝的疏松结缔组织内，沿血管排列，按位置分为 5 群（图 11-7）。

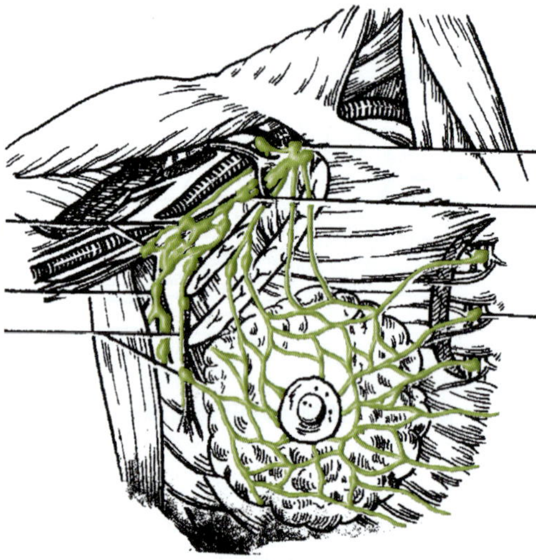

图 11-7 腋淋巴结和乳房的淋巴管

1．胸肌淋巴结 pectoral lymph nodes　位于胸大肌下缘处，沿胸外侧血管排列，引流腹前外侧壁、胸外侧壁以及乳房外侧部和中央部的淋巴，其输出淋巴管注入中央淋巴结和尖淋巴结。乳腺癌转移至胸肌淋巴结时，可在腋前襞的深侧触及肿大的淋巴结。

2．外侧淋巴结 lateral lymph nodes　沿腋静脉远侧端排列，收纳除注入锁骨下淋巴结以外的上肢浅、深淋巴管，其输出淋巴管注入中央淋巴结、尖淋巴结和锁骨上淋巴结。

3．肩胛下淋巴结 subscapular lymph nodes　沿肩胛下血管排列，引流颈后部和背部的淋巴，其输出淋巴管注入中央淋巴结和尖淋巴结。

4．中央淋巴结 central lymph nodes　位于腋窝中央的疏松结缔组织中，收纳上述三群淋巴结的输出淋巴管，其输出淋巴管注入尖淋巴结。

5．**尖淋巴结** apical lymph nodes　沿腋静脉近侧端排列，引流乳腺上部的淋巴，并收纳上述 4 群淋巴结和锁骨下淋巴结的输出淋巴管，其输出淋巴管合成锁骨下干，左侧注入胸导管，右侧注入右淋巴导管。少数输出淋巴管注入锁骨上淋巴结。

三、胸部的淋巴管和淋巴结

胸部的淋巴结位于胸壁内和胸腔器官周围。

（一）胸壁淋巴结

胸后壁和胸前壁大部分浅淋巴管注入腋淋巴结，胸前壁上部的浅淋巴管注入颈外侧下深淋巴结，胸壁深淋巴管注入胸壁淋巴结。

1．胸骨旁淋巴结 parasternal lymph nodes　沿胸廓内血管排列，引流胸、腹前壁和乳房内侧部的淋巴，并收纳膈上淋巴结的输出淋巴管，其输出淋巴管参与合成支气管纵隔干（图 11-7）。

2．肋间淋巴结 intercostal lymph nodes　多位于肋头附近，沿肋间后血管排列，引流胸后壁的淋巴，其输出淋巴管注入胸导管。

3．膈上淋巴结 superior phrenic lymph nodes　位于膈的胸腔面，分为前、外侧、后三群，引流膈、壁胸膜、心包和肝上面的淋巴，其输出淋巴管注入胸骨旁淋巴结和纵隔前、后淋巴结。

（二）胸腔器官淋巴结

1．纵隔前淋巴结 anterior mediastinal lymph nodes　位于上纵隔前部和前纵隔内，在大血管和心包的前面，引流胸腺、心、心包、纵隔胸膜的淋巴，并收纳膈上淋巴结外侧群的输出淋巴管，其输出淋巴管参与合成支气管纵隔干（图 11-8）。

2．纵隔后淋巴结 posterior mediastinal lymph nodes　位于上纵隔后部和后纵隔内，沿胸主动脉和食管排列，引流心包、食管和膈的淋巴，并收纳膈上淋巴结外侧群和后群的输出淋巴管，其输出淋巴管注入胸导管（图 11-8）。

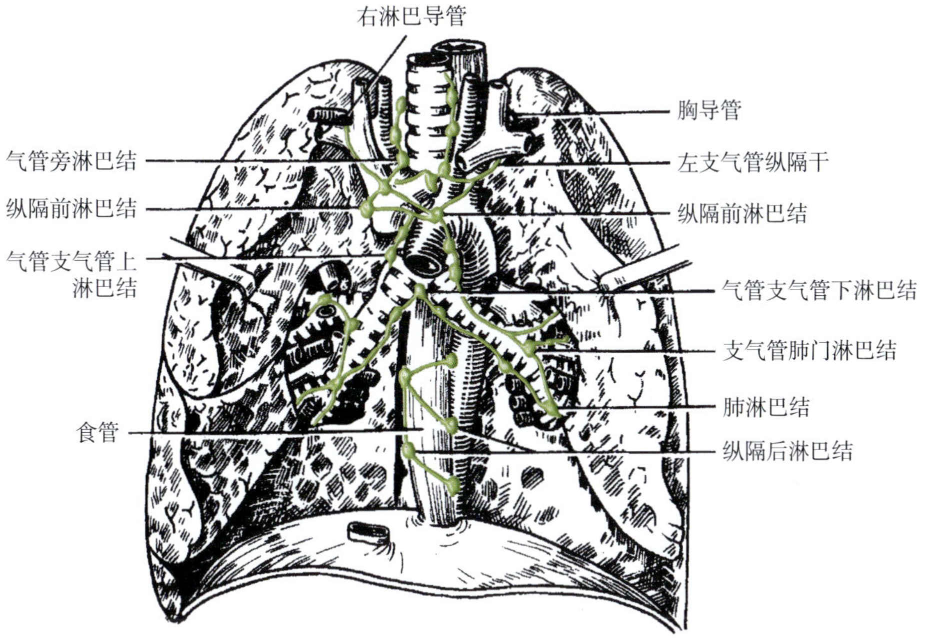

图 11-8　胸腔器官的淋巴结

3．气管、支气管和肺的淋巴结　这些淋巴结引流肺、脏胸膜、支气管、气管和食管的淋巴，并收纳纵隔后淋巴结的输出淋巴管。在成年人，由于大量灰尘颗粒沉积在淋巴结内，淋巴结呈黑色（图 11-8）。

（1）肺淋巴结 pulmonary lymph nodes：位于肺叶支气管和肺段支气管分支夹角处，其输出淋巴管注入支气管肺淋巴结。

（2）支气管肺淋巴结 bronchopulmonary lymph nodes：位于肺门处，又称肺门淋巴结 hilar lymph nodes，其输出淋巴管注入气管支气管淋巴结。

（3）气管支气管淋巴结 tracheobronchial lymph nodes：分为上、下两群，分别位于气管杈的上、下方，输出淋巴管注入气管旁淋巴结。

（4）气管旁淋巴结 paratracheal lymph nodes：沿气管排列。气管旁淋巴结、纵隔前淋巴结和胸骨旁淋巴结的输出淋巴管汇合成支气管纵隔干。左、右支气管纵隔干分别注入胸导管和右淋巴导管。

四、腹部的淋巴管和淋巴结

腹部的淋巴结位于腹后壁和腹腔脏器周围，沿腹腔血管排列。

（一）腹壁淋巴结

脐平面以上腹前外侧壁的浅、深淋巴管分别注入腋淋巴结和胸骨旁淋巴结，脐平面以下腹壁的浅淋巴管注入腹股沟浅淋巴结，深淋巴管注入腹股沟深淋巴结、髂外淋巴结和腰淋巴结。

腰淋巴结 lumbar lymph nodes 位于腹后壁，沿腹主动脉和下腔静脉分布，引流腹后壁深层结构和腹腔成对器官的淋巴，并收纳髂总淋巴结的输出淋巴管，其输出淋巴管汇合成左、右腰干。

（二）腹腔器官的淋巴结

腹腔成对器官的淋巴管注入腰淋巴结，不成对器官的淋巴管注入沿腹腔干、肠系膜上动脉和肠系膜下动脉及其分支排列的淋巴结。

1．沿腹腔干及其分支排列的淋巴结（图 11-9） 胃左淋巴结、胃右淋巴结、胃网膜左淋巴结、胃网膜右淋巴结、幽门上淋巴结、幽门下淋巴结、肝淋巴结、胰淋巴结和脾淋巴结引流相应动脉分布范围脏器的淋巴，其输出淋巴管注入位于腹腔干周围的**腹腔淋巴结** celiac lymph nodes。

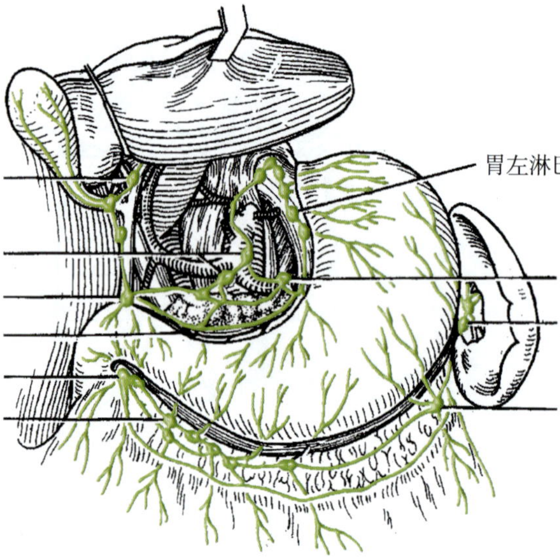

图 11-9 沿腹腔干及其分支排列的淋巴结

2．沿肠系膜上动脉及其分支排列的淋巴结（图 11-10） 肠系膜淋巴结 mesenteric lymph nodes 沿空、回肠动脉排列，回结肠淋巴结 ileocolic lymph nodes、右结肠淋巴结 right colic lymph nodes 和中结肠淋巴结 middle colic lymph nodes 沿同名动脉排列，这些淋巴结引流相应动脉分布范围脏器的淋巴，其输出淋巴管注入位于肠系膜上动脉根部周围的肠系膜上淋巴结 superior mesenteric lymph nodes。

3．沿肠系膜下动脉分布的淋巴结（图 11-10） 左结肠淋巴结 left colic lymph nodes、乙状结肠淋巴结 sigmoid lymph nodes 和直肠上淋巴结 superior rectal lymph nodes 引流相应动脉分布范围内脏器的淋巴，其输出淋巴管注入肠系膜下动脉根部周围的肠系膜下淋巴结 inferior mesenteric lymph nodes。

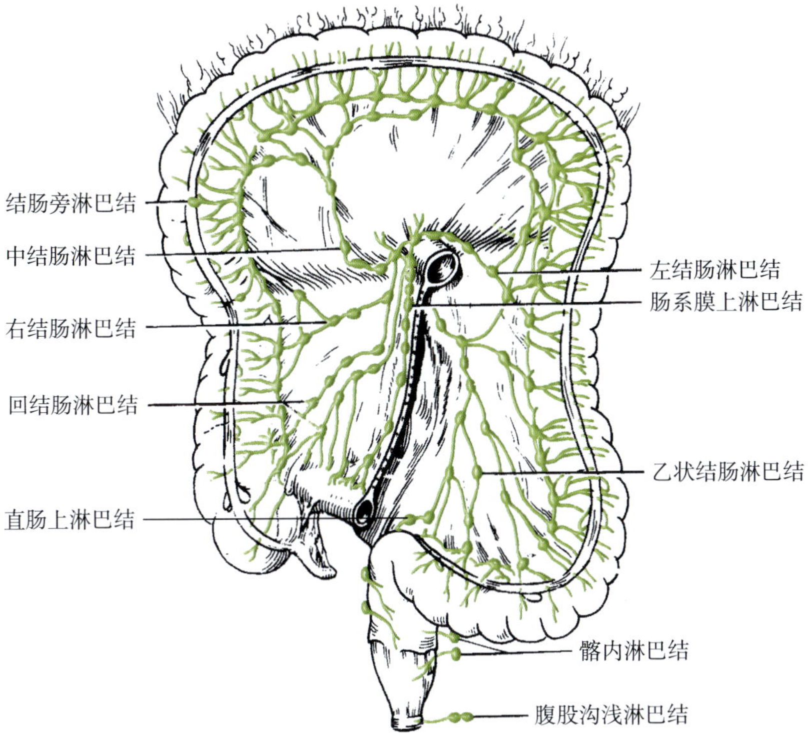

图 11-10　沿肠系膜上、下动脉及其分支排列的淋巴结

腹腔淋巴结、肠系膜上淋巴结和肠系膜下淋巴结的输出淋巴管汇合成肠干。

五、盆部的淋巴管和淋巴结

盆部的淋巴结沿盆腔血管排列（图 11-11，图 11-12）。

（一）髂内淋巴结

髂内淋巴结 internal iliac lymph nodes 沿髂内动脉及其分支和髂内静脉及其属支排列，引流大部分盆壁、盆腔脏器、会阴深部、臀部和大腿后部深层结构的淋巴，其输出淋巴管注入髂总

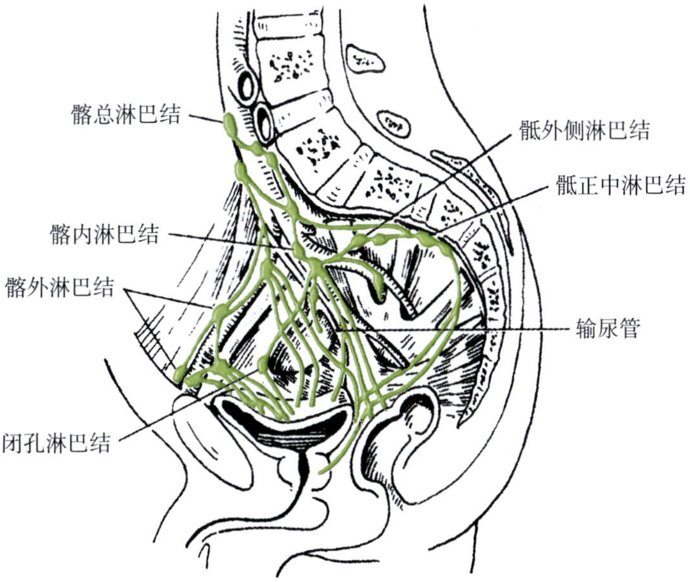

图 11-11　男性盆部淋巴结

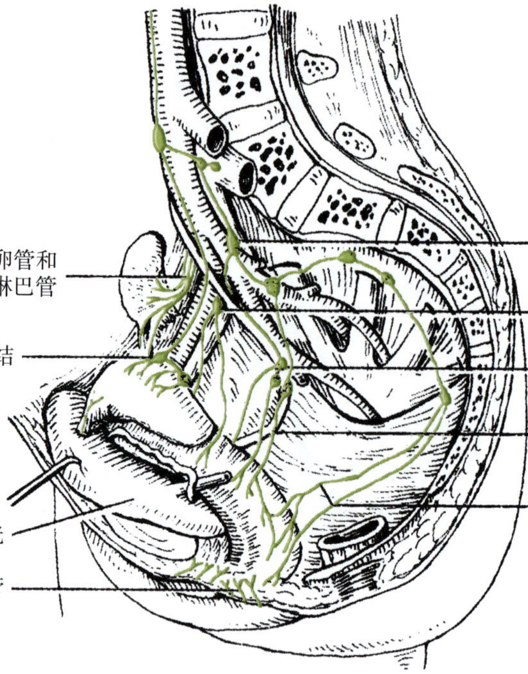

图 11-12 女性盆部淋巴结

淋巴结。闭孔淋巴结 obturator lymph nodes 沿闭孔血管和神经分布，引流子宫颈、阴道上部、膀胱以及阴蒂或阴茎头的淋巴，其输出淋巴管注入髂内、外淋巴结。

（二）骶淋巴结

骶淋巴结 sacral lymph nodes 包括骶外侧淋巴结 lateral sacral lymph nodes 和骶正中淋巴结 median sacral lymph nodes，分别沿骶外侧血管和骶正中血管排列，引流盆后壁、直肠、前列腺或子宫等处的淋巴，其输出淋巴管注入髂内淋巴结或髂总淋巴结。

（三）髂外淋巴结

髂外淋巴结 external iliac lymph nodes 沿髂外血管排列，引流腹前壁下部、膀胱、前列腺（男）或子宫颈和阴道上部（女）的淋巴，并收纳腹股沟浅、深淋巴结的输出淋巴管，其输出淋巴管注入髂总淋巴结。

（四）髂总淋巴结

髂总淋巴结 common iliac lymph nodes 沿髂总血管排列，收纳上述三群淋巴结的输出淋巴管，其输出淋巴管注入腰淋巴结。

六、下肢的淋巴管和淋巴结

下肢浅、深淋巴管分别与浅静脉和深血管伴行，直接或间接注入腹股沟深淋巴结。此外，臀部的深淋巴管沿深血管注入髂内淋巴结。

（一）腘淋巴结

腘淋巴结 popliteal lymph nodes 分为浅、深两群（见图 11-1），分别沿小隐静脉末端和腘血管排列，引流足外侧缘和小腿后外侧部的浅淋巴管以及足和小腿的深淋巴管，其输出淋巴管沿股血管上行，注入腹股沟深淋巴结。

（二）腹股沟淋巴结

1．**腹股沟浅淋巴结** superficial inguinal lymph nodes　位于腹股沟韧带下方，分为上、下两群。上群与腹股沟韧带平行排列，引流腹前外侧壁下部、臀部、会阴和子宫底的淋巴；下群沿大隐静脉末端分布，收纳除足外侧缘和小腿后外侧部外的下肢浅淋巴管。腹股沟浅淋巴结的输出淋巴管注入腹股沟深淋巴结或髂外淋巴结（见图 11-1）。

2．腹股沟深淋巴结 deep inguinal lymph nodes　位于股静脉周围和股管内，引流大腿深部结构和会阴的淋巴，并收纳腘淋巴结深群和腹股沟浅淋巴结的输出淋巴管，其输出淋巴管注入髂外淋巴结。

第三节　部分器官的淋巴引流

一、食管的淋巴引流

食管颈部的淋巴注入气管旁淋巴结和颈外侧下深淋巴结。食管胸部的淋巴除注入纵隔后淋巴结外，胸上部的淋巴注入气管旁淋巴结和气管支气管淋巴结，胸下部的淋巴注入胃左淋巴结。食管腹部的淋巴注入胃左淋巴结。食管的部分淋巴管注入胸导管。

二、胃的淋巴引流

胃的淋巴引流方向有 4 个（见图 11-9）：①胃底右侧部、贲门部和胃体小弯侧的淋巴注入胃左淋巴结；②幽门部小弯侧的淋巴注入幽门上淋巴结；③胃底左侧部、胃体大弯侧左侧部的淋巴注入胃网膜左淋巴结、胰淋巴结和脾淋巴结；④胃体大弯侧右侧部和幽门部大弯侧的淋巴注入胃网膜右淋巴结和幽门下淋巴结。各淋巴引流范围的淋巴管之间存在丰富的交通。

解剖拓展：胃的分区及与胃癌有关的淋巴结分组

三、肺的淋巴引流

肺浅淋巴管位于脏胸膜深面，肺深淋巴管位于肺小叶间结缔组织内，肺血管和支气管的周围。浅、深淋巴管之间存在交通，注入肺淋巴结和支气管肺淋巴结。通过淋巴管，肺的淋巴依次由肺淋巴结、支气管肺淋巴结、气管支气管淋巴结和气管旁淋巴结引流。肺下叶下部的淋巴注入肺韧带处的淋巴结，其输出淋巴管注入胸导管或腰淋巴结。左肺上叶下部和下叶的部分淋巴注入右气管支气管淋巴结上群和右气管旁淋巴结。

四、肝的淋巴引流

肝浅淋巴管位于肝被膜的结缔组织内。肝膈面的浅淋巴管多经镰状韧带和冠状韧带注入膈上淋巴结和肝淋巴结，部分淋巴管注入腹腔淋巴结和胃左淋巴结。冠状韧带内的部分淋巴管注入胸导管。肝脏面浅淋巴管注入肝淋巴结。深淋巴管位于汇管区和肝静脉及其属支的周围，沿肝静脉出肝，注入肝淋巴结、腹腔淋巴结和膈上淋巴结。肝浅、深淋巴管之间存在丰富的交通。

五、直肠的淋巴引流

齿状线以上的淋巴管走行有 4 个方向：①沿直肠上血管上行，注入直肠上淋巴结；②沿直肠下血管行向两侧，注入髂内淋巴结；③沿肛血管和阴部内血管进入盆腔，注入髂内淋巴结；④少数淋巴管沿骶外侧血管走行，注入骶外侧淋巴结。齿状线以下的淋巴管注入腹股沟浅淋巴结。

六、子宫的淋巴引流

子宫的淋巴引流方向较广。①子宫底和子宫体上部的淋巴管：沿卵巢血管上行，注入腰淋巴结；沿子宫圆韧带穿腹股沟管，注入腹股沟浅淋巴结。②子宫体下部和子宫颈的淋巴管：沿子宫血管行向两侧，注入髂内、外淋巴结；经子宫主韧带注入闭孔淋巴结；沿骶子宫韧带向后注入骶外侧淋巴结和骶正中淋巴结。

七、乳房的淋巴引流

乳房的淋巴主要注入腋淋巴结，引流方向有 3 个（图 11-13）：①乳房外侧部和中央部的淋巴管注入胸肌淋巴结；②乳房上部的淋巴管注入尖淋巴结和锁骨上淋巴结；③乳房内侧部的淋巴管注入胸骨旁淋巴结。乳房内侧部的浅淋巴管与对侧乳房浅淋巴管交通，内下部的淋巴管通过腹壁和膈下的淋巴管与肝的淋巴管交通。

知识链接：全身淋巴引流总表

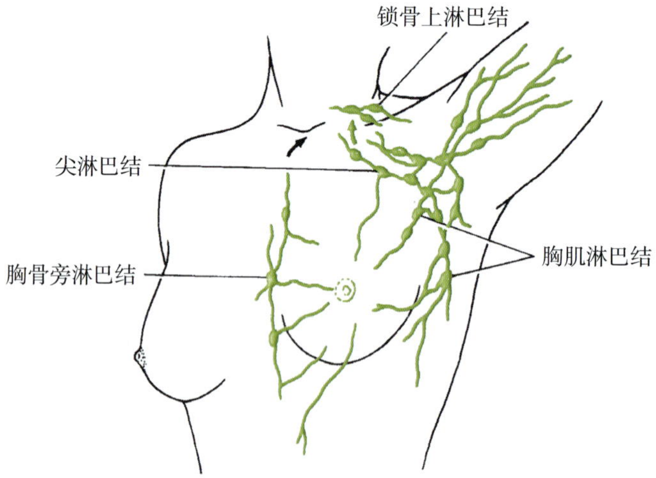

图 11-13　乳房的淋巴回流

院校风采：山东大学齐鲁医学院

（孟海伟）

第四篇　感觉器

感觉器 sensory organs 由感受器及其附属结构共同组成，是机体感受刺激的装置。

感受器 receptor 是感觉神经末梢及其相连的特殊结构，它可接受机体内、外环境的各种刺激（在正常情况下，一种感觉器只能对某一适宜的刺激特别敏感），并把刺激转变为神经冲动，经感觉神经传入中枢神经，最后至大脑皮质，产生相应的感觉。

感受器种类繁多，遍布于人体各部，按其所在位置和接受刺激的来源，可分为三类：

1．外感受器　分布于皮肤、黏膜（包括嗅黏膜、味蕾）、眼和内耳，接受来自外环境的痛、温、触、压、光和声等刺激。

2．内感受器　分布于内脏、心血管壁等处，接受来自这些器官的化学和物理刺激，如压力、渗透压、温、痛觉、离子和化合物浓度等。

3．本体感受器　分布于肌、肌腱、关节和内耳等处，接受身体各部的运动觉、振动觉和位置觉等刺激。

感受器结构繁简不一，最简单的如皮肤内感受痛觉的仅为感觉神经的游离神经末梢；较复杂的如皮肤内触、压觉感受器，在感觉神经末梢外，还形成数层结构的被囊（触觉小体、环层小体）；更复杂的除末梢结构外，在其周围还形成一些附属器，以保护感受器并确保其功能的充分发挥，这种复杂的特殊感受器及其附属器即为感觉器。人体感觉器有视器、前庭蜗器、嗅器、味器和皮肤。以下只叙述视器（眼）和前庭蜗器（耳）。

第12章 视　　器

视器 visual organ 即眼，是人体重要的感觉器官，能感受光波的刺激，并将光的刺激转换为神经冲动，经由视觉传导通路传至大脑皮质视觉中枢而产生视觉。

视器由眼球和眼副器两部分组成。眼球具有屈光成像和将光刺激转换为神经冲动的功能。眼副器位于眼球周围，包括眼睑、结膜、泪器、眼球外肌、眶筋膜和眶脂体等，对眼球有保护、支持和运动等作用。

案例分析

第一节　眼　　球

眼球 eyeball 是视器的主要部分，居眶内，借筋膜与眶壁相连。眼球前面有眼睑保护，后面由视神经连于视交叉。眼球周围附有泪腺和眼外肌等眼副器，并有眶脂体衬垫。眼球大致为球形（图 12-1），前面的正中点称前极，后面的正中点称后极。通过前、后极的连线称**眼轴** ocular axis。在眼球表面，与前、后极等距离的各点连接起来的环形连线称为中纬线（赤道）。由瞳孔的中央至视网膜中央凹的连线，与视线方向一致，称**视轴** optic axis。眼轴与视轴呈锐角交叉。

眼球由眼球壁和眼球内容物两部分构成。

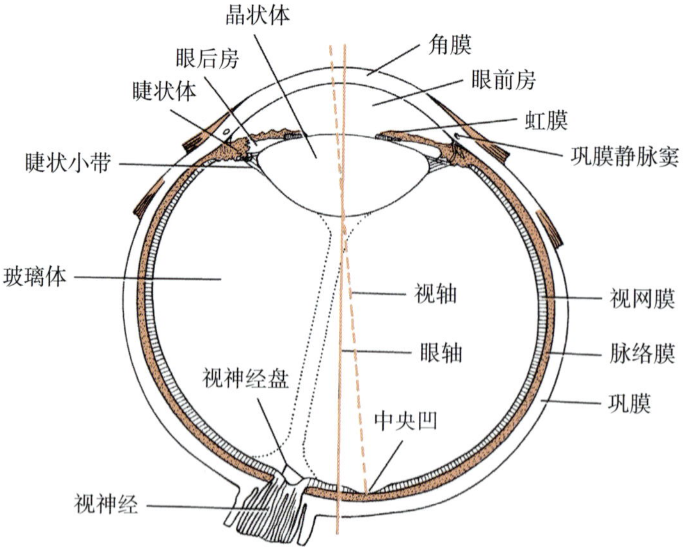

图 12-1　眼球的水平切面模式图（右侧）

一、眼球壁

眼球壁 wall of the eyeball 分为三层，由外向内依次为眼球纤维膜、眼球血管膜和视网膜（图 12-1）。

（一）眼球纤维膜

由强韧的纤维结缔组织组成，具有保护和支持作用。可分为角膜和巩膜两部分。

1．**角膜** cornea　占眼球纤维膜的前 1/6，无色透明，前凸后凹，有屈光作用，角膜炎会导致角膜混浊，失去透明性，影响视觉。角膜无血管，营养物质主要来源于房水和角膜周围的毛细血管。角膜有丰富的感觉神经末梢，故角膜的感觉十分敏锐，受刺激后可发生角膜反射。

2．**巩膜** sclera　角膜之后的整个外膜部分均属巩膜，不透明，呈乳白色，不同状态下常可见有色素沉着，如黄疸等。在巩膜与角膜交界处，深部有一环形的巩膜静脉窦（亦称 Schlemm 管），是房水流出的主要通道，巩膜向后与视神经鞘相延续。巩膜在视神经穿出处最厚，愈向前愈薄，但在眼球外肌附着处再次增厚。

（二）眼球血管膜

眼球血管膜含丰富的血管、神经和色素，呈棕黑色，故又称色素膜。此膜自前向后可分为虹膜、睫状体和脉络膜三部分。

1．**虹膜** iris（图 12-1，图 12-2）为眼球血管膜的最前部，呈圆盘状，中央的圆形小孔称为**瞳孔** pupil，可随光距变化和光线强弱而缩小或扩大，类似于照相机的光圈。虹膜内有两种不同方向排列的平滑肌：环绕瞳孔呈环行排列的称瞳孔括约肌，受副交感神经支配；瞳孔周围呈放射状排列的称瞳孔开大肌，受交感神经支配，二者分别缩小和开大瞳孔。在弱光下或看远方时瞳孔开大，在强光下或看近距离物体时瞳孔缩小。在活体，透过角膜可见虹膜和瞳孔。

虹膜的颜色有人种差异，黄种人的虹膜多为棕黑色。在同一人种，颜色的深浅也有个体差异，通常是由所含色素的多寡而定。

2．**睫状体** ciliary body（图 12-1，图 12-2）呈环形，位于巩膜与角膜移行处的内面，在眼球的矢状面上呈三角形，是眼球血管膜的最肥厚部分。其后部较平坦，称睫状环；前部有许多向内突出的皱襞，称睫状突。自睫状突发出睫状小带，或称晶状体悬韧带，连于晶状体的周缘。睫状体内有平滑肌称睫状肌，受副交感神经支配，该肌的收缩与舒张，可使睫状小带松弛与紧张，从而调节晶状体的曲度。睫状体同时也是房水产生的主要部位。

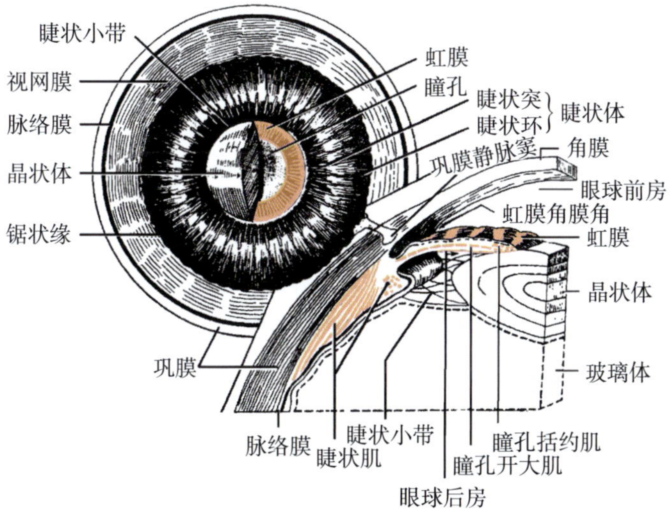

图 12-2　眼球前半部后面观及虹膜角膜角

3．**脉络膜** choroid　富含血管和色素，约占眼球血管膜的后 2/3，为柔软的薄膜，后方有视神经穿过，外面与巩膜疏松结合，其间有淋巴间隙；内面紧贴视网膜的色素层。其功能是输送营养物质，并吸收眼内分散的光线以免扰乱视觉。

（三）视网膜

视网膜 retina（图 12-1，图 12-3）位于眼球血管膜的内面，根据部位可将视网膜分为虹膜部、睫状体部和脉络膜部。视网膜虹膜部和睫状体部分别贴附于虹膜和睫状体的内表面，无感光作用，合称为视网膜盲部。

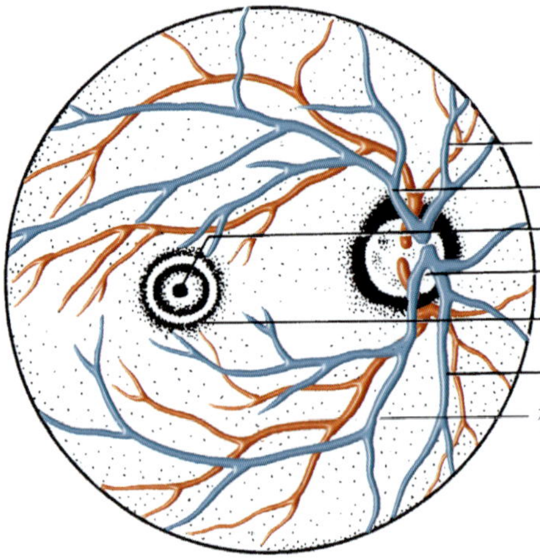

图 12-3　眼底（右侧）

视网膜脉络膜部贴附在脉络膜的内面，为视器的感光部分，又称为视网膜视部。视部以锯状缘与盲部为界（图 12-2）。视部的后部最厚，愈向前愈薄。视部的后部亦称眼底，可用眼底镜观察（图 12-3）。在视神经的起始处有乳白色圆形隆起，称**视神经盘** optic disc（或称视神经乳头）。此处无感光细胞，故称生理盲点。视网膜中央动、静脉即由此穿行。在视神经盘颞侧的稍下方约 3.5 mm 处有一淡黄色区域称**黄斑** macula lutea，其中央有一凹陷称**中央凹** fovea centralis，此处无血管，是视网膜感光最敏锐的部位。

视网膜视部的组织结构可分为两层。外层为色素上皮层，由大量的单层色素上皮细胞组成。内层为神经层，含有多种神经细胞（图 12-4）。两层之间有一潜在性间隙，容易分离，在固定标本上揭取视网膜时，常见色素上皮层保留在脉络膜上。某些病理情况导致的视网膜剥离症即此两层之间的分离。

视网膜视部内层主要由 3 层神经元构成。由外向内依次为感光细胞（视杆细胞和视锥细胞）、双极细胞和节细胞。视杆细胞负责昏暗光线下的视物，而视锥细胞则负责处理色彩和细节。视杆细胞在光线较暗时活动，有较高的光敏度，但不能做精细的空间分辨，且不参与色觉。在较明亮的环境中以视锥细胞为主，它能提供色觉以及精细视觉。在视网膜黄斑部位的中央凹区，几乎只有视锥细胞，这一区域有很高的空间分辨能力（视锐度，也叫视力）。它还有良好的色觉，对于视觉最为重要。中央凹以外区域，两种细胞兼有，离中央凹越远，视杆细胞越多，视锥细胞则越少。双极细胞将来自感光细胞的神经冲动传导至内层的节细胞。节细胞的轴突向视神经盘处汇聚，穿过脉络膜和巩膜后构成视神经。视神经向后经视神经管入颅腔连于脑。光线进入眼球投射到视网膜上，视杆细胞和视锥细胞接受光的刺激，把刺激转变为神经冲动，经双极细胞传到节细胞，再经视神经传入脑，而产生视觉（图 12-4）。

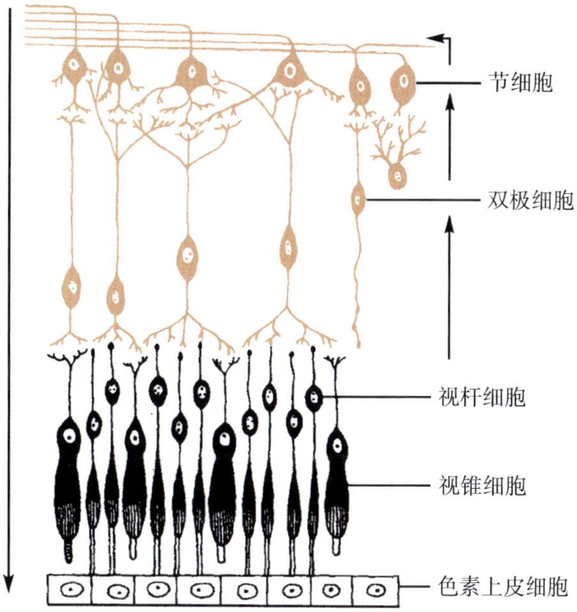

图 12-4　视网膜的神经细胞示意图

二、眼球的内容物

眼球内容物 content of the eyeball 包括房水、晶状体和玻璃体。这些结构透明而无血管分布，具有屈光作用。它们与角膜合称为眼的屈光系统（见图 12-1）。

（一）眼房和房水

1．**眼房** chamber of eyeball（见图 12-1，图 12-2） 是位于角膜和晶状体、睫状体之间的腔隙，被虹膜分隔为较大的眼前房和较小的眼后房，二者借瞳孔相通。在眼前房内，虹膜和角膜交界处的环形腔隙称为**虹膜角膜角** iridocorneal angle，又称前房角，此角是房水循环的必经之路。

2．**房水** aqueous humor　是澄清的液体，充满眼房内。房水由睫状体产生后自眼后房经瞳孔入眼前房，然后由虹膜角膜角入巩膜静脉窦，再经睫前静脉汇入眼静脉。房水除有屈光作用外，还具有滋养角膜和晶状体以及维持眼内压的作用。正常情况下，房水的产生与排出总是保持恒定的动态平衡，在循环障碍时，则充滞于眼房中，引起眼内压增高，可致视力受损，临床上称之为青光眼。

（二）晶状体

晶状体 lens（见图 12-1，图 12-2）紧靠虹膜后方，为睫状体所环绕，并以睫状小带与睫状体相连；为一双凸透镜，后面较前面隆突，无色透明，具有弹性，不含血管和神经。晶状体外表包覆具有高度弹性的透明薄膜，称晶状体囊。晶状体的周围部较软，称晶状体皮质；其中央部较硬，称晶状体核。晶状体若因疾病或创伤而变混浊，则称为白内障。

晶状体是眼球屈光系统的主要装置，类似变焦镜头。视近物时，睫状肌收缩，睫状环缩小，使睫状小带松弛，晶状体则由于本身的弹性回缩而变凸，特别是前面的曲度加大，屈光力加强，使物像能聚焦于视网膜上。视远物时，则与此相反。随着年龄的增长，晶状体逐渐失去弹性，睫状肌也逐渐萎缩，调节功能减退，从而出现老视。

（三）玻璃体

玻璃体 vitreous body 是无色透明的胶状物质，表面覆有玻璃体囊（见图 12-1）。它充满于晶状体和视网膜之间，除有屈光作用外，尚有支撑视网膜的作用。若玻璃体发生混浊，可影响视力。若支撑作用减弱，可导致视网膜剥离。

眼的屈光和调节是由眼的**屈光系统**——角膜、房水、晶状体和玻璃体共同完成的。其中以角膜和晶状体的屈光作用较强。外界物体发射或反射出来的光线，经过眼的屈光系统后，在视网膜上形成清晰的物像，这种视力称为正视。若眼轴较长或屈光系统的屈光度过大，则物像落在视网膜前，称**近视** myopia。反之，若眼轴较短或屈光系统的屈光度过小，物像落在视网膜后，则称为**远视** hypermetropia。由于角膜表面曲度的改变而造成的屈光障碍，临床上称为散光。

第二节 眼副器

眼副器 accessory organs of the eye 包括眼睑、结膜、泪器、眼外肌以及眶内的筋膜和脂肪等，对眼球起保护、运动和支持作用。

一、眼睑

眼睑 eyelids（图 12-5，图 12-6）分为上睑和下睑，位于眼球前方，为保护眼球的屏障。上、下睑之间的裂隙称睑裂。睑裂两侧的上、下睑结合处分别称眼内眦和眼外眦。睑的游离缘

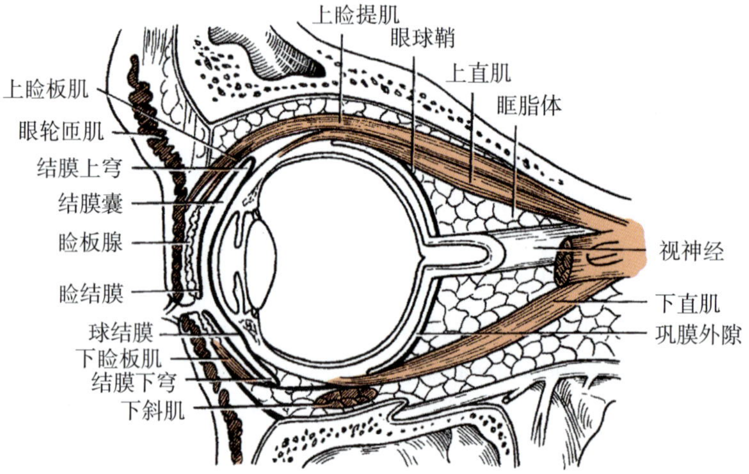

图 12-5 眼眶矢状断面示意图

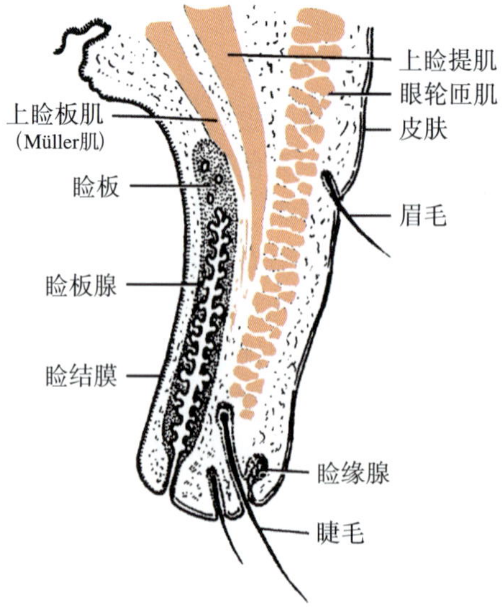

图 12-6 眼睑的结构

称睑缘，睑前缘生有睫毛。睫毛根部有睫毛腺，此腺的急性炎症即称麦粒肿。

眼睑由浅入深分为 5 层：皮肤、皮下组织、肌层、睑板和睑结膜。眼睑的皮肤细薄，皮下组织疏松，故可因积水或出血而肿胀。肌层主要是眼轮匝肌的睑部，该肌收缩时可关闭睑裂。**睑板** tarsus 由致密结缔组织构成（图 12-7），呈半月形。上、下睑板的内、外侧端各合成水平走行的结缔组织带，附着于眶的内、外侧缘，分别称之为睑内侧韧带和睑外侧韧带。睑板内有许多睑板腺，与睑缘垂直排列，并开口于睑缘。睑板腺分泌油样液体，有润滑睑缘，防止泪液外溢的作用。睑板腺被阻塞时，形成睑板腺囊肿，亦称霰粒肿。

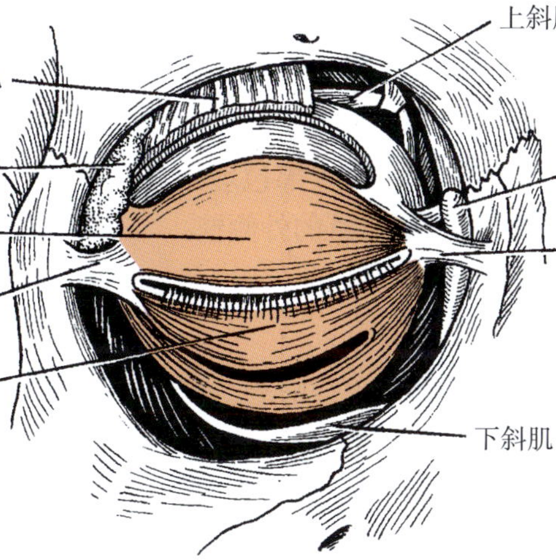

图 12-7 睑板

二、结膜

结膜 conjunctiva（图 12-5）是一层薄而透明的黏膜，覆盖在眼睑的后面和眼球的前面，富有血管。按其所在部位可分为 3 部分：①睑结膜衬覆于上、下睑的内面，与睑板紧密相连，透明而光滑，其深面的血管与睑板腺清晰可见。②球结膜覆盖于眼球的前面，在角膜缘处移行为角膜上皮，除在角膜缘处与巩膜紧密相连外，其他部分连接疏松易于移动，易发生结膜下水肿和结膜下出血。③结膜穹位于睑结膜与球结膜的移行处，形成结膜上穹和结膜下穹，多皱襞，便于眼球移动。结膜围成的囊状腔隙称结膜囊，通过睑裂与外界相通。

三、泪器

泪器 lacrimal apparatus（图 12-8）由泪腺和泪道组成。

（一）泪腺

泪腺 lacrimal gland 位于眶上壁外侧部的泪腺窝内，有 10～20 条排泄小管开口于结膜上穹的外侧部。泪腺分泌的泪液借瞬眼活动涂于眼球的表面，多余的泪液流向内眦处的泪湖，经泪点入泪小管。泪液可湿润眼球表面，防止角膜干燥，冲洗微尘。此外泪液中含溶菌

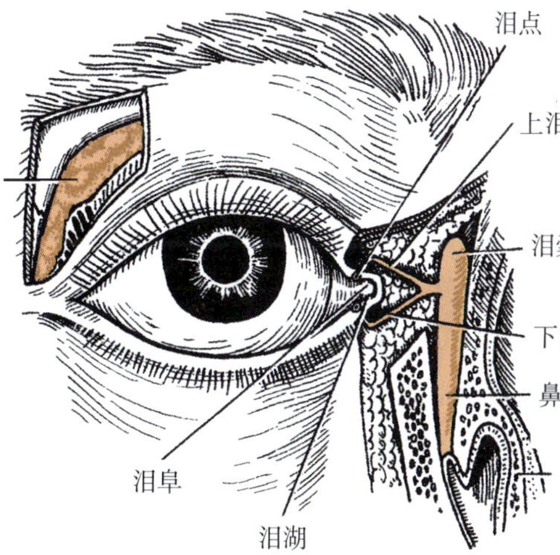

图 12-8 泪器

酶，有杀菌作用。

（二）泪道

泪道包括泪点、泪小管、泪囊和鼻泪管。

1．**泪点** lacrimal punctum 上、下睑的内侧端各有一乳头状突起，其中央的小孔称为泪点，是泪小管的开口。泪点位置的畸形可导致溢泪症。

2．**泪小管** lacrimal ductule 为连接泪点与泪囊的小管，在眼睑的皮下，分为上、下泪小管。它们在与睑缘垂直的方向分别向上、向下走行，继而几乎成直角转向内侧汇聚，共同开口于泪囊上部。

3．**泪囊** lacrimal sac 位于眼眶内侧壁的泪囊窝内，为一膜性囊。上部为盲端，下部移行于鼻泪管。泪囊前面有睑内侧韧带和眼轮匝肌的肌纤维，眼轮匝肌有少量肌束跨过泪囊的深面。该肌收缩闭眼时，可同时牵拉扩大泪囊，囊内产生负压，促使泪液流入。

4．**鼻泪管** nasolacrimal canal 鼻泪管上部包埋于骨性鼻泪管中，与骨膜紧密结合；下部在鼻腔外侧壁黏膜深面，末端开口于下鼻道的外侧壁。

四、眼球外肌

眼球外肌 extraocular muscles（图 12-9）包括 6 条运动眼球的肌和一条提上睑的肌，都是骨骼肌，统称为视器的运动装置。

（一）上睑提肌

上睑提肌 levator palpebrae superioris 起自视神经管上方的眶壁，在上直肌上方前行，以宽阔的腱膜止于上睑。此肌收缩可上提上睑，开大睑裂，该肌瘫痪可导致上睑下垂。在上睑提肌

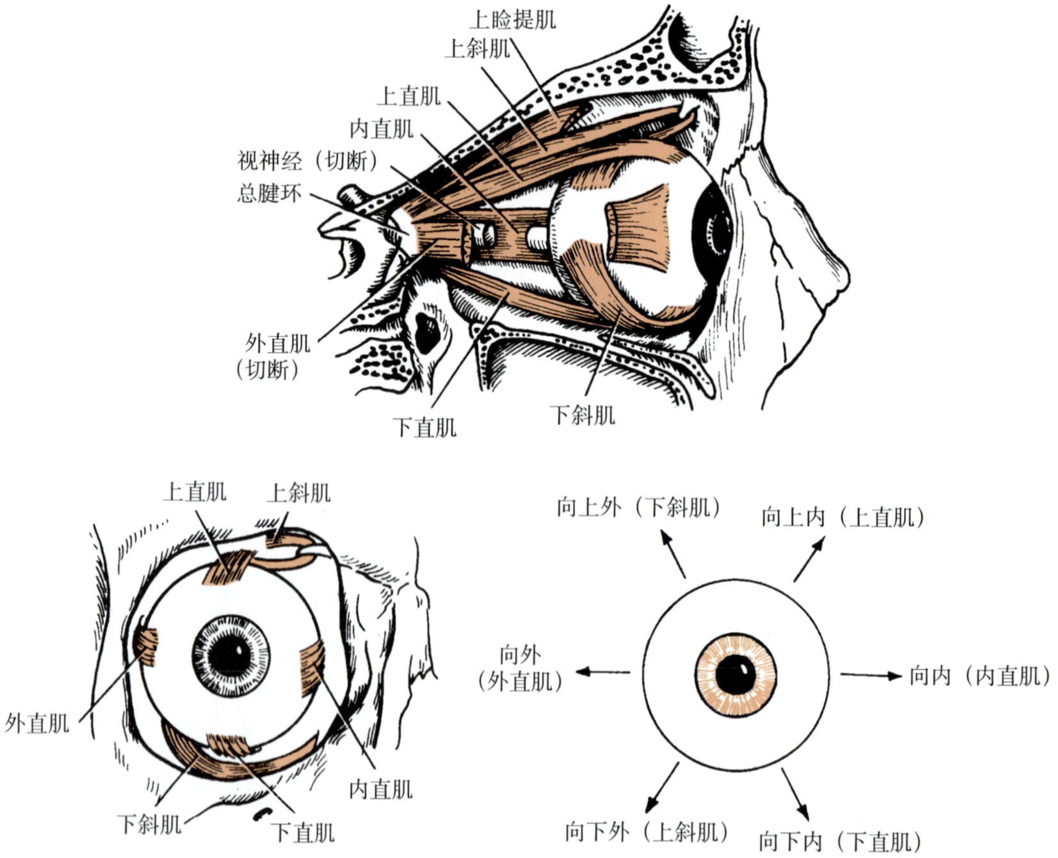

图 12-9 眼球外肌

下份的横纹肌纤维间含有平滑肌纤维，称 Müller 肌，又称上睑板肌，止于上睑板的上缘，由交感神经支配，助提上睑。

（二）上直肌、下直肌、内直肌和外直肌

运动眼球的各直肌共同起自视神经管周围的总腱环，向前至眼球中纬线前方，分别止于巩膜的上、下、内侧和外侧。上直肌位于上睑提肌的下方，眼球的上方，该肌收缩可使瞳孔转向上内侧。下直肌在眼球的下方，使瞳孔转向下内侧。内直肌在眼球的内侧，使瞳孔转向内侧。外直肌在眼球的外侧，使瞳孔转向外侧。

知识链接：眼外肌的起止、功能和神经支配

（三）上斜肌和下斜肌

上斜肌 superior oblique muscle 位于上直肌和内直肌之间，起自蝶骨体，经细腱通过附于眶内侧壁前上方的纤维滑车，转向后外侧，在上直肌的下方止于眼球中纬线后方，该肌收缩可使瞳孔转向下外侧。**下斜肌** inferior oblique muscle 位于眶下壁与下直肌之间，起自眶下壁的内侧近前缘处，斜向后外侧，止于眼球下面中纬线之后方，该肌收缩可使瞳孔转向上外侧。

眼球的正常运动并非单一眼球外肌的收缩，而是两眼数条眼球外肌协同作用的结果。如仰视时，双眼上直肌和下斜肌同时收缩；俯视时，双眼下直肌和上斜肌同时收缩；侧视是一侧的外直肌和另一侧的内直肌同时收缩；两眼聚视中线（聚合）时，则必须两眼的内直肌同时收缩。当某一眼球部肌麻痹时，可出现斜视或复视现象。

五、眶脂体和眶筋膜

眼球、眼球外肌和泪器并未充满眶腔，其间隙由大量的脂肪组织所填充，称为**眶脂体**（见图 12-5）。眶脂体可固定眶内各结构，起弹性软垫样作用。眶内的筋膜组织总称眶筋膜。眶脂体与眼球后外部之间的致密纤维膜，称为**眼球筋膜**，又称**眼球鞘**，或称 Tenon **囊**。眼球鞘内面光滑，其与眼球之间的间隙称为**巩膜外隙**，内充填有疏松结缔组织，眼球在囊内可灵活转动。

第三节 眼的血管及神经

一、动脉

眼球及眼副器的血液供应主要依赖于眼动脉及其分支。

眼动脉 ophthalmic artery（图 12-10） 在前床突内侧起自颈内动脉，与视神经一起经视神经管入眶，先在视神经的外侧，然后在上直肌的下方越至眼眶的内侧前行，终于滑车上动脉。眼动脉在其行程中发出若干分支供应眼球，眼球外肌、泪腺和眼睑等。其最重要的分支为视网膜中央动脉。

视网膜中央动脉 central artery of retina（见图 12-3，图 12-10） 在眼球后方穿入视神经，行于视神经中央，从视神经盘穿出，再分为 4 支，即视网膜鼻侧上、下和颞侧上、下动脉，营养视网膜内层。黄斑中央凹 0.5mm 范围内无血管分布。

视网膜中央动脉是终动脉，在视网膜内的分支之间无吻合，视网膜中央动脉阻塞时可导致眼全盲。临床常用眼底镜观察这些动脉，以帮助诊断某些疾病，如动脉硬化及某些颅内病变。

二、静脉

眶内血液通过眼静脉回流（图 12-10）。主要有**眼上静脉**和**眼下静脉**。前者起自眶的前内侧，向后经眶上裂注入海绵窦；后者起自眶下壁和内侧壁的静脉网，向后分为两支，一支经眶上裂注入眼上静脉，另一支经眶下裂注入**翼静脉丛**。

眼球内的静脉也汇入眼上、下静脉。眼静脉无瓣膜，向前与面静脉吻合，向后注入海绵窦，因此，面部感染可经此途径侵入颅内。

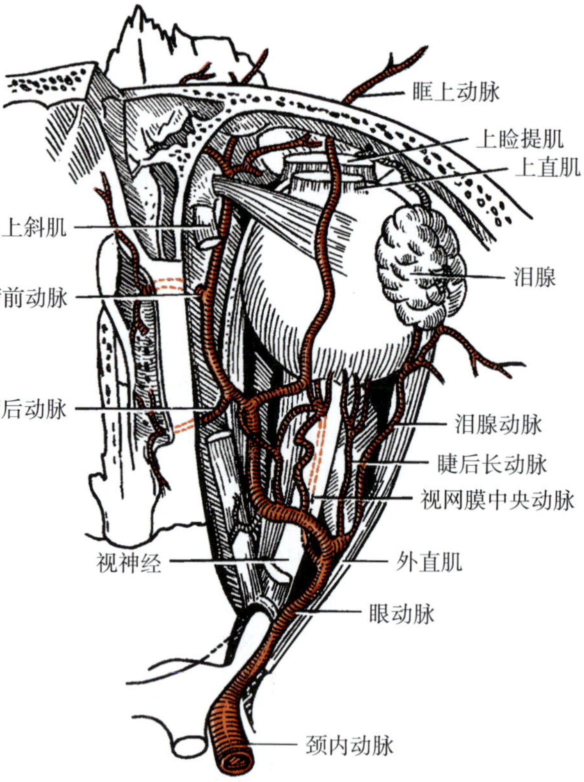

图 12-10 眼的血管

三、神经

视器的神经分布较复杂。除视神经传导视觉外（见图 12-1），其感觉神经来自三叉神经的眼神经及其分支，如鼻睫神经和泪腺神经。眼球外肌中的上斜肌由滑车神经支配，外直肌由展神经支配，上、下、内直肌和下斜肌、上睑提肌均由动眼神经支配。眼球内肌中的睫状肌和瞳孔括约肌受副交感神经支配，而瞳孔开大肌受交感神经支配。

院校风采：南方医科大学

（黄文华）

第13章 前庭蜗器

前庭蜗器 vestibulocochlear organ 主要由前庭器 vestibular organ 和蜗器 cochlear organ 两部分组成。

前庭器主要是指感受头部位置变化的感受装置，亦称位觉器 organon status。蜗器主要是指声波的传导和感受装置，亦称听器 organon auditus or auditory apparatus。两者功能迥异，但结构彼此牵连，相互依存，互相影响，密不可分，故通常合称为前庭蜗器或位听器。

前庭蜗器俗称为耳，由外耳、中耳和内耳三部分构成（图 13-1）。外耳和中耳是声波的收集和传导装置，属于前庭蜗器的附属器。内耳又称迷路，可分为骨迷路和膜迷路，是前庭蜗器的主体结构。位置觉和听觉感受器就位于内耳的膜迷路中。

案例分析

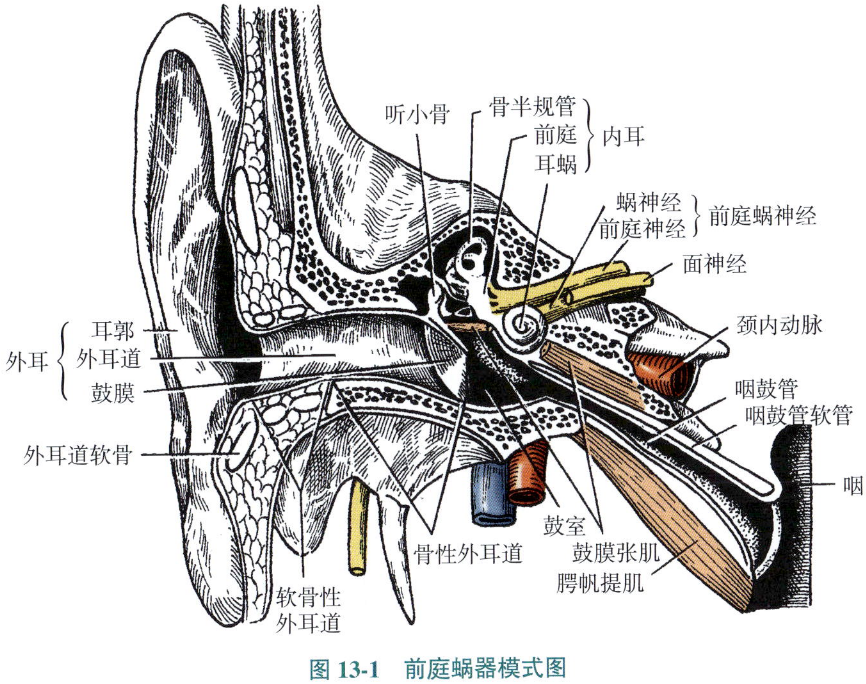

图 13-1 前庭蜗器模式图

在内耳膜迷路中有椭圆囊斑、球囊斑和壶腹嵴，是感受头部位置变化、重力变化和运动速度刺激的感受器，其感觉冲动经前庭神经入脑，经由错综复杂的神经网络形成多种反射，调控人体的姿态和平衡。

在内耳膜迷路的蜗管螺旋膜上有**螺旋器**，又称 Corti **器**，可感受声波的刺激，经蜗神经连脑，产生听觉。

第一节 外 耳

外耳 external ear 包括耳郭、外耳道和鼓膜三部分。

一、耳郭

解剖拓展：耳郭与耳穴诊治

耳郭 auricle（图 13-2）位于头部两侧，凸面向后，凹面朝向前外侧。耳郭主要以弹性软骨为基础，表面覆以皮肤，皮下组织很少，但有丰富的血管和神经。耳郭下 1/3 部皮下无软骨，主要由纤维结缔组织和脂肪所构成，血管丰富，称为**耳垂** auricular lobule，是临床常用的采血部位。

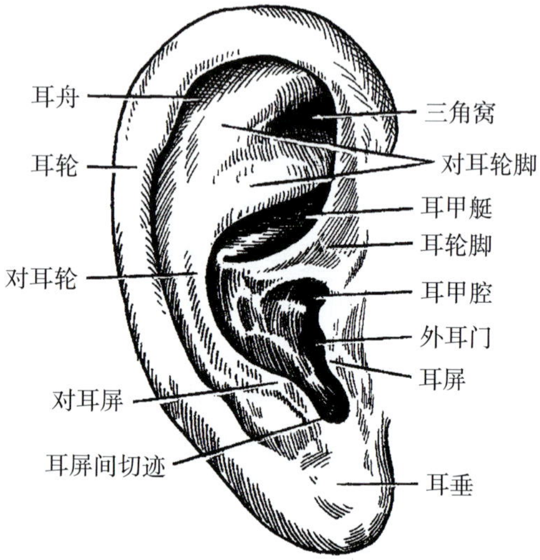

图 13-2 耳郭

耳郭的前外侧面高低不平，其卷曲的周缘称**耳轮** helix，以耳轮脚起于外耳门的上方。耳轮前方有一与其平行的弓状隆起称**对耳轮** antihelix，对耳轮的上端分叉，形成对耳轮上、下脚，两脚之间的三角形浅窝称**三角窝**。耳轮与对耳轮之间的弧形凹陷称**耳舟**。对耳轮前方的深窝称耳甲，耳甲被耳轮脚分为上部的耳甲艇和下部的耳甲腔，耳甲腔向前通入**外耳门** external acoustic pore。外耳门的外侧屏障称**耳屏** tragus。在耳屏的后方，对耳轮的下端有一突起，称**对耳屏** antitragus。耳屏与对耳屏之间为**耳屏间切迹** intertragic notch。该切迹的后下方即为耳垂。耳郭形状犹如一个倒置的胎儿，其表面形态是耳针取穴的定位标志。耳郭的外形有助于收集声波。

二、外耳道

外耳道 external acoustic meatus（图 13-1）是从外耳门至鼓膜的管道，长约 2.5cm。其外侧 1/3 为软骨部，以耳郭软骨为基础；内侧 2/3 为骨部，是由颞骨鳞部和鼓部所围成的椭圆形短管，其表面被覆皮肤。两部交界处较狭窄。外耳道是一弯曲的管道，从外侧向内侧，方向是先向前上，继而转向后，然后再向前下。外耳道软骨部有可移动性，外耳道检查时，向后上方牵拉耳郭，即可拉直外耳道，以便观察鼓膜。婴儿外耳道骨部和软骨部尚未发育完全，故外耳道短而狭窄，且鼓膜的位置接近水平位，检查鼓膜时，需将耳郭向后下方牵拉。

外耳道的皮肤较薄，皮下组织稀少，皮肤与软骨膜和骨膜结合紧密，不易移动，故炎性肿胀时疼痛剧烈。外耳道的皮肤除含有毛囊、皮脂腺外，还含有耵聍腺，其分泌物为黏稠的液体，称耵聍。耵聍可因颞下颌关节的运动而向外脱落，如果耵聍干燥凝结成痂块阻塞外耳道，则称耵聍栓塞，可妨碍听力。外耳道前邻颞下颌关节和腮腺，将手指放进外耳道，可感觉到颞下颌关节的活动，腮腺炎症时可因咀嚼而导致疼痛加剧。

三、鼓膜

鼓膜 tympanic membrane（图 13-3）位于鼓室和外耳道之间，为椭圆形半透明薄膜，与外耳道底成 45° ~ 50° 的倾斜角，其外侧面向前、向下、向外倾斜。婴儿鼓膜更为倾斜，几乎呈水平位。因此，外耳道的前壁及下壁较长。鼓膜的边缘附着于颞骨上，其中心向内凹陷，称**鼓膜脐** umbo of tympanic membrane，为锤骨柄末端附着处。由鼓膜脐沿锤骨柄向上可见锤骨前襞

anterior mallear folds 和锤骨后襞 posterior mallear folds。在两个皱襞之间，鼓膜上 1/4 的三角区薄而松弛，称为松弛部，在活体呈淡红色；鼓膜下 3/4 坚实而紧张，称为紧张部，在活体呈灰白色，其前下方有一个三角形反光区称**光锥** cone of light，鼓膜穿孔时光锥可消失。

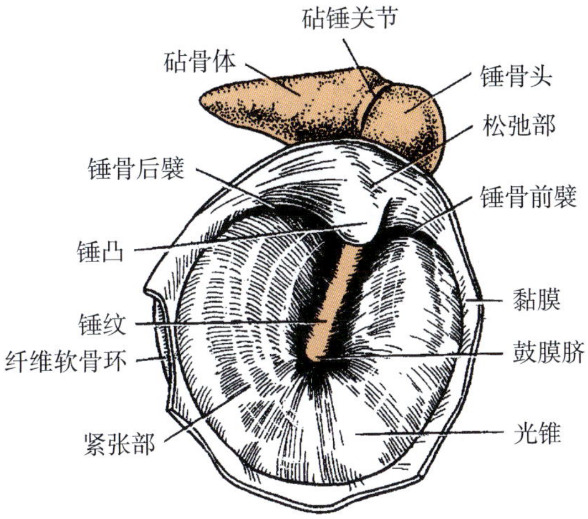

图 13-3　鼓膜（右侧）

第二节　中　　耳

中耳 middle ear 位于外耳和内耳之间，由鼓室、咽鼓管、乳突窦和乳突小房组成，为颞骨内一系列含气的不规则腔道（图 13-4，图 13-5），内衬黏膜，且相互延续。中耳是传导声波的主要部分。

一、鼓室

鼓室 tympanic cavity 是颞骨岩部内含气的不规则腔隙，为中耳的核心，是传导声波的主要部分。鼓室外侧借鼓膜与外耳道相隔，其内侧与内耳相毗邻，向前经咽鼓管通鼻咽，向后经乳突窦连通乳突小房。鼓室有 6 个壁，内有听小骨、韧带、肌、血管和神经等。鼓室的内面及上述各结构的表面均覆有黏膜，此黏膜与咽鼓管、乳突窦和乳突小房的黏膜相延续。

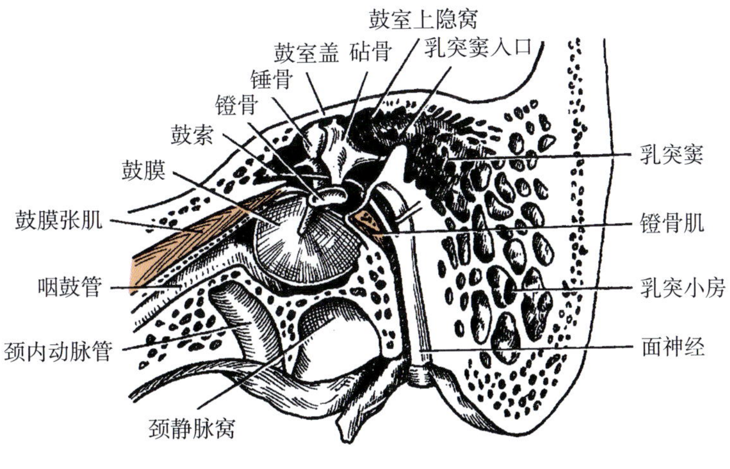

图 13-4　鼓室外侧壁

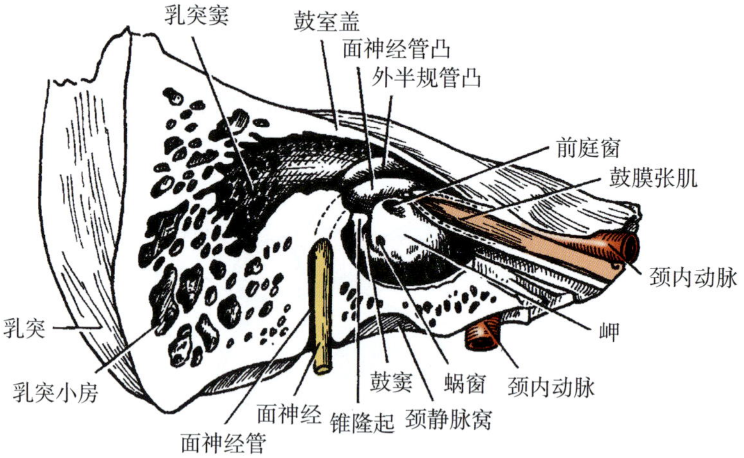

图 13-5 鼓室内侧壁

（一）鼓室的壁

鼓室为一不规则腔隙，由 6 个壁围成（图 13-4，图 13-5）。

1．**上壁为鼓室盖壁**，由颞骨岩部前外侧面的鼓室盖构成，为一块分隔鼓室与颅中窝的薄骨板，鼓室炎症可经此侵入颅内。

2．**下壁为颈静脉壁**，为分隔鼓室和**颈静脉窝** jugular fossa 的薄层骨板，经下壁入路行鼓室手术时易伤及颈内静脉而发生大出血。

3．**前壁为颈动脉壁**，即**颈动脉管** carotid canal 的后壁，此壁的上方有咽鼓管的鼓室口和鼓膜张肌半管。

4．**后壁为乳突壁**，上部有**乳突窦** mastoid antrum 的开口，开口稍下方有一锥形突起，称锥隆起 pyramidal eminence，内藏镫骨肌。

5．**外侧壁又称鼓膜壁**，大部分由鼓膜构成，鼓膜上方是由颞骨鳞部骨质围成的**鼓室上隐窝** epitympanic recess（图 13-4）。

6．**内侧壁也称迷路壁**，由内耳的外侧壁构成，此壁的中部隆凸，称岬 promontory。岬的后上方有一卵圆形的孔，称**前庭窗** fenestra vestibuli（或称卵圆窗），为镫骨底所封闭。岬的后下方有一圆形的孔，称**蜗窗** fenestra cochleae（或称圆窗），在活体有膜封闭，称第二鼓膜。在前庭窗的后上方有一弓形隆起，称**面神经管凸** prominence of facial canal，管内有面神经通过。面神经管凸的骨壁较薄，甚或缺如。在中耳炎或施行中耳内手术时易侵及面神经。

（二）鼓室内的结构

1．**听小骨** auditory ossicles（图 13-6） 位于鼓室内，有 3 块，即锤骨、砧骨和镫骨。3 块骨依次连接，形成听小骨链，连于鼓膜和前庭窗之间。

（1）**锤骨** malleus：呈鼓锤状，有一头、一柄和两个突起。柄细长，末端附着于鼓膜脐。鼓膜张肌附着于锤骨柄的上端。锤骨头与砧骨体形成关节，位于鼓室上隐窝，并以韧带与上壁相连。

（2）**砧骨** incus：形如砧，分为砧骨体和长、短两脚。砧骨体与锤骨头形成砧锤关节，砧骨长脚与镫骨头形成砧镫关节。

（3）**镫骨** stapes：形似马镫，分为镫骨头、两脚和底共 4 部分。镫骨头与砧骨长脚相连。镫骨底四周借韧带连于前庭窗周缘，镫骨底封闭前庭窗。

2．听小骨链 锤骨借柄连于鼓膜，砧骨连于锤骨与镫骨之间，镫骨底封闭前庭窗，3 块听小骨以关节和韧带连接成听小骨链，形成曲轴杠杆系统。当声波振动鼓膜时，带动听小骨链，将声波转换成机械传感效应并加以放大，使镫骨底在前庭窗上来回摆动，从而将声波的振

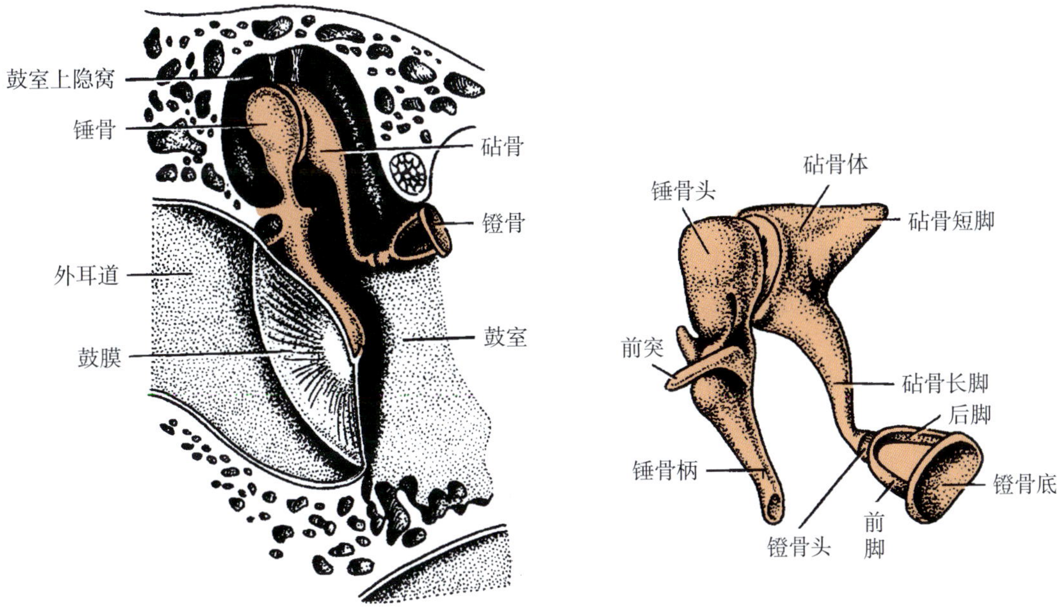

图 13-6　听小骨

动传入内耳。

3．运动听小骨的肌　鼓室内有两块肌与听小骨的活动有关（图 13-4，图 13-5）。

（1）**鼓膜张肌** tensor tympani：位于咽鼓管上方的鼓膜张肌半管内，止于锤骨柄的上端，具有紧张鼓膜的作用，由三叉神经支配。

（2）**镫骨肌** stapedius：位于鼓室后壁的锥隆起内，肌腱入鼓室，止于镫骨，作用是牵拉镫骨底向外侧，调节声波对内耳的压力，该肌由面神经支配。

二、咽鼓管

咽鼓管 auditory tube（见图 13-1，图 13-4）连通鼻咽部与鼓室，长 3.5 ~ 4.0cm，其作用是保持鼓膜内、外两面压力平衡，以便鼓膜振动。咽鼓管可分为前内侧的软骨部和后外侧的骨部。咽鼓管软骨部约占咽鼓管全长的 2/3，为一向外下开放的槽状软骨，开放处被结缔组织膜封闭而形成完整的管；软骨部向前内侧借咽鼓管咽口开口于鼻咽的侧壁。咽鼓管骨部即咽鼓管半管，约占咽鼓管全长的 1/3，向后外侧借咽鼓管鼓室口开口于鼓室的前壁。两部交界处管腔最窄，仅 1 ~ 2mm，称咽鼓管峡。咽鼓管咽口和软骨部平时处于关闭状态，仅在吞咽运动或尽力张口时才暂时开放，空气可进入鼓室。幼儿的咽鼓管较成人短而平，管径也较大，故咽部感染易沿咽鼓管侵入鼓室而致中耳炎症。

三、乳突窦和乳突小房

乳突窦 mastoid antrum（图 13-4，图 13-5）是鼓室与乳突之间的较大腔隙，新生儿已发育完成。位于鼓室上隐窝的后方，向前开口于鼓室后壁的上部，向后下与乳突小房相通，为鼓室和乳突小房之间的交通要道。

乳突小房 mastoid cells（图 13-4，图 13-5）为颞骨乳突内众多互相通连的含气小腔，其大小可因年龄和发育状况而不同。乳突窦和乳突小房为中耳内吸收散射声波的装置，有助于缓冲鼓膜及听小骨链运动过程中鼓室内气压的变化，消除鼓室空气波动对蜗窗上第二鼓膜的干扰和影响，维持第二鼓膜内外压力变化过程中的动态平衡。乳突小房形态不一，大小不等，互相连通，腔内覆盖的黏膜与乳突窦和鼓室的黏膜相延续，故中耳炎可经乳突窦蔓延至乳突小房而引起乳突炎。

第三节　内　　耳

内耳 internal ear 又称**迷路**，位于颞骨岩部的骨质内，鼓室的内侧壁和内耳道底之间，是听觉和位置觉感受器的主要部分（图13-7，图13-8）。内耳构造复杂，可分为**骨迷路**和**膜迷路**两部分。骨迷路由致密骨质围成，是颞骨岩部骨质中的不规则腔隙。膜迷路是套在骨迷路内封闭的膜性管道系统，管内充满**内淋巴**。膜迷路与骨迷路之间充满**外淋巴**，内、外淋巴互不相通。位置觉及听觉感受器即位于膜迷路内。

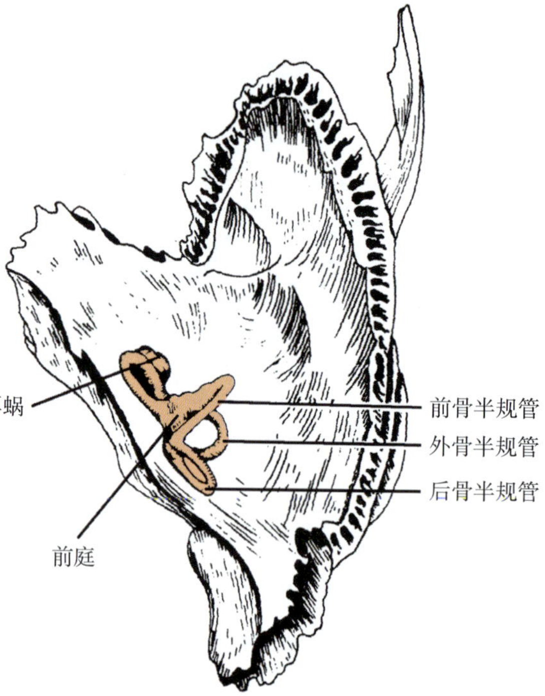

图 13-7　内耳在颞骨岩部的投影

一、骨迷路

骨迷路 bony labyrinth 可分三部分：耳蜗、前庭和骨半规管，从前向后外侧沿颞骨岩部的长轴排列（图 13-8）。

（一）前庭

前庭 vestibule 是位于骨迷路中部的腔隙。前庭的后部有 5 个小孔与 3 个骨半规管相通，前部有一大孔，连通耳蜗。前庭的外侧壁即鼓室的内侧壁，有前庭窗和蜗窗。其内侧壁是内耳道的底，有前庭蜗神经穿行。

（二）骨半规管

骨半规管 bony semicircular canals 为 3 个“C”形的互成直角排列的小管，分别称为前、后和外骨半规管。外骨半规管凸向外方，呈水平位，故又称水平骨半规管。前骨半规管凸向上方，与颞骨岩部的长轴垂直；后骨半规管凸向后外侧，与颞骨岩部的长轴平行。每个骨半规管皆有两个骨脚连于前庭，一个骨脚膨大，称壶腹骨脚，膨大部称骨壶腹；另一骨脚细小，称单骨脚。因前、后骨半规管的两个单骨脚合成一个总骨脚，故 3 个骨半规管共有 5 个孔开口于前庭的后上壁。

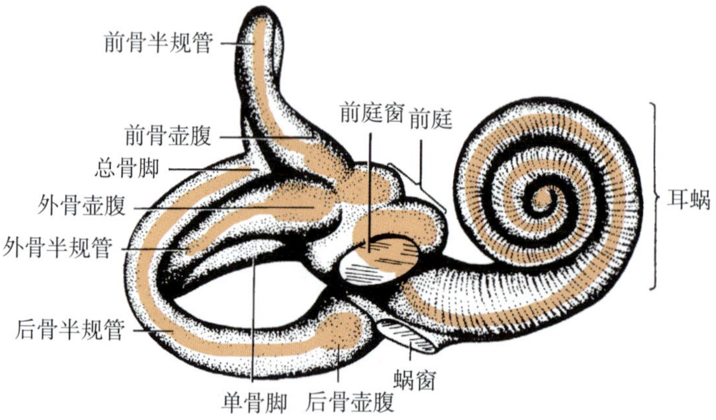

图 13-8　骨迷路

（三）耳蜗

耳蜗 cochlea 位于前庭的前方，形似蜗牛壳（图 13-8，13-9），蜗底朝向后内侧的内耳道底，蜗顶朝向前外侧。

耳蜗分为蜗轴 cochlear axis 和蜗螺旋管 cochlear spiral canal 两部分。蜗轴为耳蜗的中央骨质，由骨松质构成，内有蜗神经通过，由蜗顶至蜗底，蜗轴为一横置的圆锥体，向蜗螺旋管内发出骨螺旋板。蜗螺旋管（骨蜗管）起于前庭（图 13-9），环绕蜗轴旋转约两圈半，以盲端终于蜗顶，其底圈凸向鼓室内侧壁，构成岬的后部。自蜗轴发出的骨螺旋板 osseous spiral lamina 突入蜗螺旋管，此板未达蜗螺旋管的对侧壁，其缺空处由膜迷路的蜗管填补封闭。故耳蜗内共有 3 条管道，即上方的前庭阶 scala vestibuli，起自前庭，在前庭窗处为中耳的镫骨所封闭；中间是膜性的蜗管，其尖端为盲端，终于蜗顶处；下方是鼓阶 scala tympani，终于蜗窗上的第二鼓膜。前庭阶和鼓阶在蜗顶处借蜗孔 helicotrema 彼此相通。

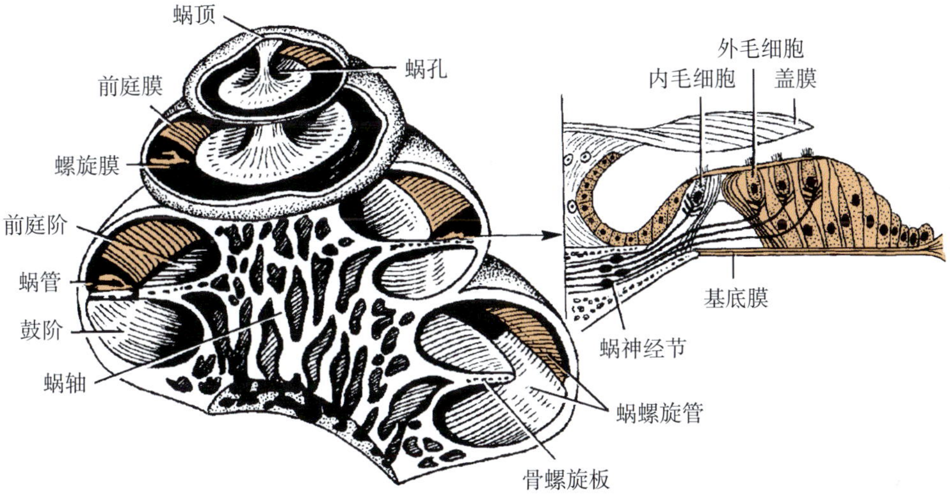

图 13-9　耳蜗纵切示意图

二、膜迷路

膜迷路 membranous labyrinth（图 13-8，图 13-10）是套在骨迷路内封闭的膜性管道和囊，借纤维束固定于骨迷路。膜迷路由椭圆囊、球囊、膜半规管和蜗管组成，它们之间相互连通，其内充满着内淋巴。椭圆囊和球囊位于骨迷路的前庭内，膜半规管位于骨半规管内，蜗管位于耳蜗的蜗螺旋管内。

（一）椭圆囊和球囊

椭圆囊 utricle 和**球囊** saccule 位于骨迷路的前庭部。椭圆囊位于前庭的后上方，球囊位于椭圆囊前下方。椭圆囊后壁有 5 个开口，连通 3 个膜半规管，椭圆囊前壁发出椭圆球囊管 utriculosaccular duct，与球囊相连，并由此管发出内淋巴管，穿经前庭内侧壁，至颞骨岩部后面，在硬脑膜下扩大为内淋巴囊，内淋巴可经此囊渗透到周围血管丛。球囊较小，其下端借连合管连于蜗管。在椭圆囊底和前壁上有**椭圆囊斑** macula utriculi，在球囊内的前壁上有**球囊斑** macula sacculi，椭圆囊斑和球囊斑均属位置觉感受器，处在相互成直角的两个平面上，能感受头部静止的位置和直线变速运动的刺激，其神经冲动分别沿前庭神经的椭圆囊支和球囊支传入。

（二）膜半规管

膜半规管 semicircular ducts 位于骨半规管内。在 3 个骨壶腹内的膜半规管亦有相应膨大的膜壶腹，在膜壶腹内壁上有隆起的**壶腹嵴** crista ampullaris，也是位置觉感受器，能感受旋转运

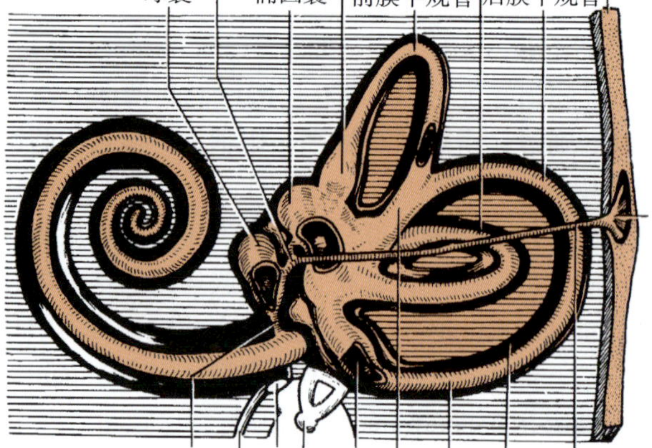

图 13-10 膜迷路模式图

动的刺激。3 个壶腹嵴相互垂直，可将人体在三维空间中的运动变化转变成神经冲动，经前庭神经壶腹支传入中枢。

（三）蜗管

蜗管 cochlear duct 套在蜗螺旋管内，起端以连合管连于球囊，随蜗螺旋管绕蜗轴旋转两圈半，以盲端止于蜗顶。蜗管的横切面呈三角形，有上、下和外侧三个壁，上壁为前庭膜 vestibular membrane（又称蜗管前庭壁 vestibular wall of cochlear duct），将前庭阶和蜗管隔开；外侧壁较厚，富含血管，与蜗螺旋管的骨膜相结合；下壁由骨螺旋板和螺旋膜 spiral membrane（又称蜗管鼓壁 tympanic wall of cochlear duct）组成，并与鼓阶相隔。螺旋膜亦称基底膜 basilar membrane，其上有**螺旋器** spiral organ 又称 Corti **器**，是听觉感受器（图 13-9）。

知识链接：声音的传导

三、内耳道

1．内耳道 internal acoustic meatus　从内耳门开始，终于内耳道底。内耳道内有前庭蜗神经、面神经和基底动脉发出的迷路动脉穿行。前庭蜗神经在内耳道内分成前庭神经和蜗神经，它们分别将位置觉和听觉感受器产生的冲动传入脑内。

2．内耳的血管　内耳的动脉主要来自基底动脉或小脑下前动脉发出的迷路动脉 labyrinthine artery，经内耳门沿前庭蜗神经入内耳，分支供应迷路。来自内耳的静脉汇成迷路静脉 labyrinthine veins，汇入岩上窦、岩下窦或横窦。

[附]其他感受器

一、嗅器

嗅器 olfactory organ 位于鼻腔的顶部，即上鼻甲及相对的鼻中隔及二者上方鼻黏膜的嗅区。此区黏膜呈淡黄色，血管较呼吸区少，富含接受嗅觉刺激的嗅细胞。嗅细胞为双极细胞，其中枢突汇集成约 20 条嗅丝，穿筛骨筛板上的筛孔进入位于颅前窝的嗅球。

二、味器

味器 gustatory organ 即**味蕾** tasted bud，为卵圆形小体，成人约 3000 个。人类的味蕾主要分布于舌乳头中的菌状乳头和轮廓乳头，少数散在于软腭、会厌及咽部等处的黏膜上皮中。味蕾是味觉感受器，可感受能溶于水的酸、甜、苦、咸四种刺激。分布于味蕾的神经主要是面神经和舌咽神经。

三、皮肤

皮肤 skin 覆盖在身体表面，是人体面积最大的器官，成人皮肤的表面积约为 $1.7m^2$。身体各部皮肤厚薄因身体部位和个体年龄不同而异，为 0.5 ~ 4mm，身体背侧和伸侧的皮肤较腹侧和屈侧的皮肤厚。皮肤由表皮和真皮构成，毛发，指（趾）甲、皮脂腺、汗腺和乳腺都是由皮肤特化而成的附属结构。

1．**表皮** epidermis　为角化的复层扁平上皮，无血管分布，在手掌和足底最厚。在表皮的角质形成细胞之间，散在分布着黑素细胞 melanocyte cell、朗格汉斯细胞 Langerhans cell 和梅克尔细胞 Merkel cell。黑素细胞的数量是决定肤色的主要因素；朗格汉斯细胞是一种抗原提呈细胞，参与多种免疫反应；梅克尔细胞虽然数量最少，但在指尖、口腔和生殖道黏膜中密集分布，为感受触觉和机械刺激的感觉上皮细胞。

2．**真皮** dermis　位于表皮深面，主要由胶原纤维和弹性纤维交织构成，其间散在分布着血管、淋巴管、神经、神经末梢和感受器。其中感觉神经末梢参与产生温度觉、粗略触觉和痛觉。触觉小体可以感受应力刺激，参与产生触觉。环层小体感受较强应力，参与产生压觉和振动觉。

3．皮褶和分裂线　皮褶 crease 是位于关节屈侧或伸侧皮肤的褶线，褶处皮肤较薄。皮褶处真皮借结缔组织紧密地与深面的结构（常为深筋膜）相连。分裂线 line of cleavage 或称 Langer 线，是由真皮内的胶原纤维束按一定的张力方向平行排列所形成的皮肤纹理。临床做皮肤切口时应按分裂线进行，术后愈合瘢痕较小。

皮肤的功能：①屏障保护作用，可以防止体液丢失，又能阻挡体外物质（如病原微生物、化学物质等）侵入机体，是机体免疫系统的第一道防线；②感受刺激，在皮肤内含有多种感觉神经末梢和感受器，可感受外界多种刺激；③排泄废物并调节体温，皮肤表面有汗腺的开口，可在排出汗液的同时调节体温；④参与合成维生素 D。

院校风采：兰州大学医学院

（宋焱峰）

第五篇　神经系统

人类可以感知丰富多彩的大千世界，做出令人惊叹的精细动作，有着喜怒哀乐的复杂情感，具有美好独特的语言交流，所有这些应归功于奇妙的神经系统。人体有 9 大系统，各有其特定的功能。神经系统有别于其他各系统，是人体中结构和功能最复杂，起主导作用的调节系统，控制和调节其他各系统的活动，使人体成为一个有机的整体。神经系统既能使机体感受到内、外环境的变化，也能调节机体内、外环境的相互关系，使机体能及时地做出适当的反应，以保证生命活动的正常进行。

一、神经系统的区分

神经系统在结构和功能上是一个不可分割的整体，为了方便叙述将其分为（图 14-1）**中枢神经系统** central nervous system 和**周围神经系统** peripheral nervous system，前者包括位于颅

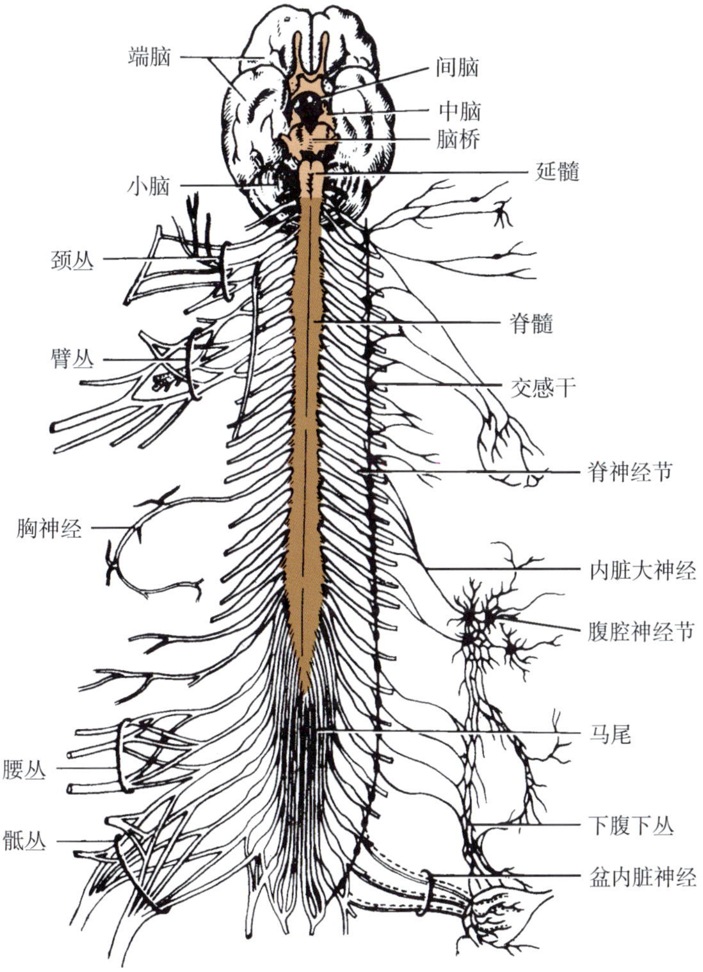

图 14-1　神经系统概况

腔内的**脑** brain 和位于椎管内的**脊髓** spinal cord，后者包括与脑相连的**脑神经** cranial nerves 和与脊髓相连的**脊神经** spinal nerves。周围神经系统又依据其在各器官、系统中的分布不同分为：分布于体表，黏膜、骨、关节和骨骼肌的躯体神经 somatic nerves 及分布于内脏、心血管、平滑肌和腺体的**内脏神经** visceral nerves。根据其功能又分为感觉神经 sensory nerves 和运动神经 motor nerves，感觉神经将神经冲动自感受器传向中枢，故又称传入神经 afferent nerves；运动神经是将神经冲动自中枢传向周围，故又称传出神经 efferent nerves。内脏神经中的传出纤维即内脏运动神经 visceral motor nerve，支配的心肌、平滑肌和腺体的活动不受人的主观意志支配，故又称自主神经系统 autonomic nervous system 或植物性神经系统 vegetative nervous system，它们又可分为交感神经和副交感神经。

二、神经系统的组成

神经系统主要由神经组织构成，神经组织有两种主要的细胞成分，即神经细胞 nerve cell（或**神经元** neuron）和神经胶质细胞 neuroglial cell（或神经胶质 neuroglia）。

（一）神经元

1．神经元的结构

神经元是一种高度特化的细胞，是神经系统结构和功能的基本单位，具有感受刺激和传导神经冲动的功能。神经元的形态和大小差异较大，胞体有锥体形、梭形和圆形等。尽管神经元的形态各异，但均由胞体和突起两部分构成（图 14-2）。胞体是营养和代谢中心，细胞 核大而圆，核仁明显。胞质内含有神经细胞所特有的**尼氏体** Nissl body、**神经原纤维** neurofibril，以及发达的高尔基复合体 Golgi complex 和丰富的线粒体。尼氏体仅见于胞体和树突中。电镜下可见尼氏体来源于粗面内质网和游离核糖体。神经原纤维可能就是微丝和微管的凝聚产物，有支持作用，并与神经元内物质的运输有关。

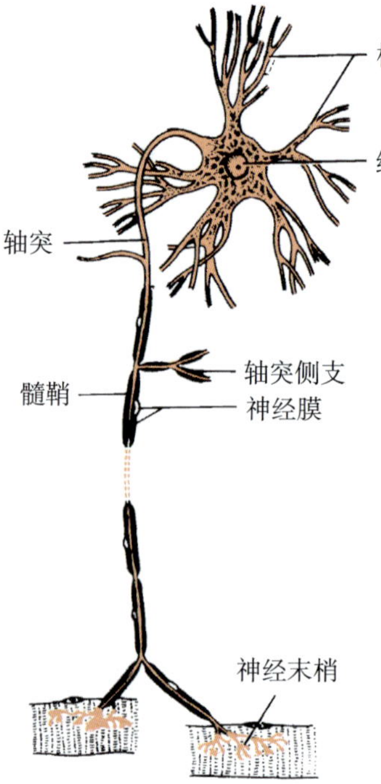

图 14-2 神经元模式图

突起是神经元胞体向外突起的部分，按照其形态又分为**树突** dendrite 和**轴突** axon（图 14-2）。树突较短，多位于胞体附近，为胞体向外伸出的树枝状突起，通常有多个。树突是接受其他神经元传来冲动的主要部位。轴突是从胞体发出的一条细长的突起，其粗细全长均匀一致，有的可以呈直角发出侧支。轴突是主要传导装置，将神经元发出的冲动向外传递。不同类型神经元轴突的长度相差悬殊，最长可达 1m 以上。轴突的起始处有一特化区称轴丘。轴突远端发出许多终末分支，其末端称轴突终末 axon terminal，可与其他细胞构成突触。轴突内的细胞质称**轴浆** axoplasm。

2．神经元的分类

（1）依据神经元突起的数目可分为 3 类（图 14-3）：①假单极神经元 pseudounipolar neuron，从胞体仅发出一个突起，但随即呈“T”字分叉成为 2 支，一支至周围的感受器，称周围突；另一支进入脑或脊髓，称中枢突。脑、脊神经节中的一级感觉神经元多属此类（如脊神经节细胞）。②双极神经元 bipolar neuron，自胞体的两端各发出一个突起，一支为周围突，终止于感受器；另一支为中枢突，进入中枢部。如视网膜内的双极细胞即属于此类。③多极神经元 multipolar neuron 具有多个树突和一条轴突，中枢部的神经元多属于此类。

（2）依据功能和传导方向神经元也可分为 3 类：①感觉神经元 sensory neuron 或传入神经元 afferent neuron，是将内、外环境的各种信息从周围部传向中枢部，主要指假单极神经元和双极神经元。②运动

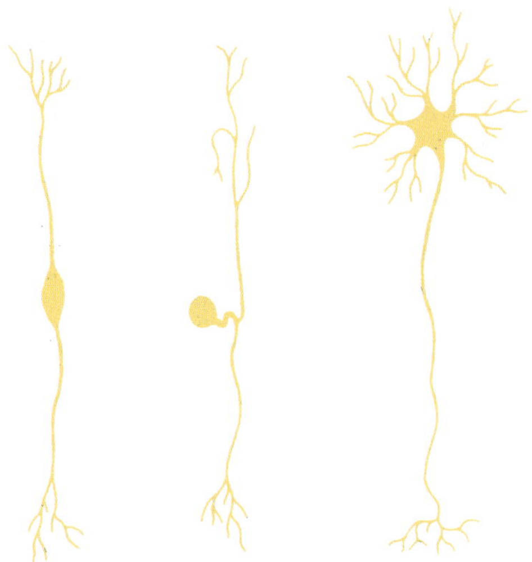

图 14-3　神经元按突起数目的分类

神经元 motor neuron 或传出神经元 efferent neuron，是将冲动自中枢部传出至周围部，支配骨骼肌或控制平滑肌和腺体等，属多极神经元，如脊髓前角运动神经元和脑神经运动核。③联络神经元 association neuron 或中间神经元 intermediate neuron，分布于中枢神经系统中，属多极神经元，位于感觉和运动神经元之间，起联络作用。

此外，还可依据神经元轴突的长短分为长轴突的 Golgi Ⅰ型神经元和短轴突的 Golgi Ⅱ型神经元。也可依据神经元合成和释放的神经递质不同分为胆碱能神经元、单胺能神经元、氨基酸能神经元和肽能神经元等。

（3）神经纤维：神经元较长的突起被**髓鞘** myelin sheath 和神经膜所包裹，称为**神经纤维** nerve fiber，若被髓鞘和神经膜共同包裹称有髓纤维 myelinated fiber，仅为神经膜所包裹则为无髓纤维 nonmyelinated fiber。周围神经的髓鞘是由施万细胞 Schwann cell 环绕所形成的多层同心圆板层，而神经膜是施万细胞包被在轴突表面的一层质膜。在中枢神经系统内，髓鞘和神经膜由少突胶质细胞形成。髓鞘呈节段状包绕在轴突外面，直至神经末梢之前，在相邻两髓鞘间的区域称郎飞结 Ranvier node，该处轴突裸露。神经冲动在有髓纤维中是以跳跃的方式传导。神经纤维的传导速度与髓鞘的厚度和神经纤维的粗细成正比，即神经纤维越粗、髓鞘越厚，其传导电信号的速度就越快。

（4）突触：神经元与神经元之间、神经元与效应器之间或感受器细胞与神经元之间特化的接触区域称为**突触** synapse。突触是神经系统细胞与细胞之间信息传递的基础。根据接触部位不同可分为：轴 - 树突触、轴 - 体突触、轴 - 轴突触、树 - 树突触和体 - 体突触。一个神经元可以和一个或多个神经元发生突触，甚至一个神经元自身的突起间也可以发生自突触 autapse；根据传递方式可分为化学突触和电突触。

1）**化学突触** chemical synapse（图 14-4）：是神经系统信息传递的主要方式，是以释放化学物质即神经递质 neurotransmitter 进行信息传递。化学突触包括三部分：突触前部 presynaptic element、突触后部 postsynaptic element 和突触间隙 synaptic cleft。突触前部的主要结构包括密集的突触小泡 synaptic vesicle 和突触前膜 presynaptic membrane。当神经冲动沿轴突传到突触前部时，突触小泡内的神经递质被释放到突触间隙（30～50nm），作用于突触后膜 postsynaptic membrane，使突触后膜上受体蛋白或离子通道构型发生改变，进而电位变化而产生神经冲动。

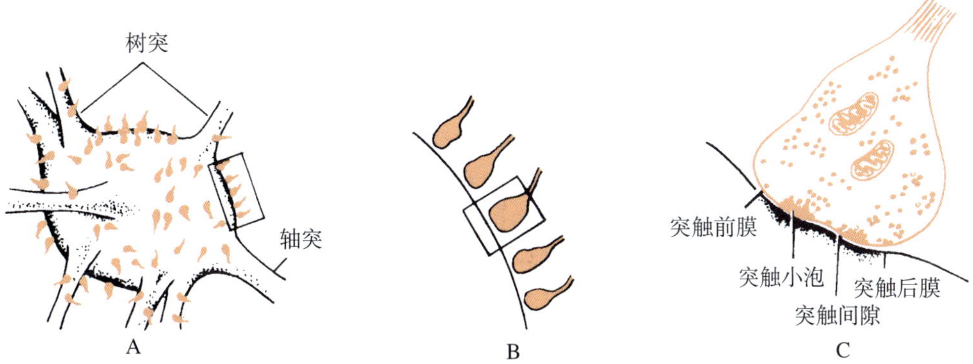

图 14-4　突触结构的模式图

A．光镜下运动神经元表面上的突触；B．A图方框范围内的放大；C．B图方框内的电镜图

2）**电突触** electrical synapse：是以电位扩散的方式进行的传递。其突触前、后膜之间的间隙很小（约 3.5nm），以致一个神经元的电位变化可直接引起另一神经元的电位改变。电突触的电阻低，传导速度快，可双向性传导，可使相接触的神经元或细胞的功能同步，形成功能合胞体。

3．神经纤维的变性和再生

（1）神经纤维的变性：神经纤维受损后，两个断端及其神经元胞体均发生变化，这一系列变化称为神经元的变性或**溃变** degeneration（图 14-5）。如变性方向由损伤的断端处向胞体进行，即称作逆向性溃变 retrograde degeneration。而损伤后的远侧断端因与胞体脱离，失去营养供给，其结构变性溃解，称为顺向性溃变 anterograde degeneration（Waller 溃变）。顺向变性后，溃变碎片由小胶质细胞转化而来的巨噬细胞所清除。施万细胞可出现肥大增生，伸出胞浆突起，其分泌的营养因子可促进受损神经纤维的再生。同时，增生的施万细胞呈条索状排列，对新生的轴突起引导作用，有利于重新建立功能联系。

神经纤维受损后，变性除发生于本身的神经元以外，还可发生于与其相连的突触前、后神经元上，这种现象称为跨神经元溃变 transneuronal degeneration（图 14-5）。若突触前的神经元轴突被切断后，与其相连的突触后神经元也发生溃变，称为顺行性跨神经元溃变 anterograde transneuronal degeneration。若突触后神经元的轴突被切断后，与其相连的突触前神经元也发生溃变，称为逆行性跨神经元溃变 retrograde transneuronal degeneration。这种溃变现象可跨越 2～3 级神经元。

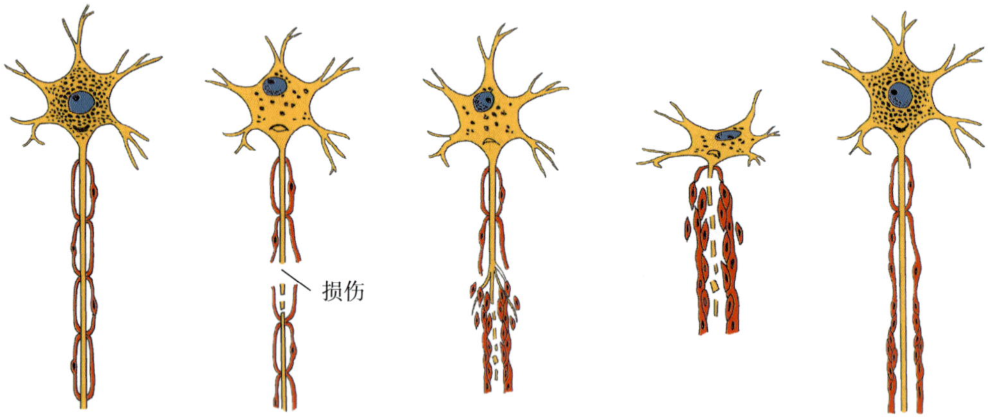

图 14-5　神经元的变性和再生

（2）神经纤维的再生：当周围神经纤维损伤不甚严重时，一般都有再生 regeneration 的能力，并可恢复原有功能。神经纤维的再生约开始于损伤后第 3 周，以每天 2～5 mm 的速度生长。完整有效的再生过程包括再生轴突的出芽、生长和延伸，并与靶细胞重建突触联系以实现功能恢复。中枢神经系统内的神经纤维损伤后，其变化过程与周围神经相似，但被清除的碎片及断端的间隙由星形胶质细胞填充。星形胶质细胞可产生神经生长抑制因子，并形成胶质瘢痕，从而阻碍新生轴突的生长，又由于缺少施万细胞的营养和引导作用，新生轴突不易再循原路生长。由此可知中枢神经纤维的再生能力十分有限，并很难恢复原有功能。但最近十多年的研究进展已使中枢神经系统的再生不再是遥不可及的问题了，其中把分子生物学或遗传工程的方法与移植神经组织的技术相结合，就是一个具有潜力的尝试。同时，与移植相关的免疫方面的研究成果，更为解决排异问题提供了有益的线索。

（二）神经胶质

神经胶质 neuroglia 或称胶质细胞 glial cell，是中枢神经系统的间质细胞，其数量远多于神经细胞。胶质细胞占全部脑细胞的比例随着生物进化程度的升高而增高。在果蝇胶质细胞约占脑细胞的 25%，在人类则约占 90%，提示其对脑高级功能可能具有重要作用。神经胶质除了对神经元起支持、营养、保护和修复等作用外，还通过其所具有的多种神经递质的受体和离子通道，对神经元的功能活动起着重要的调节作用。另外，作为脑内主要的免疫细胞，小胶质细胞在中枢神经系统炎症过程中发挥着重要作用。有关胶质细胞与神经元相互作用及其对各种神经功能的影响，已成为近年来的研究热点之一。

神经胶质一般分为两大类（图 14-6）：①**大胶质细胞** macroglia 包括中枢部的**星形胶质细胞** astrocyte 和**少突胶质细胞**，及周围部的施万细胞。星形胶质细胞又分为原浆性和纤维性，其数量最多，功能最复杂，参与中枢内多种递质的代谢和离子平衡。少突胶质细胞在中枢部形成髓鞘，而施万细胞在周围部形成髓鞘。②**小胶质细胞** microglia 是神经系统的巨噬细胞，在神经系统病变时增多。此外，神经胶质还包括周围部神经节中的卫星细胞 satellite cell 及衬附于脑室腔面和脊髓中央管内面的室管膜细胞 ependymal cell 和脉络丛上皮细胞 choroidal epithelium。

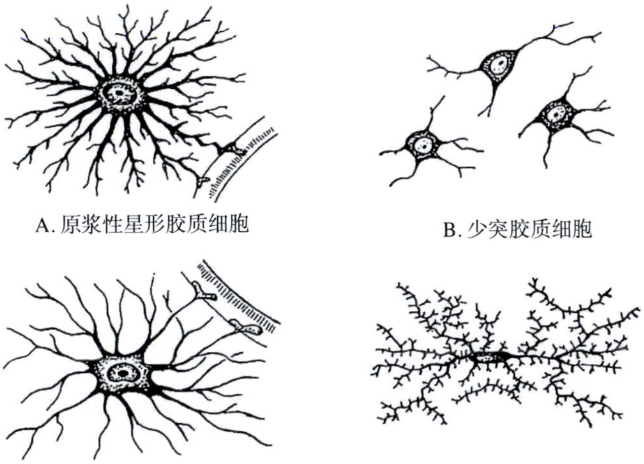

A. 原浆性星形胶质细胞　B. 少突胶质细胞

C. 纤维性星形胶质细胞　D. 小胶质细胞

图 14-6　神经胶质细胞

三、神经系统的活动方式

神经系统在调节机体的活动中，对内、外环境的刺激做出适宜的反应，称为**反射** reflex。反射活动的形态学基础是**反射弧** reflex arc，包括：感受器→感觉神经→中枢→运动神经→效应器（图 14-7）。反射有多种分类方法。如根据反射弧中所含突触的多少，可分为单突触反射和多突触反射。依据临床应用可分为浅反射（如角膜反射）、深反射（如髌反射）和病理反射（如 Babinski 征）。依据反射建立的方式可分为先天性的非条件反射和后天获得的条件反射，后者使人类和高等动物能更精确地适应环境变化。

四、神经系统的常用术语

在中枢和周围神经系统中，神经元胞体或轴突的集聚，因在不同部位的组合和编排方式不同而给予不同的术语名称。

在中枢神经系统中，**灰质** gray matter 泛指神经元胞体及其树突的集聚处，在新鲜标本中呈暗灰色，如脊髓灰质。**白质** white matter 泛指神经纤维的集聚处，在标本中呈亮白色，如脊髓白质。位于脑表面的灰质称为**皮质** cortex，如大、小脑皮质。脑内皮质深部的白质又称**髓质** medulla。在皮质以外，形态和功能相似的神经元胞体聚成一团，称为**神经核** nucleus。中枢神经系统白质中，起止、行程和功能基本相同的神经纤维，称**纤维束** fasciculus。

在周围神经系统中，神经元胞体多集聚于**神经节** ganglion。神经节有感觉神经节和内脏运动神经节。神经纤维在周围神经系统中聚合为粗细不等的**神经** nerve。每条神经纤维由称为神经内膜 endoneurium 的结缔组织包绕，若干条神经纤维聚集为一条神经束 nerve tract，包被神经束的结缔组织称神经束膜 perineurium，由神经束汇聚成一条神经，包裹在神经外面的结缔

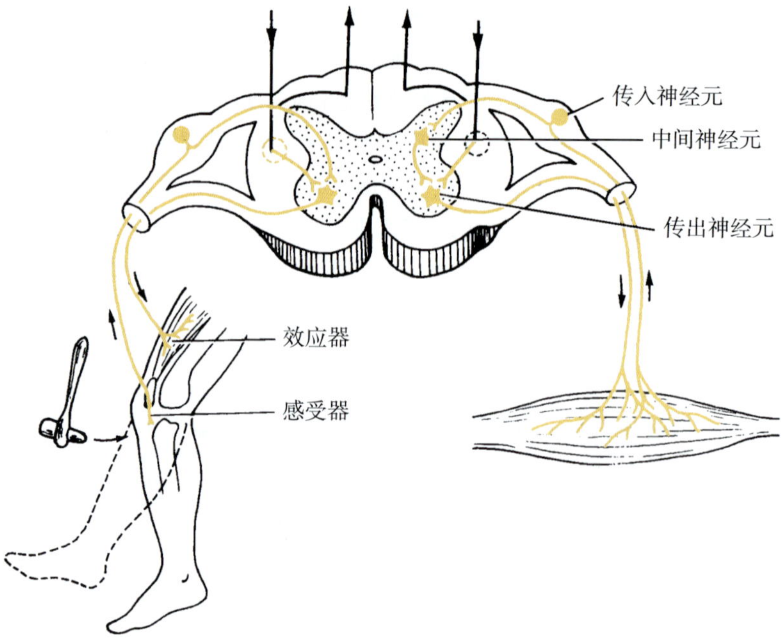

图 14-7 反射弧示意图

组织称神经外膜 perilemmna。了解神经内神经束的编排、组合，在周围神经的显微外科具有重要意义。

五、神经系统的常用观察研究方法

人们对神经系统的认识随着观察研究方法的不断发展而逐步深入。常用的观察技术和研究方法主要有：

1. 神经元结构及功能检测技术　包括传统的神经组织染色法（如显示神经细胞构筑的 Nissl 染色、显示细胞形态及神经原纤维的银浸染法、显示髓鞘的 Weigert 染色法等）、神经束路示踪技术（如辣根过氧化物酶轴突逆行示踪法、荧光色素逆行标记法、细胞毒植物凝集素示踪法等）、化学神经解剖学技术（如组织化学法，酶组织化学法，以及免疫细胞化学法）等，基因表达（如原位杂交技术）和蛋白检测分析方法（如 Western blot 法），神经干细胞的分离鉴定和培养移植技术，记录神经元活动的各种体内外电生理技术等。

2. 周围和中枢神经损伤修复技术及组织移植技术　包括各种损伤模型的建立技术、将源于周围神经或胚胎中枢神经系统的移植物移植入中枢神经系统等技术。

3. 神经影像学技术　主要有 X 射线照相术、放射性核素脑扫描、脑超声波、脑血管造影，计算机断层扫描（CT）、磁共振（MRI），脑电图、脑磁图、功能磁共振成像技术（fMRI）和正电子发射断层扫描成像技术（PET）等，使活体研究脑功能成为现实。

4. 细胞生物学技术　组织、细胞培养技术广泛应用于神经细胞和胶质细胞的来源和发育、髓鞘的形成和脱髓鞘的机制、神经干细胞的研究等。细胞培养和分子生物学及遗传学等相结合的技术，如细胞基因转染技术、RNA 干扰技术、流式细胞仪检测技术等。

常用的显微镜观察方法有光学显微镜、荧光显微镜、电子显微镜及近年广泛应用的共聚焦显微镜技术，其中共聚焦显微镜技术可对厚的标本进行光学切片、三维重塑、动态观察等，以便于更加深入地开展神经系统的科学研究。

院校风采：复旦大学上海医学院

（张红旗）

第14章 周围神经系统

第一节　脊神经

脊神经 spinal nerves 与脊髓相连，共 31 对。每对脊神经由**前根** anterior root 和**后根** posterior root 在椎间孔处合成。前根由运动纤维组成，后根由感觉纤维组成，后根在椎间孔处有膨大的**脊神经节** spinal ganglion（图 14-8）。

案例分析

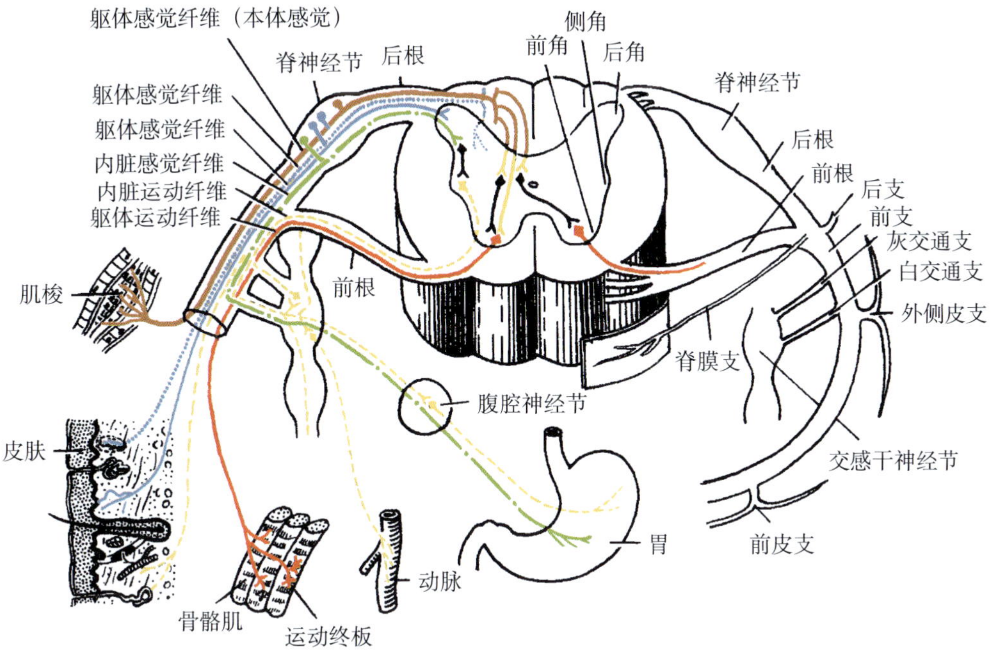

图 14-8　脊神经的组成、分支和分布模式图

31 对脊神经包括 8 对**颈神经** cervical nerves、12 对**胸神经** thoracic nerves、5 对**腰神经** lumbar nerves、5 对**骶神经** sacral nerves 和 1 对**尾神经** coccygeal nerves。第 1 颈神经在枕骨与寰椎间穿出椎管，第 8 颈神经在第 7 颈椎和第 1 胸椎间的椎间孔穿出，以下的胸神经和腰神经均分别在同序数椎骨下方的椎间孔穿出。第 1～4 骶神经的分支分别穿出相应的骶前、后孔，第 5 骶神经和尾神经由骶管裂孔穿出。

每一对脊神经都是混合性的，感觉纤维传导来自躯体和内脏的感觉冲动，运动纤维分别控制骨骼肌和平滑肌、心肌的运动和腺体的分泌。脊神经含有 4 种纤维成分：

1．**躯体感觉纤维**　分布于皮肤、骨骼肌和关节。

2．**内脏感觉纤维**　分布于内脏、心血管和腺体。

3．**躯体运动纤维**　支配骨骼肌的运动。

4．**内脏运动纤维** 支配平滑肌、心肌的运动，控制腺体的分泌。

脊神经出椎间孔后，立即分为前支、后支、脊膜支和交通支。前、后支均为混合性。

1．前支 anterior branch 粗大，支配颈、胸、腹（脊神经后支支配范围以外的）以及四肢的骨骼肌并分布相应区域的皮肤。前支除 T_2 ~ T_{11} 外，其余各支分别组成神经丛，即颈丛、臂丛、腰丛和骶丛。

2．后支 posterior branch 细小，穿横突间（骶部的出骶后孔）后行，主要分布于项、背、腰、臀部的皮肤和项、背及腰骶部深层肌，分布有较明显的节段性。

3．脊膜支 meningeal branch 细小，经椎间孔返回椎管，分布于脊髓的被膜和椎骨的骨膜、韧带和椎间盘等。

4．交通支 communicating branch 连于脊神经与交感干之间的细支。每条脊神经均有灰交通支连于交感干，但 T_1 ~ L_3 脊神经还有白交通支与交感干相连。

一、颈丛

（一）颈丛的组成和位置

颈丛 cervical plexus 由第 1 ~ 4 颈神经的前支构成（图 14-9），位于胸锁乳突肌上部深面，中斜角肌和肩胛提肌起始处的前方。

（二）颈丛的分支

1．皮支 在胸锁乳突肌后缘中点附近浅出，由此向上分布于耳后和枕部皮肤，向前分布于颈部皮肤，向外下方分布至颈下部和肩部皮肤。故胸锁乳突肌后缘中点是颈部皮神经阻滞麻醉的部位。

皮支主要包括（图 14-10）：

（1）**枕小神经** lesser occipital nerve（C_2）：沿胸锁乳突肌后缘行向后上，分布于枕部和耳郭背面的皮肤。

（2）**耳大神经** great auricular nerve（$C_{2,\ 3}$）：沿胸锁乳突肌表面向耳垂方向上行，分布于耳郭和腮腺咬肌区皮肤。

（3）**颈横神经** transverse nerve of neck（$C_{2,3}$）：又称颈皮神经，横过胸锁乳突肌表面向前，分布于颈前区皮肤。

（4）**锁骨上神经** supraclavicular nerves（$C_{3,\ 4}$）：分数支行向外下方，至颈外侧区、胸前壁上部和肩部皮肤。

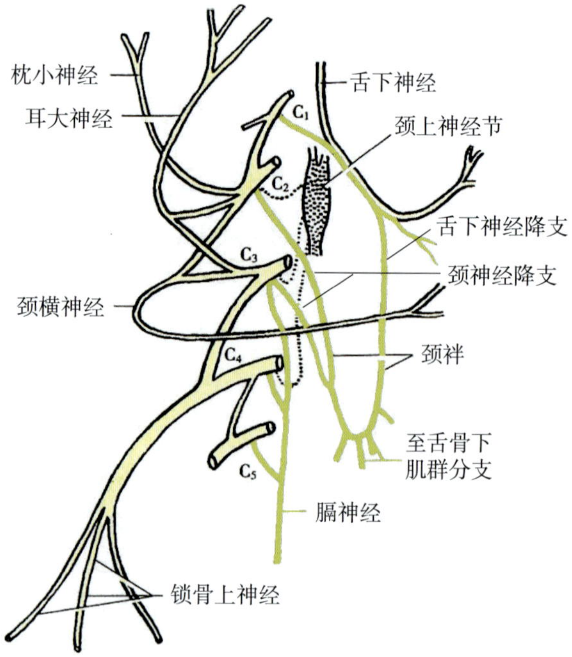

图 14-9 颈丛的组成及颈袢示意图

2．肌支 主要支配颈部深层肌、舌骨下肌群、肩胛提肌。

（1）**膈神经** phrenic nerve（$C_{3\sim5}$）（图 14-11）：为混合性神经，沿前斜角肌的前面下行，在锁骨下动、静脉之间经胸廓上口进入胸腔。在胸腔中，它与心包膈血管伴行，越过肺根的前方，在纵隔胸膜与心包间下行，在膈的中心腱附近入膈。膈神经中的运动纤维支配膈肌；感觉纤维中有些传导膈肌的本体感觉，多数是分布于覆盖膈中央部的胸膜和膈下腹膜，其他感觉纤维分布于纵隔胸膜和心包。另外右膈神经的感觉纤维还分布到肝、胆囊和肝外胆道的浆膜。一侧膈神经损伤表现为伤侧半膈肌瘫痪，腹式呼吸减弱，严重时可有窒息感。

（2）**副膈神经** accessory phrenic nerve：多见于一侧，国人出现率为 48%，起自第 5 ~ 6 颈神经的前

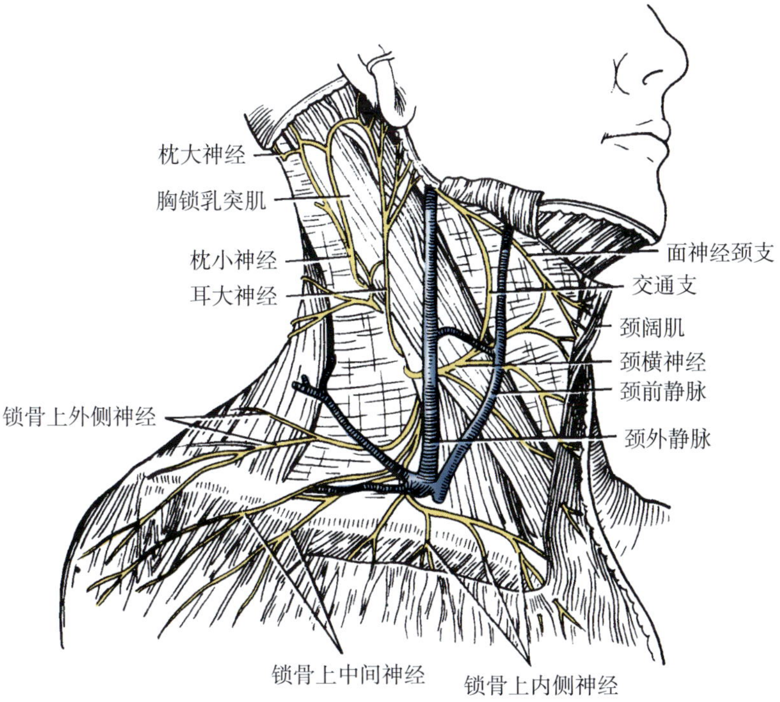

图 14-10　颈丛皮支

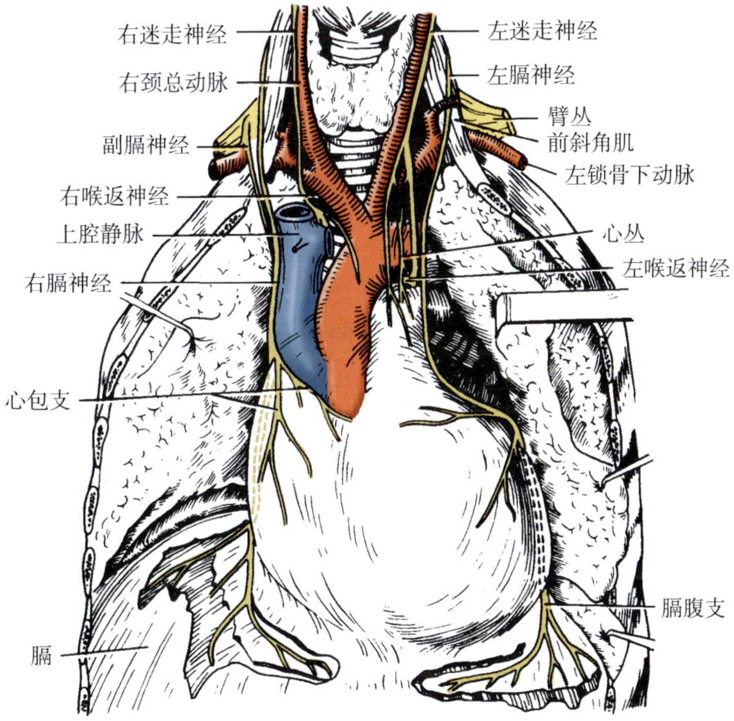

图 14-11　膈神经

支，在不同高度加入膈神经。如果有副膈神经的存在，当膈神经高位损伤，膈肌可不全瘫痪。

（3）**颈袢** ansa cervicalis（又称舌下神经袢）（图 14-9）：为颈丛与舌下神经之间的交通联系。第 1 颈神经前支的大部分纤维加入舌下神经，并与之同行，除部分纤维直接支配甲状舌骨肌和颏舌骨肌外，其余的纤维离开舌下神经，构成颈袢上根，与第 2、3 颈神经部分纤维构成的颈袢下根合成颈袢，由颈袢发出分支支配舌骨下肌群。

二、臂丛

（一）臂丛的组成和位置

臂丛 brachial plexus 由第 5 ~ 8 颈神经前支和第 1 胸神经前支的大部分组成。它们自斜角肌间隙穿出，经锁骨的后方进入腋腔。组成臂丛的各神经根出椎间孔后先合成上、中、下 3 个干，每个干再分成前、后股，各股入腋腔后形成外侧束、内侧束和后束 3 个束包绕腋动脉（图 14-12）。臂丛在锁骨中点上方比较集中，且位置较浅，常作为上肢手术时进行臂丛神经阻滞麻醉的部位。在腋腔内臂丛集中包绕着腋动脉，也可在此进行臂丛神经阻滞麻醉。

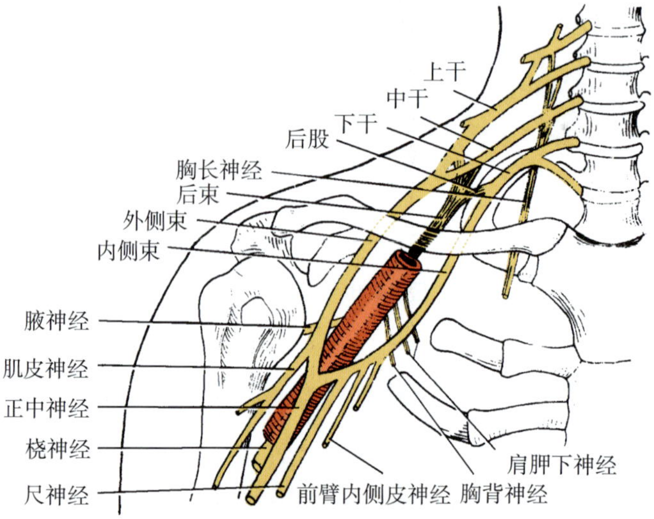

图 14-12　臂丛的组成模式图

（二）臂丛的分支

臂丛的分支，按发出部位可分为锁骨上、下两部分。

1．锁骨上部的分支是较短的神经，发自臂丛的根和干，分布于颈深肌、背部浅肌（斜方肌除外）、部分胸上肢肌和上肢带肌。主要的分支有：

（1）**肩胛背神经** dorsal scapular nerve（$C_{4,5}$）：穿中斜角肌向后，支配菱形肌和肩胛提肌。

（2）**肩胛上神经** suprascapular nerve（$C_{5,6}$）：向后经肩胛上切迹入冈上窝，再绕肩胛颈至冈下窝，支配冈上、下肌和肩关节（图 14-14，图 14-15）。

（3）**胸长神经** long thoracic nerve（$C_{5\sim7}$）：经臂丛后方进入腋窝，沿前锯肌的表面下降，支配此肌（图 14-13）。

2．锁骨下部的分支　都发自 3 个束，分支分布于肩部、臂、前臂和手的肌、关节和皮肤（图 14-13，14-14）。

（1）**肩胛下神经** subscapular nerve（$C_{5\sim7}$）：起自后束，支配肩胛下肌和大圆肌。

（2）**胸内侧神经** medial pectoral nerve 和**胸外侧神经** lateral pectoral nerve（$C_5 \sim T_1$）：起自内、外侧束，支配胸小肌和胸大肌。

（3）**胸背神经** thoracodorsal nerve（$C_{6\sim8}$）：起自后束，沿肩胛骨外缘伴肩胛下血管下降，支配背阔肌。

（4）**腋神经** axillary nerve（$C_{5,6}$）：发自后束，在腋窝紧贴肱骨外科颈向后穿四边孔，至

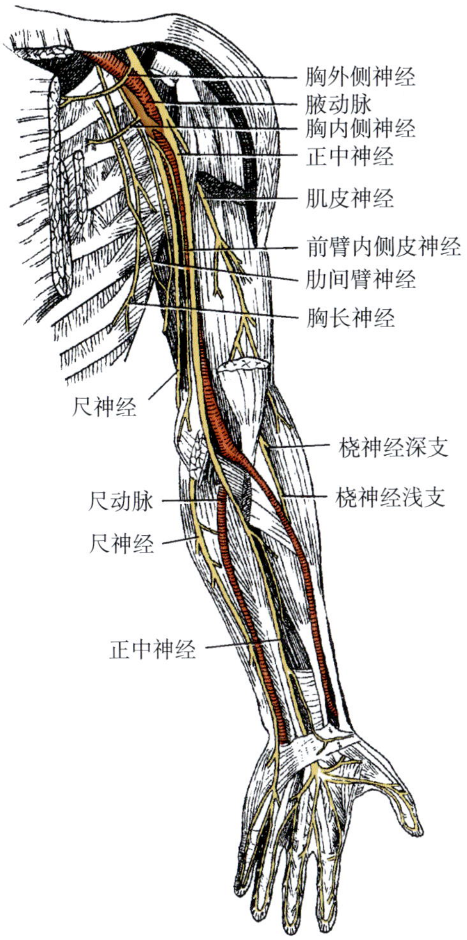

图 14-13　上肢前面的神经

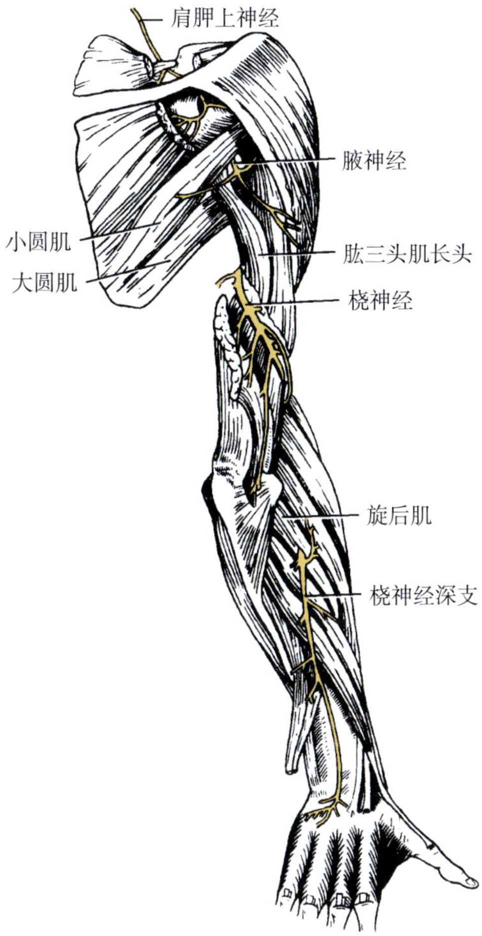

图 14-14　上肢后面的神经

三角肌深面。腋神经的分支：①肌支，支配三角肌和小圆肌；②皮支，在三角肌后缘浅出，分布于肩部、臂外侧上部的皮肤（图 14-14，图 14-15）。

（5）**肌皮神经** musculocutaneous nerve（$C_{5\sim7}$）：自外侧束发出后，斜穿喙肱肌，在肱二头肌和肱肌之间下行，发出肌支支配这 3 块肌。终支在肘关节稍上方穿出深筋膜，沿前臂外侧下行，称前臂外侧皮神经 lateral antebrachial cutaneous nerve，分布于前臂外侧的皮肤（图 14-13）。

（6）**桡神经** radial nerve（$C_5\sim T_1$）：发自后束，在肱动脉后方下行，伴肱深动脉入桡神经沟，至肱骨外上髁前上方，穿外侧肌间隔出肱桡肌和肱肌之间，分为浅、深两支。浅支在肱桡肌深面伴行于桡动脉的外侧，至前臂中、下 1/3 交界处离桡动脉转向背面，在肱桡肌后缘穿出深筋膜继续下行至腕和手背；深支穿旋后肌至前臂背面，行于浅、深层肌之间（图 14-14）。桡神经的分支：①肌支，自桡神经本干发出分支，支配肱三头肌、肱桡肌和桡侧腕长伸肌；桡神经深支支配前臂后群肌；②皮支，在腋窝处发出臂后皮神经，分布至上臂后面皮肤。在桡神经沟处发出前臂后皮神经，分布于前臂背面的皮肤。桡神经浅支分布于手背桡侧半和桡侧 2 指半近节指背的皮肤（图 14-16）。

（7）**正中神经** median nerve（$C_6\sim T_1$）：以内侧根和外侧根分别起自内、外侧束，两根夹持腋动脉，向下合成一干，伴肱动脉沿肱二头肌内侧沟降至肘窝。从肘窝向下穿旋前圆肌，再向下行于指浅、深屈肌间达腕管，在桡侧腕屈肌腱和掌长肌腱间进入腕管，在掌腱膜的深面至手掌，分成终支，沿手指的相对缘至指尖（图 14-13，图 14-16）。正中神经在臂部无分支，在

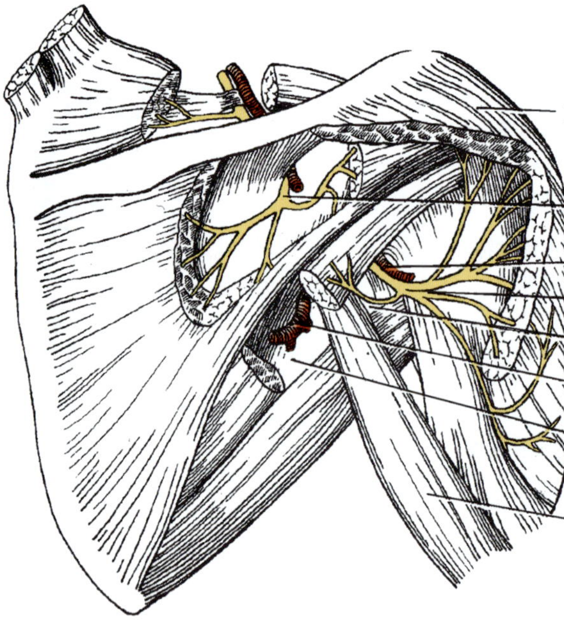

图 14-15 腋神经和肩胛上神经

肘部、前臂和手掌均有分支。正中神经的分支可归为两类：①肌支，支配前臂前群肌（肱桡肌、尺侧屈腕肌和指深屈肌的尺侧半除外）、鱼际肌（拇收肌除外）和第 1、2 蚓状肌。支配鱼际肌的为一粗短的返支，在屈肌支持带下缘的桡侧发出，行于桡动脉掌浅支的外侧进入鱼际；②皮支，分布于掌心、鱼际、桡侧 3 个半指掌面及其中节和远节手指背面的皮肤。

（8）**尺神经** ulnar nerve（$C_8 \sim T_1$）：发自内侧束，沿肱动脉的内侧、肱二头肌内侧沟下行，在臂下部向后下，穿内侧肌间隔至臂后面，向下经肱骨内上髁后方的尺神经沟，穿尺侧腕屈肌至前臂内侧，循指深屈肌和尺侧腕屈肌间，伴行尺动脉内侧下降，到前臂中、下 1/3 交界处分出手背支，本干经屈肌支持带的浅面入掌（图 14-13，图 14-16）。尺神经在尺神经沟处位置表浅，易于触摸到。尺神经的分支有：①肌支，支配尺侧腕屈肌和指深屈肌的尺侧半、小鱼际肌、拇收肌、骨间肌及第 3、4 蚓状肌；②皮支，手掌支分布于小鱼际、小指和环指尺侧半的皮肤，手背支分布于手背尺侧半及小指、环指和中指尺侧半近节指背的皮肤。

（三）臂丛的损伤

1. 臂丛神经干的损伤

臂丛的上干或下干损伤可分别产生上干征或下干征。上干征累及第 5、6 颈神经支配的三角肌、肱二头肌、肱肌、肱桡肌和旋后肌等，造成臂上举、外旋及前臂屈、旋后困难；感觉的丧失常仅限于三角肌区和臂外侧部。下干征主要累及由颈 8 和胸 1 神经支配的手部肌、掌长肌和屈指肌，主要影响手指和腕的运动；感觉障碍为臂部、前臂和手部的内侧。

2. 臂丛主要分支的损伤

（1）腋神经损伤：肱骨外科颈骨折常致腋神经损伤，导致三角肌瘫痪，不能高举或外展上肢，肩部骨突耸出，失去正常的丰满轮廓，称为“方形肩”。因邻近皮神经的重叠分布，感觉丧失不明显。

（2）胸长神经损伤：乳腺癌手术等可致胸长神经损伤，出现前锯肌瘫痪，致病侧肩胛骨内侧缘和下角离开胸廓而耸起，形成“翼状肩胛”。

（3）桡神经损伤：若在臂中段损伤，导致不能伸肘、伸腕和伸指，抬前臂时呈“垂腕”姿态。感觉丧失区域以手背的“虎口”最为显著（图 14-17）。

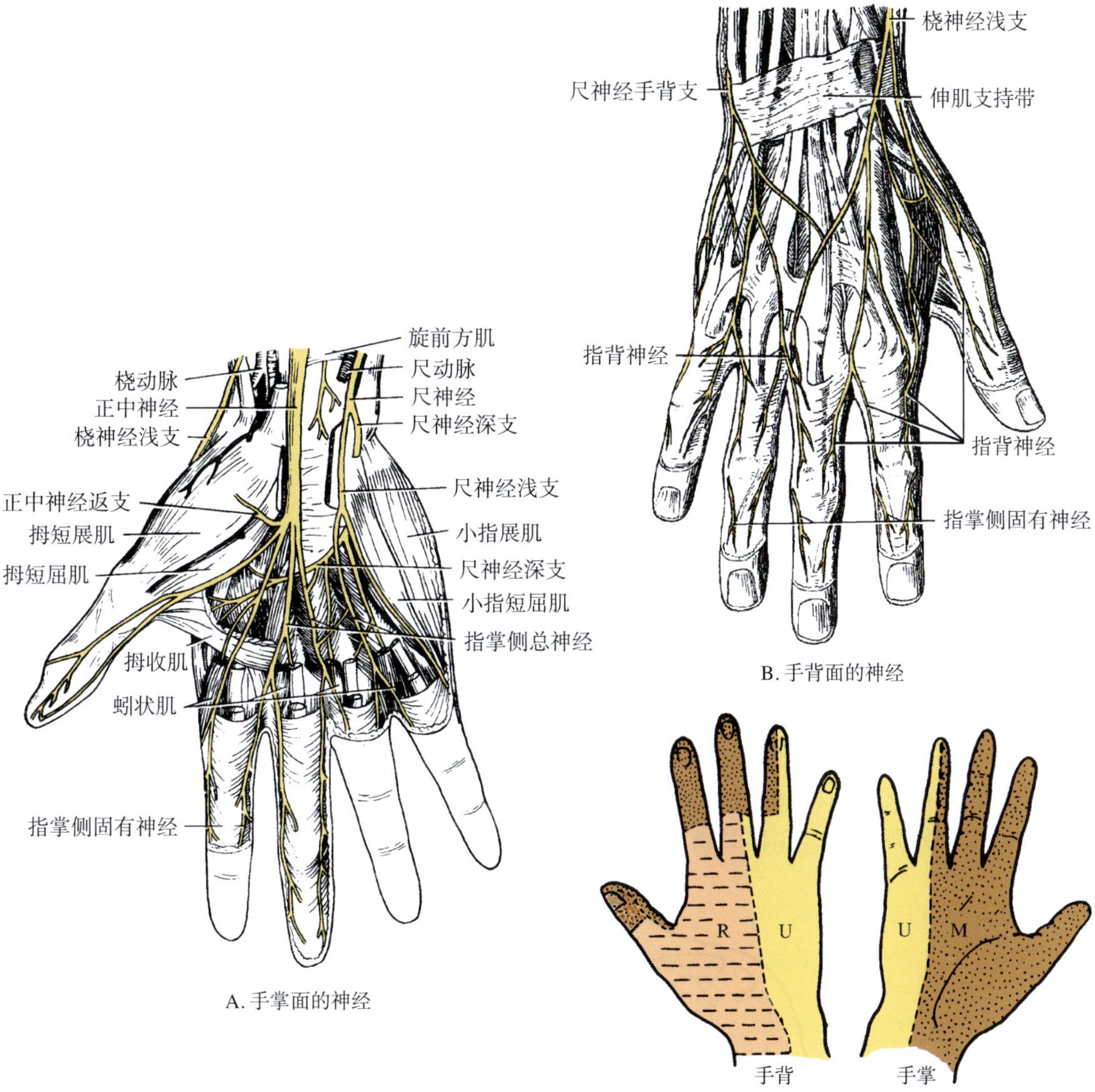

A. 手掌面的神经

B. 手背面的神经

C. 手部皮肤的神经分布示意图
M. 正中神经　U. 尺神经　R. 桡神经

图 14-16　手的神经分布示意图

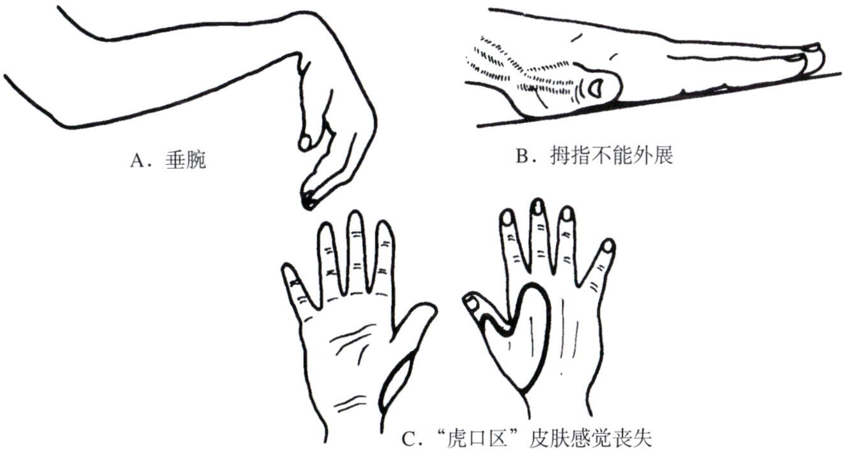

A．垂腕

B．拇指不能外展

C．“虎口区”皮肤感觉丧失

图 14-17　桡神经损伤

（4）正中神经损伤：若臂部主干损伤，可累及全部分支，引起前臂屈腕能力明显减弱，不能旋前，鱼际肌萎缩，不能对掌，手显平坦，拇、示、中指不能屈曲，称为“猿手”。感觉障碍以拇、示、中指的指腹最为显著（图 14-18）。

（5）尺神经损伤：若肱骨内上髁的后方损伤尺神经，运动障碍表现为屈腕能力减弱，环指、小指的末节指骨不能屈，小鱼际肌萎缩，骨间肌萎缩，各指不能互相靠拢。拇指无法内收。由于拮抗肌占优势，呈现“爪形手”。感觉丧失的区域以小指尺侧最为显著（图 14-18）。

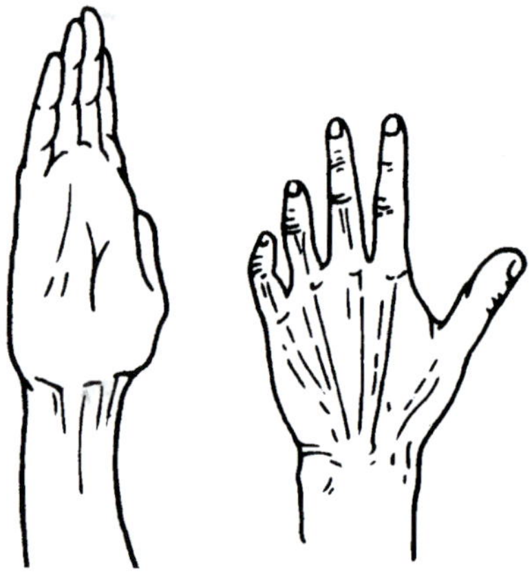

图 14-18 “猿手”和“爪形手”

三、胸神经前支

胸神经前支共 12 对，其中第 1～11 胸神经前支行于相应的肋间隙中，称**肋间神经** intercostal nerve，第 12 胸神经前支走行于第 12 肋下方，称肋下神经 subcostal nerve。

肋间神经在肋间内、外肌之间，肋血管下方，沿肋沟前行。在腋前线附近离开肋骨下缘，行于肋间隙中，并在胸、腹壁侧面发出外侧皮支，分布于胸、腹侧面的皮肤。主干继续前行，上 6 对肋间神经到达胸骨侧缘浅出，下 5 对肋间神经和肋下神经斜向下内，行于腹内斜肌和腹横肌之间，并进入腹直肌鞘，在白线附近穿腹直肌鞘浅出，这些浅出的分支称为前皮支，分布于胸腹前壁的皮肤。肋间神经的肌支支配肋间肌、腹肌的前外侧群。

胸神经的前支在胸、腹壁皮肤的分布有明显的节段性，按神经顺序由上向下依次排列（图 14-19）。大致分布如下：T_2 相当胸骨角平面，T_4 相当乳头平面，T_6 相当剑突平面，T_8 相当肋

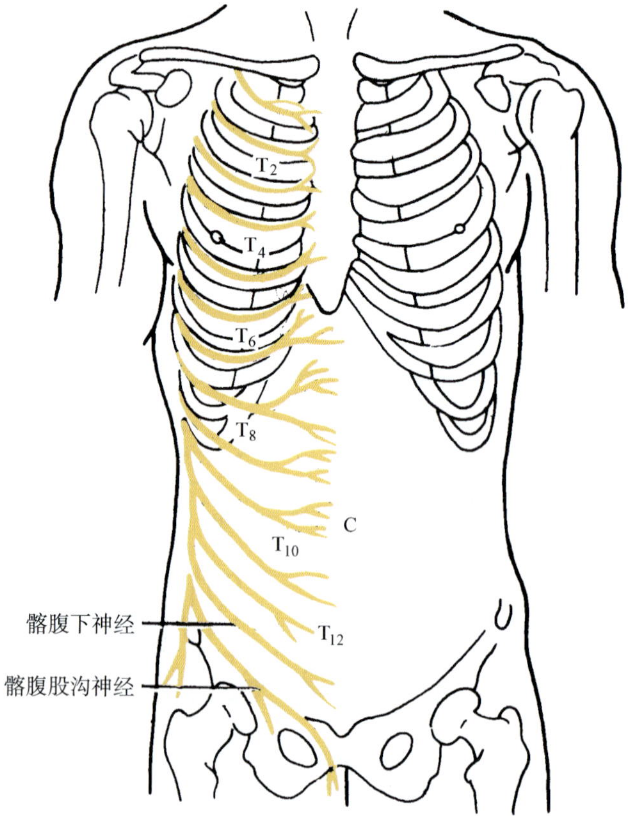

图 14-19 胸神经前支分布的模式图

弓下缘平面，T_{10} 相当脐平面，T_{12} 分布于脐至耻骨联合连线的中点处。临床上实施椎管内麻醉时，多以此测定麻醉平面的位置，亦可以体表标志检查感觉障碍的平面。

四、腰丛

（一）腰丛的组成和位置

腰丛 lumbar plexus 由第 12 胸神经前支的一部分、第 1～3 腰神经前支及第 4 腰神经前支的一部分组成。腰丛位于腰大肌深面，腰椎横突的前方（图 14-20）。

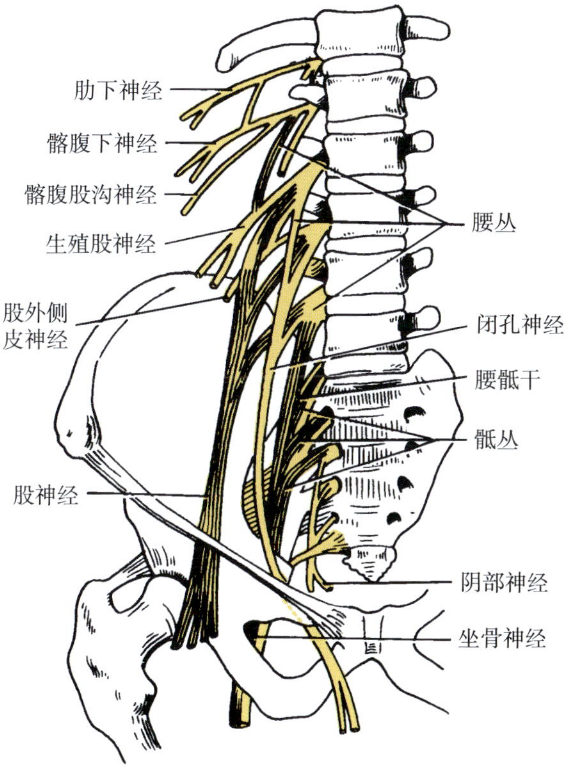

图 14-20　腰丛和骶丛的组成和分支

（二）腰丛的分支

腰丛除分支支配髂腰肌和腰方肌外，主要分支分布于腹股沟区及大腿的前部和内侧部。

1．**髂腹下神经** iliohypogastric nerve（T_{12}～L_1）　自腰大肌外缘穿出，在腰方肌的前面行向外下，在髂嵴上方，穿入腹内斜肌和腹横肌间前行，至髂前上棘内侧 2～3cm 处行于腹外斜肌腱膜深面，约在腹股沟管浅环上方 2cm 浅出。其皮支分布于臀外侧部、腹股沟区及下腹部皮肤，肌支支配腹壁肌。

2．**髂腹股沟神经** ilioinguinal nerve（L_1）　在髂腹下神经的下方，走行方向与之平行，于髂嵴前端附近穿出腹横肌，在髂腹下神经下方一横指处前行进入腹股沟管，在精索（子宫圆韧带）浅面至腹股沟管浅环浅出。其皮支分布于腹股沟部和阴囊（或大阴唇）的皮肤，肌支支配腹壁肌。

3．**生殖股神经** genitofemoral nerve（$L_{1\sim2}$）　自腰大肌前面穿出后，沿该肌表面下行，在腹股沟韧带上方分成生殖支和股支。生殖支穿经腹股沟管，分布于阴囊皮肤和提睾肌（女性随子宫圆韧带至大阴唇皮肤）；股支伴髂外动脉的外侧下降，分布于腹股沟韧带下方的皮肤。

4．**股外侧皮神经** lateral femoral cutaneous nerve（$L_{2\sim3}$）　自腰大肌外缘穿出，斜越髂肌表

面，在髂前上棘的内侧经腹股沟韧带深面达股部，约在髂前上棘下方 5cm 处穿出深筋膜，分布于大腿外侧部的皮肤（图 14-21）。

5．**股神经** femoral nerve（$L_{2\sim4}$） 为腰丛发出的最大分支。股神经先在腰大肌与髂肌之间下行，穿腹股沟韧带中点稍外侧深方达大腿前面，随即分为下列分支：①肌支，支配耻骨肌、股四头肌和缝匠肌；②皮支，有数条，其中前皮支分布于大腿和膝关节前面的皮肤，而**隐神经** saphenous nerve 为最长的皮支，伴股动脉经收肌管下行，在收肌管下端浅出后伴大隐静脉下行至足，分布于髌下、小腿内侧和足内侧缘的皮肤（图 14-21）。

6．**闭孔神经** obturator nerve（$L_{2\sim4}$） 自腰大肌内缘穿出后，向下沿盆侧壁穿经闭膜管出骨盆，分前、后两支。前支行于长收肌和短收肌间，后支行于短收肌深面。闭孔神经的皮支分布于大腿内侧的皮肤，肌支支配大腿内收肌群和闭孔外肌（图 14-20，图 14-21）。

（三）腰丛的主要神经损伤

1．闭孔神经损伤 如盆部疾病或胎头压迫可致此神经损伤，出现大腿内收无力，因坐骨神经亦分支至大收肌，故内收功能不完全丧失。感觉症状因相邻皮神经重叠分布而不明显。

2．股神经的损伤 如腰大肌脓肿可致股神经高位受损，从而使大腿屈曲障碍，并且不能伸小腿和跳跃。大腿前面和小腿内侧面皮肤感觉障碍。

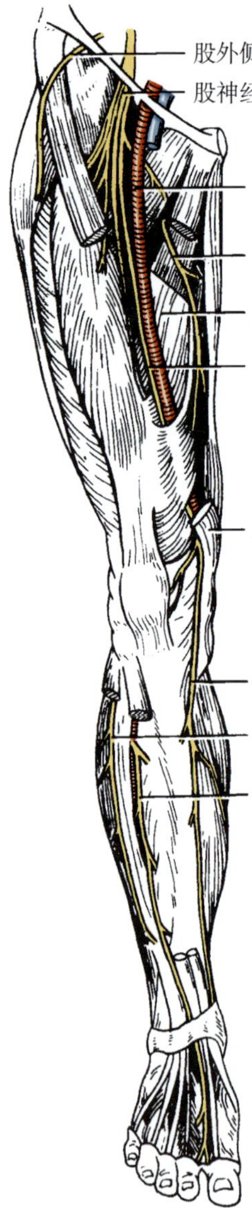

图 14-21 下肢前面的神经

五、骶丛

（一）骶丛的组成和位置

骶丛 sacral plexus 由第 4 腰神经前支的一部分和第 5 腰神经前支合成的**腰骶干** lumbosacral trunk、全部骶神经和尾神经的前支组成（图 14-20）。骶丛位于盆腔内，骶骨和梨状肌的前面，髂内血管和输尿管的后方。

（二）骶丛的分支

骶丛发出一些短的肌支支配梨状肌、闭孔内肌、股方肌、肛提肌和尾骨肌等。其主要分支有（图 14-22）：

1．**臀上神经** superior gluteal nerve（$L_4\sim S_1$） 由骶丛发出后，伴臀上血管经梨状肌上孔出骨盆，支配臀中肌、臀小肌和阔筋膜张肌（图 14-22）。

2．**臀下神经** inferior gluteal nerve（$L_5\sim S_1$） 伴臀下血管经梨状肌下孔出骨盆，支配臀大肌（图 14-22）。

3．**坐骨神经** sciatic nerve（$L_4\sim S_3$） 是全身最粗大的神经，经梨状肌下孔出骨盆至臀大肌深面，在股骨大转子与坐骨结节之间下行至大腿后面，经股二头肌深面下降至腘窝，通常在腘窝上角处分为胫神经和腓总神经。坐骨神经本干发肌支支配股二头肌、半腱肌和半膜肌（图 14-22）。

（1）**胫神经** tibial nerve：为坐骨神经干的直接延续，沿腘窝中线下行，在小腿伴胫后动

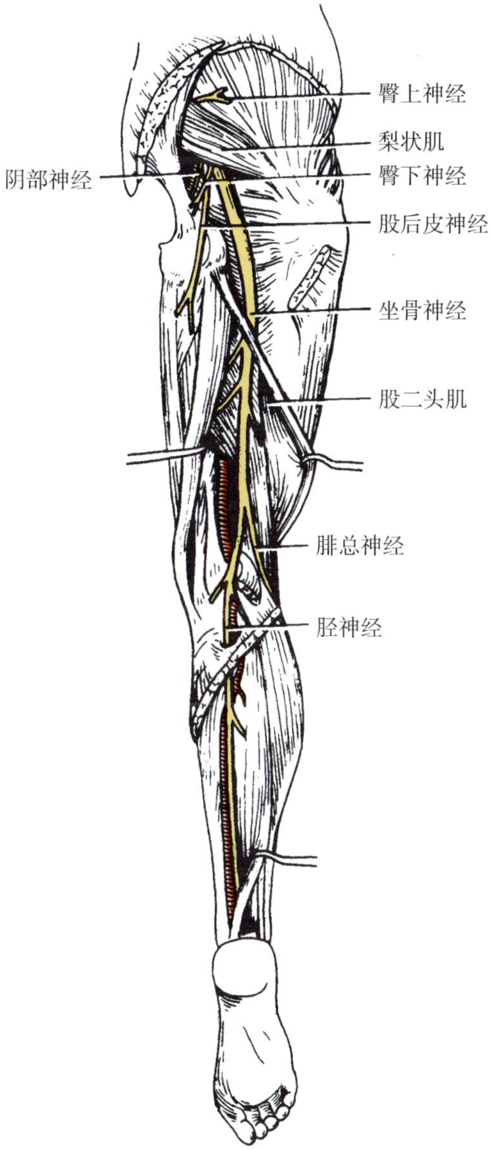

图 14-22　下肢后面的神经

脉行于比目鱼肌深面，继而穿踝管至足底分为足底内、外侧神经，分布于足底的皮肤和足底诸肌。胫神经在小腿部的分支有：①肌支，支配小腿后群肌；②关节支，至膝关节和距小腿关节；③腓肠内侧皮神经，伴小隐静脉下行，沿途分布于小腿后面下外侧部，在小腿下部与腓肠外侧皮神经（腓总神经的分支）吻合成腓肠神经，伴随小隐静脉经外踝后方至足外侧前行，分布于小腿后面和足外侧缘皮肤（图 14-22）。

（2）**腓总神经** common peroneal nerve：自坐骨神经分出后，沿股二头肌内侧行至腓骨头后方，经腓骨长肌深面绕腓骨颈向前，并分为腓浅神经和腓深神经（图 14-21，图 14-22）。①**腓浅神经** superficial peroneal nerve，在腓骨长、短肌与趾长伸肌间下行，分出肌支支配腓骨长、短肌，主干在小腿下部浅出，分支分布于小腿外侧、足背及第 2～5 趾背的皮肤；②**腓深神经** deep peroneal nerve，发出后行向前下，伴随胫前动脉在胫骨前肌与䠫长伸肌间下行，经伸肌支持带深方至足背，发出肌支支配小腿前群肌和足背肌，皮支分布于小腿前面及第 1、2 趾相对缘的皮肤。

腓总神经在小腿后面还发出腓肠外侧皮神经，分布于小腿外侧面皮肤，并与胫神经的腓肠内侧皮神经吻合成腓肠神经。

4．**股后皮神经** posterior femoral cutaneous nerve（$S_{1\sim3}$）穿梨状肌下孔出骨盆，至臀大肌下缘浅出，分布于臀区、大腿后面和腘窝的皮肤（图 14-22）。

5．**阴部神经** pudendal nerve（$S_{2\sim4}$）伴阴部内血管穿梨状肌下孔出骨盆，绕坐骨棘的后方，经坐骨小孔至坐骨肛门窝。分支有：①肛神经，分布于肛门部皮肤和肛门括约肌；②会阴神经，皮支分布于阴囊（或大阴唇）的皮肤，肌支支配会阴诸肌；③阴茎（阴蒂）背神经，为会阴神经的终支，分布于阴茎（阴蒂）海绵体及皮肤（图 14-23）。

（三）骶丛的主要神经损伤

1．胫神经损伤　若腘窝创伤、膝关节后脱位、踝关节、跟骨骨折或脱位时可致胫神经受损，此时足不能跖屈和内翻，由于小腿前、外侧群肌的拮抗作用，使足呈背屈外翻位。足底肌萎缩致足弓变高（空足），感觉障碍主要在足底皮肤（图 14-24A）。

2．腓总神经损伤　腓骨颈骨折易伤及腓总神经，使足和趾不能背屈，表现为足下垂并内翻（称为马蹄内翻足）（图 14-24B）。患者步行时，因足下垂而须用力提高下肢，呈“跨阈步态”。感觉障碍主要为小腿外面和足背皮肤。

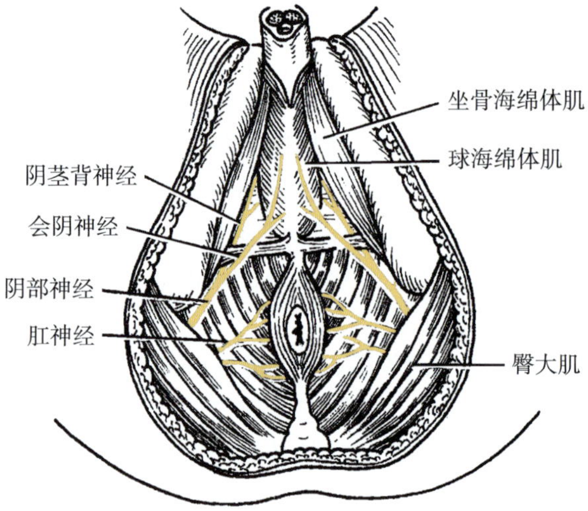

图 14-23 阴部神经

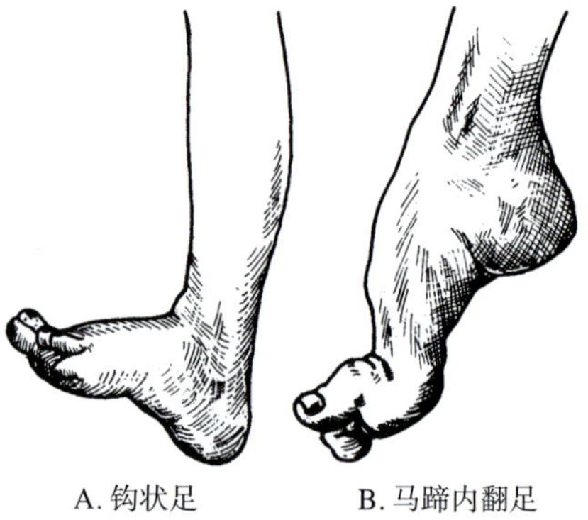

图 14-24 “钩状足”和“马蹄内翻足”

院校风采：福建医科大学

（黄海辉）

第二节 脑神经

案例分析

脑神经 cranial nerves（图 14-25）是连于脑的周围神经，共 12 对，通常按其与脑相连部位，从上至下的顺序编码，用罗马数字表示，其排列顺序及名称是Ⅰ嗅神经、Ⅱ视神经、Ⅲ动眼神经、Ⅳ滑车神经、Ⅴ三叉神经、Ⅵ展神经、Ⅶ面神经、Ⅷ前庭蜗神经、Ⅸ舌咽神经、Ⅹ迷走神经、Ⅺ副神经及Ⅻ舌下神经（“Ⅰ嗅Ⅱ视Ⅲ动眼，Ⅳ滑Ⅴ叉Ⅵ外展，Ⅶ面Ⅷ听Ⅸ舌咽，迷走副舌下神经全”）。脑神经将位于脑干、间脑和端脑的中枢结构与分布在外周组织器官中的感受器和效应器联系在一起，形成功能整体。

脑神经的纤维成分较脊神经复杂，每对脊神经均含有 4 种纤维成分，而每对脑神经所含纤维成分不尽相同，根据胚胎发生、功能等方面的特点，在 3 种脑神经特有的纤维成分前面加有“特殊”二字，以示区别。

现将脑神经的 7 种纤维成分归纳如下：

1．**一般躯体感觉纤维** 分布于头面部皮肤、肌、肌腱及口、鼻腔大部分黏膜与眼的角膜和结膜等。

知识链接：脑神经概要

2．**特殊躯体感觉纤维** 分布于外胚层衍化的视器和前庭蜗器（位听器）等特殊感受器。

3．**一般内脏感觉纤维** 分布于头、颈、胸和腹部的脏器。

4．**特殊内脏感觉纤维** 分布于鼻的嗅黏膜和舌的味蕾。

5．**一般躯体运动纤维** 支配由头部肌节发生的眼外肌、舌肌等骨骼肌。

6．**一般内脏运动纤维** 支配心肌、平滑肌和腺体。

7．**特殊内脏运动纤维** 支配由鳃弓衍化成的咀嚼肌、面肌和咽喉肌等骨骼肌。

脑神经与脊神经相比存在一些区别，主要有：

1．每对脊神经都含有 4 种纤维成分，均属于混合性神经，但每对脑神经内所含神经纤维的种类不同。依据脑神经所含纤维成分的不同，将 12 对脑神经分为 3 对感觉性神经（Ⅰ、Ⅱ、Ⅷ）、5 对运动性神经（Ⅲ、Ⅳ、Ⅵ、Ⅺ、Ⅻ）和 4 对混合性神经（Ⅴ、Ⅶ、Ⅸ、Ⅹ）。

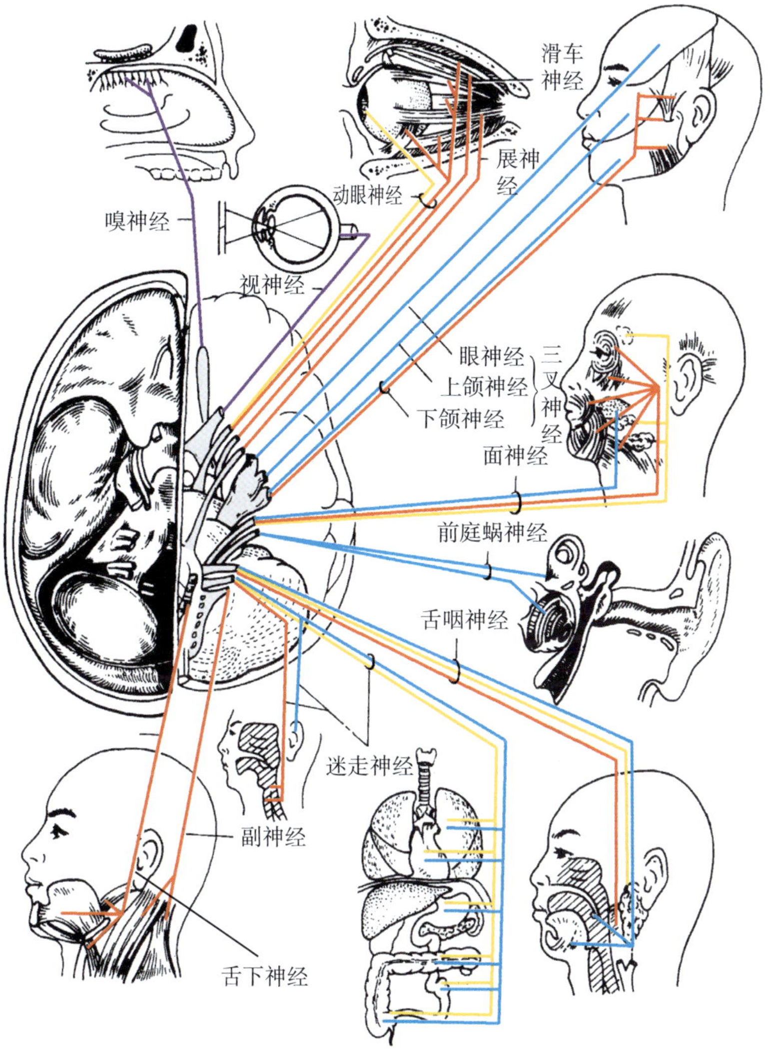

图 14-25　脑神经概况

2．每对脊神经均含有一般内脏运动纤维，除第 2～4 对骶神经内含副交感纤维外，其余均属交感纤维，而脑神经中只有 4 对（Ⅲ、Ⅶ、Ⅸ、Ⅹ）含有一般内脏运动纤维，且均属副交感纤维。

3．头部分化出特殊感觉器，如视器、听器（前庭蜗器）、嗅器、味器等。随之出现了与其联系的特殊躯体感觉性脑神经（Ⅱ、Ⅷ）和特殊内脏感觉性脑神经（Ⅰ、Ⅶ、Ⅸ）。

4．属于内脏的鳃弓等衍化成为骨骼肌（随意肌），因此原支配鳃弓的运动纤维也衍化为控制随意运动的特殊内脏运动纤维（包含于Ⅴ、Ⅶ、Ⅸ、Ⅹ内）。

5．脑神经中的躯体感觉纤维和内脏感觉纤维（除Ⅰ、Ⅱ外）的胞体多聚集在感觉性脑神经节内。其中，由假单极神经元胞体聚集而成的脑神经节有三叉神经节（Ⅴ）、膝神经节（Ⅶ）和上、下神经节（Ⅸ、Ⅹ），由双极神经元胞体聚集而成的有前庭神经节和蜗神经节（Ⅷ）。与脊神经节相似，脑神经节内的感觉神经元胞体的周围突分布至相应的感受器，而中枢突入脑终止于脑神经感觉核（又称终核）。

6．Ⅲ、Ⅶ、Ⅸ对脑神经所含的一般内脏运动纤维连于 4 对内脏运动神经节（副交感神经节），其内脏运动神经纤维由中枢发出，加入相应的脑神经，行程中先终止于所连的副交感神经节，由节内神经元再发出轴突分布于平滑肌或腺体。第Ⅹ对脑神经所含的内脏运动纤维相连属的副交感神经节多位于其所支配的器官内（器官内节）。Ⅴ、Ⅶ、Ⅹ、Ⅺ所含的特殊内脏运动纤维支配的由鳃弓衍化而来的肌肉，形态属横纹肌，且功能上属随意肌，亦可归属于躯体运动纤维。脑神经的运动纤维发自脑干的运动核（又称起核）。

一、嗅神经

嗅神经 olfactory nerve（图 14-26）由特殊内脏感觉纤维构成。起自鼻腔内上鼻甲以上和鼻中隔以上嗅区黏膜的嗅细胞，嗅细胞的周围突分布于嗅区黏膜上皮，中枢突聚集成 20 多条嗅丝，合称嗅神经，分别穿筛孔入颅前窝，终止于嗅球，将嗅觉冲动传入端脑。在上述路径中如发生机械性损伤、化学物质破坏、病毒感染、肿瘤压迫或先天性因素等原因，均有可能造成嗅觉功能低下，甚至使嗅觉完全丧失。

颅前窝骨折伤及筛板时，可损伤嗅丝，造成嗅觉障碍或丧失。颅前窝骨折时，常引起硬脑膜撕裂，脑脊液可经脑膜破损处的裂隙流入鼻腔，形成脑脊液鼻漏。鼻炎时，如炎症蔓延至鼻腔上部黏膜可造成一过性嗅觉迟钝。

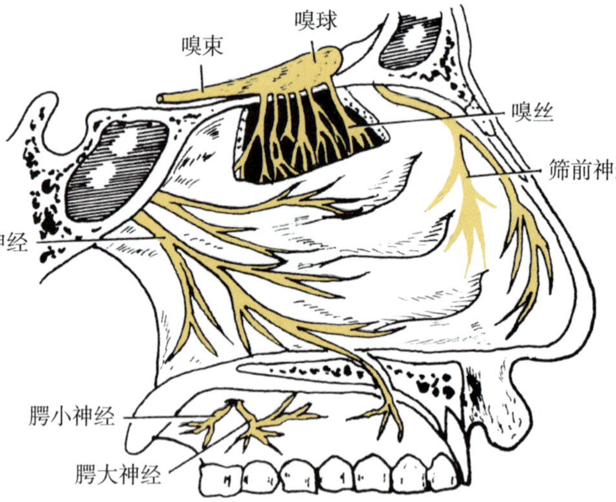

图 14-26 嗅神经

二、视神经

视神经 optic nerve（图 14-27，图 14-28）由特殊躯体感觉纤维构成，传导视觉冲动。视网膜内的节细胞轴突，在视神经盘处汇集，再穿过视神经盘处的脉络膜和巩膜筛板构成视神经。视神经在眶内向后内侧走行，经视神经管入颅中窝，在颅内向后内走行至垂体上方时，左、右侧视神经在交叉前沟处移行为视交叉，视交叉向两侧发出视束，绕行大脑脚外侧至背侧丘脑后部的外侧膝状体。在视交叉处，来自双侧眼球颞侧半视网膜节细胞的神经纤维不交叉，进入同侧视束；来自双侧眼球鼻侧半的纤维交叉到对侧，进入对侧视束。视神经外面有神经鞘膜包裹，由三层脑膜（硬脑膜、蛛网膜、软脑膜）延续而来。

视神经全长 42～47mm，按其所经过的路径，可分为球内段、眶内段、管内段和颅内段四部分：

1．球内段由视神经盘起到巩膜筛板为止，长约 1mm，是整个视路中唯一可用肉眼看到的部分。该段神经纤维无髓鞘，但穿过筛板以后则出现髓鞘。

2．眶内段系从巩膜筛板至视神经管的眶口部分，全长 25～35mm，在眶内呈“S”状弯曲，便于保证眼球转动时不受其牵制。

3．管内段为通过骨性视神经管的部分，长约 6mm。本段视神经与蝶窦、后组筛窦等毗邻，关系紧密。由于该段处于骨管紧密围绕之中，如头部外伤、骨折时可导致此段视神经严重损伤，临床称为管内段视神经损伤。

4．颅内段指颅腔入口到视交叉的部分，长约 10mm。两侧视神经在向后走行时逐渐向中央接近，最后进入视交叉前部的左右两侧角。

由于视神经是在胚胎发育过程中间脑前部向前突出形成视器的一部分，故视神经外面包有与 3 层脑膜分别相延续的 3 层被膜（即视神经鞘），脑蛛网膜下隙连通至视神经周围，直至视神经盘处。因此，当颅内压升高时，由于视神经纤维通过筛板时高度拥挤，临床上容易出现视神经盘淤血、水肿。同时，眼眶深部感染也能累及视神经周围的间隙而扩散到颅内。

三、动眼神经

动眼神经 oculomotor nerve（图 14-27，图 14-28）负责控制眼球的转动，眼球内晶状体厚度的调整和瞳孔的缩放。由一般躯体运动和一般内脏运动两种纤维组成：①躯体运动纤维起自中脑的动眼神经核，支配提上睑肌、上直肌、下直肌、内直肌和下斜肌；②内脏运动纤维起自中脑的动眼神经副核，进入睫状神经节内交换神经元，其节后纤维进入眼球壁，支配瞳孔括约肌和睫状肌。动眼神经自中脑的脚间窝出脑，经海绵窦外侧壁向前，穿眶上裂进入眶内，即分为上、下两支。上支细小，支配上直肌和上睑提肌；下支粗大，支配内直肌、下直肌和下斜肌。由下斜肌支分出一小支称睫状神经节短根（又称副交感根），至睫状神经节交换神经元后，其节后纤维经睫状短神经由眼球后部穿眼球壁，分布于瞳孔括约肌和睫状肌，参与瞳孔对光反射、视力调节反射和调整晶状体厚度。

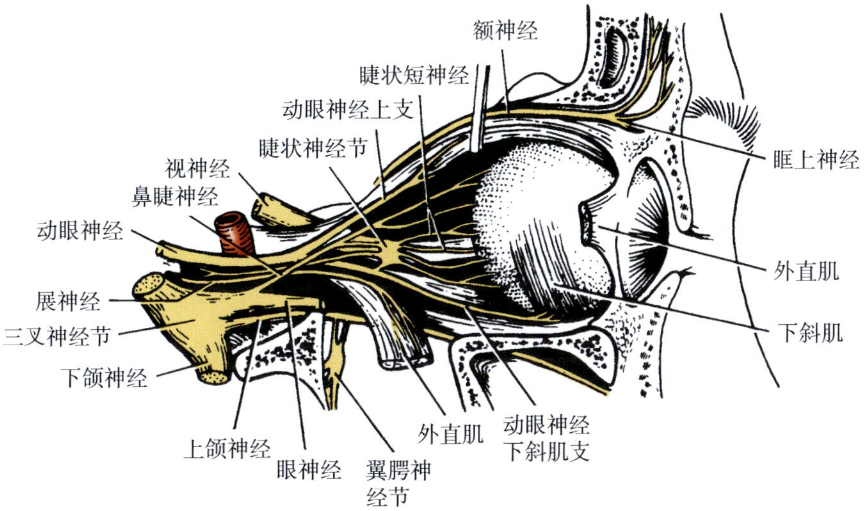

图 14-27　眶内神经（外侧面观）

睫状神经节 ciliary ganglion 为副交感神经节，位于眶后部、视神经与外直肌之间，为长方形、梭形或椭圆形的扁平小体，大小 3mm×2.45mm，有 3 个根进入此节。①**副交感根**：即睫状神经节短根，来自动眼神经中的内脏运动纤维，在此神经节交换神经元，由神经节内神经元发出节后纤维加入睫状短神经进入眼球，支配瞳孔括约肌和睫状肌；②**交感根**：来自颈内动脉交感丛、海绵窦交感丛，穿过睫状神经节，经睫状短神经进入眼球，支配瞳孔开大肌和眼球的血管；③**感觉根**：又称鼻睫根，来自三叉神经眼神经的鼻睫神经，由一般躯体感觉纤维组成，穿经睫状神经节，随睫状短神经进入眼球，传导眼球的一般感觉。因此，可将交感根和感觉根

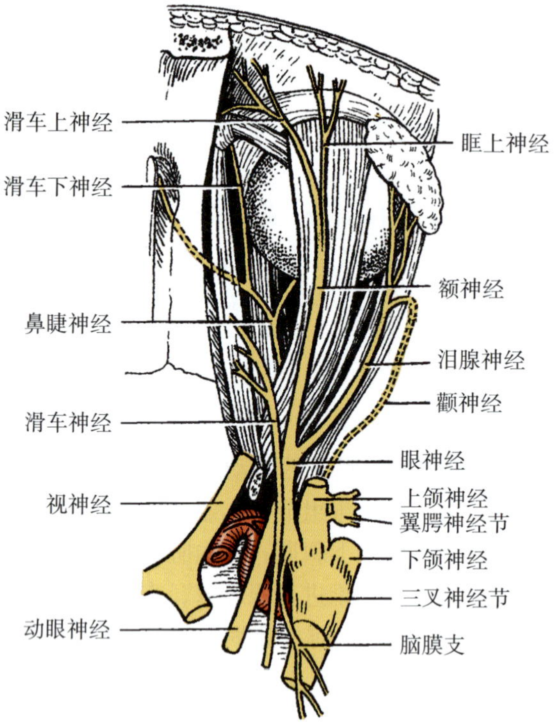

图 14-28 眶内神经（上面观）

称为睫状神经节的过路根。睫状短神经含有交感、副交感和躯体感觉 3 种纤维成分，由睫状神经节的前端发出 6～10 条纤维，迂曲向前进入眼球。睫状神经节主要为动眼神经中的副交感纤维交换神经元提供场所，但随动脉而来的交感神经纤维和鼻睫神经的感觉纤维也都经过此节抵达眼球，因此在此处或相邻部位的神经根处行阻滞麻醉，可阻断结膜、角膜和眼球脉络膜的感觉，同时使眼内血管收缩，降低眼内压。

一侧动眼神经完全损伤，可致所支配的眼球外肌瘫痪，出现患侧：①上睑下垂；②瞳孔固定性外斜视（斜向外下方）；③瞳孔散大；④瞳孔对光反射消失等。动眼神经、滑车神经和展神经支配眼内外肌和眼球运动，合称眼球运动神经，因其解剖关系十分密切，临床常同时受累。

四、滑车神经

滑车神经 trochlear nerve（图 14-27，图 14-28）由躯体运动纤维组成。起于中脑的滑车神经核，由下丘的下方出脑，是唯一从脑干背面出脑的神经，同时也是最细的脑神经。出脑后绕过大脑脚外侧向前，穿经海绵窦外侧壁，自眶上裂入眶内，越过上直肌和上睑提肌后部的上面，行向前内，支配上斜肌。

滑车神经损伤可因蝶骨小翼骨折或眼眶骨折累及上斜肌的滑车部而引起，显著的滑车神经麻痹多为眶后出血所致。滑车神经损伤主要表现为上斜肌丧失功能，患者不能使眼球转向外下方，俯视时出现轻度内斜视和复视。其临床特点是当患者向下凝视时出现复视，虚像较实像为低，尤其是近距离注视时更为显著。

五、三叉神经

三叉神经 trigeminal nerve（图 14-29）是脑神经中最粗大的混合性神经。由一般躯体感觉和特殊内脏运动两种纤维组成。①**一般躯体感觉纤维**，其神经元的胞体位于**三叉神经节** trigeminal ganglion 内。三叉神经节又称半月神经节，形似半月形，位于颅中窝颞骨岩部前面近尖端的三叉神经压迹处，包被于硬脑膜两层间的裂隙内，由假单极神经元组成。神经元的周围突自节的凸缘发出三大分支，由上内向下外依次为眼神经、上颌神经和下颌神经，分布于面部的皮肤、眼及眶内、口腔、鼻腔、鼻旁窦的黏膜、牙和脑膜等，传导分布区的痛、温、触、压等一般躯体感觉冲动；其中枢突汇集成粗大的三叉神经感觉根，由脑桥基底部和小脑中脚交界处入脑，终于三叉神经脑桥核和三叉神经脊束核。②**特殊内脏运动纤维**，起于三叉神经运动核，组成细小的三叉神经运动根，由脑桥基底部与小脑中脚交界处出脑，行于感觉根的前内侧，加入下颌神经，支配咀嚼肌等。运动根内尚含有与三叉神经中脑核联系的一般躯体感觉纤维，传导咀嚼肌等的本体感觉冲动。

（一）眼神经

眼神经 ophthalmic nerve 为感觉神经，是 3 支中最细小的一支，向前穿入海绵窦外侧壁，行于动眼神经和滑车神经下方、展神经及颈内动脉的外侧，经眶上裂入眶内，分支分布于硬脑

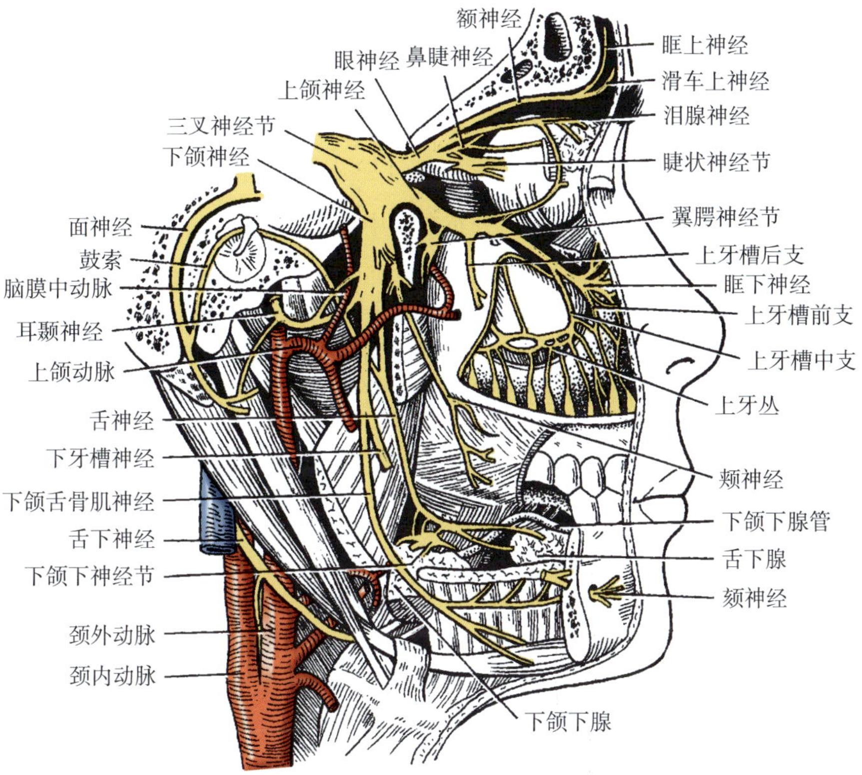

图 14-29　三叉神经（深层）

膜、眶、眼球、泪腺、结膜、部分鼻黏膜以及额顶区、上睑和鼻背的皮肤。眼神经的分支有：

1．**额神经** frontal nerve　较粗大，沿眶顶骨膜与上睑提肌上方前行，分为较粗大的眶上神经 supraorbital nerve 和较细小的**滑车上神经** supratrochlear nerve 等，分别经眶上孔（眶上切迹）和眶上缘内侧端、滑车上方出眶，分布于额顶、上睑和鼻背及内眦附近的皮肤。

2．**泪腺神经** lacrimal nerve　较细小，沿眶外侧壁、外直肌上缘行向前外，分布于泪腺和上睑、外眦附近的皮肤，传导泪腺和上睑的感觉。此支含有来源于面神经的副交感纤维，控制泪腺分泌。

3．**鼻睫神经** nasociliary nerve　经上直肌和视神经之间行向前内达眶内侧壁，分为滑车下神经和筛前、后神经等，分布于鼻背和眼睑的皮肤、泪囊、筛窦、鼻腔黏膜、硬脑膜。睫状长神经在眼球后方穿入眼球，分布在眼球以及结膜等处。

（二）上颌神经

上颌神经 maxillary nerve 为感觉神经，自三叉神经节发出后，水平向前，穿海绵窦外侧壁，经圆孔出颅至翼腭窝上部，再经眶下裂入眶，延续为眶下神经，最终出眶下孔至眶下区。分支分布于脑膜、睑裂与口裂之间的皮肤以及上颌牙与牙龈、上颌窦与鼻腔黏膜、口腔腭部和鼻咽部的黏膜等。上颌神经的主要分支有：

1．**眶下神经** infraorbital nerve　为上颌神经主干的终末支，向前经眶下裂入眶，再经眶下沟、眶下管出眶下孔分为数支，分布于下睑、鼻翼及上唇皮肤和黏膜。上颌部手术时，常在眶下孔进行阻滞麻醉。眶下神经在眶下管内发出上牙槽神经前、中支，分布于上颌尖牙、切牙及其附近牙龈。

2．**上牙槽神经** superior alveolar nerves　自上颌神经主干发出上牙槽神经，从上颌骨体的后方穿入骨质，与上牙中、前支在上颌骨内吻合形成上牙槽神经丛，由丛发出分支，分布于上颌窦、前磨牙、磨牙及其附近牙龈。

3．**翼腭神经** pterygopalatine nerves 为2~3条小支，在翼腭窝处自上颌神经主干发出后，向下连于翼腭神经节，在神经节内并不交换神经元，穿出神经节后分布于鼻、腭、咽部的黏膜。

4．**颧神经** zygomatic nerves 分支细小，从翼腭窝处分出，经眶下裂入眶后分为两终支，穿过眶外侧壁分布于颧、颞部皮肤。另其含有面神经的副交感神经节后纤维，与泪腺神经之间有交通支，如将其导入泪腺神经，可以调控泪腺分泌。

此外上颌神经出颅前还发出脑膜支，分布在颅中窝和小脑幕。

（三）下颌神经

下颌神经 mandibular nerve 为混合性神经（图14-29，图14-30），是三叉神经三大分支中最粗大的一支，含一般躯体感觉纤维和特殊内脏运动纤维。自三叉神经节发出后，向下经卵圆孔出颅至颞下窝，在翼外肌深面分为前、后2干。前干细小，以运动纤维为主，发出数条肌支支配咀嚼肌、鼓膜张肌和腭帆张肌等，发出一支感觉支颊神经至颊区；后干粗大，以感觉纤维为主，分支分布于硬脑膜、下颌牙及牙龈、舌前2/3及口腔底的黏膜、耳颞区及口裂以下的皮肤，发出细小的肌支支配下颌舌骨肌和二腹肌前腹等。下颌神经的主要分支有：

1．**耳颞神经** auriculotemporal nerve 与颞浅动脉伴行，以两根同起自后干，夹持脑膜中动脉，向后合成一干，经下颌关节后方折转向上，穿腮腺上行，分支分布于耳屏、外耳道及颞区的皮肤，并有分支至腮腺。此支含有来源于舌咽神经的副交感纤维，控制腮腺分泌。

2．**舌神经** lingual nerve 自下颌神经分出后，在下颌支内面下行，沿舌骨舌肌外侧呈弓形转向前内，越过下颌下腺上方，达口底黏膜深面。分支分布于口底及舌前2/3的黏膜，传导一般躯体感觉冲动。在舌神经行程中尚接受来自面神经的鼓索（含有味觉纤维和副交感纤维两种成分），鼓索的味觉纤维传导舌前2/3的味觉冲动，副交感纤维在舌神经途经下颌下腺时，离开舌神经，向下至下颌下神经节，交换神经元后，节后纤维至下颌下腺和舌下腺，控制腺体的分泌。

3．**下牙槽神经** inferior alveolar nerve 为混合性神经，在舌神经后方与其并行向下，经下颌孔入下颌管，在管内分支构成下牙槽丛，分支分布于下颌牙和牙龈，其终支自颏孔穿出，称

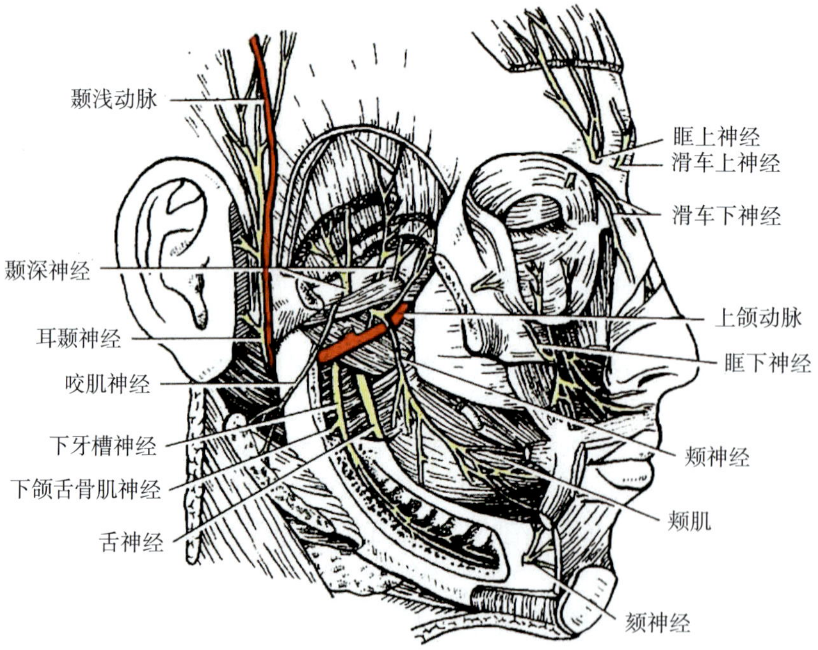

图14-30 三叉神经（浅层）

颏神经，分支分布于颏部及下唇的皮肤和黏膜。下牙槽神经中的运动纤维，在其入下颌孔前分出，形成下颌舌骨肌神经，行向前下支配下颌舌骨肌和二腹肌前腹。

4．**颊神经** buccal nerve　自下颌神经分出后，沿颊肌表面前行，并贯穿此肌，分布于颊部皮肤和黏膜。

5．**咀嚼肌神经** nerves for muscles of mastication　属特殊内脏运动神经，下颌神经中的大部分运动纤维在该神经穿过卵圆孔下降至颞下窝后，即离开下颌神经干形成短的神经分支，包括咬肌神经、颞深神经、翼内肌神经和翼外肌神经，支配全部咀嚼肌。

三叉神经在头、面部皮肤的分布范围，大致以眼裂和口裂为界（图 14-31）。眼神经分布于鼻背中部、睑裂以上至矢状缝中点外侧区域的皮肤；上颌神经分布于鼻背外侧，睑裂与口裂之间，向后上至翼点处的狭长区域的皮肤；下颌神经分布于口裂与下颌底之间，向后上至耳前上方一带的皮肤。

当一侧三叉神经周围性完全损伤时，出现的感觉障碍为同侧面部皮肤及口腔、鼻腔黏膜感觉丧失，角膜反射消失；运动障碍为患侧咀嚼肌瘫痪，张口时下颌偏向患侧，闭口时患侧咬合无力。临床常见的三叉神经痛可波及整个三叉神经或某一分支的分布范围，可发生在三叉神经任何一支，疼痛部位和范围与受累的三叉神经或某支分布区一致，压迫三叉神经终支穿出处—眶上孔、眶下孔、颏孔，可诱发患支分布区的疼痛发作。

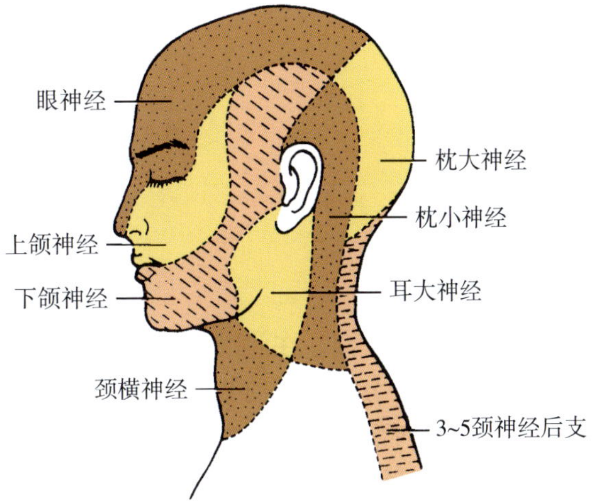

图 14-31　三叉神经皮支分布区

六、展神经

展神经 abducent nerve（见图 14-27）由一般躯体运动纤维构成。起于脑桥的展神经核，自延髓脑桥沟中点的两侧出脑，前行至颞骨岩部尖端，经海绵窦及眶上裂入眶，支配外直肌。

展神经损伤后可致外直肌瘫痪，患侧眼球不能转向外侧，产生内斜视。

七、面神经

面神经 facial nerve（图 14-32，图 14-33）含有 4 种纤维成分：①**特殊内脏运动纤维**，起于脑桥的面神经核，主要支配面肌的运动；②**一般内脏运动纤维**，属副交感节前纤维，起于脑桥的上泌涎核，终于相应副交感神经节，节后纤维分布于泪腺、下颌下腺、舌下腺及腭与鼻腔黏膜腺，控制这些腺体的分泌；③**特殊内脏感觉纤维即味觉纤维**，其神经元的胞体位于面神经管起始部弯曲处膨大的膝状神经节，神经元的周围突分布于舌前 2/3 味蕾，中枢突入脑终止于延髓的孤束核；④**一般躯体感觉纤维**传导耳部皮肤的躯体感觉和面肌的本体感觉。

面神经由较大的运动根和较小的中间神经 2 个根组成。运动根由特殊内脏运动纤维构成，**中间神经** intermediate nerve 属混合神经，含有副交感纤维和味觉纤维，2 个根自延髓脑桥沟外侧部出脑后入内耳门合成一干，穿过内耳道底进入面神经管，先水平走行后垂直下行由茎乳孔出颅，转向前穿过腮腺至面部。面神经在管内转折处形成膨大的膝状神经节。面神经走行途中发出较多分支，部位主要集中在面神经管内和腮腺实质内，分别称为面神经管内的分支和颅外的分支。

（一）面神经管内的分支

1．**鼓索** chorda tympani（图 14-33）　为面神经的重要分支，含一般内脏运动纤维及特殊内脏感觉纤维。在面神经出茎乳孔前约 6mm 处发出鼓索，经鼓室后壁入鼓室，沿鼓膜内面前

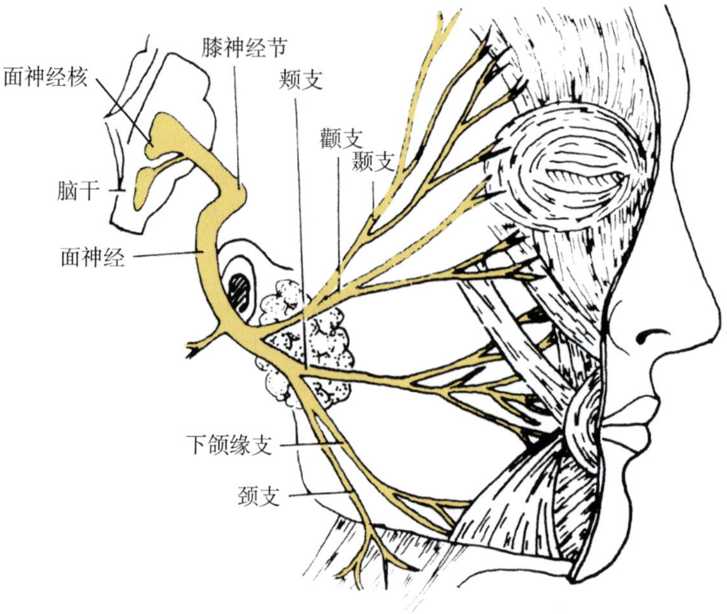

图 14-32 面神经

行穿岩鼓裂至颞下窝，在此以锐角从后方并入舌神经，并随其走行分布。其中特殊内脏感觉纤维即味觉纤维，分布于舌前 2/3 的味蕾，传导分布区的味觉；一般内脏运动纤维即副交感节前纤维在下颌下神经节内交换神经元，其节后纤维分布于下颌下腺和舌下腺，支配其分泌活动。

2．**岩大神经** greater petrosal nerve 又称**岩浅大神经**，含一般内脏运动纤维。自膝状神经节处分出后离开面神经管，从颞骨岩部尖端穿出，经破裂孔出颅，在此处与来自颈内动脉交感丛的岩深神经合为翼管神经。向前进入翼腭神经节，在神经节内换神经元，其节后纤维随神经节的一些分支及三叉神经的泪腺神经分布于泪腺及鼻、腭部黏膜的腺体，支配其分泌活动。

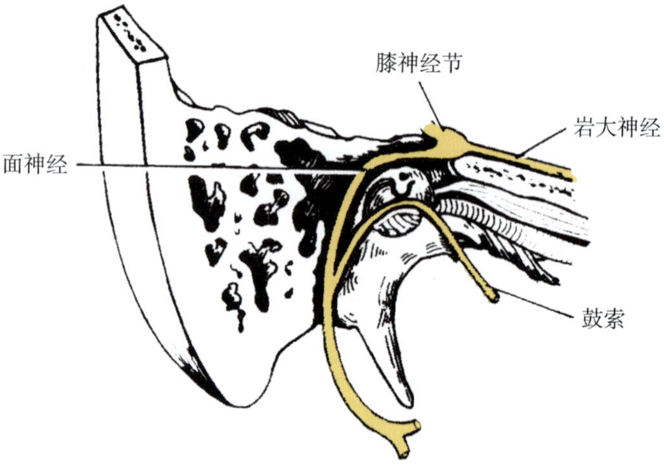

图 14-33 面神经管内段

3．**镫骨肌神经** stapedial nerve 自面神经管下行段上部发出，行向前支配镫骨肌。

（二）颅外分支

面神经出茎乳孔后，发出一些细小分支支配额肌枕腹、二腹肌后腹、茎突舌骨肌和耳周围肌；其主干前行进入腮腺实质，在腮腺内分为数支并交织成丛，由丛发出颞支、颧支、颊支、下颌缘支、颈支 5 组分支（图 14-32），分别由腮腺的上缘、前缘和下端穿出，呈扇形分布，支配面肌及颈阔肌等。

1．**颞支** temporal branches 常为 3 支，自腮腺上缘发出，支配额肌和眼轮匝肌等。

2．**颧支** zygomatic branches 3～4 支，自腮腺前缘上方发出，支配眼轮匝肌和颧肌等。

3．**颊支** buccal branches 3～4 支，自腮腺管的上、下方发出，支配颊肌、口轮匝肌和其他口周围肌。

4. **下颌缘支** marginal mandibular branch　自腮腺前缘的下方发出，沿下颌缘向前至下唇诸肌。

5. **颈支** cervical branch　由腮腺下端近下颌角处穿出，行向前下，在下颌角附近至颈阔肌深面，支配该肌。

（三）与面神经相关的副交感神经节

1. **翼腭神经节** pterygopalatine ganglion（图 14-34）　又称**蝶腭神经节**，位于翼腭窝内，连于上颌神经下方，此神经节为三角形或多角形的扁平小体，大小为 4.19mm × 3.74mm。来自面神经的内脏运动纤维在此节内换神经元，其节后纤维分布于泪腺及鼻腭部黏膜的腺体，支配其分泌活动。有 3 个根进入此神经节。①**副交感根**：来自面神经的岩大神经，在神经节内交换神经元；②**交感根**：来自颈内动脉交感丛发出的岩深神经，仅通过此神经节；③**感觉根**：来自上颌神经的分支翼腭神经。翼腭神经节发出数支分支分布于泪腺、腭及鼻腔黏膜腺体，控制腺体的分泌及传导一般感觉冲动。

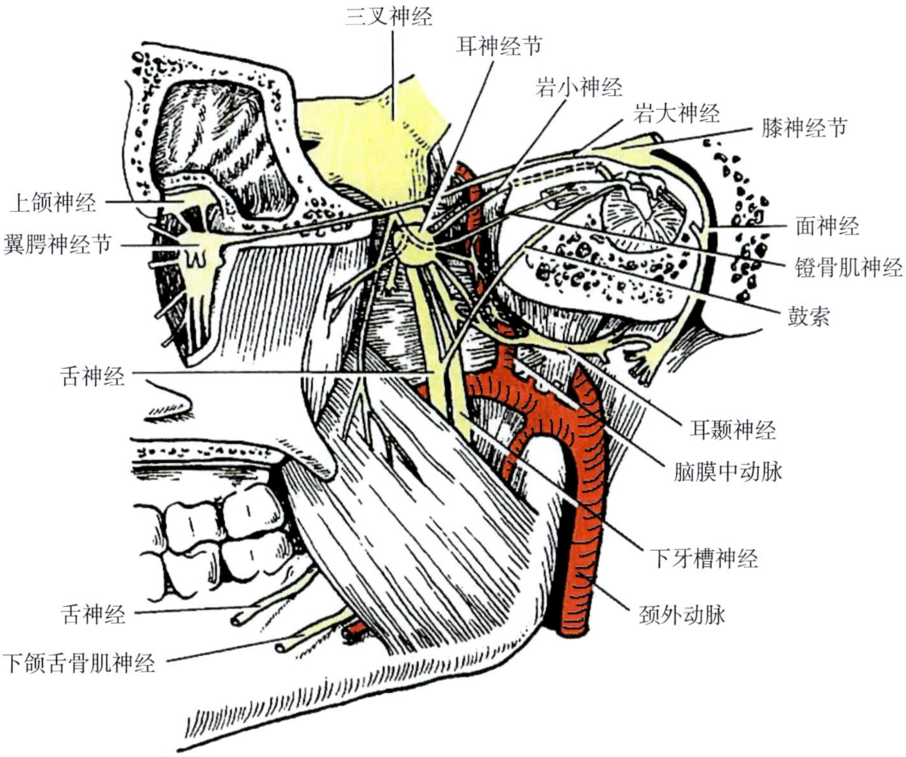

图 14-34　翼腭神经节和耳神经节

2. **下颌下神经节** submandibular ganglion（见图 14-29）　位于下颌下腺与舌神经之间，呈椭圆形或圆形，有 3 个根进入此神经节。①**副交感根**：来自面神经的鼓索，随舌神经到达此神经节交换神经元；②**交感根**：来自面动脉的交感丛；③**感觉根**：来自舌神经。由此神经节发出分支至下颌下腺和舌下腺，管理腺体的分泌和传导一般感觉。

面神经行程长，与鼓室、鼓膜、乳突和腮腺等结构有密切的关系。面神经的损伤易发生在脑桥小脑角处、面神经管内和腮腺区。因损害部位不同，可出现不同的临床表现：①面神经管外损伤，主要是患侧面肌瘫痪，表现为患侧额纹消失、不能闭眼、不能皱眉、鼻唇沟变浅、口角歪向健侧、不能鼓腮、说话时唾液自口角流出、角膜反射消失；②面神经管内损害，除上述表现外，还可能出现听觉过敏（镫骨肌瘫痪)、角膜干燥（泪腺分泌障碍)、舌前部味觉丧失、泌涎障碍等。若在面神经管内发出岩大神经以后损伤，其临床症状有面肌瘫痪、味觉丧失和泌涎障碍，而无泌泪障碍；若在面神经管垂直段发出鼓索以后损伤，仅表现为患侧面肌瘫痪或受损支分布肌瘫痪，不伴有泌泪与泌涎障碍及听觉过敏等症状。

八、前庭蜗神经

前庭蜗神经 vestibulocochlear nerve 又称**位听神经**（图 14-35）含特殊躯体感觉纤维，由前庭神经和蜗神经组成。前庭蜗神经与面神经共同经内耳门入颅后窝，于延髓脑桥沟外侧部、紧邻面神经外侧入脑。

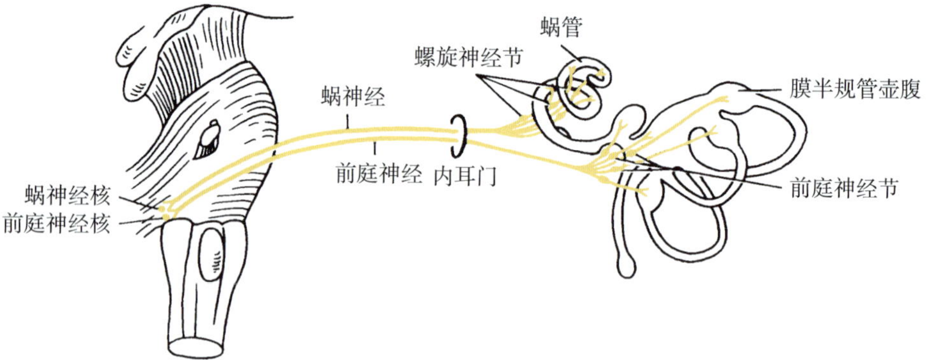

图 14-35 前庭蜗神经

（一）前庭神经

前庭神经 vestibular nerve 传导平衡觉。**前庭神经节** vestibular ganglion 位于内耳道底部，由双极神经元胞体聚集而成，其周围突穿过内耳道底，分布于内耳的椭圆囊斑、球囊斑和壶腹嵴等平衡觉感受器的毛细胞，中枢突组成前庭神经与蜗神经伴行，经内耳道、内耳门、延髓脑桥沟外侧端入脑。终止于前庭神经核群和小脑绒球小结叶等部。

（二）蜗神经

蜗神经 cochlear nerve 传导听觉。**蜗神经节** cochlear ganglion（螺旋神经节）位于耳蜗的蜗轴内，由双极神经元胞体聚集而成，其周围突分布于内耳螺旋器（Corti 器）的毛细胞，中枢突组成蜗神经，穿内耳道底至内耳道，伴随前庭神经入脑，终止于蜗神经腹侧、背侧核。

前庭蜗神经损伤，表现为伤侧耳聋和平衡功能障碍。在颅中窝合并内耳道骨折时，前庭蜗神经可与面神经一起发生断裂，产生永久性耳聋；如前庭神经被挫伤或被血肿、炎症渗出物压迫，可能产生暂时性耳聋。脑桥小脑三角处的肿瘤，可以压迫前庭蜗神经及面神经。如发生轻微损伤，可以刺激前庭，出现眩晕和眼球震颤等症状。

九、舌咽神经

舌咽神经 glossopharyngeal nerve（图 14-36）含有 5 种纤维成分，是脑神经中纤维成分最多的一对神经：①**特殊内脏运动纤维**，起于疑核，支配茎突咽肌；②**一般内脏运动纤维**，属副交感节前纤维，起于延髓的下泌涎核，在耳神经节交换神经元后，其节后纤维控制腮腺的分泌；③**一般内脏感觉纤维**，其神经元的胞体位于下神经节，神经元的周围突分布于舌后 1/3、咽、咽鼓管、鼓室等处的黏膜以及颈动脉窦和颈动脉小球等处，中枢突入脑终于孤束核，传导一般内脏感觉；④**特殊内脏感觉纤维**，即味觉纤维，其神经元的胞体也位于下神经节，神经元的周围突分布于舌后 1/3 的味蕾，中枢突入脑终于孤束核，传导味觉冲动；⑤**一般躯体感觉纤

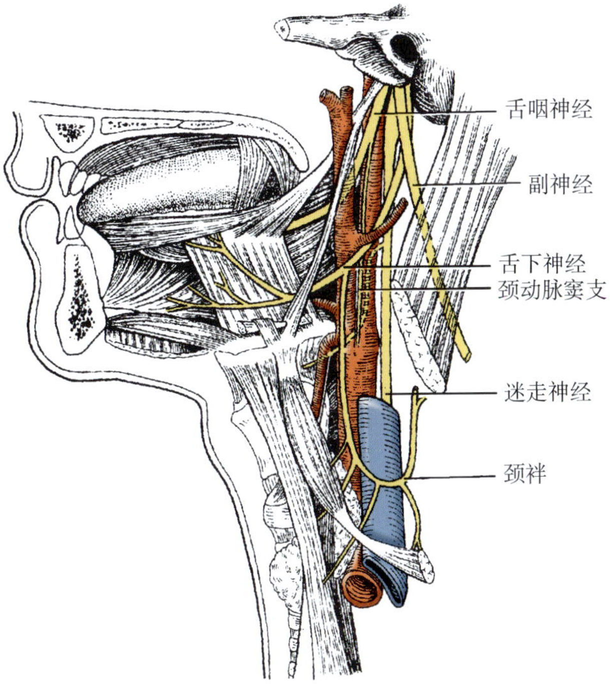

图 14-36　舌咽神经和舌下神经

维，其神经元的胞体位于上神经节，神经元的周围突分布于耳后皮肤，中枢突入脑后终于三叉神经脊束核。

舌咽神经的根丝于延髓橄榄后沟上部连于脑，与迷走神经和副神经三者共同穿颈静脉孔出入颅。在孔内神经干上有膨大的**上神经节** superior ganglion，出孔时又形成一稍大的**下神经节** inferior ganglion。舌咽神经出颅后，先在颈内动、静脉之间下行，然后呈弓形向前经舌骨舌肌内侧达舌根。其主要分支如下：

（一）舌支

舌支 lingual branch 为舌咽神经的终支，含一般内脏感觉和特殊内脏感觉（味觉）两种纤维成分，向前下经舌骨舌肌深面，分支分布于舌后 1/3 的黏膜与味蕾，传导舌后 1/3 黏膜的一般感觉和味觉。

（二）咽支

咽支 pharyngeal branches 有 3～4 条细支，在咽后侧壁的外膜内与迷走神经和交感神经的咽支共同形成咽丛，分布于咽壁各层，主要传导咽壁的感觉冲动。

（三）颈动脉窦支

颈动脉窦支 carotid sinus branch 有 1～2 支，属感觉支，在颈静脉孔下方发出，沿颈内动脉壁前方下降，分布于颈动脉窦和颈动脉小球，将血压和血液中二氧化碳浓度变化的信息传入中枢，反射性调节血压和呼吸。

（四）鼓室神经

鼓室神经 tympanic nerve 起自舌咽神经的下神经节，返向前上方，穿经颞骨岩部下面、颈静脉孔前方至鼓室内，与交感神经纤维共同形成鼓室丛，由丛分支分布于鼓室、乳突小房、咽鼓管的黏膜，传导一般内脏感觉冲动。鼓室神经的终支为**岩小神经** lesser petrosal nerve，含来自下泌涎核的副交感神经节前纤维，出鼓室后在耳神经节内交换神经元，节后纤维随耳颞神经分布于腮腺，控制腮腺的分泌。

耳神经节 otic ganglion（见图 14-34）为副交感神经节，位于卵圆孔下方，下颌神经内侧，为扁卵圆形的小体，有 4 个根进入此神经节。①**副交感根**：来自岩小神经，在神经节内交换神经元，其节后纤维经耳颞神经至腮腺，支配腮腺的分泌；②**交感根**：来自脑膜中动脉交感丛；③**运动根**：来自下颌神经，为特殊内脏运动纤维，支配鼓膜张肌和腭帆张肌；④**感觉根**：来自耳颞神经，传导腮腺的一般感觉冲动。

一侧舌咽神经损害时，可出现患侧舌后 1/3 味觉丧失和舌根与咽峡区痛觉障碍，以及患侧咽肌肌力减弱，一般不出现咽反射和吞咽反射障碍。

十、迷走神经

迷走神经 vagus nerve（图 14-37）是行程最长、分布最广的脑神经，含有 4 种纤维成分：①**一般内脏运动纤维**，属副交感节前纤维，起于延髓的迷走神经背核，至脏器周围或器官内的副交感神经节交换神经元后，其节后纤维分布于颈、胸和腹腔的脏器，控制平滑肌、心肌和腺体的活动；②**一般内脏感觉纤维**，其胞体位于迷走神经的下神经节内，神经元的周围突伴随一般内脏运动纤维，分布于颈部和胸、腹腔内的脏器，中枢突终于延髓的孤束核，传导一般内脏感觉；③**特殊内脏运动纤维**，起于延髓的疑核，支配咽喉肌；④**一般躯体感觉纤维**，其胞体位于迷走神经的上神经节内，神经元的周围突主要分布于耳郭和外耳道的皮肤与硬膜，中枢突终于三叉神经脊束核，传导一般感觉。

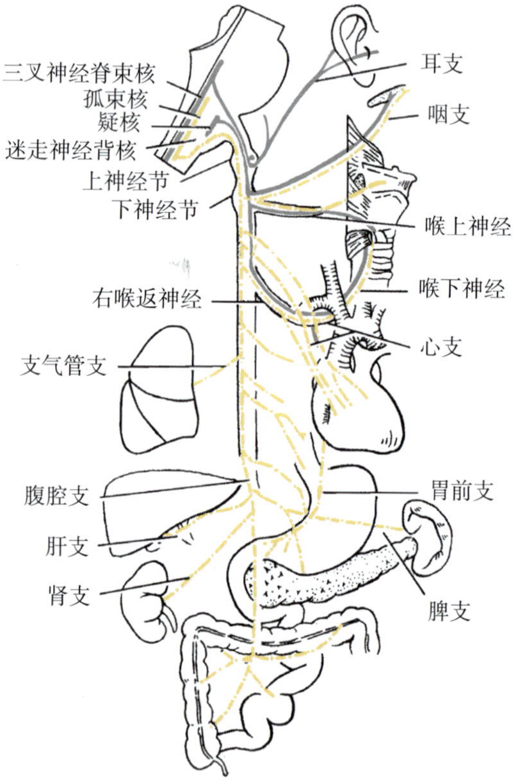

图 14-37 迷走神经分布

迷走神经根丝自延髓的橄榄后沟中部出脑，经颈静脉孔出颅，在邻颈静脉孔的上和下方各有一膨大，分别称上、下神经节。迷走神经干在颈部，位于颈动脉鞘内，在颈内静脉与颈内动脉（颈动脉鞘上段）或颈总动脉（颈动脉鞘下段）之间的后方下行至颈根部（图 14-36），经胸廓上口入胸腔。在胸腔内，左、右迷走神经的行程有所差异，左侧迷走神经（图 14-38）在左颈总动脉与左锁骨下动脉之间下行，越过主动脉弓前方，经左肺根后方至食管前面向下，与交感神经的分支吻合、交织构成左肺丛和食管前丛，再转至食管下端前面延续为迷走神经前干；右迷走神经（图 14-39）先经右锁骨下动、静脉之间，沿气管右侧下降，继在肺根后方转至食管后面，与交感神经的分支吻合、交织构成右肺丛和食管后丛，向下延续为迷走神经后干。迷走神经前、后干再向下随食管一起穿膈的食管裂孔进入腹腔。

（一）颈部的分支

1．**喉上神经** superior laryngeal nerve（图 14-38，图 14-39） 发自下神经节，沿颈内动脉内侧下行，于舌骨大角处分为喉内、外 2 支，喉外支支配环甲肌；喉内支伴喉上动脉穿过甲状舌骨膜入喉，分布于声门裂以上的喉黏膜以及会厌和舌根等处，传导分布区的一般内脏感觉冲动。

2．颈心支 有上、下 2 支，发自下神经节下方的迷走神经干，在喉与气管两侧下行入胸腔，至主动脉弓的下方和气管杈的前面与交感神经的心支共同构成心丛。由心丛分支分布于心传导系、心肌和冠状动脉。其中心上支的一支称减压神经或主动脉神经，分布于主动脉弓壁内的压力感受器和化学感觉器。

3．耳支 发自上神经节，向后外至耳郭后面和外耳道的皮肤，传导此区的一般感觉。

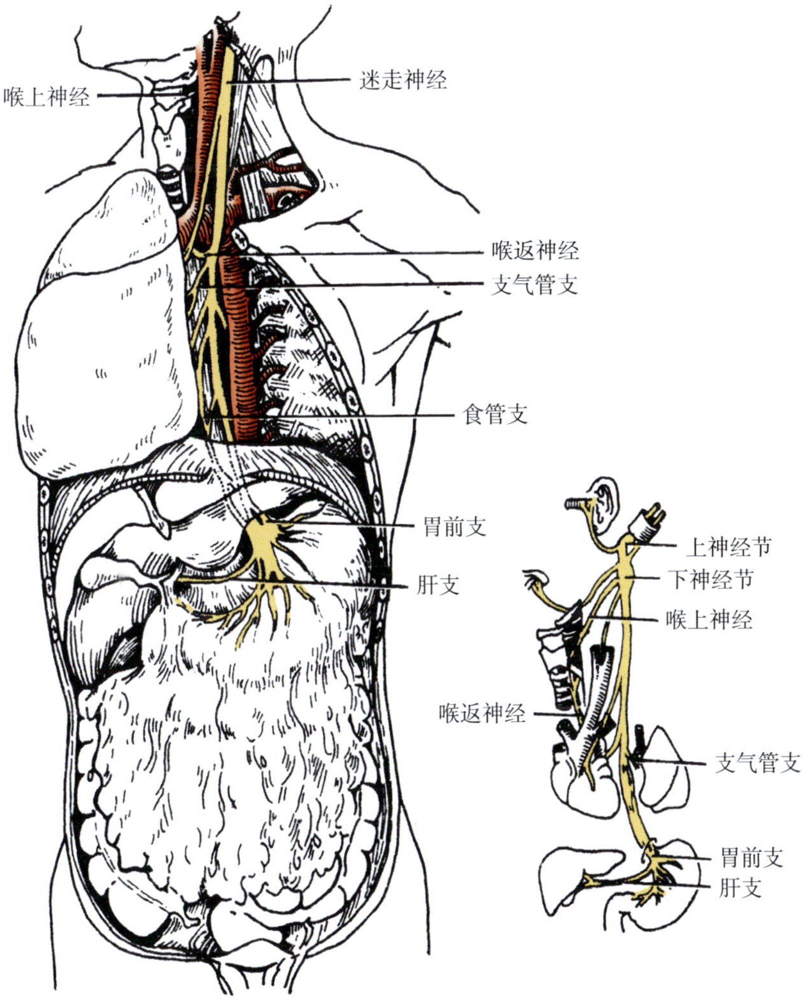

图 14-38 迷走神经（左侧）

4．咽支 发自下神经节，至咽后壁与舌咽神经和交感神经的咽支共同构成咽丛，管理咽缩肌和软腭肌的活动以及咽黏膜的感觉。

5．脑膜支 发自上神经节，向上返回颅内，分布于颅后窝的硬脑膜。

（二）胸部的分支

1．**喉返神经** recurrent laryngeal nerve（图 14-38，图 14-39） 左、右喉返神经均由迷走神经在胸部发出后返回至颈部，但两者绕过的结构各不相同。左喉返神经在左迷走神经越过主动脉弓前方处发出，向下后绕主动脉弓下方，由主动脉弓后方向上返回颈部；右喉返神经在右迷走神经跨过右锁骨下动脉前方处发出，向后下勾绕右锁骨下动脉，经右锁骨下动脉的下后方斜向内上，返回颈部。在颈部，两侧的喉返神经均沿气管与食管之间的沟内上行，至甲状腺侧叶的深面、环甲关节的后方进入喉内。喉返神经在环甲关节以上的部分改称**喉下神经** inferior laryngeal nerve。喉返神经分为数支分布于喉，其运动纤维支配除环甲肌以外的所有喉肌，感觉纤维分布于声门裂以下的喉黏膜。喉返神经在勾绕主动脉弓或右锁骨下动脉的下方处尚发出心支、支气管支和食管支，分别参与心丛、肺丛和食管丛的构成。

喉返神经是喉肌的重要运动神经，在其入喉前，与甲状腺下动脉的终支关系密切，两者相互交叉。喉返神经可经该动脉终支的分支之间（多数）、动脉终支的后方（次之）或动脉终支

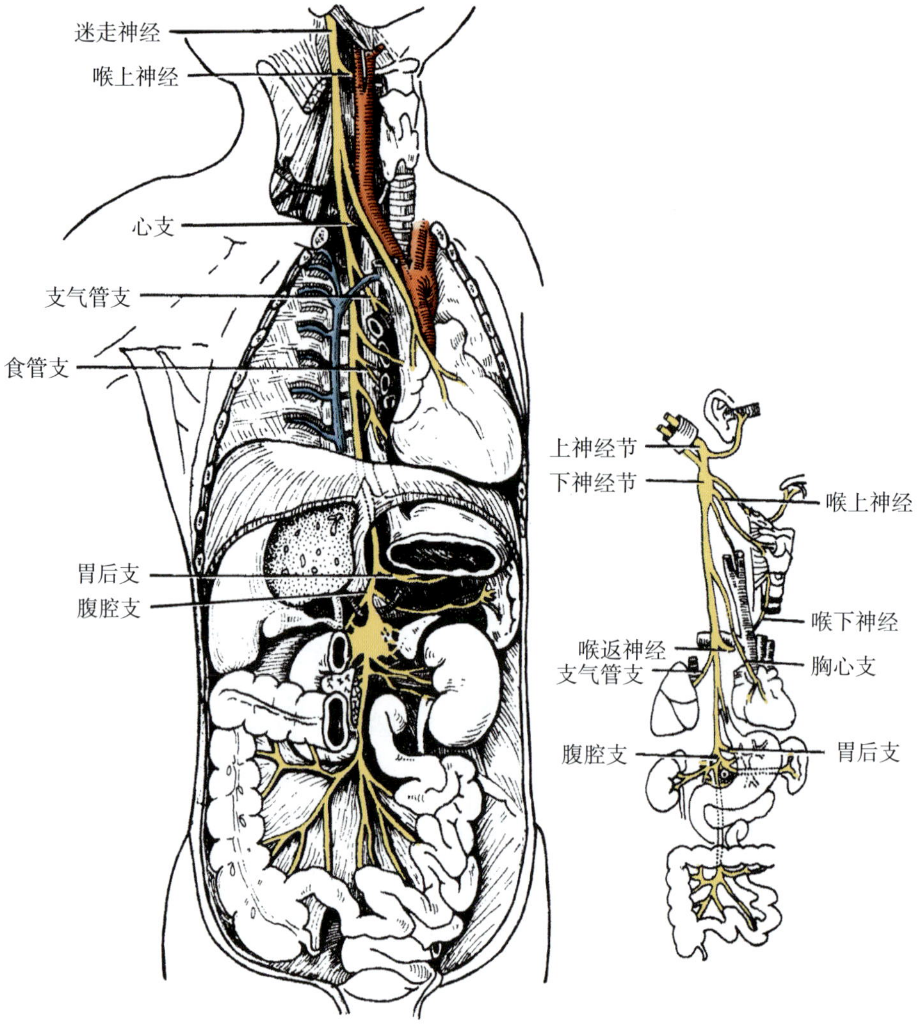

图 14-39 迷走神经（右侧）

的前方（较少）。在甲状腺手术结扎或钳夹甲状腺下动脉时，应注意避免损伤此神经。一侧喉返神经损伤时，患侧声带肌瘫痪，出现声音嘶哑；双侧喉返神经损伤，除环甲肌外的所有喉肌瘫痪，可导致声门关闭，引起呼吸困难，甚至窒息。

2．支气管支 bronchial branches、食管支 esophageal branches、胸心支 thoracic cardiac branches 是迷走神经在胸部的细小分支，分别加入肺丛、食管丛和心丛。

（三）腹部的分支

1．胃前支 anterior gastric branches 和肝支 hepatic branches 为迷走神经前干的 2 个终支，在贲门附近分支，胃前支沿胃小弯分布于胃前壁，其终末支在胃小弯角切迹处以“鸦爪”形分布于幽门部前壁及十二指肠上部和胰头；肝支有 1～3 小支，参与肝丛的构成，随肝固有动脉分布于肝、胆囊和胆道。

2．胃后支 posterior gastric branches 和腹腔支 celiac branches 为迷走神经后干的 2 个终支，胃后支在贲门附近分支后，沿胃小弯深部行走，沿途分支分布于胃后壁，其终末支也以“鸦爪”形分布于幽门部后壁；腹腔支行向右与交感神经的分支围绕腹腔干的根部及其周围共同构成**腹腔丛** celiac plexus，此丛随腹腔干、肠系膜上动脉和肾动脉的分支分布于肝、脾、胰、肾及结肠左曲以上的消化管。

迷走神经分支多、范围广，为副交感神经中最重要的组成部分。如主干发生损伤后，内脏功能表现为脉速、心悸、恶心、呕吐、呼吸变深且慢，甚至可以导致窒息。

一侧迷走神经损伤时，可因患侧喉肌瘫痪、咽喉黏膜感觉障碍，而出现患侧咽反射和咳嗽反射消失，腭垂偏向一侧。临床表现为声音嘶哑、语言困难，吞咽障碍、呛咳等。双侧迷走神经损伤时，可影响心、肺、支气管感受器以及主动脉的压力和化学感受器，从而导致吞咽障碍以及心悸、心动过速、心律不齐、呼吸深慢、呼吸严重困难或窒息等。

十一、副神经

副神经 accessory nerve（图 14-40）含特殊内脏运动纤维，由颅根和脊髓根两根汇合而成。颅根含有起自延髓疑核的特殊内脏运动纤维，由延髓橄榄后沟下部、迷走神经根丝下方出脑；脊髓根的纤维起自脊髓颈段的副神经核，在脊神经前、后根之间出脊髓，此根向上经枕骨大孔入颅，在颈静脉孔处，颅根和脊髓根合成副神经干，经颈静脉孔出颅，出颅后再分为 2 支。来自颅根的纤维加入迷走神经，支配咽喉肌；来自脊髓根的纤维，经颈内动、静脉之间行向后外下方，由胸锁乳突肌的上部内侧分出一支进入该肌，再经胸锁乳突肌后缘上、中 1/3 交点附近浅出，斜向后下，于斜方肌前缘中、下 1/3 交点处至斜方肌深面，分支支配此两肌。副神经在上述位置表浅恒定，周围无重要结构，临床上可在此处获取部分副神经与面神经吻合用于治疗面肌瘫痪。

一侧副神经损伤，可因患侧胸锁乳突肌和斜方肌瘫痪，导致头不能向患侧屈，面不能转向健侧，患侧不能耸肩。颈静脉孔是舌咽神经、迷走神经与副神经穿过颅腔的共同通道，此处的病变常会累及上述神经，使其功能受损，出现“颈静脉孔综合征”。

十二、舌下神经

舌下神经 hypoglossal nerve（见图 14-36）由一般躯体运动纤维组成。起于延髓的舌下神经核，从延髓锥体与橄榄体之间的前外侧沟出脑，经舌下神经管出颅。出颅后在颈内动、静脉之间下行至舌骨上方，呈弓形弯向前内，沿舌骨舌肌外侧面前行，经下颌下腺上方与舌神经和下颌下腺管下方穿颏舌肌入舌，分支支配全部舌内肌和舌外肌。

一侧舌下神经损伤时，患侧舌肌瘫痪并萎缩，伸舌时，由于健侧颏舌肌牵拉舌根向健侧，故舌尖偏向患侧。

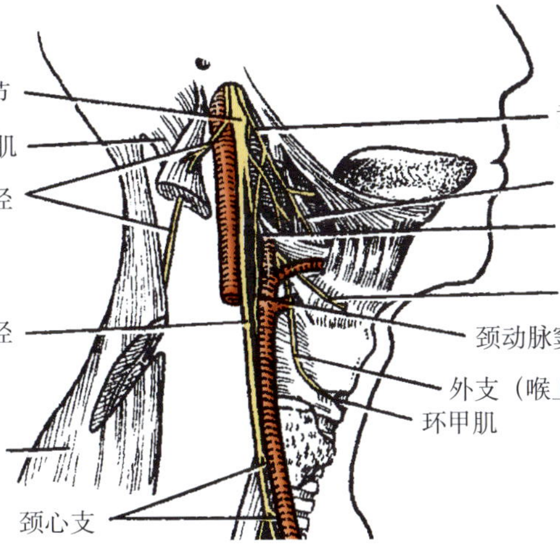

图 14-40　副神经

（郭开华）

院校风采：中山大学
中山医学院

案例分析

第三节 内脏神经系统

内脏神经系统 visceral nervous system 是神经系统的一个组成部分，主要分布于内脏、心血管平滑肌和腺体。内脏神经系统的中枢部位于脑和脊髓，自中枢部发出的内脏神经为周围部。内脏神经中的纤维成分可分为感觉和运动两类。内脏运动神经调节内脏、心血管的运动并控制腺体的分泌，这一功能似不受人的意志控制，故有人将内脏运动神经称为自主神经系统 autonomic nervous system，又因其主要是控制和调节动、植物都有的同化和异化、营养与分泌等共同的生命活动及功能，并不支配动物所特有的骨骼肌，因此，也有人将内脏运动神经称为植物神经系统 vegetative nervous system（因植物并没有神经，故这一名词在教科书中目前已多不采用）。内脏感觉神经的初级感觉神经元的胞体位于脑神经节和脊神经节内，周围突分布于内脏和心血管等处的内感受器，把感受到的刺激传递到各级中枢，也可到达大脑皮质，但内脏感觉大多模糊且难以定位。内脏神经系统的中枢接受内脏感觉神经传来的信息，经整合以后，再通过内脏运动神经调节控制各器官的功能，以保持机体的正常生命活动。

一、内脏运动神经

内脏运动神经 visceral motor nerve（图 14-41）为内脏神经系统的重要组成部分，接受大脑皮质和皮质下各级中枢的控制，支配平滑肌、心肌的运动及控制腺体分泌。内脏运动神经与躯体运动神经在功能上互相依存、互相协调、互相制约，以维持机体内环境的相对平衡。

内脏运动神经和躯体运动神经无论在形态结构还是在功能上，都有较大差别，现就两者在形态学上的差异做比较。

1．支配的器官不同　躯体运动神经支配骨骼肌，一般都受意志的控制；内脏运动神经支配平滑肌、心肌和腺体，一定程度上不受意志的控制。

2．纤维成分不同　躯体运动神经只有一种纤维成分；内脏运动神经则有交感和副交感两种纤维成分，且多数器官同时接受这两种纤维的双重支配。

3．神经元数目不同　躯体运动神经自低级中枢至骨骼肌只有一个神经元；内脏运动神经自低级中枢发出后，需在周围部的内脏运动神经节交换神经元，再由神经节内神经元胞体发出纤维到达效应器。即内脏运动神经自低级中枢至所支配的器官需经过两个神经元（肾上腺髓质例外，只需一个神经元）。第一个神经元称**节前神经元** preganglionic neuron，胞体位于脑干和脊髓内，其轴突称节前纤维；第二个神经元称**节后神经元** postganglionic neuron，胞体位于周围部的内脏神经节内，其轴突称节后纤维。节后神经元的数目较多，一个节前神经元可以和多个节后神经元构成突触（见图 14-42，图 14-43）。

4．纤维的粗细不同　躯体运动神经纤维一般是比较粗的有髓纤维，内脏运动神经纤维是薄髓（节前纤维）和无髓（节后纤维）的细纤维。

5．神经纤维分布形式不同　躯体运动神经以神经干的形式分布；内脏运动神经的节后纤维常攀附脏器或血管形成神经丛，再由神经丛分支至效应器（见图 14-44，图 14-45）。

根据形态、功能和药理的特点，内脏运动神经分为交感神经和副交感神经两部分，它们都有其各自的中枢部和周围部。

（一）交感神经

交感神经 sympathetic nerve 的低级中枢位于脊髓胸 1 ~ 腰 3 节段灰质侧角的中间外侧核（见图 14-42），节前纤维即从此核的细胞发出。故交感神经的中枢又称胸腰部。交感神经的周围部包括交感干、交感神经节以及由神经节发出的分支和交感神经丛。

1．交感神经节　根据所在的位置不同，分为椎旁神经节和椎前神经节两类。

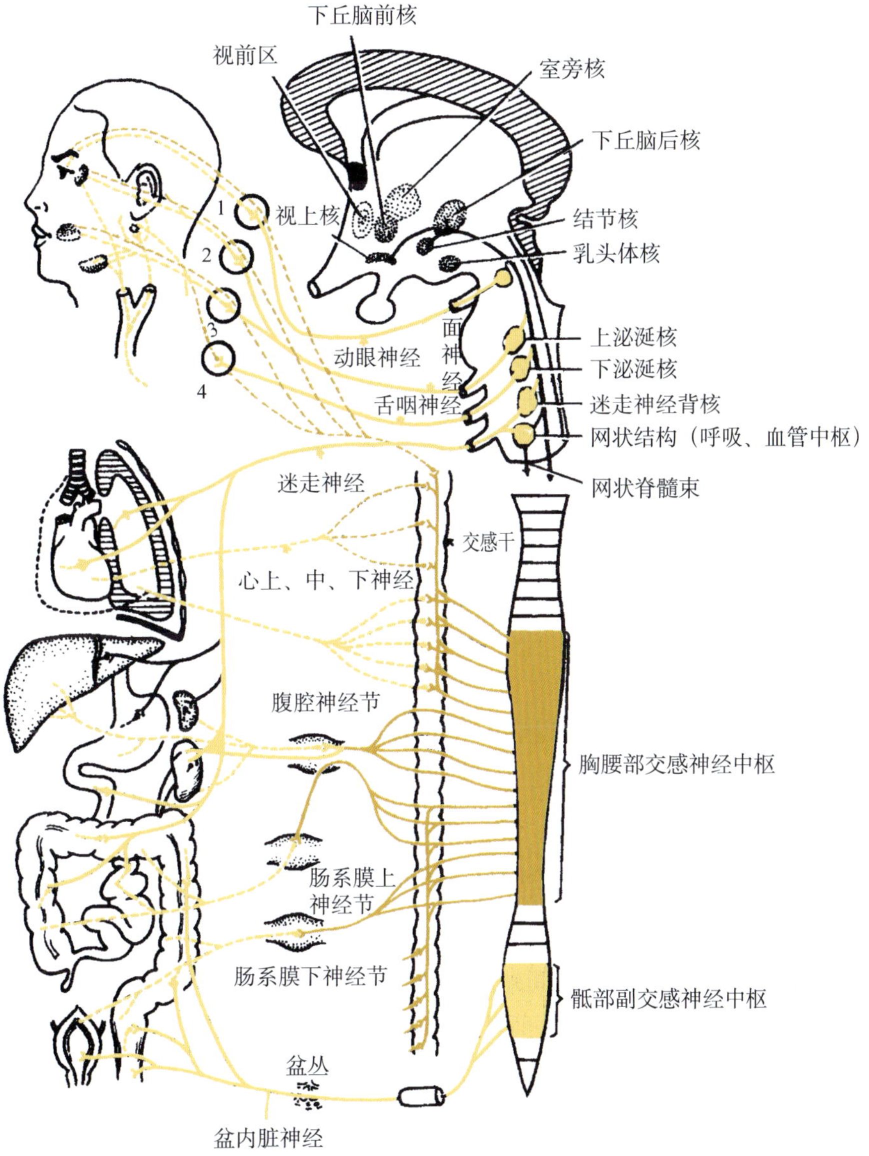

图 14-41　内脏运动神经模式图

（1）**椎旁神经节** paravertebral ganglia：又称**交感干神经节** ganglia of sympathetic trunk（图 14-43），位于脊柱两旁。每一侧的椎旁节借节间支 interganglionic branches 连成一条交感干 sympathetic trunk。交感干上端附于颅底外面，下端在第 3 尾椎前面，左、右干连于奇神经节。椎旁神经节在成人每侧有 19～24 个，其中颈部常为 3～4 个，胸部 11～12 个，腰部 3～4 个，骶部 2～3 个，尾部只有一个节（奇神经节）。

（2）**椎前神经节** prevertebral ganglia（图 14-43）：呈不规则的结节状团块，位于脊柱前方，包括腹腔神经节 celiac ganglia、主动脉肾神经节 aorticorenal ganglia、肠系膜上神经节 superior mesenteric ganglion 和肠系膜下神经节 inferior mesenteric ganglion 等，各神经节均位于同名动脉根部附近。

2．交感干与交通支　椎旁神经节借**交通支** communicating branch 与相应的脊神经相连接，交通支分**白交通支** white communicating branch 和**灰交通支** gray communicating branch（图 14-

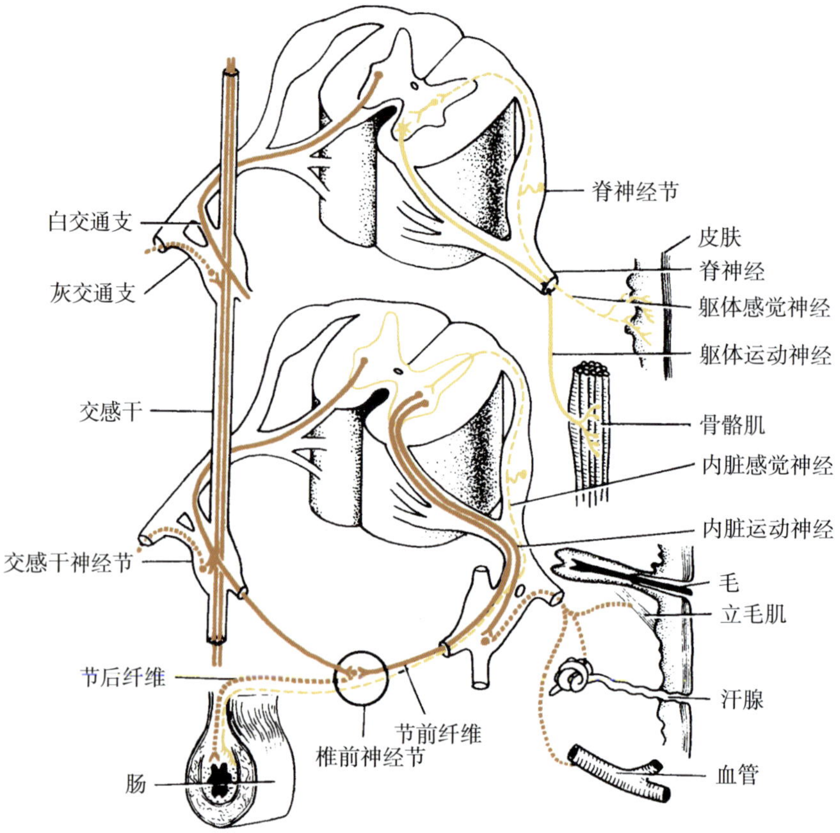

图 14-42 交感神经纤维走行模式图

42)。白交通支主要由脊髓灰质中间外侧核细胞发出的具有髓鞘的节前纤维组成，因髓鞘反光，色泽白亮，故称白交通支。由于节前神经元的胞体只存在于脊髓胸 1 ~ 腰 3 节段的灰质侧角，故白交通支也只见于相应节段脊神经前支与对应的椎旁神经节之间。灰交通支由椎旁神经节细胞发出的节后纤维组成，因多无髓鞘，色灰暗而称为灰交通支。它们分别从各个椎旁神经节连于 31 对脊神经前支。

交感神经的节前纤维由脊髓灰质中间外侧核发出，经脊神经前根、脊神经、白交通支进入交感干后，有 3 个去向（图 14-42）：①终止于相应的椎旁节，在此处交换神经元；②在交感干内上升或下降，然后终止于上方或下方的椎旁节。一般来自上胸段（胸 1 ~ 6）中间外侧核的节前纤维，在交感干内上升至颈部，在颈部椎旁节内交换神经元；中胸段者（胸 6 ~ 10）在交感干内上升或下降，至其他胸部交感神经节换神经元；下胸段和腰段者（胸 11 ~ 腰 3）则在交感干内下降，至腰骶部交感神经节交换神经元；③穿过椎旁节，至椎前神经节交换神经元。

交感神经的节后纤维分布也有 3 种去向（图 14-42）：①经灰交通支返回脊神经，随脊神经分支分布至头颈部、躯干和四肢的血管、汗腺和竖毛肌；②攀附动脉走行，在动脉外膜处形成神经丛（如颈内动脉丛、颈外动脉丛、腹腔丛、肠系膜上丛等），并随动脉分支分布到所支配的器官。③由交感神经节直接发出分支分布到所支配的脏器。

3．交感神经的分布概况 交感神经的分支在身体各部有其固定的走行和分布范围，现按部位概述如下。

（1）颈部：颈交感干位于颈血管鞘后方，颈椎横突的前方。一般每侧有 3 个交感神经节，分别称颈上、中、下神经节（图 14-43，图 14-44）。

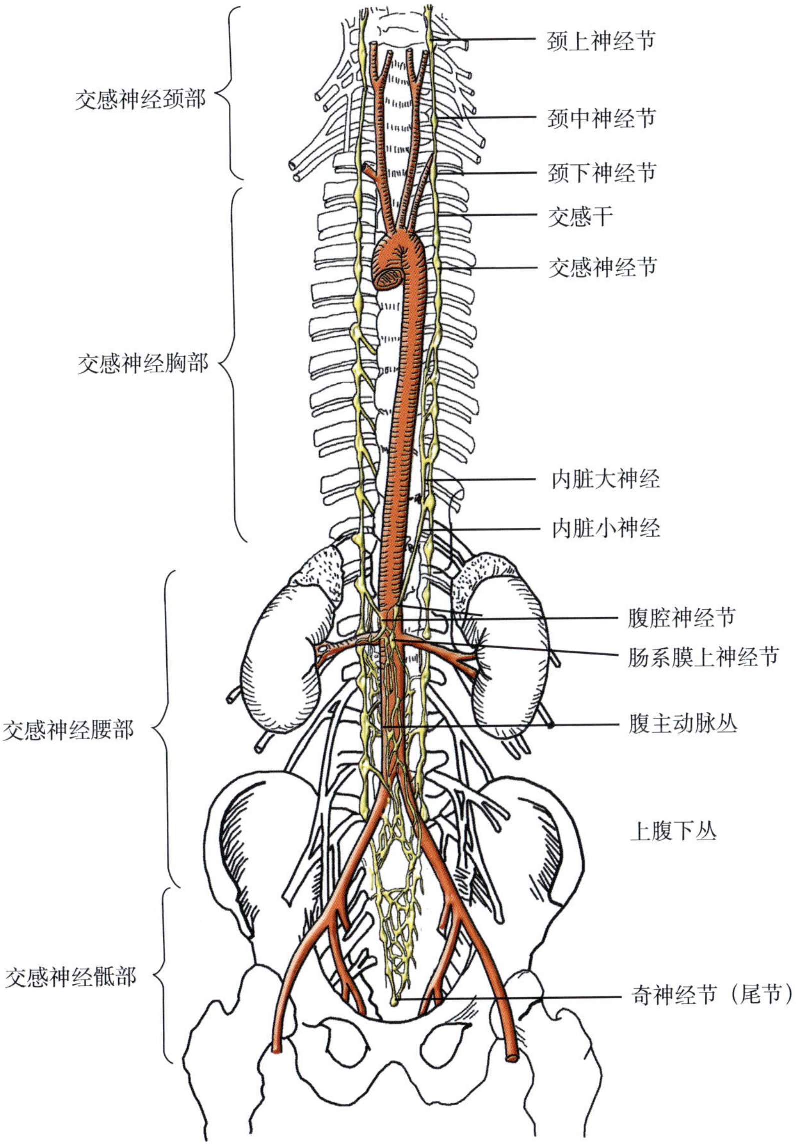

图 14-43　交感干、交感神经节和内脏神经丛

颈上神经节 superior cervical ganglion 最大，呈梭形，位于第 2～3 颈椎横突的前方；颈中神经节 middle cervical ganglion 最小，出现率为 87%，通常位于第 6 颈椎横突处；颈下神经节 inferior cervical ganglion 位于第 7 颈椎横突根部的前方，椎动脉起始处的后方，常与第 1 胸交感神经节合并成颈胸神经节 cervicothoracic ganglion（又称**星状神经节** stellate ganglion）。

颈部交感神经节发出的节后纤维的分布，可概括如下：

1）经灰交通支连于 8 对颈神经，并随神经分支分布至头颈和上肢的血管、汗腺、竖毛肌。

2）由神经节发出分支至邻近的动脉，形成颈内动脉丛、颈外动脉丛、锁骨下动脉丛和椎动脉丛，随这些动脉的分支分布于头颈和上肢的平滑肌及腺体，如泪腺、唾液腺、口腔和鼻腔黏膜内腺体、甲状腺、瞳孔开大肌、竖毛肌和血管等。

3）自神经节发出咽支，直接进入咽壁，与迷走神经、舌咽神经的咽支共同组成咽丛。

4）颈上、中、下神经节分别发出颈上、颈中、颈下心神经，下行进入胸腔，加入心丛（图 14-44）。

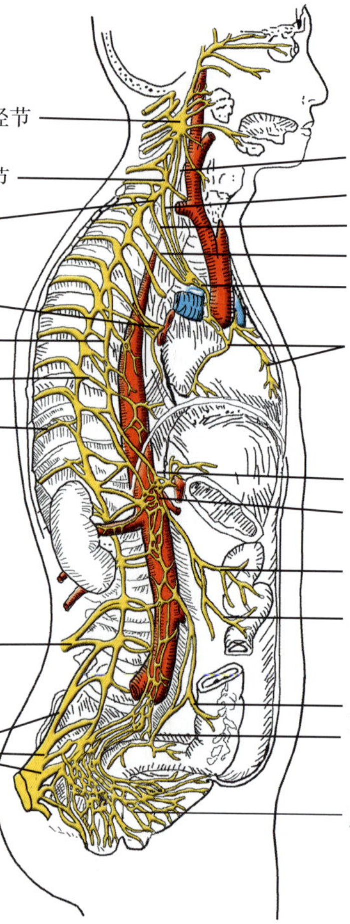

图 14-44 右交感干与内脏神经丛

（2）胸部：胸交感干位于肋头的前方，每侧有 10～12 个胸神经节 thoracic ganglia（图 14-43，图 14-44）。胸交感干的分支有：

1）节后纤维经灰交通支进入 12 对胸神经，并随其分布于胸、腹壁的血管、汗腺、竖毛肌。

2）上 5 对胸交感干神经节发出的节后纤维，加入心丛、肺丛、食管丛和胸主动脉丛。

3）部分节前纤维穿过第 6～9 胸交感干神经节，在胸椎的前外侧面合成**内脏大神经** greater splanchnic nerve，向前下方穿过膈脚，主要终止于腹腔神经节和肠系膜上神经节。

4）部分节前纤维穿过第 10～12 胸交感干神经节，组成内脏小神经 lesser splanchnic nerve，穿膈脚入腹腔，主要终止于主动脉肾节。

5）部分节前纤维穿过第 12 胸交感干神经节组成内脏最下神经，此神经不经常存在，穿膈脚入腹腔，加入肾神经丛。

由腹腔节、肠系膜上神经节、主动脉肾节等发出的节后纤维，分布至肝、脾、肾及胃至结肠左曲的消化管。

（3）腰部：腰交感干位于腰椎体的前外侧，腰大肌的内侧缘，通常有 3～4 对腰神经节 lumbar ganglia（图 14-43，图 14-44）。腰交感干发出的分支有：

1）节后纤维经灰交通支进入 5 对腰神经，并随神经分布至下肢的血管、汗腺和竖毛肌。

2）部分节前纤维穿过腰交感神经节组成腰内脏神经 lumbar splanchnic nerve，止于肠系膜下神经节，节后纤维分布至结肠左曲以下的消化管和盆腔脏器，并有纤维伴随血管分布至下肢。当下肢血管痉挛时，可手术切除腰交感干以获得缓解。

（4）骶、尾部：骶交感干位于骶骨前面，骶前孔内侧，有 2～3 对骶神经节 sacral ganglia；尾交感干由 1 个**奇神经节** ganglion impar 及其分支构成（图 14-43）。骶、尾部交感干的分支有：

1）节后纤维经灰交通支连于骶、尾神经，分布于下肢及会阴部的血管、汗腺和竖毛肌。

2）发出一些小支加入盆丛，分布于盆腔脏器。

（二）副交感神经

副交感神经 parasympathetic nerve 的低级中枢位于脑干的副交感神经核（一般内脏运动核）和脊髓骶 2～4 节段灰质的骶副交感核。副交感的周围部包括：自副交感核发出的节前纤维、副交感神经节（又称器官旁节或器官内节）和由神经节发出的节后纤维。颅部的副交感神经节（器官旁节）较大，肉眼可见，共有 4 对，分别是：睫状神经节、翼腭神经节、耳神经节和下颌下神经节。每个器官旁节除了有副交感节前纤维在节内交换神经元外，还有感觉神经纤维和交感神经纤维穿过。此外，位于身体各部的副交感神经节很小，只有在显微镜下才能看到。

1．颅部副交感神经　其节前纤维行于第Ⅲ、Ⅶ、Ⅸ、Ⅹ对脑神经内（图 14-45）。

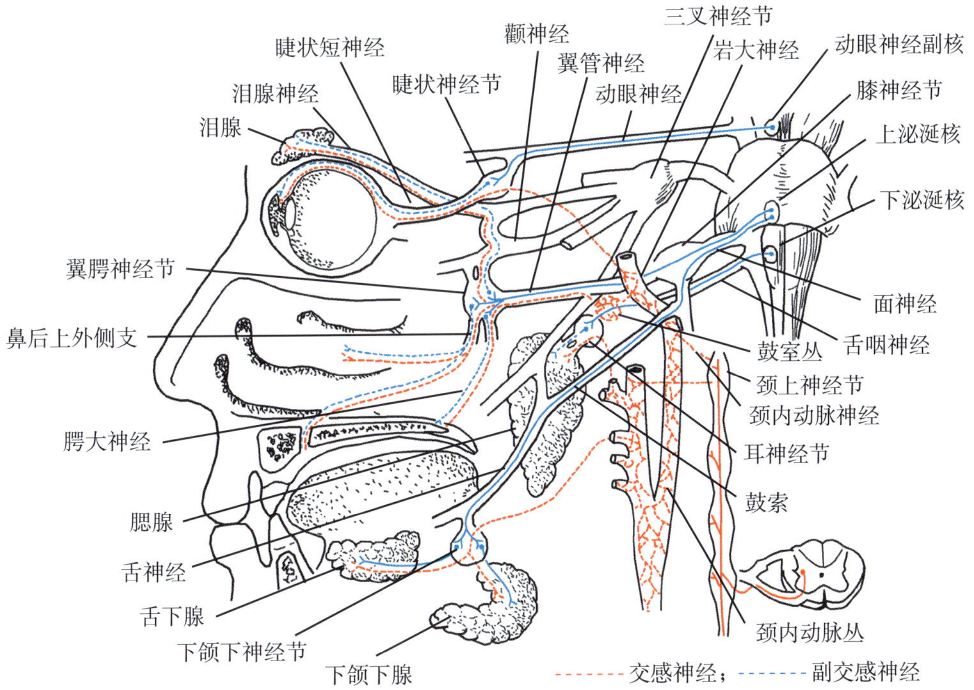

图 14-45　头部的内脏运动神经模式图

（1）随动眼神经走行的副交感神经节前纤维：由位于中脑的动眼神经副核发出，随动眼神经进入眼眶后到达睫状神经节内交换神经元，其节后纤维经睫状短神经进入眼球壁，分布于瞳孔括约肌和睫状肌。

（2）随面神经走行的副交感神经节前纤维：由位于脑桥的上泌涎核发出，随面神经进入内耳门至面神经管，一部分节前纤维经岩大神经至翼腭窝内的翼腭神经节换神经元，节后纤维分布于泪腺、鼻腔、口腔及腭黏膜腺体；另一部分节前纤维经鼓索加入舌神经，至下颌下神经节换神经元，节后纤维分布于舌下腺和下颌下腺，控制腺体的分泌。

（3）随舌咽神经走行的副交感神经节前纤维：由位于延髓的下泌涎核发出，经鼓室神经至鼓室丛，并由此丛发出岩小神经至卵圆孔下方，下颌神经内侧的耳神经节换元，节后纤维经耳颞神经分布于腮腺。

（4）随迷走神经走行的副交感神经节前纤维：由位于延髓的迷走神经背核发出，伴随迷走神经分支到胸、腹腔脏器附近或器官壁内的副交感神经节交换神经元，节后纤维分布于胸、腹腔脏器（降结肠、乙状结肠和盆腔脏器等除外）。

2．骶部副交感神经　节前纤维由脊髓骶 2～4 节段灰质的骶副交感核发出，随骶神经出骶前孔，又从骶神经分出，组成**盆内脏神经** pelvic splanchnic nerves（图 14-46），加入盆丛，分支分布到盆腔脏器，在脏器附近或器官壁内的副交感神经节换神经元，节后纤维支配结肠左曲以下的消化管、盆腔脏器和外生殖器等。

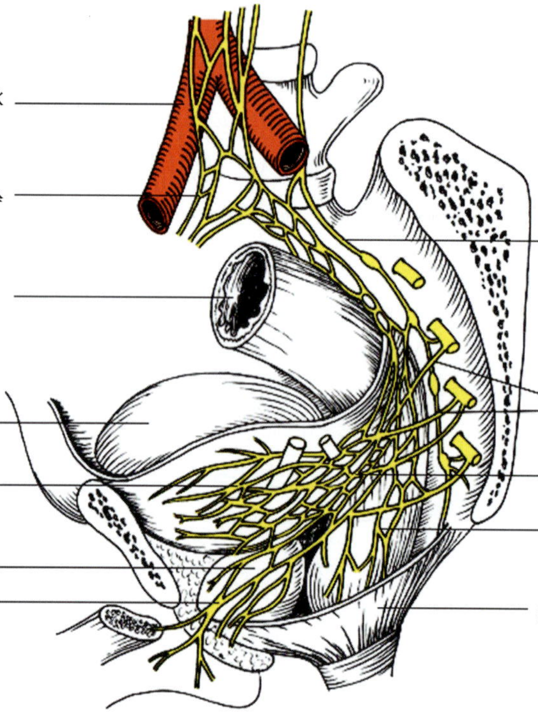

图 14-46　盆部内脏神经丛

（三）交感神经与副交感神经的主要区别

交感神经和副交感神经都是内脏运动神经，常共同支配相同器官，但二者不但在功能上有显著差别，而且在形态方面也有明显的差异。

表14-1　交感神经与副交感神经的主要区别

	交感神经	副交感神经
低级中枢	脊髓胸 1～腰 3 节段灰质侧角的中间外侧核	脑干的一般内脏运动核和脊髓骶 2～4 节段副交感核
神经节的位置	位于脊柱两旁（椎旁神经节）和脊柱前方（椎前神经节）	位于所支配的器官附近（器官旁节）或器官壁内（器官内节）
节后纤维	较长	很短
节前神经元和节后神经元的比例	节前神经元的轴突与许多节后神经元形成突触	节前神经元的轴突与较少的节后神经元组成突触
分布范围	头颈部、胸腔、腹腔和盆腔的器官，全身的血管、汗腺、竖毛肌	局限于头颈部、胸腔、腹腔和盆腔的器官

（四）内脏神经丛

交感神经、副交感神经和内脏感觉神经常在血管周围及脏器附近反复编织组成神经丛（图 14-46，图 14-47）。其中除颈内动脉丛、颈外动脉丛、锁骨下动脉丛和椎动脉丛等没有副交感神经参与外，其余的内脏神经丛均由交感和副交感神经纤维共同组成。另外，在这些丛内也有内脏感觉神经纤维通过。由这些神经丛发出分支，分布于胸、腹和盆腔的脏器。

1. 心丛 cardiac plexus　由交感干的颈上、中、下神经节和胸 1～4 或 5 神经节发出的心神经与迷走神经的心支共同组成，按其位置可分为浅、深两丛。心浅丛位于主动脉弓前下方，右肺动脉前方；心深丛位于主动脉弓后方及气管杈的前方，较心浅丛大。心丛内有心神经节，为迷走神经的副交感纤维换元处。心丛的分支又组成左、右心房丛和左、右冠状动脉丛，分布至心肌、心传导系和心的血管等处（图 14-44）。

2. 肺丛 pulmonary plexus　位于肺根的前、后方，分别称肺前、后丛。肺丛由交感干胸 2～5 神经节的分支和迷走神经的支气管支组成，并接受心丛发来的纤维。肺丛发出的细支沿支气管及肺血管入肺。

3. 腹腔丛 celiac plexus　最大的内脏神经丛。位于腹腔动脉和肠系膜上动脉根部的周围，神经丛内有腹腔神经节、肠系膜上神经节和主动脉肾神经节等。内脏大、小神经分别在这些神经节内换元。腹腔丛由交感神经节的分支及迷走神经后干的腹腔支共同组成。腹腔丛及丛内神经节发出的分支伴随动脉的分支，可分为许多副丛，如肝丛、胃丛、脾丛、肾丛及肠系膜上丛等。各副丛随血管分支到达各脏器（图 14-46，图 14-47）。

4. 腹主动脉丛 abdominal aortic plexus（图 14-47）　位于腹主动脉前面及两侧，是腹腔丛向下延续的部分。该神经丛还接受第 1～2 腰交感神经节的分支。由此神经丛分出的肠系膜下丛，沿同名动脉分支至结肠左曲以下至直肠上段的肠管。腹主动脉丛的一部分纤维下行入盆腔，参与腹下丛的组成；另一部分纤维沿髂总动脉和髂外动脉组成与动脉同名的神经丛，随动脉分支分布于下肢血管、汗腺、竖毛肌。

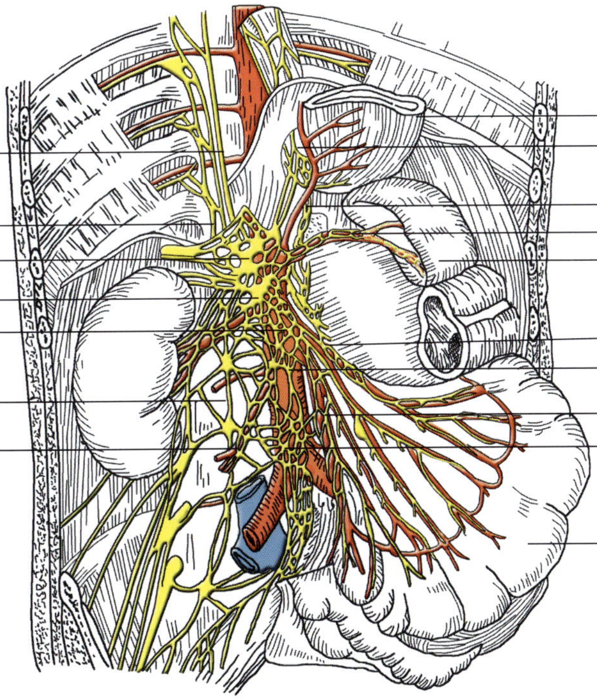

图 14-47　腹腔内的内脏神经丛

5．腹下丛 hypogastric plexus　可分为上腹下丛和下腹下丛。上腹下丛 superior hypogastric plexus（图 14-46，图 14-47）位于第 5 腰椎体前面，腹主动脉的末端及分叉处。此神经丛由腹主动脉丛的分支及第 3～4 腰交感神经节发出的腰内脏神经组成。下腹下丛 inferior hypogastric plexus 即**盆丛** pelvic plexus（图 14-46），位于直肠的两侧及前面。由上腹下丛的分支、骶交感干的分支和盆内脏神经的纤维组成。该丛伴随髂内动脉的分支组成直肠丛、膀胱丛、前列腺丛和输精管丛（女性为子宫阴道丛）等，并随动脉分支分布于盆腔脏器。

二、内脏感觉神经

人体内脏器官除接受内脏运动神经支配外，也有内脏感觉神经分布。**内脏感觉神经** visceral sensory nerve 通过内脏感受器接受来自内脏的刺激，将内脏感觉性冲动传到中枢，中枢可直接通过内脏运动神经或间接通过体液，调节各内脏器官的活动。

内脏感觉神经元的胞体位于脑神经节和脊神经节内，为假单极神经元，其周围突是粗细不等的有髓或无髓纤维。传导内脏感觉的脑神经节包括膝神经节、舌咽神经下节和迷走神经下节，假单极神经元的周围突分别伴随面神经、舌咽神经和迷走神经分布于内脏器官和心血管，中枢突亦伴随上述神经进入脑干，终止于孤束核。位于脊神经节的内脏感觉神经元，周围突伴随交感神经和盆内脏神经分布于内脏器官和血管，中枢突经脊神经后根进入脊髓，终于灰质后角。在中枢内，内脏感觉神经纤维可直接或经联络神经元间接地与内脏运动神经元和躯体运动神经元形成突触，以完成内脏 - 内脏反射或内脏 - 躯体反射；最终内脏感觉冲动经过一系列复杂的途径传导至大脑皮质，形成内脏感觉。

内脏感觉神经在形态结构上虽与躯体感觉神经相似，但其仍有自身的特点：

知识链接：内脏器官的神经支配表

1．痛阈较高　内脏感觉纤维的数目少，分布释疏，且多为细纤维，小范围的刺激不引起主观感觉。例如，在外科手术切割或烧灼内脏时，患者并不感觉疼痛。只有大范围的强烈刺激使感觉信息传入的总和达到一定的阈值才引起特殊的中枢兴奋而导致痛觉的产生。如内脏器官过度膨胀、受到牵张、平滑肌痉挛以及缺血和代谢产物积聚等。

2．定位不准确　如腹痛患者常不能说出所发生疼痛的明确位置。内脏感觉的传入途径比较分散，即一个脏器的感觉纤维经过多个节段的脊神经进入中枢，而一条脊神经又包含来自几个脏器的感觉纤维。因此，内脏痛往往是弥散的，定位亦不准确。一般认为，传导内脏痛觉的纤维常与交感神经伴行进入脊髓。

三、牵涉性痛

某些内脏器官病变时，常在体表的一定区域产生感觉过敏或疼痛感，这种现象称为**牵涉性痛** referred pain。疼痛区域内皮肤常有感觉过敏、血管运动障碍、汗腺分泌及立毛肌运动障碍或反射性肌肉痉挛。临床上称这一体表过敏区域为海德带 Head’s zones，根据海德带的范围可协助内脏疾病的诊断（图 14-48）。牵涉性痛有时发生在患病器官邻近的皮肤区，有时则发生在距患病器官较远的皮肤区。例如胃溃疡时出现腹上部皮肤疼痛；肝胆疾患时，常在右肩部感到疼痛；心绞痛时则常在胸前区及左上臂内侧皮肤感到疼痛（图 14-49）。

关于牵涉性痛发生的机制，一般认为，发生病变的器官与牵涉性痛的体表部位往往受同一节段脊神经的支配，二者的感觉神经也进入同一脊髓节段，并在脊髓后角内密切联系。来自患病器官的痛觉可以扩散或影响到邻近的躯体感觉神经元，从而产生牵涉性痛（图 14-49）。

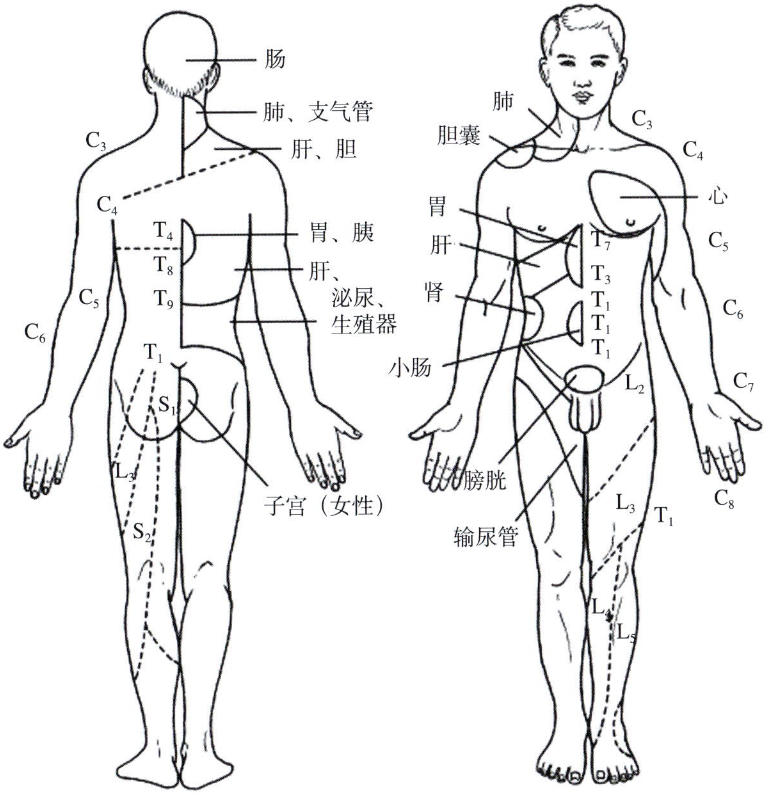

图 14-48　内脏器官疾病时的牵涉性痛区

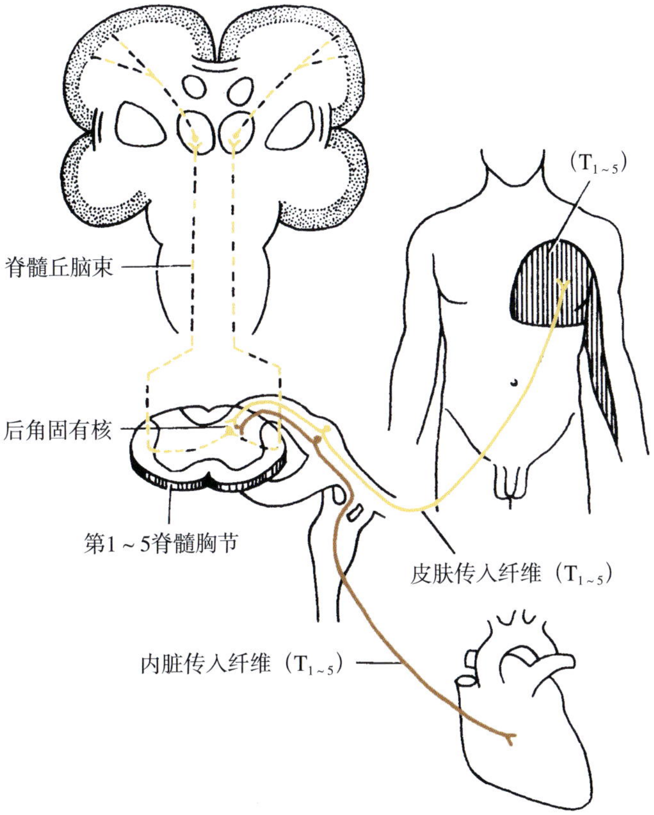

图 14-49　心的神经支配

（黄绍明）

院校风采：广西医科大学

第15章 中枢神经系统

中枢神经系统 central nervous system 包括位于椎管内的脊髓和位于颅腔内的脑。脑位于颅腔内，成人的脑重约为1400g。脑又分为端脑、间脑、中脑、脑桥、延髓和小脑。通常又将中脑、脑桥和延髓合称为脑干。

第一节 脊 髓

案例分析

脊髓 spinal cord 起源于胚胎时期神经管的尾端，与脑相比其分化较少，结构也相对简单，并保留着明显的节段性。脊髓约重 30 g，仅占脑重的 2%，是中枢神经系统功能较低级的部分。

一、脊髓外形

脊髓（图 15-1）位于椎管内，上端在平枕骨大孔处与延髓相连，下端在成人平第 1 腰椎的下缘（新生儿平第 3 腰椎），全长 42～45 cm（男性约 45 cm，女性约 42 cm）。脊髓呈前后稍扁的圆柱形，最宽处直径仅为 1～1.2 cm。

脊髓与 31 对脊神经相连，通常将与每对脊神经前、后根相连的一段脊髓称为一个**脊髓节段** segment of spinal cord（图 15-2）。脊髓全长分为 31 个脊髓节段：8 个颈节、12 个胸节、5 个腰节、5 个骶节和 1 个尾节。脊髓全长粗细不等，有两个膨大的部分：颈膨大 cervical enlargement 和腰骶膨大 lumbosacral enlargement。颈膨大相当于脊髓颈 4 至胸 1 节段（C_4～T_1），是臂丛发出处，支配上肢；腰骶膨大相当于脊髓腰 1 至骶 3 节段（L_2～S_3），是腰骶丛发出处，支配下肢。脊髓膨大的出现与种系进化中四肢的出现相关，是神经元胞体和纤维数量增加所致。脊髓末端变细称**脊髓圆锥** conus medullaris。脊髓圆锥以下延续为无神经组织的终丝 filum terminale，在第 2 骶椎水平以下，硬脊膜包绕终丝止于尾骨背面（图 15-1）。

脊髓表面有数条纵沟（图 15-1，图 15-3），前面正中有较深的前正中裂 anterior median fissure（行经脊髓前动、静脉），后面正中有较浅的后正中沟 posterior median sulcus，二纵沟将脊髓分为左、右对称的两半。外侧面有前外侧沟 anterolateral sulcus 和后外侧沟 posterolateral sulcus，分别有脊神经的前、后根附着。在颈髓和中胸髓以上的后正中沟和后外侧沟之间还有一较浅的后中间沟 posterior intermediate sulcus，分界薄束和楔束。

脊髓节段与椎骨的对应关系：脊髓与脊柱在胚胎 3 个月前是等长的，脊髓占据椎管全长，此时脊神经根几乎均呈直角与脊髓相连，平行进入相应的椎间孔。以后脊髓的生长速度比脊柱缓慢，脊髓上端与延髓相连，位置固定，使脊髓节段的位置由上而下逐渐高于相应的椎骨，因此成人的脊髓和脊柱的长度是不等的（图 15-2）。因为脊髓比脊柱短，因而发自腰、骶、尾神经根在穿出相对应椎间孔之前要在椎管内垂直下行一段而形成**马尾** cauda equina。因此，成人第 1 腰椎以下的椎管内已无脊髓，只有马尾。在临床上常选择在第 3、4 或 4、5 腰椎间行腰椎穿刺，获取脑脊液或注射麻醉药，以避免损伤脊髓。

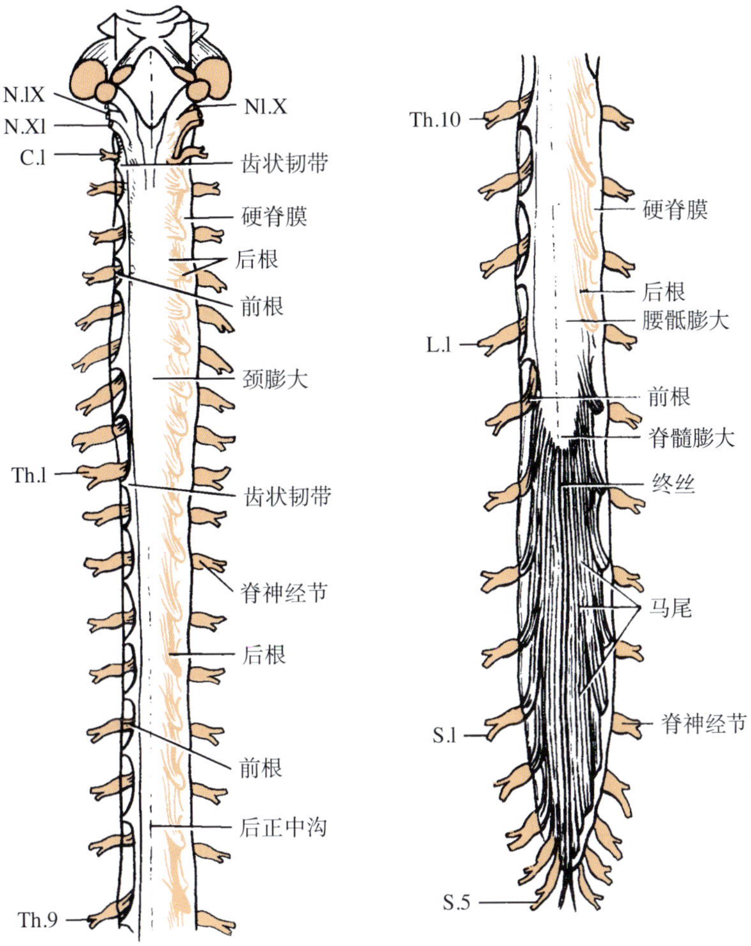

图 15-1　脊髓的外形（背面）

掌握脊髓节段与椎骨的对应关系有重要临床应用意义。成人脊髓的长度与椎管的长度不一致（图 15-2），所以脊髓的各个节段与相应的椎骨不在同一高度。成人的上颈髓节段（$C_{1\sim4}$）大致平对同序数椎骨，下颈髓节段（$C_{5\sim8}$）和上胸髓节段（$T_{1\sim4}$）约平对同序数椎骨的上 1 块椎骨，中胸髓节段（$T_{5\sim8}$）约平对同序数椎骨的上 2 块椎骨，下胸髓节段（$T_{9\sim12}$）约平对同序数椎骨的上 3 块椎骨，腰髓节段平对第 10 ~ 12 胸椎，骶髓、尾髓节段平对第 1 腰椎。

二、脊髓的内部结构

脊髓由灰质和白质组成（图 15-3，图 15-4）。在新鲜脊髓的横切面上，可见中央有一细小的**中央管** central canal，围绕中央管周围的是“H”形的颜色发暗的灰质和外围颜色浅淡的白质。在脊髓的不同节段，灰、白质的量是不同的，在颈膨大、腰骶膨大处灰质量多，颈部白质量多。

（一）灰质

脊髓灰质由神经元胞体、突起、神经胶质和血管等组成。脊髓灰质内有各种不同大小、形态和功能的神经元，其中大多数神经元的胞体集聚成群或成层，称为神经核或板层（图 15-5）。在横切面上，这些灰质柱呈突起状，称为角 horn。

灰质的前面扩大部分称为**前角** anterior horn，后面较细部分称为**后角** posterior horn，前、后角之间的移行部分称为中间带 intermediate zone。从脊髓第 1 胸节到第 3 腰节的中间带向外

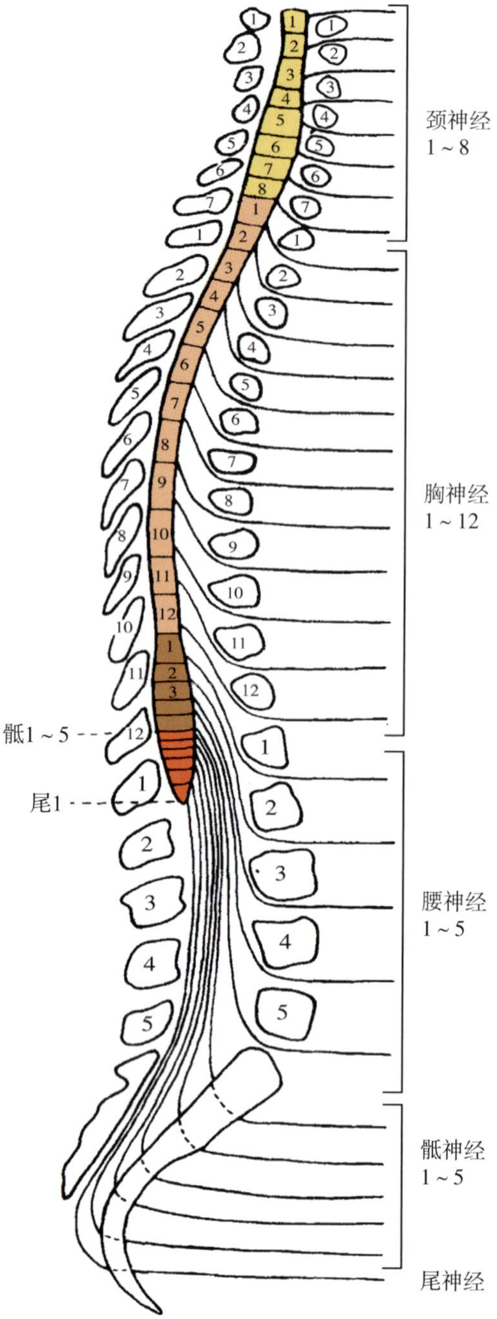

图 15-2 脊髓节段与椎骨的相应位置关系

侧突出形成侧角 lateral horn。由于前角、后角和侧角在脊髓内呈柱状，在纵切面上，灰质纵贯成柱，分别称为前柱 anterior column、后柱 posterior column 和侧柱 lateral column。中央管前、后方的灰质分别称**灰质前连合** anterior gray commissure 和**灰质后连合** posterior gray commissure。后角基部外侧一些灰质向外侧突入白质内，与白质相互交织形成**网状结构** reticular formation（在颈部最为明显）。根据 20 世纪 50 年代 Rexed 对猫脊髓灰质的研究，将脊髓灰质分为 10 个板层，并从后向前用罗马数字Ⅰ～Ⅹ命名，现认为人的脊髓也有同样的分层。由于这种板层模式更能反映脊髓的联系和功能特性，已被广泛采用。

脊髓后角可分为尖部、头部、颈部和基底部 4 部分，由Ⅰ～Ⅵ层组成；其中Ⅰ层相当于尖部，Ⅱ～Ⅳ层相当于头部，Ⅴ层相当于颈部，Ⅵ层相当于基底部。

Ⅰ层与背外侧束相邻，内含**后角边缘核** posteromarginal nucleus（见于脊髓全长），是脊髓丘脑束的起始细胞；Ⅱ层占据后角头的大部分，习惯称**胶状质** substantia gelatinosa（见于脊髓全长），其与三叉神经脊束核同源，调控脊髓丘脑束的传入；Ⅲ层和Ⅳ层最显著的结构为**后角固有核** nucleus proprius（见于脊髓全长），其中Ⅳ层的后角固有核是脊髓丘脑束的起始细胞；Ⅴ层分为内、外侧两部分，外侧部细胞参与形成脊髓网状结构；Ⅵ层仅见于颈、腰骶膨大部。Ⅴ层和Ⅵ层内含脊髓丘脑束的起始细胞，并接受皮质脊髓束的下行纤维。

脊髓中间带由Ⅶ层组成。在颈、腰骶膨大处，Ⅶ层还伸向前角。在 $T_1 \sim L_3$ 脊髓节段，Ⅶ层的背内侧有**胸核** nucleus thoracicus（又称**背核** nucleus dorsalis 或 Clarke 核），它与延髓的副楔核同源，是脊髓小脑后束的起始细胞。Ⅶ层的腹内侧有**中间内侧核** intermediomedial nucleus，接受后根传入的内脏感觉纤维。Ⅶ层的外侧（相当于侧角）有**中间外侧核** intermediolateral nucleus，含交感神经的节前神经元（其中支配眼的交感神经节前神经元的胞体位于 $T_{1 \sim 2}$ 节段）。在 $S_{2 \sim 4}$ 脊髓节段，Ⅶ外侧部有**骶副交感核** sacral parasympathetic nucleus，含副交感神经的节前神经元。另外，在Ⅶ层还含有少量脊髓丘脑束的起始细胞，并接受大量皮质脊髓束下行纤维的终末。

脊髓前角由Ⅶ层（颈、腰骶膨大处）、Ⅷ层和Ⅸ层组成。在 $L_2 \sim S_3$ 脊髓节段，Ⅶ层外侧部有脊髓边缘细胞 spinal border cells，是脊髓小脑前束的起始细胞。在脊髓胸段，Ⅷ层位于前角基底部。在颈、腰骶膨大处，Ⅷ层仅限于前角内侧部。该层细胞为中间神经元，接受邻近板层和一些下行纤维（网状脊髓束、前庭脊髓束、顶盖脊髓束和内侧纵束）的终末，并发出纤维

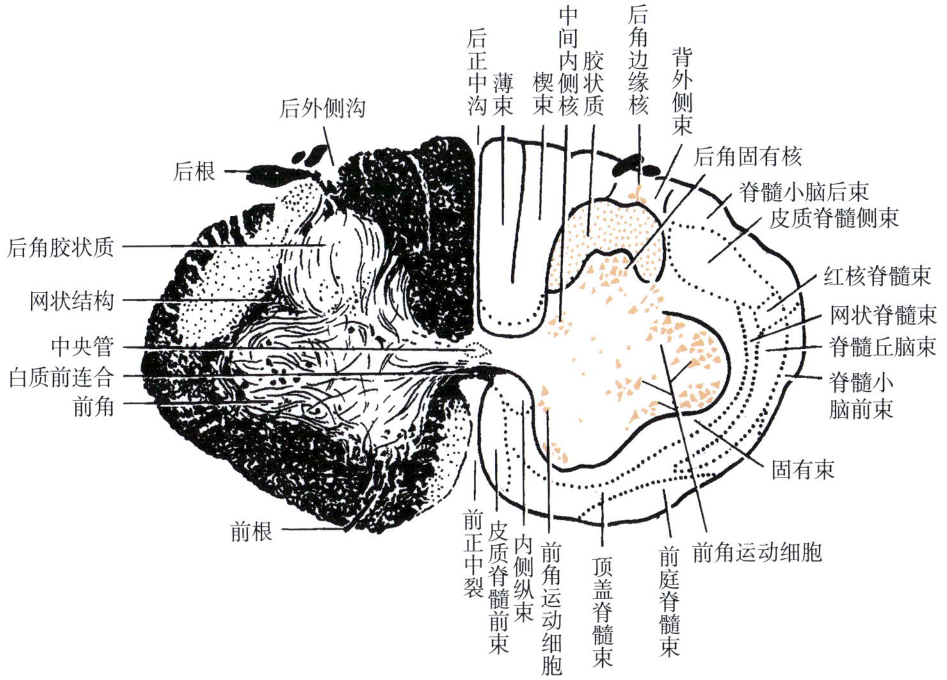

图 15-3　新生儿脊髓颈膨大的横切面

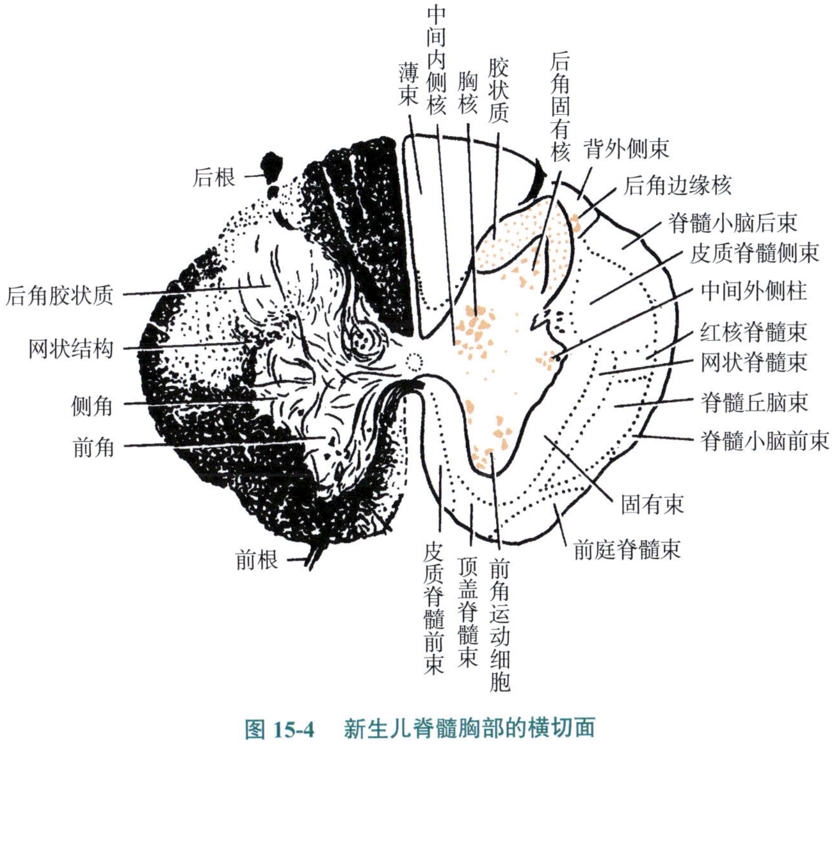

图 15-4　新生儿脊髓胸部的横切面

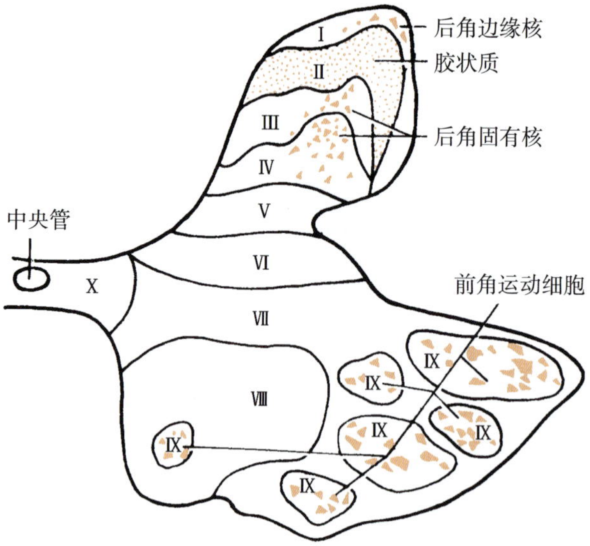

图 15-5 脊髓（C_6，人）灰质主要核团及 Rexed 分层

到Ⅸ层而影响运动神经元。Ⅸ层主要由前角运动神经元组成，位于前角的最腹侧。颈、腰骶膨大处可分为前角内侧核 medial nucleus（见于脊髓全长，支配躯干肌）和前角外侧核 lateral nucleus（支配四肢肌）。另外，在 $C_{1\sim6}$ 脊髓节段，Ⅸ层有脊髓副核 spinal accessory nucleus（发出副神经脊髓根，支配胸锁乳突肌和斜方肌）和膈核 phrenic nucleus（C3~6 脊髓节段，支配膈肌）。

知识链接：脊髓灰质板层与核团的对应关系简表

前角运动神经元包括大型的 α- 运动神经元（支配梭外骨骼肌纤维）和小型的 γ - 运动神经元（支配梭内骨骼肌纤维）。它们的轴突组成前根，直达骨骼肌。其中 α- 运动神经元引起骨骼肌收缩，γ - 运动神经元调节肌张力。前角内还有一类小型中间神经元称为 Renshaw 细胞（Renshaw cell），该细胞接受 α- 运动神经元轴突的侧支，其轴突与同一个或其他 α- 运动神经元形成突触，对 α- 运动神经元起抑制作用。位于颈膨大和腰骶膨大处的前角运动神经元有一定的定位排列，其中由内向外为躯干肌和上肢肌（或下肢肌），由腹侧向背侧为伸肌和屈肌。

中央管周围的灰质为Ⅹ层，包括灰质前连合、灰质后连合。

（二）白质

脊髓白质主要由纤维束组成。白质借脊髓的纵沟分为 3 个索。前正中裂与前外侧沟之间为**前索** anterior funiculus，前、后外侧沟之间为**外侧索** lateral funiculus，后正中沟与后外侧沟之间为**后索** posterior funiculus。在灰质前连合的前方有纤维横越称**白质前连合** anterior white commissure。每个索都行经有不同的纤维束，它们是由起始、走行和功能相同的神经纤维聚集而成。纤维束大致可分为 3 类：联络脑和脊髓的长的上行纤维束和下行纤维束，以及联络脊髓各节段的短的**固有束** fasciculus proprius，其中固有束紧贴脊髓灰质，起止均在脊髓，完成脊髓节段内和节段间的反射活动。事实上，在脊髓切片上界定各纤维束的精确位置是困难的，一方面是一些纤维束还没有真正研究清楚；另一方面是纤维束之间相互重叠，因此图示的纤维束位置只是其大概位置（图 15-3，图 15-4）。

躯干和四肢的传入冲动都经脊神经后根进入脊髓，后根进入脊髓时分为内、外侧两部分。内侧部较大，由粗的有髓纤维组成，沿后角的内侧进入后索或后角，传导本体感觉和触压觉；外侧部较小，由细的无髓纤维或薄髓纤维组成，这些纤维在后角尖和脊髓表面间上升或下降 1 ~ 2 个脊髓节段形成**背外侧束** dorsolateral fasciculus（又称 Lissauer' s tract）并进入后角，传导皮肤痛、温觉和内脏感觉。进入脊髓的后根基本分为长的升支、短的降支和侧支，并直接或间接（通过中间神经元）与前角、中间带或后角发生联系，完成各种信息的传递。

1．上行传导束

（1）**薄束** fasciculus gracilis（图 15-3）和**楔束** fasciculus cuneatus（图 15-3，图 15-4）：位于脊髓后索，由同侧后根内侧部脊神经节细胞中枢突上升所形成。其中薄束成自第 5 胸节以下的脊神经节细胞的中枢突，楔束成自第 4 胸节以上的脊神经节细胞的中枢突。该神经节细胞的周围突分布于肌、腱和关节的本体感受器和精细触觉感受器，由薄束和楔束传导躯干、四肢的本体感觉（肌、腱和关节的位置觉、运动觉和振动觉）和精细触觉（皮肤的两点间距离辨别觉和物体的纹理觉），并上行至延髓分别止于薄束核和楔束核。薄束和楔束在脊髓后索有明确的定位关系（图 15-6），薄束位于内侧，见于脊髓后索的全长（T_5 以下占据整个后索），楔束位于外侧（仅见于 T_4 以上）。在 T_4 以上的后索，由内向外依次由来自骶、腰、胸和颈段的纤维排列而成。脊髓后索病变，使由薄束和楔束向大脑皮质传导的本体感觉和精细触觉路径受损，致使患者在闭目时，不能确定自己肢体的位置和运动状况而出现站立不稳，走路如踩棉花，也不能辨别物体的形状等。

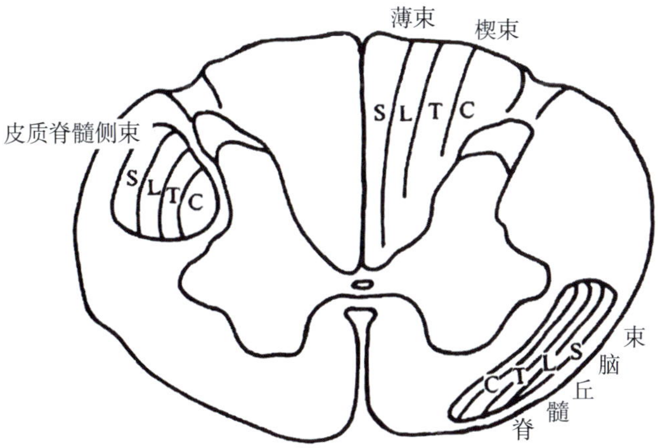

图 15-6　脊髓传导束纤维的定位排列
C- 颈节，T- 胸节，L- 腰节，S- 骶节

（2）**脊髓小脑后束** posterior spinocerebellar tract 和**脊髓小脑前束** anterior spinocerebellar tract：分别位于脊髓外侧索周边的后部和前部。脊髓小脑后束主要起自脊髓 $C_8 \sim L_3$ 的胸核（Ⅶ层），主要在同侧上行并经小脑下脚止于旧小脑皮质。脊髓小脑前束主要起自脊髓 $L_2 \sim S_3$ 的脊髓边缘细胞（Ⅶ层外侧部），主要交叉至对侧上行并经小脑上脚止于旧小脑皮质。这两束均传导下肢的本体感觉，其中脊髓小脑后束调节下肢个别肌的运动和姿势，脊髓小脑前束协调下肢整体的运动和姿势。这两束损伤可引起下肢运动性共济失调、跟膝胫试验阳性，即不能准确完成足跟沿对侧胫骨表面下行运动。

（3）**楔小脑束** cuneocerebellar tract：起自延髓的楔束副核（与胸核同源），在同侧上行并经小脑下脚止于旧小脑皮质。楔束副核通过楔束接受来自上肢的本体感觉。楔小脑束的功能与脊髓小脑后束相当，该束调节上肢个别肌的运动和姿势。

（4）**脊髓丘脑束**：分为**脊髓丘脑侧束** lateral spinothalamic tract 和**脊髓丘脑前束** anterior spinothalamic tract，分别位于脊髓外侧索前半部和前索，并分别传递由后根传入的痛、温觉信息和粗触觉、压觉信息。两束在脊髓又合称脊髓丘脑束（图 15-3，图 15-4）。该束主要起自后角边缘核（Ⅰ层）和后角固有核（Ⅳ层），少部分也起自Ⅴ ～ Ⅷ层，发出纤维经白质前连合斜越上升 1～2 个脊髓节段，交叉到对侧的外侧索和前索上行（脊髓丘脑前束含有小部分不交叉纤维）。进入脑干后两束合并走行，又称脊髓丘系。脊髓丘脑束在脊髓有明确的定位关系，由外向内依次由来自骶、腰、胸和颈段的纤维排列而成（图 15-6）。若一侧脊髓丘脑束损伤，可出现对侧损伤平面 1～2 脊髓节段以下分布区域的痛、温觉的减退或消失。因传导触、压觉的脊髓丘脑前束为双侧投射，故不出现明显症状。

2．下行传导束

（1）**皮质脊髓束** corticospinal tract（图 15-3，图 15-4）：起始于大脑皮质的躯体运动区和躯体感觉区，在锥体下端，有 75%～90% 的下行纤维交叉至对侧形成锥体交叉，交叉后的纤维行于对侧脊髓外侧索的后部形成**皮质脊髓侧束** lateral corticospinal tract，并直达骶髓；未交叉的纤维行于同侧前索的最内侧形成**皮质脊髓前束** anterior corticospinal tract，仅到达脊髓中胸部；另有少量未交叉纤维在同侧下行加入皮质脊髓侧束，称皮质脊髓前外侧束，大部分终于颈髓（图 15-7）。

皮质脊髓侧束在下行过程中逐节止于Ⅳ ～ Ⅸ层，支配四肢肌。皮质脊髓前束在下行过程中，大部分纤维经白质前连合逐节交叉到对侧止于Ⅳ ～ Ⅸ层，一小部分不交叉纤维止于同侧。这些纤维主要支配躯干肌。因此，四肢肌受对侧大脑皮质的支配、而躯干肌受双侧大脑皮质支配。实际上，仅有很小部分皮质脊髓束直接终止于前角运动神经元（Ⅸ层），而绝大部分皮质脊髓束终止于Ⅳ ～ Ⅷ层，并通过中间神经元的中继再与前角运动神经元联系。皮质脊髓

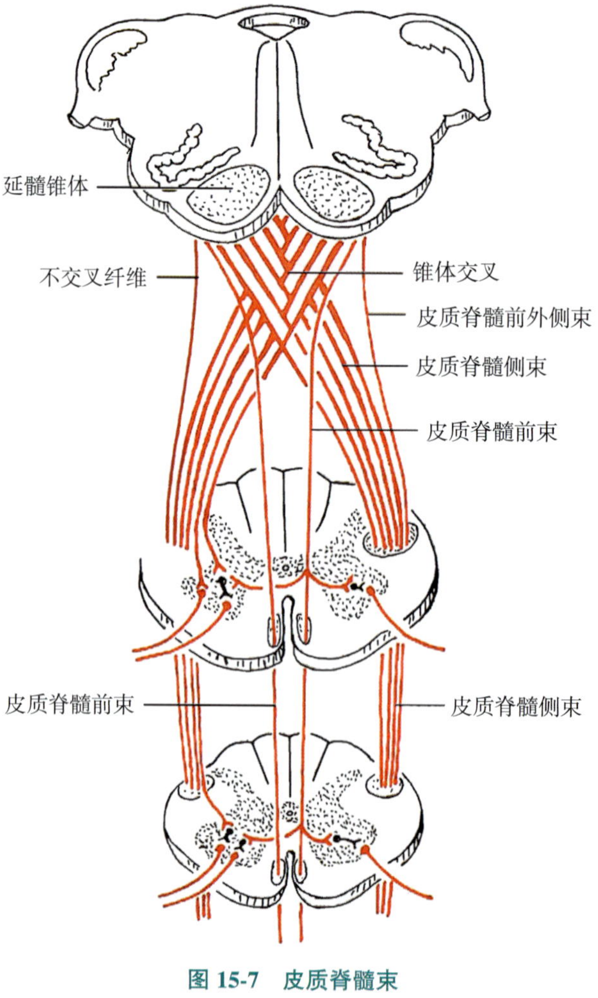

图 15-7 皮质脊髓束

束在外侧索有一定的定位关系（图 15-6），对各部的支配由外向内依次为骶、腰、胸和颈部。该束损伤时，会出现同侧肢体的痉挛性瘫痪，表现为肌张力增高，腱反射亢进，浅反射（腹壁反射，提睾反射）的减弱或消失，并出现病理反射（如 Babinski 征）。

（2）红核脊髓束 rubrospinal tract（图 15-3，图 15-4）：起始于中脑红核，发出纤维交叉后，行于脊髓外侧索（在皮质脊髓侧束前面），止于灰质板层Ⅴ ～ Ⅶ层的中间神经元。主要调控屈肌的肌张力，与皮质脊髓束一起对肢体远侧端肌的运动调控起重要作用。

（3）前庭脊髓束 vestibulospinal tract（图 15-3，图 15-4）：起始于前庭神经外侧核，发出纤维在同侧前索下行，止于灰质板层Ⅶ和Ⅷ层的中间神经元。主要调控伸肌的肌张力，在身体平衡的调控方面起重要作用。如突然要摔倒时，迅速调控伸肌以维持身体的直立。

（4）顶盖脊髓束 tectospinal tract（图 15-3，图 15-4）：起始于中脑的上丘，发出纤维交叉并下行，在脊髓行于前索（仅达颈髓），止于上颈髓灰质板层Ⅶ层和Ⅷ层的中间神经元，主要调控颈肌的活动以完成视听反射，如突然的光或声音刺激而引起的转颈。

（5）网状脊髓束 reticulospinal tract：起始于延髓和脑桥的网状结构，发出纤维组成延髓网状脊髓束 bulboreticulospinal tract，主要行于同侧外侧索（外侧索前部的深面）和脑桥网状脊髓束 pontoreticulospinal tract（主要行于同侧前索），止于脊髓板层Ⅶ和Ⅷ层的中间神经元，主要调控肌张力。

（6）**内侧纵束** medial longitudinal fasciculus：主要来自前庭神经核群，发出纤维行于前正中裂底的两侧（仅达颈髓），止于脊髓板层Ⅶ层和Ⅷ层的中间神经元，完成头、颈部姿势的反射性调节。

三、脊髓的功能和临床联系

（一）脊髓的功能

脊髓功能可分为两方面：一是传导功能，由上、下行传导束实现，即躯干和四肢浅、深感觉及大部分内脏感觉通过脊髓传导到脑，而脑对躯干、四肢骨骼肌运动及大部分内脏活动的调控也要通过脊髓来完成；二是反射功能，包括内脏反射和躯体反射，内脏反射是指排尿反射、排便反射等，躯体反射可分为节段内反射和节段间反射，也可依刺激部位的不同分为深反射和浅反射，在病理情况下可出现病理反射。下面重点介绍躯体反射中的牵张反射和屈曲反射。

1．**牵张反射** stretch reflex　为深反射，属单突触反射（两个神经元完成）。当骨骼肌被拉长时，通过反射性活动，使被牵拉的肌收缩（图 15-8）。其反射路径是：肌的感受器（肌梭 muscle spindle、Golgi 腱器）受到刺激而产生冲动，经脊神经及脊神经后根进入脊髓，进入脊髓的纤维通过侧支直接与前角运动神经元发生突触联系，兴奋 α- 运动神经元反射性地引起被牵拉肌的收缩。临床上检查常用的深反射如膝跳反射、跟腱反射和肱二头肌反射就属此类。该反射常常是节段内反射，具有定位意义。另外，人体在静止时，骨骼肌并不是完全松弛的，而是保持在一定的持续收缩状态（即肌张力），这对维持躯体的姿势和准确完成随意运动具有重要意义。该反射的完成是受 γ - 运动神经元反射袢的影响，即一些下行纤维束（如网状脊髓束、前庭脊髓束）可兴奋 γ - 运动神经元，引起梭内肌纤维收缩，从而兴奋肌梭感受器，肌梭兴奋会通过牵拉反射通路兴奋 α- 运动神经元，使相应骨骼肌收缩。在正常情况下，大脑皮质运动区（通过锥体束）对深反射具有抑制作用，当这些结构损伤时，就会出现肌张力增高，腱反射亢进。

2．**屈曲反射** flexion reflex　为浅反射，属多突触反射（至少三个神经元完成）。当肢体某部位皮肤受到伤害性刺激时，通过反射性活动，引起受刺激肢体迅速收缩。该反射是一种保护性反射，为逃避反射。其反射路径是：皮肤感受器受到刺激而产生的神经冲动，经脊神经、脊神经后根进入脊髓后角，再经中间神经元的中继传递给前角的 α- 运动神经元，α- 运动神经元

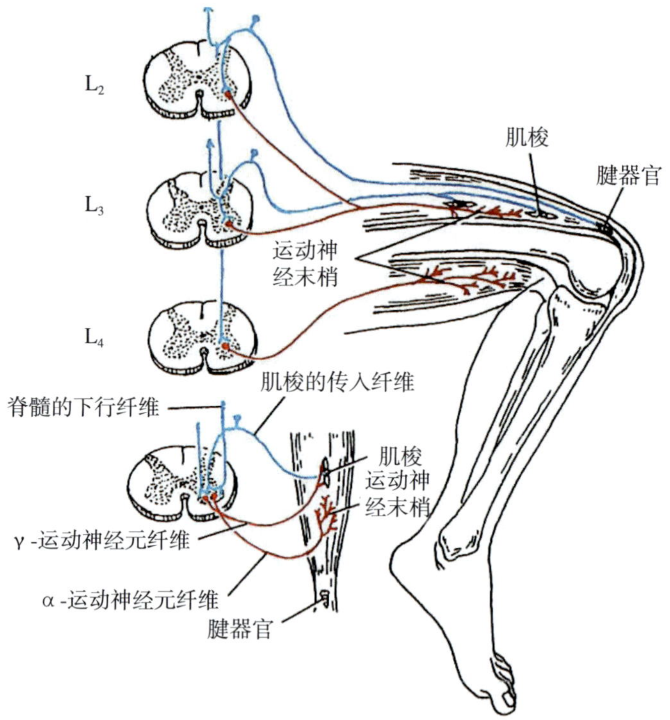

图 15-8 牵张反射模式图

的兴奋引起骨骼肌收缩。由于肢体收缩要涉及成群的肌肉，故兴奋的 α- 运动神经元常常是节段间的反射。还有一些反射如 Babinski 反射（以钝物划足底外侧，出现趾背屈和其他四趾扇形展开），实质也属于浅反射，但在正常情况下受到高位中枢大脑皮质运动区（通过锥体束）的抑制而没有表现。如果大脑皮质运动区和锥体束损伤时，可出现 Babinski 反射即病理反射阳性。对于在临床上常检查的浅反射如腹壁反射和提睾反射，现在一般认为，其反射活动中有锥体束参与。因此，如果锥体束损伤，将会出现腹壁反射和提睾反射的消失。

（二）临床联系

1. **脊髓全横断** 往往由外伤引起。颈膨大以上横贯性损伤引起四肢瘫，又称高位性截瘫；胸髓损伤引起双下肢瘫；瘫痪为上运动神经元性，临床表现为痉挛性瘫痪。急性脊髓全横断早期，因损害在短期内发生，瞬间脊髓失去与脑的联系，导致**脊髓休克** spinal shock，临床表现为弛缓性瘫痪。此时患者各种反射包括病理反射不能引出，感觉丧失，并常伴二便失禁。慢性脊髓全横断，则不出现脊髓休克，临床表现为痉挛性瘫痪，受损伤平面以下浅、深感觉障碍以及深反射亢进和病理反射出现。

2. **脊髓半横断** 可引起损伤平面以下 Brown-Sequard 综合征，即损伤节段以下同侧肢体的瘫痪、本体感觉和精细触觉的丧失及对侧躯体痛、温觉丧失。

3. **脊髓前角病变** 常见于脊髓灰质炎即小儿麻痹症，主要伤及前角运动细胞（属下运动神经元损伤），出现所支配的骨骼肌呈弛缓性瘫痪，表现为肌张力低下、腱反射消失、浅反射消失、肌萎缩、无病理反射，感觉无异常。

4. **中央灰质周围病变** 常见于脊髓空洞症，主要损伤白质前连合，阻断了脊髓丘脑束在此的交叉纤维，引起相应部位的痛、温觉消失，而本体感觉和精细触觉无障碍，这种现象称感觉分离。

（刘学敏）

第二节　脑　　干

一、脑干的外形

脑干 brain stem 由中脑、脑桥和延髓组成，位于颅腔内，伏在枕骨大孔与鞍背之间的**斜坡**上。脑干上连间脑，下延脊髓，在外形上大体呈圆柱形，颅底的骨折和脑疝可伤及脑干。

案例分析

（一）延髓

延髓 medulla oblongata 是脑干的最尾侧部分，形似倒置的圆锥体，下端在枕骨大孔处与脊髓相连，长约 3cm。上端与脑桥在腹侧面（图 15-9）以横行的延髓脑桥沟 bulbopontine sulcus 分界，在背侧面（图 15-9）以第四脑室底横行的髓纹 striae medullares 为界。脊髓的中央管向上延续到延髓的下半部，在延髓的上半部，中央管展开形成第四脑室下部。延髓的下部形似脊髓，脊髓表面的诸多纵行沟裂——前正中裂、后正中沟以及前、后外侧沟都延伸到延髓。

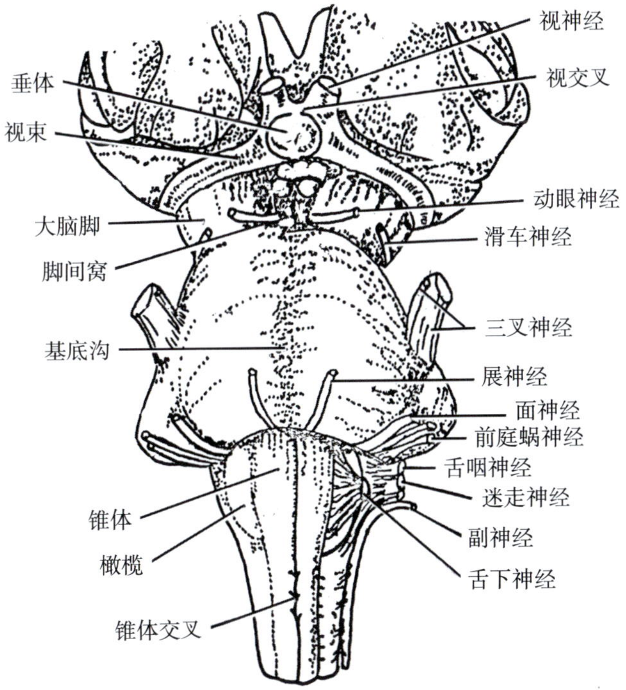

图 15-9　脑干的腹侧面

在延髓腹侧面，前正中裂的两侧有纵行隆起的**锥体** pyramid（其内有锥体束通过）。在延髓上部，锥体背外侧的卵圆形隆起称**橄榄** oliva，内隐下橄榄核。锥体和橄榄之间为前外侧沟，沟中有舌下神经根丝出脑。橄榄的背侧有**小脑下脚** inferior cerebellar peduncle。在橄榄与小脑下脚之间为后外侧沟，沟内自上而下有舌咽、迷走和副神经根丝依次排列。

在背侧面（图 15-10），脊髓的薄束和楔束向上延伸，分别扩展为膨隆的**薄束结节** gracile tubercle 和**楔束结节** cuneate tubercle，其深面有薄束核和楔束核。在楔束结节外上方的隆起即小脑下脚，构成第四脑室侧界的一部分。延髓上部中央管敞开为第四脑室，构成菱形窝的下部。

（二）脑桥

脑桥 pons 长约 2.5cm，腹侧面膨隆为脑桥**基底部** basilar part（图 15-9），下缘借延髓脑桥

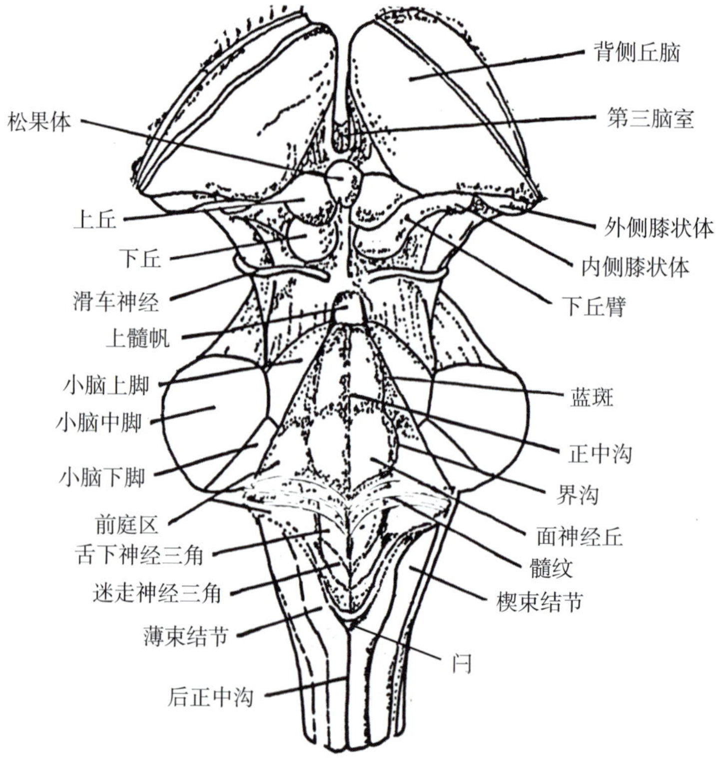

图 15-10 脑干的背侧面

沟与延髓分界，沟中自内侧向外侧为展、面神经和前庭蜗神经根。脑桥上缘与中脑的大脑脚相接。基底部正中有纵行的**基底沟** basilar sulcus，有基底动脉通过。基底部向外侧逐渐变窄，移行为**小脑中脚** middle cerebellar peduncle，脚内纤维向背侧进入小脑。脑桥腹侧面（图 15-9）与小脑中脚交界处，有粗大的三叉神经根。延髓、脑桥和小脑的交角处，临床上称**脑桥小脑三角** cerebellopontine triangle。该部位的肿瘤常累及位于此处的前庭蜗神经和面神经。

脑桥的背侧面形成第四脑室底的上部，左、右**小脑上脚** superior cerebellar peduncle 构成此处室底的外侧壁，两上脚间夹有薄层的白质板称**上髓帆** superior medullary velum，构成第四脑室顶的上半。上髓帆上有滑车神经根出脑，它是唯一自脑干背面出脑的脑神经（图 15-10）。

（三）中脑

中脑 mesencephalon 长约 2cm，其腹外侧面上界是属于间脑的视束，下界为脑桥上缘。中脑腹侧面（图 15-9）有一对粗大的柱状隆起，称**大脑脚** cerebral peduncle，由大量来自大脑皮质的下行纤维所组成。大脑脚之间为深陷的**脚间窝** interpeduncular fossa。窝底有许多血管穿过，故此区又称**后穿质** posterior perforated substance。大脑脚的内侧有动眼神经根出脑。

中脑背侧（图 15-10）有两对圆行隆起，上方一对为**上丘** superior colliculus，下方一对为**下丘** inferior colliculus，二者合称**四叠体** corpora quadrigemina。联系上丘与间脑的外侧膝状体的长形隆起为**上丘臂** brachium of superior colliculus，下丘与间脑的内侧膝状体之间的条状隆起称**下丘臂** brachium of inferior colliculus。

胚胎时期的神经管腔在中脑成为**中脑水管** mesencephalic aqueduct（又称大脑水管 cerebral aqueduct），向颅侧连通第三脑室，向尾侧与第四脑室相通（图 15-11）。

（四）菱形窝

菱形窝 rhomboid fossa 又称第四脑室底（图 15-10），位于延髓上部和脑桥的背面。它的下部边界为薄束结节、楔束结节和小脑下脚，上部边界为小脑上脚，两外侧角与其背侧的小脑

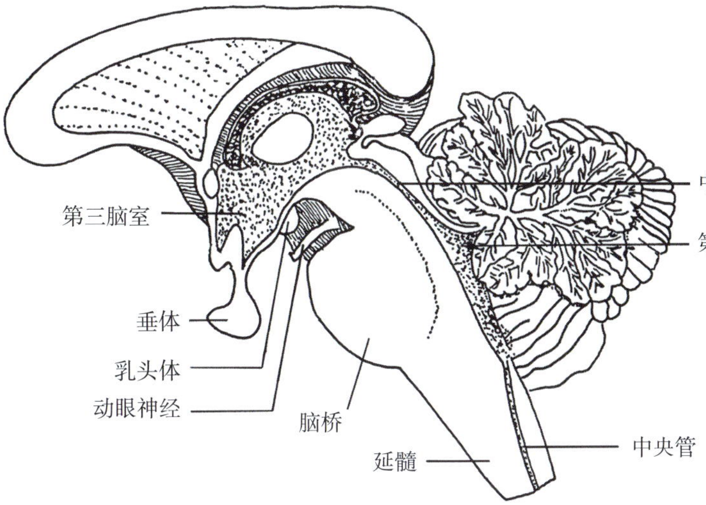

图 15-11　脑干矢状切面

之间为第四脑室的**外侧隐窝** lateral recess。菱形窝的外侧角与中线之间浅表的横行纤维束为髓纹，是延髓和脑桥在背侧面的分界线。室底的正中有纵行的**正中沟** median sulcus，正中沟的两侧各有一条纵行的**界沟** sulcus limitans，将每一半边的菱形窝分成内侧区和外侧区。外侧区呈三角形，称**前庭区** vestibular area，因其深方为前庭神经核而得名。在前庭区的外侧角上有一小隆起，称**听结节** acoustic tubercle，内藏蜗神经背核。界沟与正中沟之间为**内侧隆起** medial eminence。靠近延髓髓纹上方，内侧隆起上有一圆形隆凸为**面神经丘** facial colliculus，内含面神经膝和展神经核。延髓髓纹以下有两个小三角区：内上方的为**舌下神经三角** hypoglossal triangle，内隐舌下神经核；外下方的称**迷走神经三角** vagal triangle，内含迷走神经背核。在界沟上端的外侧，有一在新鲜标本呈蓝灰色的小块区域称**蓝斑** locus ceruleus。

（五）第四脑室

第四脑室 fourth ventricle 形如帐篷，顶朝向小脑，底为菱形窝，其内充满脑脊液，第四脑室向颅侧与中脑的大脑水管相通，向尾侧通向延髓的中央管（图 15-10）。第四脑室顶的上部由小脑上脚内侧端和**上髓帆** superior medullary velum 构成，顶的下部由**下髓帆** inferior medullary velum 和**第四脑室脉络组织** tela choroidea of fourth ventricle 构成。下髓帆亦为白质薄片，伸入小脑，以锐角与上髓帆相会合。附于下髓帆和菱形窝下角之间的室管膜，其外面覆以软膜和血管，它们共同形成第四脑室脉络组织。脉络组织上部分血管反复分支成丛，夹带着软膜和室管膜上皮，突入室腔，成为**第四脑室脉络丛** choroid plexus of fourth ventricle。

第四脑室借三个孔与蛛网膜下隙相通：分别为位于菱形窝下角尖部正上方的**第四脑室正中孔** median aperture of fourth ventricle 和位于第四脑室外侧隐窝尖端成对的**第四脑室外侧孔** lateral aperture of fourth ventricle（Luschka 孔）。脑室系统诸脉络丛所产生的脑脊液经以上三孔注入蛛网膜下隙。

下面以经中脑、脑桥和延髓的几个主要切面为基础（见图 15-12，图 15-24，表 15-1），详细描述脑干中各主要脑神经核、非脑神经核等结构的位置、纤维联系和临床意义。

二、延髓的代表性横切面

（一）锥体交叉节段切面

此层面经延髓下端的锥体交叉（图 15-13）。在腹侧部，左、右**锥体束**纤维经中央管腹侧，越边至对侧中部，形成**锥体交叉**，致使前正中裂倾斜，前角被交叉纤维分割。前角的外侧部有

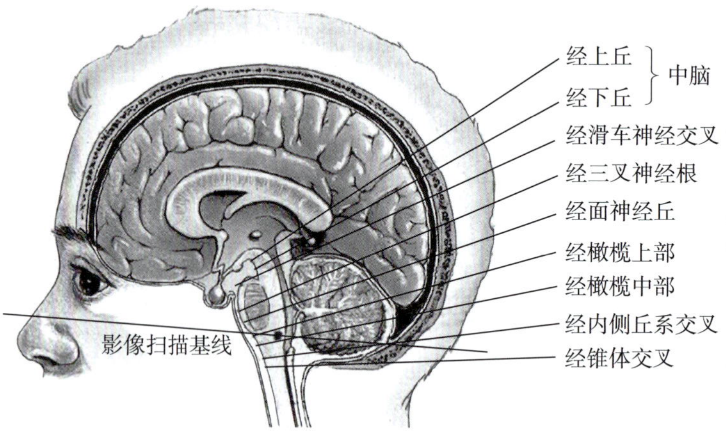

图 15-12 脑干各切面示意图

自颈髓上延的**副神经核**。在后正中沟两侧的薄束和楔束深面，**薄束核**和**楔束核**先后出现。楔束的外侧为**三叉神经脊束**，其内侧紧邻**三叉神经脊束核**。中央管周围为中央灰质。前角的背外方为网状结构。**脊髓丘脑束**、**脊髓小脑前**、**后束**和**红核脊髓束**仍在相当于脊髓外侧索的位置。

1．**副神经核** accessory nucleus 位于锥体交叉至 4 或 5 颈髓节段的前角背外侧。发出的纤维从外侧索走出，于前、后根之间，以系列根丝在椎管内上行，逐渐汇合成单一的副神经脊髓根（Ⅺ），支配胸锁乳突肌和斜方肌上部。副神经核接受双侧皮质核束纤维。

2．**脊髓小脑前束**和**脊髓小脑后束** 脊髓小脑前束主要起自脊髓 $L_2 \sim S_3$ 的脊髓边缘细胞（Ⅶ层外侧部），主要交叉至对侧上行并经小脑上脚止于旧小脑皮质。脊髓小脑后束主要起自脊髓 $C_8 \sim L_3$ 的背核（Ⅶ层），主要在同侧上行并经小脑下脚止于旧小脑皮质。两束传导下肢的本体感觉，其中脊髓小脑前束协调下肢整体的运动和姿势，脊髓小脑后束调节下肢个别肌肉的运动和姿势。

3．**三叉神经脊束核** spinal nucleus of trigeminal nerve 与**三叉神经脊束** spinal tract of trigeminal nerve 三叉神经脊束核的颅侧端与三叉神经脑桥核相续，尾侧端在 1、2 颈髓节段与后角第Ⅱ层等相续。该核的外侧始终与三叉神经脊束贴邻，并接受此束的终止。二者在延髓下

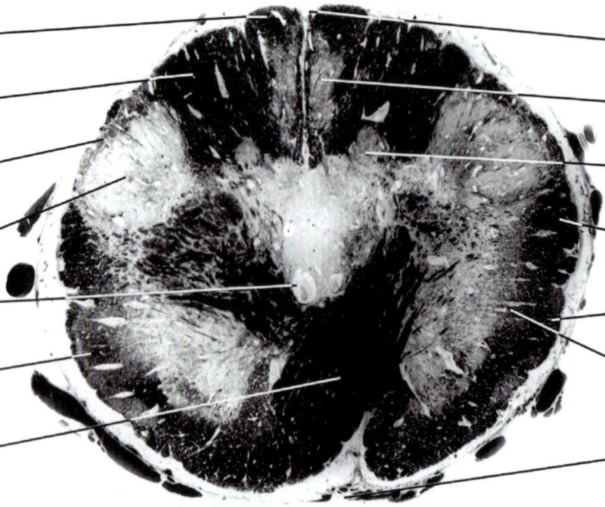

图 15-13 经延髓锥体交叉切面（Weigert 染色）

部，位于延髓背外侧部浅表；在延髓上部，位于内脏感觉柱的腹外侧；在脑桥中下部，二者位于前庭神经核的腹外侧。

三叉神经脊束由三叉神经感觉根下行纤维汇聚而成，大部分为传递痛、温觉的细纤维，亦含部分传递触觉冲动的粗纤维。来自面神经、舌咽神经和迷走神经的一般躯体感觉纤维，在三叉神经脊束的背侧缘加入此束。三叉神经脊束向下与脊髓的背外侧束相续。

4．**红核脊髓束和顶盖脊髓束**　此二束分别起自对侧红核和上丘。前者在中脑和脑桥，位于被盖腹侧及腹外侧边缘，在延髓位于外侧区。后者始终居中线两侧，位于内侧纵束的腹侧。

5．**前庭脊髓束和网状脊髓束**　由前庭外侧核发出的前庭脊髓外侧束在延髓下部位于锥体束的的背外侧，主要由前庭内侧核发出的前庭脊髓内侧束构成内侧纵束降部。脑桥和延髓网状脊髓束在脑干不易定位，分别在脊髓前索和外侧索下行。

（二）内侧丘系交叉节段切面

该层面背侧部后正中沟的两侧出现薄束、楔束纤维，两束深部有较大的薄束核和楔束核，并发出内弓状纤维，绕向中央管腹侧，在中线上越边，形成**内侧丘系交叉**（图 15-14）。交叉后的纤维在中线两侧上行，构成**内侧丘系**。腹侧部的锥体束汇集形成**锥体**。在中央灰质内，自腹内侧向腹外侧依次有：**舌下神经核**、**迷走神经背核**和**孤束核**。网状结构位于中央灰质的腹外侧。其他上、下行纤维束基本保持原位。

1．**内侧丘系** medial lemniscus　传递来自对侧躯干和四肢的意识性本体觉和精细触觉冲动。由薄束核和楔束核发出，经内侧丘系交叉后的上行纤维构成。在延髓，位于中线和下橄榄核之间，锥体的背侧；至脑桥后，略转向腹外侧，位于被盖腹侧边缘，与基底部相邻；到中脑，则移向被盖腹外侧边缘，红核的外侧；最后终止于丘脑的腹后外侧核。该系下肢代表区的纤维，由薄束核发出，在延髓行于该系腹侧部，在脑桥和中脑则行于该系外侧部；而该系上肢代表区的纤维，由楔束核发出，在延髓行于该系背侧部，在脑桥以上则行于该系内侧部。

2．**薄束核** gracile nucleus 与**楔束核** cuneate nucleus　分别位于延髓下部，薄束结节和楔束结节的深面，接受来自薄束和楔束的纤维终止。该二核发出的纤维由背内侧向腹外侧呈弓形绕中央灰质形成**内弓状纤维** internal arcuate fibers，在中央管腹侧的中线上左右交叉，即内侧丘系交叉。交叉后的纤维在中线两侧折向上行，形成**内侧丘系**。将躯干和四肢意识性本体觉和精细触觉冲动传递至丘脑腹后外侧核。

3．**楔束副核** accessory cuneate nucleus　位于内侧丘系交叉至橄榄中部平面，延髓背外侧

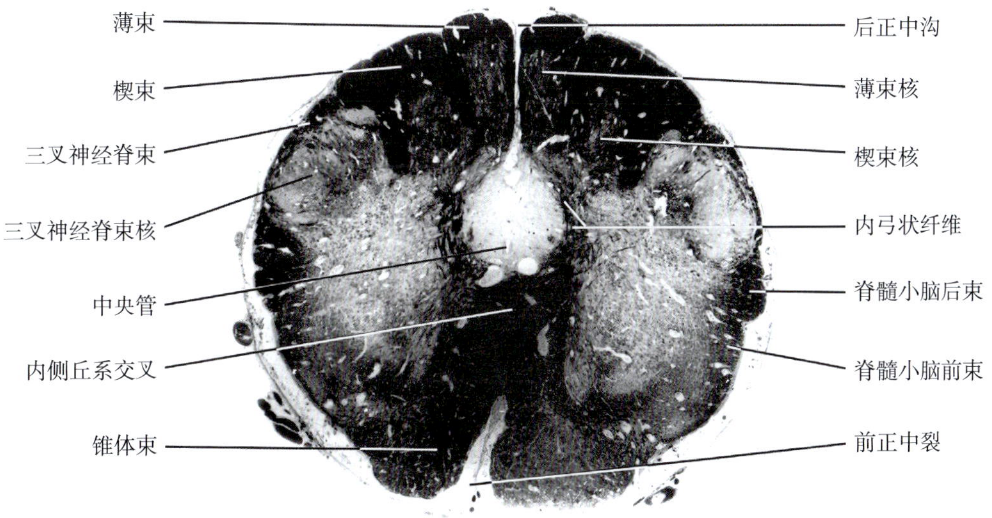

图 15-14　经延髓内侧丘系交叉切面（Weigert 染色）

部，楔束核的背外方，埋于楔束内或在小脑下脚的内侧。此核接受来自同侧颈髓和上部胸髓节段后根粗纤维的终止，发出纤维组成**楔小脑束** cuneocerebellar tract，参与组成小脑下脚，止于同侧小脑皮质。其功能与脊髓胸核相当，将同侧躯干上部和上肢肌梭的本体觉及皮肤触压觉冲动向小脑传递。

（三）橄榄中部切面

橄榄中部切面为延髓的最典型层面（图 15-15）。此层面的显著特征是在锥体束的背外侧出现了呈囊袋状的**下橄榄核**，它发出橄榄小脑纤维越边，组成对侧的**小脑下脚**。背侧部是敞开的**第四脑室**，在脑室底的室底灰质内，从内侧向外侧依次为：舌下神经核（舌下神经三角深方）、迷走神经背核（迷走神经三角深方）、孤束核和被孤束核包绕的孤束以及前庭神经核（前庭区深方）。**疑核**位于室底灰质与下橄榄核之间的网状结构内。前庭神经核的腹外侧为三叉神经脊束和内侧的三叉神经脊束核。沿外侧部边缘向腹侧观察，在三叉神经脊束腹侧与下橄榄核背外侧之间，脊髓小脑前束和脊髓丘脑束位于浅层，二者深面为红核脊髓束。在腹侧部，锥体束和下橄榄核之间，有舌下神经核发出的根丝出脑。迷走神经根丝（脑干内的迷走神经纤维）在下橄榄核背方出脑。在中线的两侧，自锥体束向背侧部，仍依次排列着内侧丘系、顶盖脊髓束和内侧纵束。

1．**下橄榄核** inferior olivary nucleus　位于延髓橄榄的深方，在水平切面上呈袋口向内的囊袋状灰质团块。由主核和背、内侧副核形成下橄榄核群。下橄榄核接受来自脊髓全长的上行投射和脑干感觉柱中继站的传入联系，并接受来自大脑皮质、丘脑、基底核、红核和导水管周围灰质的下行投射纤维。下橄榄核发出**橄榄小脑束** olivocerebellar tract 越边，与脊髓小脑后束共同构成对侧小脑下脚。下橄榄核参与修饰小脑对运动的控制，并参与小脑对运动的学习记忆和对反射的修饰。

2．**舌下神经核** hypoglossal nucleus　位于延髓，舌下神经三角的深方。由此核发出的纤维组成舌下神经（Ⅻ）根丝（脑干内的舌下神经纤维），在锥体和橄榄之间出脑，支配全部舌内肌与舌外肌。舌下神经核中除支配颏舌肌的核受对侧大脑皮质发出的皮质核束管理外，支配其余舌肌的核团均受双侧大脑皮质发出的皮质核束管理。

3．**舌下周核** perihypoglossal nuclei　指舌下神经核周围的若干细胞群，主要有舌下前置核、中介核和 Roller’s 核。前置核为舌下神经核上端的上续部，可伸抵展神经核的下端；中介

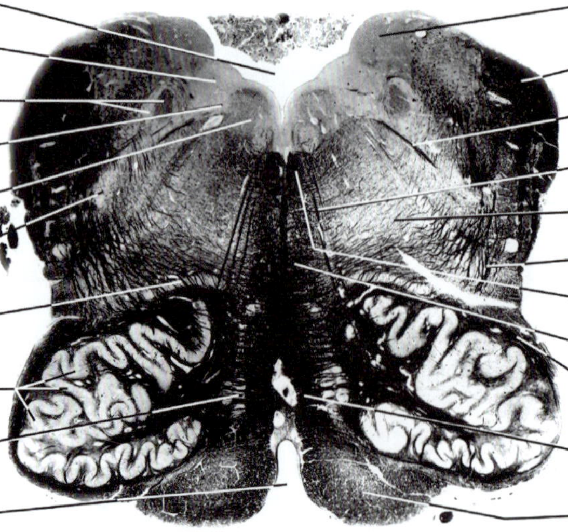

图 15-15　经延髓橄榄中部切面（Weigert 染色）

核位于舌下神经核与迷走神经背核之间；Roller's 核则位于舌下神经核上段的腹侧与内侧纵束之间。舌下周核发出的纤维可经小脑下脚至小脑。前置核可能与眼球运动的调节有关，中介核在内脏反射中起中介作用。

4．**迷走神经背核** dorsal nucleus of vagus nerve　位于延髓内侧丘系交叉至橄榄中部平面，在迷走神经三角深面的室底灰质内，舌下神经核的背外侧。该核发出的副交感节前纤维走向腹外侧，自橄榄和小脑下脚之间出延髓加入迷走神经（Ⅹ），经其分支到达位于所支配效应器官旁或内的终节，换元后支配颈部和胸、腹腔大部分脏器的活动。

5．**疑核** nucleus ambiguus　位于延髓上部三叉神经脊束核和下橄榄核之间的网状结构中，发出的纤维先向背内侧走行，然后折向腹外方出脑。疑核是个细长的细胞柱，发出的纤维加入三对脑神经：疑核上端的细胞发出纤维加入舌咽神经（Ⅸ），支配茎突咽肌；疑核中间部发出纤维加入迷走神经（Ⅹ），支配软腭、咽、喉和食管上部的骨骼肌；疑核下端的细胞发出纤维形成副神经（Ⅺ）颅根。疑核接受双侧皮质核束纤维。

6．**孤束核** nucleus of solitary tract 与**孤束** solitary tract　位于界沟外侧，内侧毗邻一般内脏运动柱。该核上端达脑桥下部，下端达内侧丘系交叉平面。在内侧丘系交叉平面，两侧孤束核下端在中央管背侧会合。此核包括：上部的味觉核和下部的一般内脏感觉核。孤束核的细胞分布于**孤束**周围，其头端接受初级味觉纤维，尾侧部接受初级一般内脏感觉纤维。孤束为舌咽和迷走神经的下神经节中枢突入脑后，形成的浑圆的下行束。

7．**背侧纵束** dorsal longitudinal fasciculus　为舌下神经核背侧的一小而圆的纤维束，又称 Schütz's 束。背侧纵束内含有上、下行纤维束。下行纤维束起自下丘脑等处，止于脑干的内脏运动核和舌下周核。上行纤维束可联系中脑或间脑。

8．**内侧纵束** medial longitudinal fasciculus　大部分纤维由前庭神经核发出，部分越边到对侧，沿中线两侧行于第四脑室底的浅层。其上行途中发纤维至诸眼外肌运动核，其下行纤维至颈髓节段中间带和前角的内侧部。

9．**最后区** area postrema　位于闩（第四脑室正中孔的下界）的上方，第四脑室底下外侧的狭窄区域。最后区血管丰富，含有小动脉、窦状隙，还有成星形细胞样细胞，可能还有无极或单极神经元。最后区属室周器官之一。

（四）橄榄上部切面

此层面平对第四脑室外侧隐窝，故背侧部的第四脑室进一步扩大，腹侧部可见较小的下橄榄核上部（图 15-16）。**小脑下脚**的腹外侧有前庭蜗神经的蜗根入脑，止于蜗神经背侧核和蜗神经腹侧核。蜗神经背侧核和蜗神经腹侧核分别位于小脑下脚的背外侧和腹外侧缘。小脑下脚的腹侧有舌咽神经根丝出脑。**孤束核**及**孤束**移位至**前庭神经核**和**三叉神经脊束核**之间。在中线两旁，由腹侧向背侧，可见**锥体束**、内侧丘系、**顶盖脊髓束**和**内侧纵束**。

1．**蜗神经核** cochlear nuclei　由**蜗背侧核** dorsal cochlear nucleus 和**蜗腹侧核** ventral cochlear nucleus 组成，分别位于小脑下脚的背外侧和腹外侧。蜗神经核接受蜗神经初级听觉纤维。蜗神经核发出的二级听觉纤维，一部分交叉在对侧的外侧丘系中上行；另一部分可经由听觉通路其他中继核（如上橄榄核和外侧丘系核）发出三、四级听觉纤维，在两侧的外侧丘系上行，从而将每一侧耳的听觉冲动传递至双侧下丘及听觉中枢。

2．**下泌涎核** inferior salivatory nucleus　位于延髓橄榄上部的网状结构中。该核内神经元比较分散，核团界限不明显。发出的副交感节前纤维进入舌咽神经（Ⅸ），至耳神经节，换元后支配腮腺的分泌。

（五）临床联系

延髓内侧综合征 medial medullary syndrome（图 15-17-A 区阴影），如为单侧损伤，亦称舌下神经交叉性偏瘫，又称 Dejerine 综合征。可由椎动脉的延髓支栓塞引发，患者可表现为对侧

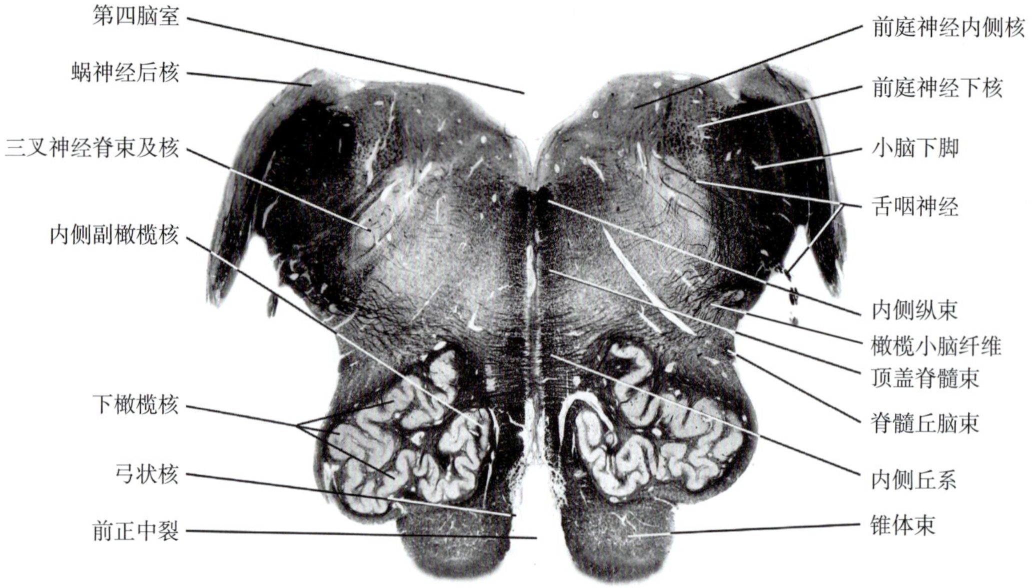

图 15-16　经延髓橄榄上部切面（Weigert 染色）

肢体痉挛性瘫痪（锥体束受损）；对侧上、下肢及躯干意识性本体觉和精细触觉障碍（内侧丘系损伤）；同侧半舌肌瘫痪、萎缩，伸舌时偏向患侧（舌下神经根受累）。从以上情况可以看出：舌下神经的症状表明病灶可能在延髓中部，此部位舌下神经与锥体束和内侧丘系相邻，而只有该区域发生了病变，才会出现以上的三个症状（舌下神经交叉性偏瘫）。

延髓外侧综合征 lateral medullary syndrome 又称 Wallenberg 综合征（图 15-17-B 区阴影）。可由小脑下后动脉或椎动脉的延髓支栓塞引发，患者表现为伤侧头面部痛、温觉障碍（一侧三叉神经脊束及核受损）；对侧躯干及上、下肢痛、温觉障碍（一侧脊髓丘脑束受损）；伤侧软腭及咽喉肌麻痹，造成吞咽困难和声音嘶哑（累及一侧疑核）；伤侧上、下肢出现共济失调（损伤小脑下脚）。若损伤范围扩大，还可出现眩晕、眼球震颤（伤及前庭神经核），同侧上睑轻度下垂，瞳孔缩小，面部皮肤干燥及潮红（损伤间脑投射到脊髓中间外侧核的下行通路，引起 Horner 综合征）。

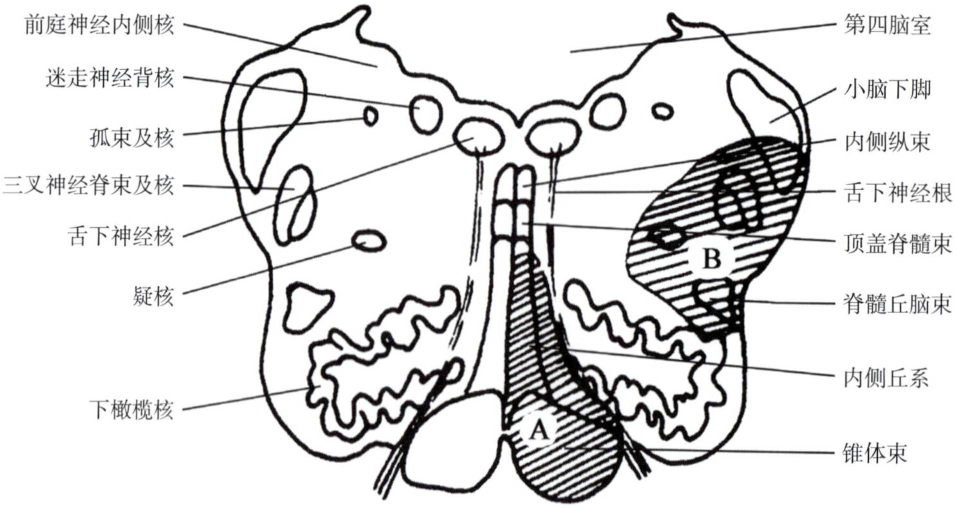

图 15-17　延髓内侧（A）、外侧（B）综合征的损伤区域

三、脑桥的代表性横切面

（一）脑桥面神经丘切面

在被盖和基底部之间，构成**斜方体**的纤维在中线上交叉，横向穿过内侧丘系，至被盖腹外侧部上橄榄核的外侧折向上行，构成**外侧丘系**。被盖部背侧是第四脑室，室底灰质的内侧部有面神经丘，内含面神经膝和**展神经核**；外侧部有**前庭神经核**。**面神经核**位于**上橄榄核**的背侧，发出纤维绕展神经核，形成面神经膝，再折向腹外侧，经过面神经核外侧出脑。面神经核的背外方有三叉神经脊束和脊束核。在内侧丘系与三叉神经脊束之间的被盖腹外侧边缘，有红核脊髓束、脊髓丘脑束和脊髓小脑前束。三叉丘系贴邻内侧丘系的背侧边缘。内侧纵束和顶盖脊髓束仍居中线原位。网状结构占据被盖的中央（经脑桥中下部，图 15-18）。

1．**展神经核** abducens nucleus　位于脑桥中下部，面神经丘深方。它发出纤维行向腹侧，在脑桥下缘即基底部与锥体上端交界处出脑，构成展神经（Ⅵ），支配外直肌。

动眼、滑车、展神经核受双侧皮质核束支配；同时，还接受内侧纵束的调控，以完成眼肌的协调和眼肌 - 颈肌的联合运动。

2．**面神经核** nucleus of facial nerve　位于脑桥下部，上橄榄核的背外侧。面神经核发出的纤维先行向背内方，从内侧绕过展神经核上部的背侧（在此处称面神经膝）行向腹外侧；再经面神经核外侧自延髓脑桥沟出脑，支配面肌、颈阔肌、二腹肌后腹、茎突舌骨肌和镫骨肌。面神经核中支配眼裂以上面肌的核团接受双侧皮质核束的纤维，而支配眼裂以下面肌的面神经核接受对侧皮质核束的纤维。

3．**上泌涎核** superior salivatory nucleus　位于脑桥网状结构内。该核神经元比较分散，核团界限不清。发出的副交感神经节前纤维加入面神经（Ⅶ）。经翼腭神经节或下颌下神经节换元后分别支配泪腺、舌下腺和下颌下腺的分泌。

4．**前庭神经核** vestibular nuclei　前庭神经核是一个核群，自脑桥下部延至橄榄中部，接受前庭神经节传导的初级平衡觉纤维。前庭神经核发出的纤维：①与小脑有往返联系。②前庭神经核发出纤维加入内侧纵束，在此束内上行或下行，止于支配眼外肌的诸运动神经核及颈髓的运动神经元，协调眼球运动和头部姿势。前庭神经核的纤维经内侧纵束下达脊髓，协调抗重力肌张力。③前庭神经核发出上行纤维投射至背侧丘脑，继而至大脑皮质。④前庭神经外侧核发出重要的前庭脊髓束，在脊髓前索下行，止于灰质的Ⅶ、Ⅷ层，此束可易化伸肌反射，保持全身肌张力，以维持身体平衡。

5．**外侧丘系** lateral lemniscus 与**斜方体** trapezoid body　起于双侧上橄榄核及对侧蜗背侧核和蜗腹侧核的听觉纤维，在脑桥中、上部，上橄榄核的外侧，转折向上形成外侧丘系。在脑桥，该系行于被盖的腹外侧边缘部；在中脑尾侧端止于下丘，转而投射到间脑的内侧膝状体，传导听觉信息。上橄榄核和蜗腹侧核的听觉纤维在脑桥中、下部被盖腹侧部横行，并在中线上交叉，构成**斜方体**（图 15-18），纤维折向上行，参与外侧丘系的组成。

6．**三叉丘系** trigeminal lemniscus　为三叉神经脊束核及大部分三叉神经脑桥核发出的三叉丘脑纤维，交叉越边至对侧上行，构成三叉丘系。该系与内侧丘系伴行，止于丘脑的腹后内侧核。

（二）脑桥三叉神经根切面

脑桥基底部变得宽大，脑桥基底部含纵、横行纤维及散在于纤维之间的脑桥核。横行纤维为**脑桥核**发出的脑桥小脑纤维，越过中线构成粗大的**小脑中脚**进入对侧小脑。纵行纤维包括锥体束和皮质脑桥束，前者为若干小束向下延续合并为延髓的锥体，皮质脑桥束则分散止于脑桥核。在脑桥被盖部，背侧的第四脑室逐渐变大。第四脑室侧壁自内向外有小脑上脚、**小脑下脚**和小脑中脚。被盖部的背外侧，三叉神经根（脑干内的三叉神经纤维）斜穿小脑中脚，**三叉神

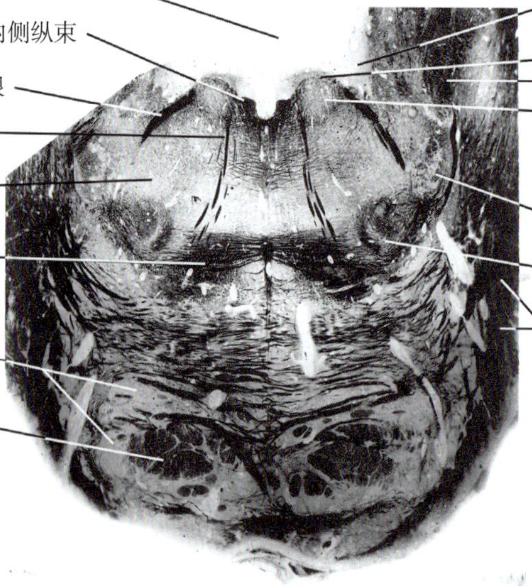

图 15-18 经脑桥面神经丘切面（Weigert 染色）

经运动核和**三叉神经脑桥核**分居根的内侧和外侧。此平面脊髓小脑前束已加入小脑上脚。**上橄榄核**位于斜方体的外侧（经脑桥中部，图 15-19）。

1．**三叉神经运动核** motor nucleus of trigeminal nerve 位于脑桥中部网状结构背外侧，发出纤维行向腹外侧，出脑后构成三叉神经运动根，支配咀嚼肌、二腹肌前腹、下颌舌骨肌、腭帆张肌和鼓膜张肌。三叉神经运动核接受双侧皮质核束支配，也接受源于网状结构、红核、顶盖和内侧纵束等处的纤维。

2．**三叉神经脑桥核** pontine nucleus of trigeminal nerve 位于脑桥中部，三叉神经运动核的外侧。此核向尾侧与三叉神经脊束核相续。三叉神经感觉根含粗、细不等的传入纤维，入脑后，部分纤维分叉，成为上行支与下行支，部分纤维不分叉，分别上行或下行。一侧三叉神经脑桥核接受同侧上行支中大量传递触觉冲动的粗纤维终止。

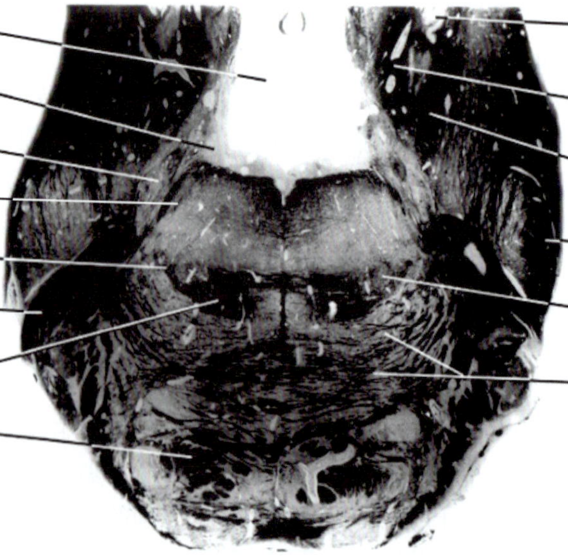

图 15-19 经脑桥三叉神经根切面（Weigert 染色）

3．**上橄榄核** superior olivary nucleus　位于脑桥中下部的被盖内。上橄榄核主要接受来自双侧蜗神经核纤维终止，发出的上行纤维加入两侧外侧丘系。此核群与蜗神经核一起，根据双耳传导声波的时间差和强度差，共同参与对声音的空间定位。

4．**脑桥核** pontine nucleus 与**小脑中脚** middle cerebellar peduncle　脑桥核由大量散在分布于脑桥基底部纤维之间大、小不等的神经元群组成。它们接受来自同侧大脑皮质广泛区域的**皮质脑桥纤维** corticopontine fibers，发出**脑桥小脑纤维** pontocerebellar fibers 越过中线，形成粗大的**小脑中脚**（旧称**脑桥臂** brachium pontis）进入对侧小脑。脑桥核是大脑皮质向小脑传递信息的主要中继站。

5．**小脑下脚** inferior cerebellar peduncle　旧称绳状体 restiform body，由多束纤维组成，其中橄榄小脑纤维是小脑下脚的最大组分，其次是发自脊髓的脊髓小脑后束和发自延髓楔束副核的楔小脑束。其他的纤维则来自外侧网状核、旁正中网状核、弓状核和舌下周核（包括舌下前置核、中介核和 Roller’s 核）。

（三）脑桥滑车神经交叉切面

以斜方体和内侧丘系的腹侧缘为界分为腹侧膨大的**基底部**和位于第四脑室与脑干基底部之间的**被盖部**。脑桥上部的基底部缩小，纵行纤维居于基底部的两侧。第四脑室较小，室顶为薄层的上髓帆。滑车神经纤维在上髓帆内交叉后出脑。室底灰质的外侧部有**三叉神经中脑核**，其腹内侧有含色素细胞的**蓝斑**。内侧纵束和顶盖脊髓束居中线旁。**小脑上脚**从室底灰质两侧，沉入被盖部的腹侧，有少量纤维在中线越边，开始形成小脑上脚交叉。在被盖的外侧浅表部有外侧丘系，其腹内侧有脊髓丘系、内侧丘系和三叉丘系（经脑桥上部，图 15-20）。

1．**三叉神经中脑核** mesencephalic nucleus of trigeminal nerve　从三叉神经脑桥核上端延至上丘平面，位于室周灰质和导水管周围灰质的外缘。三叉神经中脑核神经元周围突将来自咀嚼肌的本体感觉冲动，经其中枢突侧支传递至三叉神经运动核和脊束核等，参与完成咀嚼反射。中脑核还可能与眼球外肌的本体感觉有关。

2．**蓝斑** locus ceruleus　位于第四脑室上端，室底灰质的外缘，在三叉神经中脑核的外侧，由含有黑色素的细胞组成。此群细胞含有去甲肾上腺素。蓝斑发出的纤维，侧支极为丰富，分布范围极广，可达端脑、背侧丘脑、脑干、小脑和脊髓。

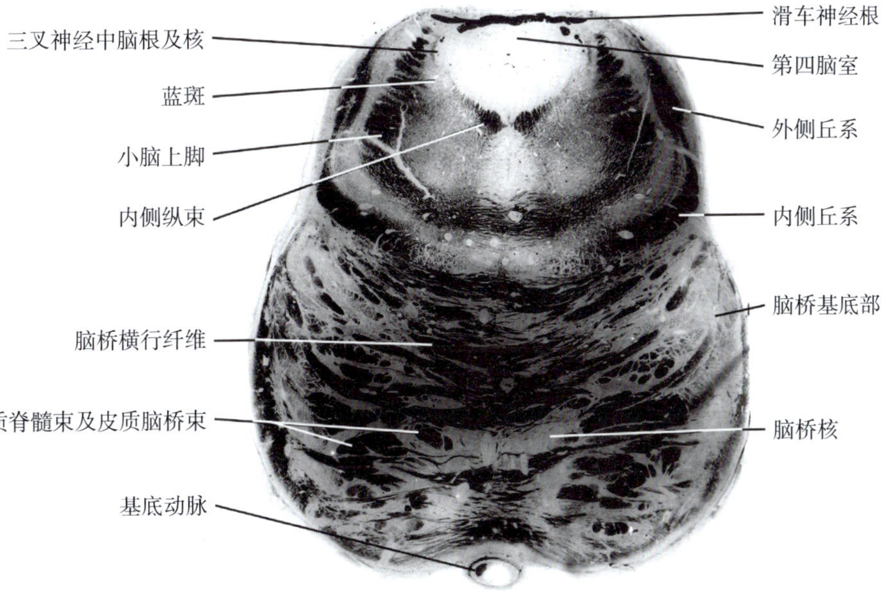

图 15-20　经脑桥滑车神经交叉切面（Weigert 染色）

（四）临床联系

脑桥基底部综合征 basal pontine syndrome，如为单侧损害，亦称展神经交叉性偏瘫。可由基底动脉的脑桥支栓塞引发，如图 15-21 所示，造成一侧锥体束和展神经受损，患者表现为对侧上、下肢痉挛性瘫痪（皮质脊髓束损害），同侧眼球内斜视（展神经根受损，同侧眼球外直肌麻痹）。如果病变区域向外侧侵及面神经，患者还可表现有面神经周围性瘫痪。

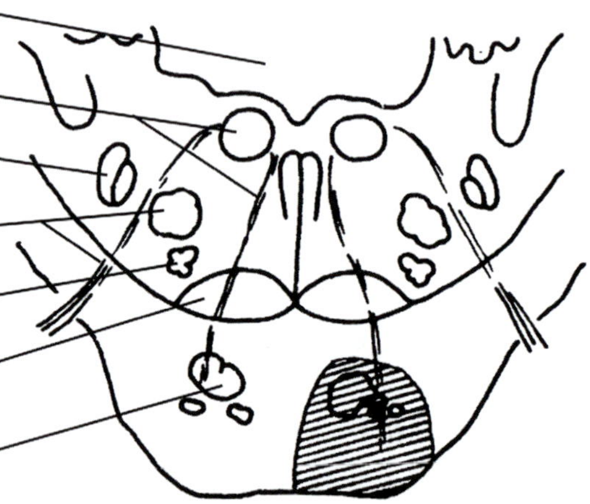

图 15-21 脑桥基底部综合征的损伤区域

脑桥被盖上部综合征，可由基底动脉的长周支或小脑上动脉栓塞引发。可造成同侧面部感觉障碍（三叉神经的纤维受损）和咀嚼肌瘫痪（三叉神经运动核损伤）；对侧躯干和四肢的本体觉和精细触觉消失（内侧丘系损伤），痛温觉等浅感觉障碍（脊髓丘脑束损伤）；如果小脑上脚受损，还可出现偏身的共济失调、意向性震颤及轮替运动障碍。

四、中脑的代表性横切面

（一）下丘节段的切面

切面背侧有隆起的**下丘** inferior colliculus。中脑导水管周围灰质、中脑被盖、大脑脚底和黑质的位置同上丘切面。在被盖部中线两旁、导水管周围灰质腹侧有内侧纵束，**滑车神经核**嵌于此束背侧的凹槽内。在被盖的腹内侧部有**小脑上脚交叉**，其腹侧有红核脊髓束。在小脑上脚交叉的外侧有上行的内侧丘系，内侧丘系的背外侧有脊髓丘脑束，背内侧邻三叉丘系。三叉丘系的背方靠近被盖外缘处有外侧丘系（图 15-22）。

1．**下丘** 位于中脑下部背侧，主要由居下丘中央大部分区域的**中央核** central nucleus 及其周边的薄层灰质构成。中央核接受外侧丘系的终止，其传出纤维组成下丘臂到达间脑的内侧膝状体。中央核是听觉通路上的重要中继站，其分层结构具有对音频定位的功能。下丘到脑干与脊髓的投射首先要通过上丘，与上丘发出的纤维共同构成**顶盖脊髓束** tectospinal tract 和**顶盖被盖束** tectotegmental tract，完成由声音引起的反射活动。

2．**滑车神经核** trochlear nucleus 位于中脑下部，相当于下丘平面，大脑水管的腹侧。该核发出的纤维（滑车神经根）向后绕导水管周围灰质于上髓帆中左右交叉，在脑干背面出脑，构成滑车神经（Ⅳ），支配上斜肌。

3．**黑质** substantia nigra（图 15-22，图 15-23） 位于中脑脚底和被盖之间，向上延伸至间脑尾侧，可分为网状部和致密部。黑质网状部靠近大脑脚底，其形态和功能与端脑的苍白球内侧部相似；黑质致密部靠近被盖，主要由多巴胺能神经元组成，其胞质内含黑色素颗粒。致密

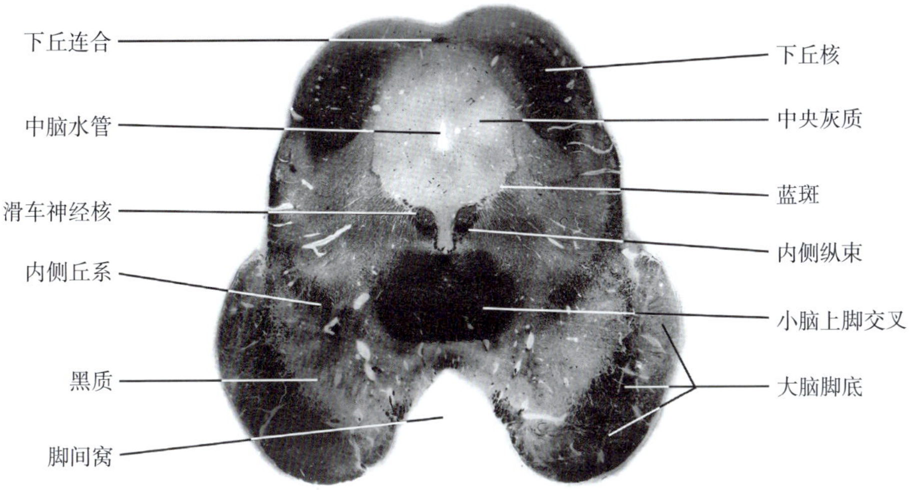

图 15-22　经中脑下丘切面（Weigert 染色）

部多巴胺能神经元的轴突可投射至端脑的新纹状体。帕金森病是由于某种原因造成多巴胺能神经元变性，使新纹状体多巴胺水平下降所致。患者表现为肌肉强直，运动受限并出现震颤。黑质致密部还参与中脑对边缘系统的多巴胺能投射。黑质也发纤维到达间脑。

4．**锥体束** pyramidal tract　起自大脑半球额、顶叶，躯体运动区和感觉区及附近的顶叶后部皮质，经端脑内囊下行至脑干。此束在中脑位于大脑脚底中 3/5，穿经脑桥基底部时，被脑桥横纤维分隔成若干小束，在脑桥下端重新汇合，向下延伸形成延髓部的锥体。锥体束由至脊髓的**皮质脊髓束** corticospinal tract 和至脑干脑神经运动核的**皮质核束** corticonuclear tract，或称**皮质延髓束** corticobulbar tract 构成。锥体束主要参与随意运动的控制，也与上行感觉信息的整合有关。

5．**皮质脑桥束** corticopontine tract　属锥体外系的纤维，广泛地起自额叶、顶叶、枕叶和颞叶，分别称为额桥束和顶、枕、颞桥束。皮质脑桥束从大脑皮质发出，止于同侧的脑桥核，后者发出横行纤维交叉至对侧，汇集形成小脑中脚，止于小脑半球的皮质，参与对运动的调节。

6．**小脑上脚** superior cerebellar peduncle 与**小脑上脚交叉**　小脑上脚旧称**结合臂** brachium conjunctivum，主要由起自小脑核的传出纤维组成，离开小脑上行，构成第四脑室上半的外侧壁。纤维继续上行入脑桥被盖，在脑桥上段和中脑下丘处左右交叉形成**小脑上脚交叉**，大部分纤维进入背侧丘脑，小部分纤维进入红核。

（二）上丘节段的切面

切面的背侧有隆起的**上丘** superior colliculus，与下丘同属于**顶盖** tectum。中脑室腔为中脑水管，四周为导水管周围灰质。切面的其余部分称**大脑脚**，大脑脚的最腹侧部为**大脑脚底**，由穿行脑桥基底部的纵行纤维汇集而成，其中内侧 1/5 是**额桥束** frontopontine tract，中部 3/5 是**锥体束**，外侧 1/5 是**顶、枕、颞桥束** parietal，occipital，temporal pontile tracts。大脑脚底的背侧有黑质，黑质背方与导水管周围灰质的腹外侧之间为**中脑被盖**。导水管周围灰质的腹侧有**动眼神经核**和**动眼神经副核**，发出动眼神经纤维（动眼神经根）走向腹侧，经**大脑脚底**的内侧出脑。**内侧纵束**在动眼神经核腹侧，仍居中线两旁。在中脑被盖的腹内侧部，有大而圆的**红核**。左、右红核之间，在中线处有左右交叉的纤维，背侧是发自上丘和下丘的**顶盖脊髓束**交叉纤维（被盖背侧交叉），腹侧是发自红核的**红核脊髓束**交叉纤维（被盖腹侧交叉）。红核的外侧有**内侧丘系**，三叉丘系和脊髓丘脑束则移向背侧，它们的外侧为下丘臂（图 15-23）。

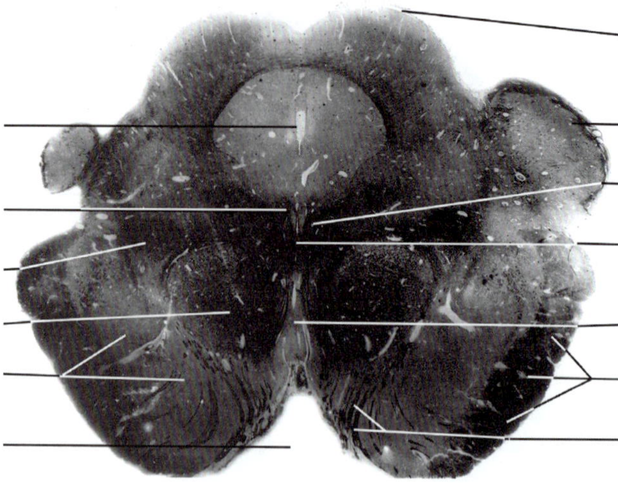

图 15-23 经中脑上丘切面（Weigert 染色）

1．**上丘** superior colliculus 位于中脑上部背侧，已分化成为复杂的灰、白质交替排列的七层结构。上丘的浅层结构接受来自视网膜、经视束和上丘臂的直接投射纤维，并接受来自大脑皮质视区的投射；深层结构接受下丘、大脑皮质听觉中枢、三叉神经脊束核和脊髓等处的纤维。自上丘向丘脑投射的纤维，中继后向大脑皮质传递有关眼球转动速度与方向的信息；向脊髓的投射纤维，绕导水管周围灰质至腹侧形成被盖背侧交叉，交叉后纤维下行，形成**顶盖脊髓束**，至颈髓节段中间带和前角的内侧部；向脑干的投射纤维，止于控制眼球垂直运动和水平运动眼外肌运动核。通常认为上丘为一反射中枢，即上丘浅、深层结构能够对不同模式的传入信息进行整合，通过其上、下行投射，参与大脑皮质对眼球运动的控制，并完成头、眼对声、光等刺激的定向反射活动。

2．**动眼神经核** oculomotor nucleus 位于中脑上丘平面，大脑水管的腹侧，可分为成对的外侧核和位于中线上单个的中央尾侧核。核团发出的纤维向腹侧穿经红核，行至大脑脚底的内侧出脑，组成动眼神经（Ⅲ），其中外侧核的背侧细胞支配下直肌，中间细胞支配内直肌，内侧细胞支配对侧上直肌，中央尾侧核支配双侧的上睑提肌。

3．**动眼神经副核** accessory nucleus of oculomotor 又称 Edinger-Westphal 核，位于上丘平面动眼神经核的背内侧。此核发出纤维行于动眼神经（Ⅲ）内，止于睫状神经节。由该节发出的副交感节后纤维支配眼球的瞳孔括约肌和睫状肌。

4．**红核** red nucleus 位于中脑上丘层面，黑质的背内侧，向上可延至间脑的尾侧，为一对直径约 5mm 的卵圆形核团，因红核富含血管，故新鲜标本呈浅粉红色。红核包括小细胞部（新红核）和大细胞部（旧红核）。后者在种系发生上较古老。人的红核大部分为小细胞部。红核的传入联系主要包括：①来自小脑的投射，由小脑齿状核发出，经小脑上脚在脑桥上部交叉后，少部分止于红核，大部分穿越或环绕红核，至背侧丘脑中继后到达大脑额叶的运动皮质。②来自大脑皮质的纤维，主要由初级躯体运动区和初级躯体感觉区发出。红核的传出联系主要包括：①至脊髓的下行纤维，由红核大细胞部发出，在上丘被盖腹侧形成**被盖腹侧交叉** ventral tegmental decusssation，越边后至对侧下行，构成**红核脊髓束**，主要终止于颈髓节段中间带和前角的外侧部。当皮质脊髓侧束受损后，红核脊髓束可能部分保留皮质脊髓侧束行使的运动功能。②至下橄榄核的下行投射，纤维自红核小细胞部发出，经被盖中央束至同侧下橄榄核。红核参与对躯体运动的控制，其小细胞部是大脑与小脑之间多突触联系的重要环节。

5．**顶盖前区** pretectal area 位于中脑和间脑之间，导水管周围灰质的背外侧。该区直接接受经视束、上丘臂传入的来自视网膜的视觉纤维，并接受视觉皮质和上丘的投射。其传出纤维部分经中脑水管腹侧交叉，或经后连合交叉，止于双侧动眼神经副核。因此，当光照一侧瞳孔时，两侧瞳孔同时缩小（瞳孔对光反射）。

表15-1　与第Ⅲ～Ⅻ对脑神经相关的脑神经核在脑干内的排列与功能

功能柱		躯体运动柱	特殊内脏运动柱	一般内脏运动柱	界	内脏感觉柱	一般躯体感觉柱	特殊躯体运动柱	
中脑	上丘	动眼神经核		动眼神经副核			三叉神经中脑核		
	下丘	滑车神经核							
脑桥	中部		三叉神经运动核		沟		三叉神经脑桥核		
	中下部	展神经核	面神经核（Ⅶ）	上泌涎核（Ⅶ）		孤束核（Ⅶ、Ⅸ、Ⅹ）	三叉神经脊束核（Ⅴ、Ⅸ、Ⅹ）	前庭神经核（Ⅷ）	蜗神经核（Ⅷ）
延髓	橄榄上部		疑核（Ⅸ、Ⅹ、Ⅺ）	下泌涎核（Ⅸ）					
	橄榄中部	舌下神经核		迷走神经背核（Ⅹ）					
	内侧丘系交叉								
	锥体交叉		副神经核						
		支配眼外肌和舌肌	支配面肌、咀嚼肌、咽喉肌、胸锁乳突肌和斜方肌	支配瞳孔括约肌、睫状肌、唾液腺、心肌和部分平滑肌等		感受一般和特殊的内脏感觉	感受头面部的深浅感觉	感受听觉、位置觉	

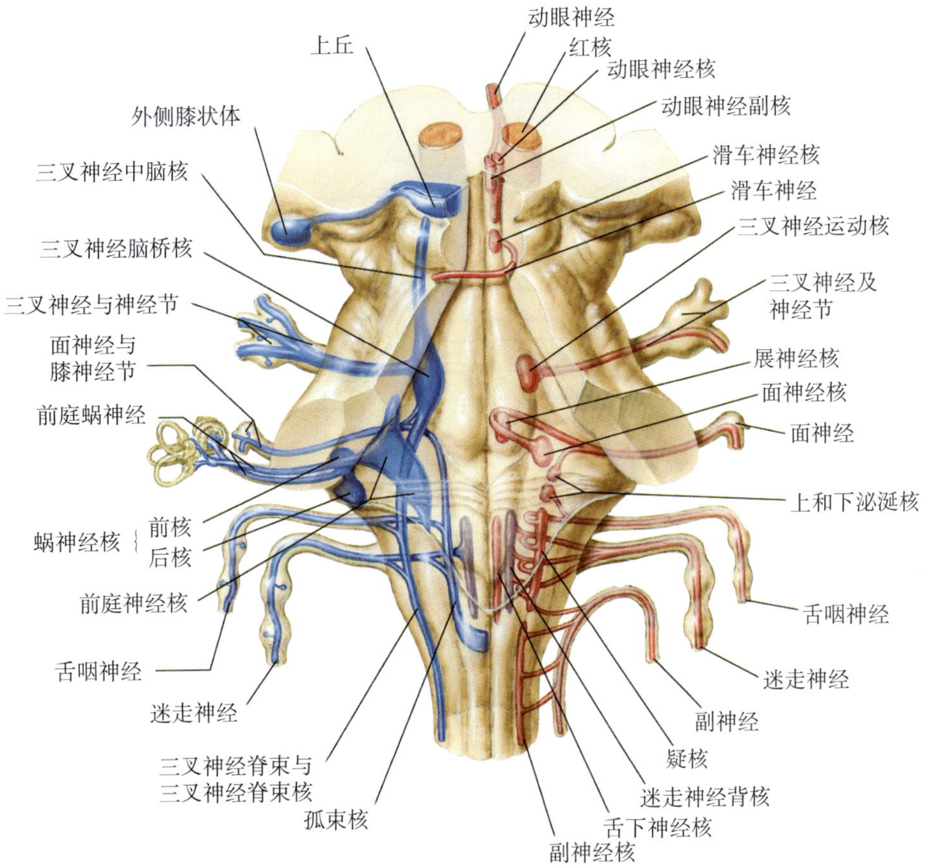

图 15-24　脑神经核在脑干背侧面的投影

（三）临床联系

红核综合征又称 Benedikt 综合征。可由基底动脉的脚间支或大脑后动脉的分支栓塞引发，患者表现为同侧除外直肌和上斜肌外的所有眼肌麻痹（动眼神经根损伤），并伴瞳孔开大；对侧精细触觉、位置觉、振动觉的减退（内侧丘系损伤）；同时，由于红核的损伤，可引起对侧运动过度（震颤、舞蹈、手足徐动），对侧强直（黑质损伤）；

大脑脚底综合征 peduncular syndrome 如为单侧损害，亦称动眼神经交叉性偏瘫，又称 Weber 综合征。可由大脑后动脉的分支栓塞引发，患者表现为对侧上、下肢痉挛性瘫痪（锥体束损伤）；同侧除外直肌和上斜肌外的所有眼肌麻痹（动眼神经根损伤），还会出现瞳孔开大，上睑下垂，外斜视（Weber 综合征）。

五、脑干网状结构

在脑干被盖内，除脑神经核、境界明确的一些非脑神经核团（如薄、楔束核，红核，黑质等）和长的上、下行纤维束以外，还有一些界线不清晰，纤维交错排列，神经元散在分布的区域，称**网状结构** reticular formation。

在原始脊椎动物的脑中，有大量的神经组织未组成明确的神经核和纤维束，而是弥散地排列成网状。在动物的进化过程中，随着前脑和新皮质的发展，产生了脊髓与大脑皮质间互相联系的传导束，在脑干中也出现了一些大的核团（如下橄榄核、黑质和红核等），而且它们在哺乳动物中形体逐渐增大。在高级脊椎动物中，网状结构逐渐发展成为脑内一个具有重要功能的组成部分，但仍保持着多神经元或多突触的形态特征，接受各种感觉信息，其传出纤维直接或间接地联系着中枢神经系统的各级水平。

根据传统的概念，脑干网状结构的背侧借第四脑室底灰质和中央灰质分别与第四脑室和中脑水管分隔，腹侧自上而下分别与延髓的下橄榄核、脑桥的内侧丘系和中脑的黑质相邻接，两侧在延髓和中脑均接近脑干的表面，在脑桥则隔以小脑脚。目前被大多数学者承认的脑干网状结构内的核团（图 15-25）有：

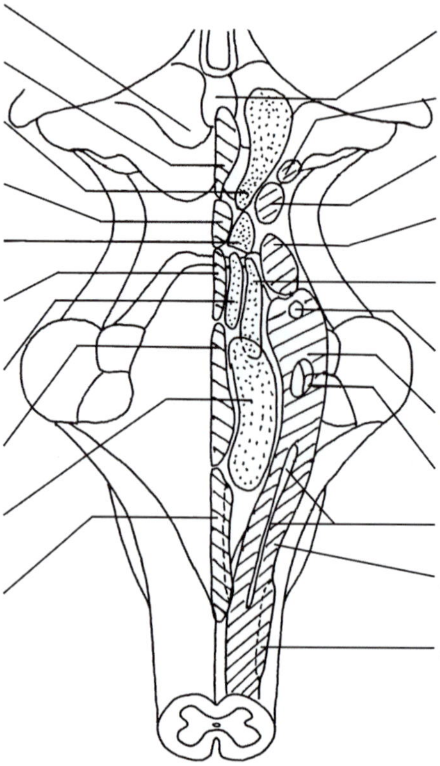

图 15-25 脑干网状结构核团在脑干背面投影模式图

1．**向小脑投射的核群**　这些核中继脊髓、大脑运动和感觉皮质、前庭神经核等对小脑的传入联系。

2．**中缝核群** rapheal nuclei　位于脑干中缝两侧，主要由 5- 羟色胺神经元构成。中缝核群的传入纤维可来自脊髓、小脑和大脑皮质等处，中缝核的传出纤维分布广泛，包括中脑中央灰质，下丘脑、丘脑板内核，杏仁核、海马、新纹状体和大脑皮质等，还有少量传出纤维到脊髓和小脑。

3．**内侧核群** medial nuclear group　靠近中线，具有较多的大型神经元。内侧核群发出长的上、下行传出投射，是脑干网状结构的“效应区”。其传入纤维主要来自外侧核群。此外，脊髓和所有脑神经感觉核的一般感觉信息，中脑顶盖的视、听觉信息和嗅脑的嗅觉冲动亦传至该核群。

4．**外侧核群** lateral nuclear group　多数是中、小型神经元，轴突短，较少发出长距离的纤维。外侧核群接受广泛的传入投射，包括大部分感觉通路的侧支，是脑干网状结构的“感受区”。传入信息经外侧核群中继后，传递给内侧核群。

解剖拓展：脑干的动脉

网状结构不但参与躯体运动、躯体感觉以及内脏调节功能，并且在睡眠觉醒活动中也起着重要作用。

1．**上行网状激动系统** ascending reticular activating system（ARAS）　结构基础包括外周向脑干网状结构的感觉传入，自脑干网状结构向间脑的上行投射，以及从间脑向大脑皮质的广泛投射。背侧丘脑板内核和下丘脑是间脑接受脑干网状结构投射的主要部位。与各种特异性感觉通路，如视、听和痛、温觉传导通路不同，ARAS 携带的上行冲动是“非特异性的”，对于维持睡眠 - 觉醒状态起决定性作用。该系统使大脑皮质兴奋，保持意识和清醒，对各种传入信息有良好的感知能力。一些麻醉药物就是通过阻滞该系统的某个环节而起作用。ARAS 受损可能导致不同程度的意识障碍，甚至深度昏迷。

2．**参与躯体和内脏运动调节**　躯体运动调节经脑桥和延髓内侧核群分别发出的脑桥和延髓**网状脊髓束** reticulospinal tract，至同侧脊髓各节段中间带和前角的内侧部，参与控制自主运动，如保持姿势和在平地上行走。该束的起始神经元接受与躯干、四肢运动控制有关的高级中枢的传入支配，如大脑运动皮质、小脑和基底核。内脏运动的调节，是由于在脑桥尾侧部和延髓的网状结构外侧核群内，存在吸气、呼气、加压和减压等呼吸和心血管运动中枢。故脑干损伤会导致呼吸、循环障碍，甚至危及生命。此外，外侧核群还参与下丘脑和杏仁核对自主神经系统和内分泌功能的调节，参与基底核对运动的控制以及参与躯体和内脏防御反应。

3．**参与内分泌活动和生物节律的调节**　脑干网状结构向下丘脑发出的投射纤维直接或间接终止于下丘脑神经分泌细胞，影响后者神经激素（释放激素或抑制释放激素）的合成、运输及释放，从而影响垂体的分泌活动。网状脊髓束部分纤维终止于胸髓节前神经元，后者上至颈上交感神经节，其节后纤维（松果体神经）支配松果体，从而调控着松果体的分泌活动。

4．**脑干网状结构与高级神经活动**　脑干网状结构向下丘脑 - 边缘系统的投射，可能参与时 - 空分辨，探究学习与记忆以及情感变化等高级神经活动。在这些复杂的神经活动中，涉及许多神经递质交互作用机制。

（张卫光）

第三节　小　　脑

小脑 cerebellum 位于颅后窝，约重 150g（成人）。胚胎发生上与脑桥共同起源于菱脑前部。小脑的背侧面平坦，并与硬脑膜形成的小脑幕贴近，其腹侧面与菱形窝围成第四脑室。

一、小脑的外形

（一）小脑的外形

小脑两侧的隆起为小脑半球 cerebellar hemispheres，中间部狭窄为**小脑蚓** vermis（图 15-26）。小脑上面稍平坦，其前、后缘凹陷，称小脑前、后切迹 anterior and posterior cerebellar notches；下面膨隆。小脑表面有许多近似呈横向走行的浅沟，将小脑分成众多横行的小脑叶

案例分析

片 cerebellar folia。有些沟比较深，把小脑分成若干小叶。其中最显著的是水平裂 horizontal fissure，始自小脑中脚以水平方向绕小脑半球的外侧缘和后缘，终于小脑后切迹。此裂为小脑的上面和下面的界限。

小脑上面前、中 1/3 交界处有一略呈 V 字形的深沟，称为**原裂** primary fissure；小脑下面绒球和小结的后方有一深沟，为后外侧裂 posterolateral fissure；原裂和后外侧裂于小脑表面几乎形成一个环，此环的前上部分为小脑前叶 anterior lobe of cerebellum，后下部分为小脑后叶 posterior lobe，占据后外侧裂的绒球、绒球脚和小结，称为**绒球小结叶** flocculonodular lobe。

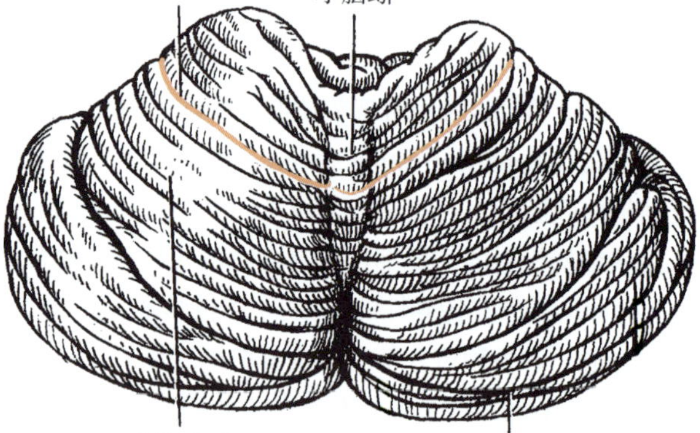

上面

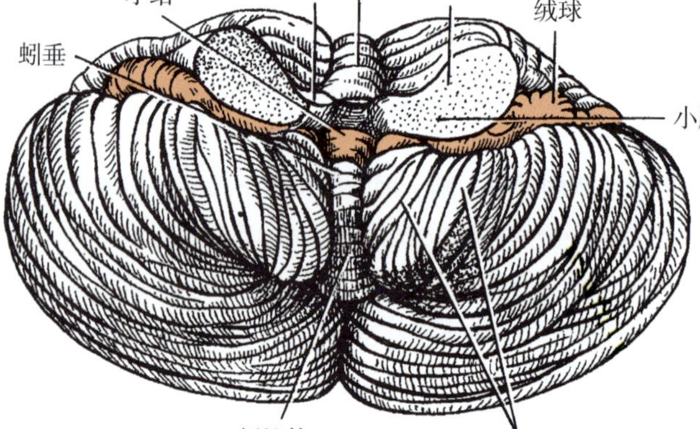

下面

图 15-26 小脑外形

1．小脑的上面　小脑的上面包括小脑半球的上面和上蚓、在小脑上面呈“V”形的原裂 primary fissure 其尖端向后与水平列前端相遇。上蚓被深沟分为五部，由前向后依次为小舌 lingula、中央叶 central lobule、山顶 clumen、山坡 declive 和蚓叶 folium of vermis。

2．小脑的下面　小脑的下面中间为下蚓，两侧为小脑半球的下面。下蚓又分为四部，由前向后依次为**小结** nodule（紧靠下髓帆）、蚓垂 uvula of vermis（紧靠小脑扁桃体）、蚓锥体 pyramid of vermis 和蚓结节。小结是下蚓的最前部，它与蚓垂之间以后外侧裂为界。小结向两侧借极薄的绒球脚 peduncle of flocculus 与**绒球** flocculus 相连。在小脑半球下面的前内侧各有一突出部，称**小脑扁桃体** tonsil of cerebellum。小脑扁桃体紧邻延髓和枕骨大孔的两侧，当颅内压增高时，小脑扁桃体有可能被挤压入枕骨大孔，形成枕骨大孔疝或称小脑扁桃体疝，压迫延髓，危及生命。

（二）小脑的功能分区

Larsell 根据进化，以最早分化出来的后外侧裂为界把人的小脑分成绒球小结叶和小脑体。小脑体由内侧向外侧可分为 3 个纵区，即蚓部 vermis、小脑半球中间部 middle part of hemisphere 和小脑半球外侧部 lateral part of hemisphere（图 15-27）。

小脑的分区（解剖分区和功能分区）与小脑的种系发生密切相关。绒球小结叶在进化上出现最早，构成原小脑 archicerebellum，因其纤维联系及功能与前庭密切相关，又称前庭小脑 vestibulocerebellum。小脑体蚓部和小脑中间部在进化上出现较晚，共同组成旧小脑 paleocerebellum，因其主要接受来自脊髓的信息，又称脊髓小脑 spinocerebellum。小脑体的外侧部在进化中出现最晚，构成新小脑 neocerebellum，因其与大脑皮质同步发展，又称大脑小脑 cerebrocerebellum。

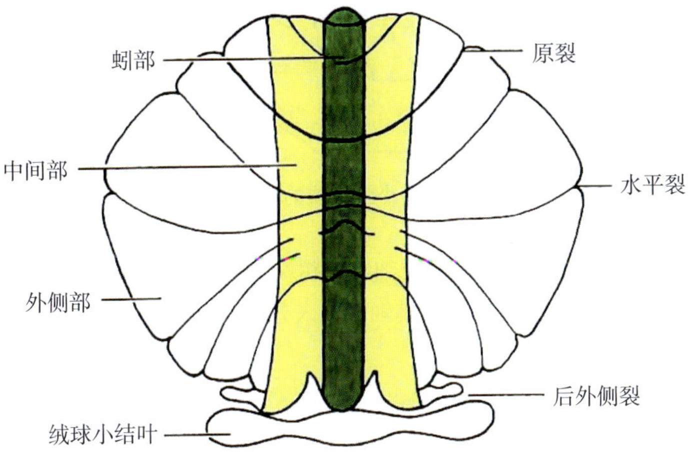

图 15-27　小脑分部的模式图

二、小脑的内部结构

小脑包括表面的皮质、深部的髓质和小脑核。

（一）小脑的皮质

小脑皮质由浅至深均分 3 层（图 15-28），分别是分子层 molecular layer、梨状细胞层 piriform cell layer（又称 Purkinje 细胞层）和颗粒层 granular layer。小脑皮质的神经元共有 5 种，分别为位于分子层的星形细胞 stellate cell 和篮状细胞 basket cell、位于梨状细胞层的梨状细胞 piriform cell 或 Purkinje cell、位于颗粒细胞层的颗粒细胞 granular cell 和 Golgi 细胞。

1．分子层 molecular layer　其主要成分是稀疏分布的少量神经元以及大量梨状细胞的树突、颗粒细胞轴突形成的平行纤维和攀缘纤维。神经元主要是篮状细胞和星形细胞。该两种细胞的轴突与梨状细胞的树突形成抑制性突触。

2．梨状细胞层 piriform cell layer　该层由排列整齐的单层**梨状细胞**（又称 Purkinje 细胞）构成（图 15-28）。该细胞的树突分支在分子层内扇形展开成侧柏枝状，其扇面方向与平行纤维垂直，并与之形成大量的突触。梨状细胞的树突分支还接受来自于延髓下橄榄核的另一种兴奋性**攀缘纤维** climbing fiber 和小脑分子层的两种抑制性神经元——篮状细胞和星形细胞的轴突终末。而梨状细胞的轴突则是小脑皮质的唯一传出纤维，向深部穿过颗粒层进入小脑髓质，大部分止于小脑核，少数直接出小脑止于前庭神经核，发挥抑制功能。

3．颗粒层 granular layer　主要由大量颗粒细胞构成，其次含有抑制性的中间神经元 Golgi 细胞。该层的传入纤维为来自脊髓、脑桥核和脑干网状结构等处的兴奋性苔藓纤维 mossy fiber，其纤维终

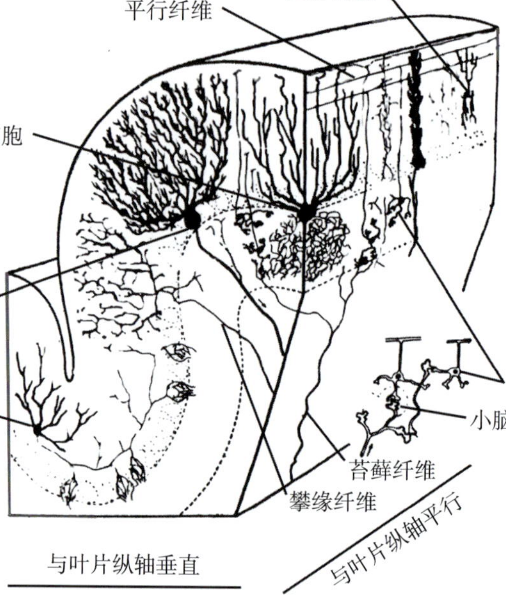

图 15-28 小脑皮质的细胞构筑

末形成花结样膨大，称玫瑰结 rosette，与颗粒细胞的树突和 Golgi 细胞的轴突终末共同构成小脑小球 glomerulus。颗粒细胞是兴奋性中间神经元，其轴突进入分子层，成 T 形分叉，沿小脑叶片的长轴分布形成平行纤维 parallel fiber。

（二）小脑核

小脑核共 4 对（图 15-29），从外侧向内侧依次为**齿状核** dentate nucleus、**栓状核** emboliform nucleus、**球状核** globose nucleus 和**顶核** fastigial nucleus。齿状核最大，形如皱缩的口袋状，袋口朝内侧，其外形与下橄榄核相似，只见于哺乳动物，在人类特别发达。球状核和栓状核合称为中间核 interposed nuclei，位于齿状核袋口的内侧，其二者发出纤维加入结合臂。顶核最古老，位于第四脑室顶上方，蚓部的白质内。小脑核是小脑的传出神经元，小脑体皮质的梨状细胞定位投射到小脑核，通过该核的中继再发出传出纤维离开小脑。小脑核与小脑体的纵向分区有特定的对应关系，即蚓部皮质投射到顶核、小脑半球中间部皮质投射到中间核、小脑半球外侧部皮质投射到齿状核。小脑核为兴奋性神经元。

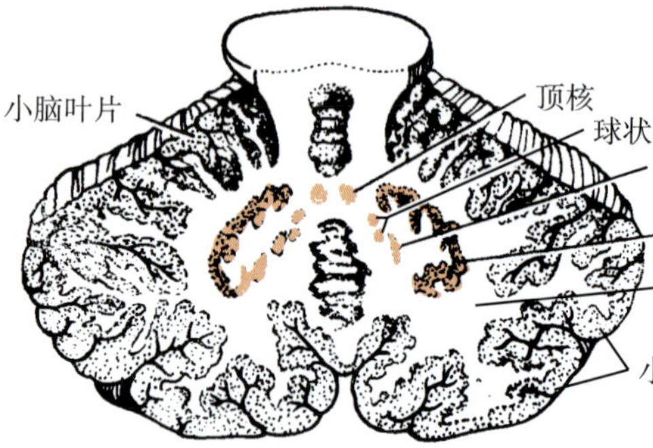

图 15-29 小脑水平切面（示小脑核）

（三）小脑髓质（白质）

小脑的白质由 3 类纤维构成，包括小脑皮质与小脑核和小脑核之间的往返纤维、相邻小脑叶片间或小脑各叶之间的联络纤维和联系小脑的传入、传出纤维。主要组成 3 对小脑脚：小脑上、中、下脚（图 15-30）。

（1）**小脑下脚** inferior cerebellar peduncle：又称绳状体，连于小脑和延髓、脊髓之间。包含小脑的传入纤维和传出纤维 2 部分。传入纤维有：来自前庭神经、前庭神经核、延髓下橄榄核、延髓网状结构进入小脑的纤维，脊髓小脑后束及楔小脑束的纤维。传出纤维有：发自绒球和部分小脑蚓部皮质，止于前庭神经核的小脑前庭纤维；起于顶核，止于延髓的顶核延髓束纤维（包括顶核前庭纤维和顶核

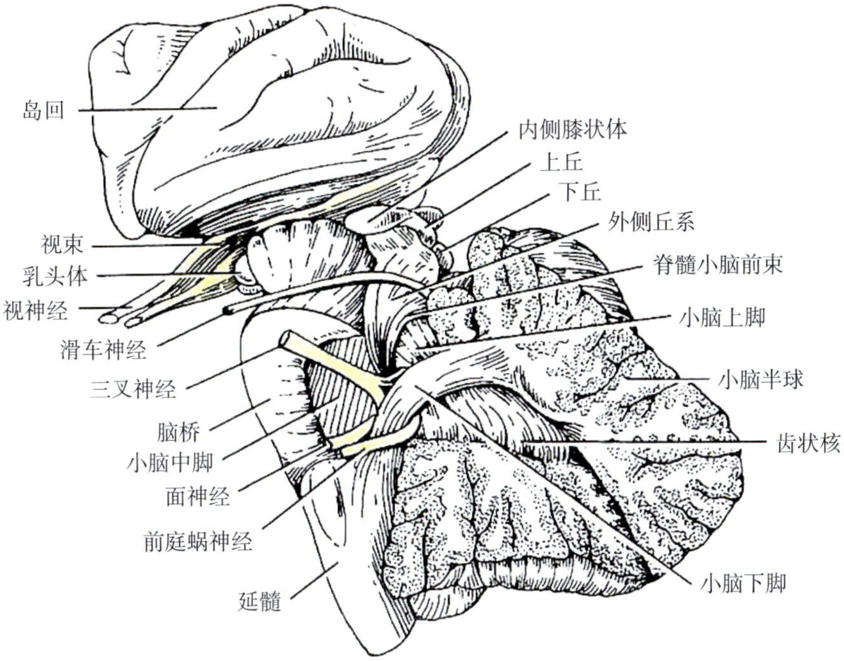

图 15-30　小脑脚示意图

知识链接：小脑脚和通过的主要纤维束简表

网状纤维）。

（2）**小脑中脚** middle cerebellar peduncle：又称脑桥臂，为 3 个脚中最粗大者，位于最外侧，连于小脑和脑桥之间。其主要成分为小脑传入纤维，且几乎全部由对侧脑桥核发出的脑桥小脑纤维构成，只有少许脑桥网状核到小脑皮质的纤维；小脑传出纤维非常稀少，为小脑至脑桥的纤维。

（3）**小脑上脚** superior cerebellar peduncle：又称结合臂，连于小脑和中脑、间脑之间。其主要成分为起自小脑核、止于对侧红核和背侧丘脑的小脑传出纤维；其小脑传入纤维主要有脊髓小脑前束、三叉小脑束及起自顶盖和红核的顶盖小脑束、红核小脑束等。

三、小脑的纤维联系和功能

小脑的传入纤维比传出纤维多三倍以上，多数的传入纤维束经小脑下脚和中脚进入小脑，少数则经上脚进入小脑。

（一）前庭小脑（原小脑）

前庭小脑主要接受同侧前庭神经核和前庭神经节发出的纤维，经小脑下脚到达绒球小结叶皮质，由该皮质发出的传出纤维直接经小脑下脚投射到同侧的前庭神经核。通过前庭脊髓束和内侧纵束，调控躯干肌和眼球外肌的运动神经元，以应答前庭刺激后的肌紧张变化，维持身体平衡，协调眼球运动。

原小脑损伤主要表现为平衡失调（步态不稳）和眼球震颤，如果与语言有关的肌群受累，则吐字不清，患者躺下或得到支撑时，肢体的单独运动则不受影响。

（二）脊髓小脑（旧小脑）

脊髓小脑主要接受脊髓小脑束（包括脊髓小脑前、后束和楔小脑束）的纤维，经小脑上、下脚到达旧小脑皮质。由蚓部皮质发出的纤维至顶核，中继后经小脑下脚投射到同侧前庭神经核和脑干网状结构，通过前庭脊髓束和网状脊髓束调控躯干肌和肢体近端肌肉的肌张力和肌协调。由半球中间部皮质发出的纤维至中间核，中继后经小脑上脚投射到对侧红核大细胞部和丘脑腹外侧核，由腹外侧核再投射到大脑皮质运动区，通过红核脊髓束和皮质脊髓束调控肢体远端肌肉的肌张力和肌协调。

旧小脑损伤主要表现为肌张力低下，深反射减低，肌力减弱，容易疲劳。

（三）大脑小脑（新小脑）

大脑小脑主要接受对侧脑桥核发出的纤维，经小脑中脚到达新小脑皮质，由小脑半球外侧部皮质发出的纤维至齿状核，中继后经小脑上脚投射至对侧红核小细胞部（再投射到下橄榄核）和背侧丘脑腹外侧核，由腹外侧核再投射到大脑皮质运动区，修正大脑皮质运动区起始神经元的活动。后经皮质脊髓束调控上、下肢精确运动的计划和协调。

新小脑损伤主要表现为：①共济失调（辨距不良、轮替运动困难）。②运动性震颤又称意识性震颤。③肌张力减弱。

院校风采：黑龙江中医药大学

（刘 洋）

第四节 间 脑

案例分析

间脑 diencephalon 位于中脑和端脑之间，与端脑共同起源于前脑泡。间脑的背侧面和两侧面由高度发展的大脑半球所掩盖，仅部分腹侧面露于脑底。间脑的内腔为一正中矢状面的窄隙，称第三脑室。间脑可分为背侧丘脑、后丘脑、上丘脑、底丘脑和下丘脑 5 个部分。

一、背侧丘脑

（一）背侧丘脑的位置和外形

背侧丘脑 dorsal thalamus 又称**丘脑** thalamus，位于间脑的背侧部（图 15-31），其外侧紧邻内囊的后肢，内侧为第三脑室侧壁，腹侧以**下丘脑沟** hypothalamic sulcus（连于室间孔和中脑水管的浅沟）与下丘脑分界，背外侧与尾状核体、尾相接壤，其间行有终纹，背内侧构成侧脑室前角的底，其内侧缘行有丘脑髓纹。背侧丘脑为一对卵圆形的灰质团块，前端的突出部分为

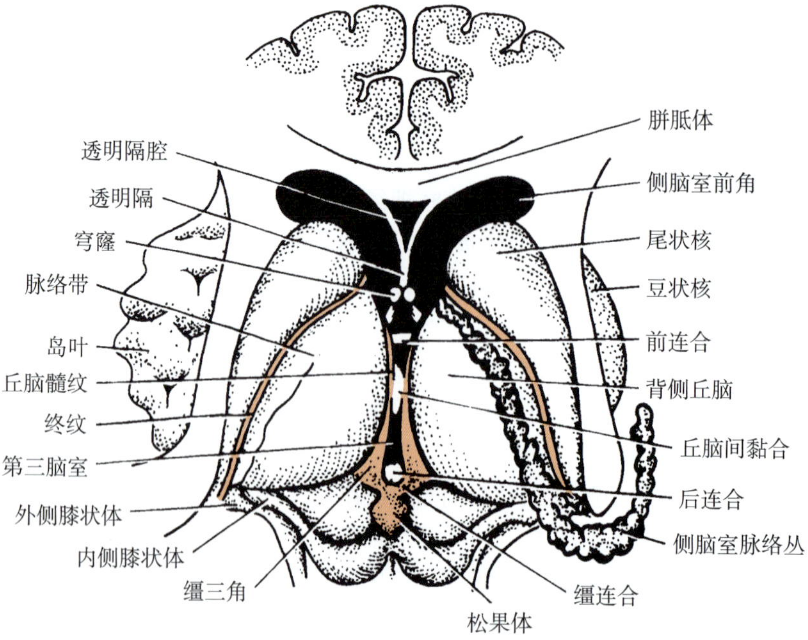

图 15-31 间脑的背侧面

丘脑前结节 anterior thalamic tubercle，后端膨大称**丘脑枕** pulvinar。背外侧面的外侧缘与端脑尾状核之间隔有**终纹** terminal stria，两侧背侧丘脑之间借**丘脑间黏合** interthalamic adhesion 又称中间块 massa intermedia 相连接。

（二）背侧丘脑的内部结构

在背侧丘脑的水平切面上，"Y"字形的白质**内髓板** internal medullary lamina（IML，含连接两侧背侧丘脑核团的纤维）将丘脑分为三大核群，即在内髓板前方分叉区的前核群 anterior nuclear group、内髓板内侧的内侧核群 medial nuclear group 和内髓板外侧的外侧核群 lateral nuclear group（图 15-32，图 15-33）。前核群包括**丘脑前核** anterior nucleus（AN）。内侧核群包括背内侧核 dorsal medial nucleus（MD）。外侧核群（图 15-34，图 15-35）又可分为背侧组 dorsal subgroup 和腹侧组 ventral subgroup，背侧组由前向后分为背外侧核 dorsal lateral nucleus（LD）、后外侧核 posterior lateral nucleus（LP）和枕 pulvinar（Pul），腹侧组由前向后分为**腹前核** ventral anterior nucleus（VA）、**腹外侧核** ventral lateral nucleus（VL，又称腹中间核）和**腹后核** ventral posterior nucleus（VP），腹后核又分为**腹后内侧核** ventral posteromedial nucleus（VPM）和**腹后外侧核** ventral posterolateral nucleus（VPL）。在背侧丘脑的腹外侧有外髓板 external medullary lamina（EML）包绕（含进出背侧丘脑的纤维）。另外，在内髓板内有板内核群 intralaminar nuclear group，在第三脑室侧壁的薄层灰质和中间块内有中线核群 midline nuclear group，在外髓板与内囊间有薄层的**丘脑网状核** thalamic reticular nucleus。背侧丘脑是皮质下的重要结构，其大部分核团均与大脑皮质有往返的纤维联系，为背侧丘脑皮质投射和皮质丘脑投射。

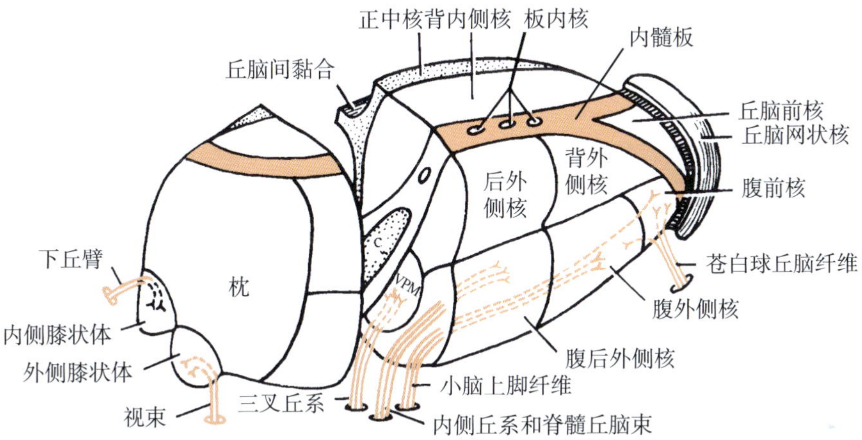

VPM．腹后内侧核 C．中央中核

图 15-32 右背侧丘脑核团模式图

根据进化和纤维联系，背侧丘脑核团可分 3 类。

1．**非特异性核团** 包括板内核群和中线核群，这些核团进化比较古老。它们主要接受脑干网状结构的传入，构成上行网状激动系统，与大脑皮质的广泛区域有往返纤维联系，维持机体的清醒状态。

2．**特异性核团** 包括腹前核、腹外侧核和腹后核，这些核团进化比较新。它们主要接受特异性上行传导系统，与大脑皮质的特定区域有往返纤维联系。

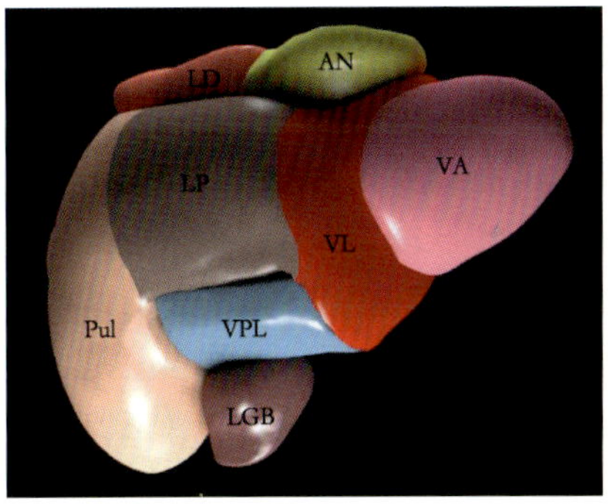

图 15-33 人右侧背侧丘脑核团 3D 模型

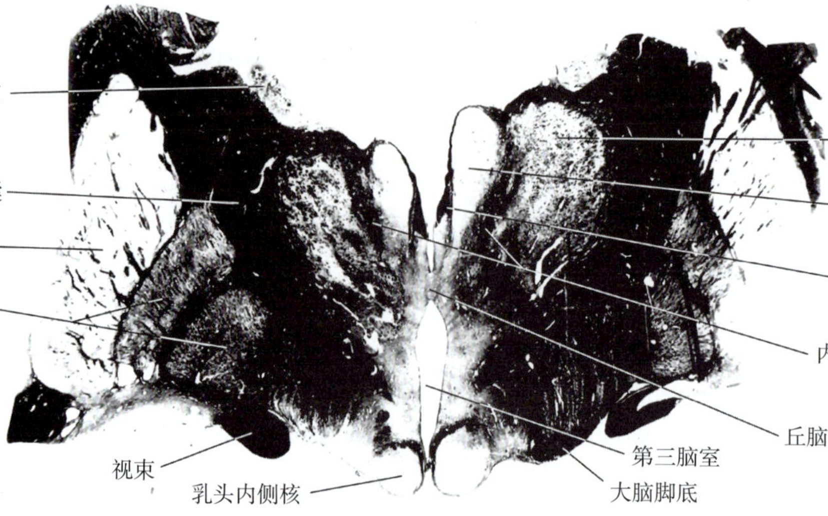

图 15-34 间脑额状切面（经腹前核）

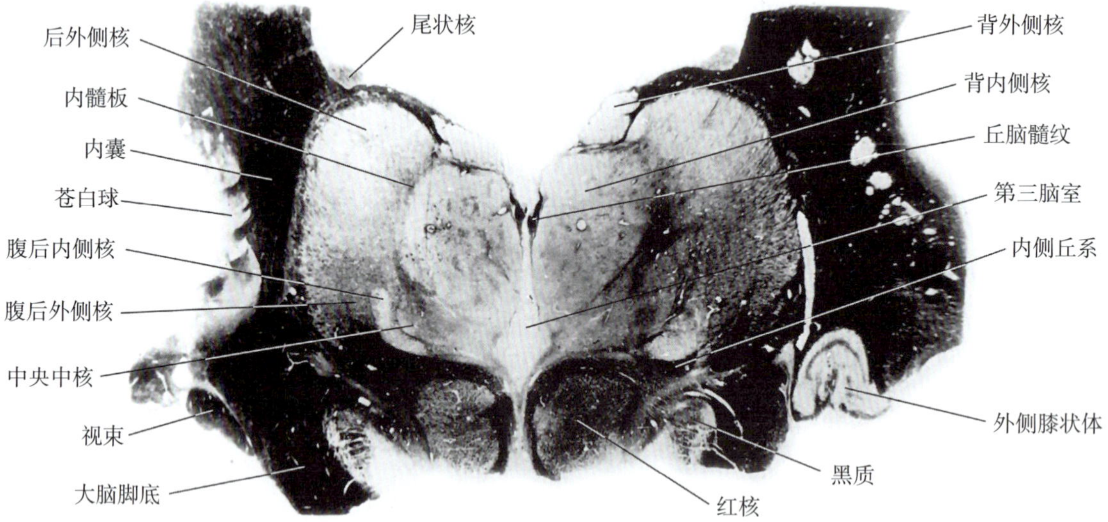

图 15-35 间脑额状切面（经腹后核）

腹前核主要接受苍白球和黑质的传入纤维，腹外侧核主要接受齿状核、苍白球和黑质的传入纤维，经它们中继后投射至大脑皮质躯体运动区，其中来自腹前核的主要投射至 6 区，来自腹外侧核的主要投射至 4 区。腹前核和腹外侧核作为大脑皮质与小脑、纹状体和黑质之间的主要中继站，组成运动丘脑 motorthalamus，在躯体运动调控中起重要作用。

腹后内侧核接受三叉丘系和孤束核发出的味觉纤维。腹后外侧核接受内侧丘系和脊髓丘系的纤维，定位投射至大脑皮质躯体感觉区。背侧丘脑是仅次于大脑皮质的皮质下感觉中枢，已能感知粗略的痛觉，但确切的定位仍在大脑皮质。

3．**联络性核团** 包括前核群、内侧核群和外侧核群的背侧组，这些核团进化最新。它们不直接接受长上行传导束的传入，与大脑的联络皮质有丰富的往返联系。丘脑前核与乳头体（通过乳头丘脑束）、海马（通过穹窿）和扣带回有往返联系，内侧核群与前额叶皮质有往返联系，外侧核群背侧组（主要为枕）与顶、枕颞叶联络皮质有往返联系，其功能与情感、记忆、内脏运动和感觉的整合密切相关。

在飞禽类，背侧丘脑是重要的高级感觉中枢，到人类其功能退居为以传导功能为主，但对感觉仍有一定的整合功能。当背侧丘脑受损时，可引起痛觉过敏、自发性疼痛等表现，并伴有愉快和不愉快的情绪反应。

二、后丘脑

（一）后丘脑的位置和外形

后丘脑 metathalamus 位于丘脑枕的后下方（见图 15-32），由两个圆丘形结构组成，位于内侧的称**内侧膝状体** medial geniculate body（MGB），经下丘臂连于下丘；位于外侧的称**外侧膝状体** lateral geniculate body（LGB），经上丘臂连于上丘。

（二）后丘脑的内部结构

后丘脑内含特异性核团，内侧膝状体接受来自下丘臂的听觉传入纤维，投射到颞叶的听觉中枢。外侧膝状体接受视束的视觉传入纤维，投射到枕叶的视觉中枢。

三、上丘脑

（一）上丘脑的位置和外形

上丘脑 epithalamus 位于第三脑室顶部的周围，即背侧丘脑背侧面与中脑顶盖前区移行处，从前向后依次为**丘脑髓纹** thalamic medullary stria、**缰三角** habenular trigone、**缰连合** habenular commissure、**松果体** pineal body 和**后连合** posterior commissure（见图 15-31）。

（二）上丘脑的内部结构

丘脑髓纹为连接隔核和缰核的纤维束。**缰核** habenular nucleus 位于缰三角内，接受丘脑髓纹的纤维，通过**缰核脚间束** habenulointerpeduncular tract（HpT，又称**后屈束** fasciculus retroflexus）（图 15-35）投射到中脑脚间核。两侧缰核通过缰连合相关联。缰核属边缘系统神经环路的一部分，可认为是边缘系统与中脑的中继站，与行为和情感相关。

松果体属内分泌腺，分泌 5-HT、去甲肾上腺素和**褪黑激素** melatonin，在抑制生殖腺、调节生物钟方面起重要作用（详见内分泌系统）。

四、底丘脑

（一）底丘脑的位置和外形

底丘脑 subthalamus 是背侧丘脑和中脑被盖之间的过渡区，位于背侧丘脑的下方，内囊和下丘脑之间，外形只能在脑切片上辨认其范围。

（二）底丘脑的内部结构

主要结构包括底丘脑核和未定带。**底丘脑核** subthalamic nucleus 又称 luys **核**，紧邻内囊的内侧，位于黑质内侧部的上方，与内囊外侧面的苍白球之间有往返的纤维联系。该纤维束行经内囊，称**底丘脑束** subthalamic fasciculus。底丘脑核与苍白球同源，是锥体外系的重要结构。其主要功能是对苍白球的抑制作用，一侧病变可出现半身颤搐。**未定带** zona incerta 为灰质带，位于底丘脑核的背内侧，是中脑网状结构头端的延续，向外侧过渡到背侧丘脑网状核。

五、下丘脑

（一）下丘脑的位置和外形

下丘脑 hypothalamus 位于下丘脑沟腹侧，构成第三脑室侧壁的下份和底壁。从脑的底面看，下丘脑从前向后包括**视交叉** optic chiasma、**灰结节** tuber cinereum 和**乳头体** mamillary body。视交叉向后延伸为**视束** optic tract，灰结节向前下方形成中空的圆锥状部分称**漏斗** infundibulum，灰结节与漏斗移行部的上端膨大处称**正中隆起** median eminence，漏斗下端与垂体相连。

解剖拓展：下丘脑“三带四区”的主要核团

（二）下丘脑的分区及主要核团

下丘脑由内侧向外侧分为“三带”，分别为室周带 periventricular zone（位于第三脑室室管膜下的薄层灰质）、内侧带 medial zone 和外侧带 lateral zone（以穹窿柱和乳头丘脑束分界）。

下丘脑从前向后分为“四区”，分别为视前区 preoptic region（位于视交叉前缘）、视上区 supraoptic region（位于视交叉上方）、结节区 tuberal region（位于灰结节内及其上方）和乳头区 mamillary region（位于乳头体内及其上方）。

下丘脑主要核团有（图 15-36）：位于视上区的**视交叉上核** suprachiasmatic nucleus、**室旁核** paraventricular nucleus、**视上核** supraoptic nucleus 和前核 anterior nucleus，位于结节区的**漏斗核** infundibular nucleus（哺乳动物又称弓状核）、背内侧核 dorsomedial nucleus 和腹内侧核 ventromedial nucleus，位于乳头体区的**乳头体核** mamillary body nucleus 和后核 posterior nucleus。

下丘脑的神经元数量不多，但具有一些特殊神经元，这些神经元既具有一般神经元的特点（有树突和轴突，神经元之间的突触联系依靠神经递质），又具有内分泌细胞的特点（能合成和分泌激素）。

（三）下丘脑的主要纤维联系

下丘脑有复杂的纤维联系（图 15-36），主要包括：①与垂体的联系，由视上核和室旁核合成分泌的抗利尿激素 ADH 与催产素经**视上垂体束** supraopticohypophyseal tract 投射到神经垂体，在此贮存并在需要时释放入血液；由漏斗核及邻近室周区合成分泌的多种激素释放因子或抑制因子经结节漏斗束 tuberohypophyseal tract 投射到垂体门静脉系统，调控腺垂体的内分泌功能。②与边缘系统的联系，借穹窿将海马结构和乳头体核相联系；借**前脑内侧束** medial forebrain bundle 将隔区、下丘脑（横贯下丘脑外侧区）和中脑被盖相联系；借终纹将隔区、下丘脑和杏仁体相联系。③与背侧丘脑、脑干和脊髓的联系，借乳头丘脑束 mamillothalamic tract 将乳头体和丘脑前核相联系；借乳头被盖束 mamillotegmental tract 将

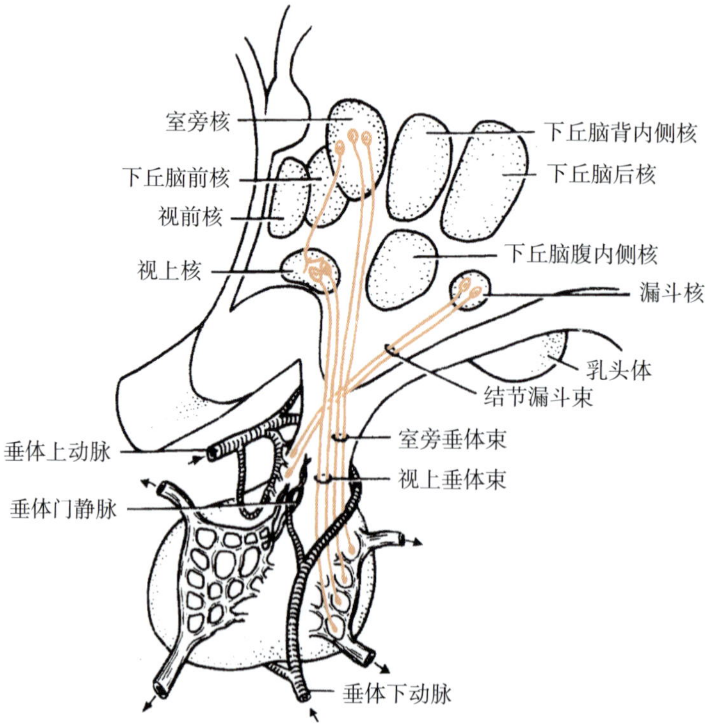

图 15-36　下丘脑核团及其与垂体间的联系

乳头体和中脑被盖相联系；借背侧纵束 dorsal longitudinal fasciculus 将下丘脑和脑干的副交感节前神经元相联系；借下丘脑脊髓束 hypothalamospinal tract 将下丘脑和脊髓的交感节前神经元、骶髓的副交感节前神经元相联系。

（四）下丘脑的功能

下丘脑的功能包括：①神经内分泌中心，下丘脑是脑控制内分泌的重要结构。通过与垂体的密切联系，将神经调节与激素调节融为一体。下丘脑通过功能性轴系全面调控内分泌。主要轴系为下丘脑 - 垂体 - 甲状腺轴系、下丘脑 - 垂体 - 性腺轴系和下丘脑 - 垂体 - 肾上腺轴系。②自主神经的调节，下丘脑是调节交感与副交感活动的主要皮质下中枢。下丘脑前区内侧使副交感神经系统兴奋，下丘脑后区外侧使交感神经系统兴奋，通过背侧纵束和下丘脑脊髓束调控脑干和脊髓的自主神经。③体温调节，下丘脑前区（含前核）对体温升高敏感，启动散热机制，包括排汗及扩张表皮血管。下丘脑后区（含后核）对体温降低敏感，启动产热机制，包括停止发汗。④食物摄入调节，通过下丘脑饱食中枢（下丘脑腹内侧核）和摄食中枢（下丘脑外侧部）调节摄食行为。⑤昼夜节律调节，视交叉上核接受来自视网膜的传入而调节昼夜节律。

解剖拓展：下丘脑的临床联系

六、第三脑室

第三脑室 third ventricle 是两侧背侧丘脑和下丘脑之间的狭窄腔隙（见图 15-31，图 15-34，图 15-35），其前部以室间孔与左、右侧脑室相通，向后经中脑水管与第四脑室相通。第三脑室的顶为两侧丘脑髓纹之间的薄层脉络组织，此处脉络组织的内面有两条前后纵行的血管丛，顶着室管膜突入第三脑室脉络丛，并在室间孔处与侧脑室脉络丛相连续；底由视交叉、灰结节、漏斗和乳头体构成，其中室腔延入漏斗称漏斗隐窝 infundibular recess；前界的下部由**终板** lamina terminalis（视交叉前上方的薄白质板）构成，上部由**前连合** anterior commissure 和穹窿柱构成；后界为松果体和**后连合** posterior commissure，其中室腔突入松果体柄内称松果体隐窝 pineal recess；两侧壁为背侧丘脑和下丘脑。

（秦丽华）

第五节　端　　脑

端脑 telencephalon 由前脑泡演化而来，两侧高度发育，向外膨出形成端脑，即左、右大脑半球。端脑为脑的最大组成部分，由浅入深分为大脑半球表面的皮质（灰质）、大脑深部的髓质（白质）和髓质内的基底核（白质内的灰质核团）。大脑半球内的腔隙为侧脑室。

案例分析

一、端脑的外形和分叶

端脑在颅内发育的胚胎第 3 个月末，大脑半球的表面积开始迅速增大，增大速度较颅骨快，而且大脑半球内各部发育速度不均，形成凹凸不平的外表，凹陷处为**大脑沟** cerebral sulci，每一条沟就是一个皮质的皱褶，使皮质表面积增大，相较光滑表面的面积增大了 3 倍。沟间隆起的部分为**大脑回** cerebral gyrus。左、右大脑半球由**大脑纵裂** cerebral longitudinal fissure 分隔开，但在纵裂底部两侧半球借**胼胝体** corpus callosum 仍然相连，端脑和小脑间由**大脑横裂** cerebral transverse fissure 分隔。大脑半球可分为外侧面、内侧面和底面，半球的前后末端分别为**额极** frontal pole 和**枕极** occipital pole。

（一）大脑半球外侧面

大脑半球外侧面由外侧沟、中央沟和两条假想线分为额叶、顶叶、枕叶、颞叶和岛叶（图

15-37)。**外侧沟** lateral sulcus 也称外侧裂，起于大脑半球下面，行向后上方。**中央沟** central sulcus 起于大脑半球中点稍后方，斜向前下方，下端与外侧沟隔一脑回，上端延伸至大脑半球内侧面。两条假想线为：**顶枕沟** parietooccipitalsulcus（顶枕沟与上缘的交界处）和**枕前切迹** preoccipital notch（枕极前下缘约 4cm 处）的连线及此线中点与外侧沟末端的连线。

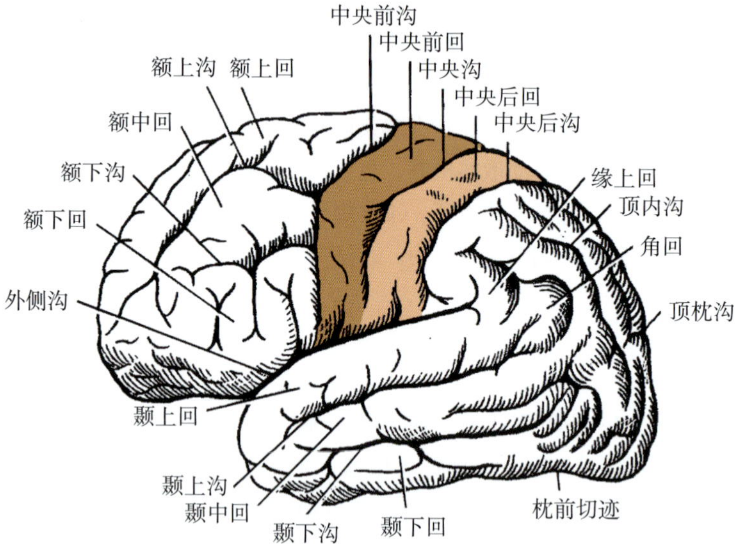

图 15-37 大脑半球外侧面

中央沟分界了额叶和顶叶，外侧沟分界了颞叶和额叶及部分顶叶，假想线分界了枕叶、顶叶及颞叶（图 15-37，图 15-38）。

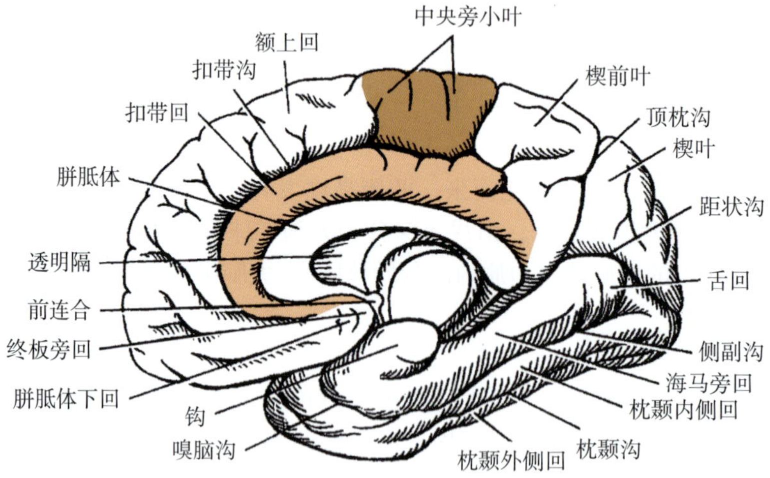

图 15-38 大脑半球内侧面

岛叶 insula（图 15-39）位于外侧沟的底，由额叶、顶叶和颞叶的**岛盖** opercula 所覆盖。

额叶 frontal lobe 由中央前沟（位于中央沟前方并与之伴行）、额上沟和额下沟（与大脑半球上缘平行）分为**中央前回** precentral gyrus（中央沟和中央前沟之间）、**额上回** superior frontal gyrus（额上沟上方）、**额中回** middle frontal gyrus（额上、下沟之间）和**额下回** inferior frontal

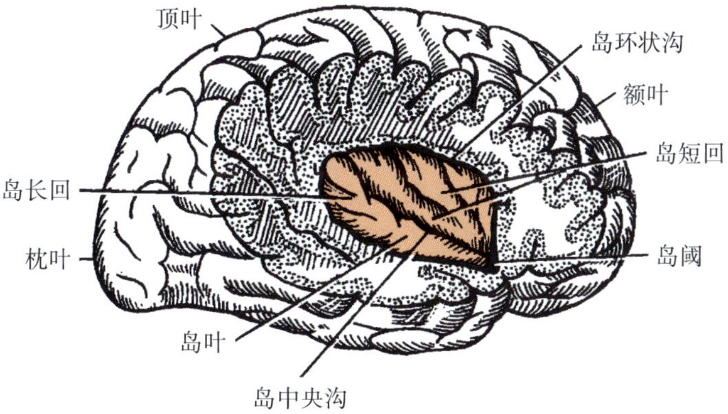

图 15-39　岛叶

gyrus（额下沟和外侧沟之间）。

顶叶 parietal lobe 由中央后沟（位于中央沟后方并与之伴行）和顶内沟（与大脑半球上缘平行）分为**中央后回** postcentral gyrus（中央沟和中央后沟之间）、**顶上小叶** superior parietal lobule（顶内沟上方）和**顶下小叶** inferior parietal lobule（顶内沟下方），顶下小叶又分为**缘上回** supramarginal gyrus（包绕于外侧沟末端）和**角回** angular gyrus（包绕于颞上沟末端）。

颞叶 temporal lobe 由颞上沟和颞下沟（与外侧沟平行）分为**颞上回** superior temporal gyrus（颞上沟上方）、**颞横回** transverse temporal gyrus（颞上回转入外侧沟的横行小回）、**颞中回** middle temporal gyrus（颞上、下沟之间）和**颞下回** inferior temporal gyrus（颞下沟下方），颞叶的前端称颞极。

枕叶 occipital lobe 相对较小，位于半球后部，形似三角形。

（二）大脑半球内侧面和底面

额、顶、枕和颞叶均延伸到大脑半球的内侧面。内侧面（图 15-38）最显著的结构是位于中部略呈弓形的胼胝体。

在胼胝体的后方有**顶枕沟** parietooccipital sulcus（自前下而后上至枕前上切迹）和**距状沟** calcarine sulcus（向后至枕极）。在胼胝体的背面有**胼胝体沟** callosal sulcus，延胼胝体的后方向前移行为**海马沟** hippocampal sulcus。在距状沟的前方有与海马沟平行的**侧副沟** collateral sulcus。在胼胝体沟的上方，有与之平行的**扣带沟** cingulate sulcus，此沟在额叶后部发出短升支称**中央旁沟** paracentral sulcus，末端转向背侧称**边缘支** marginal ramus。

中央前、后回移行至内侧面的部分（中央旁沟和边缘支之间）为**中央旁小叶** paracentral lobule。顶枕沟与距状沟之间为**楔叶** cuneus，距状沟和侧副沟后部之间为**舌回** lingual gyrus。

胼胝体沟和扣带沟之间为**扣带回** cingulate gyrus，海马沟和侧副沟之间为**海马旁回** parahippocampal gyrus，海马旁回前端弯曲结构称**钩** uncus（或称海马旁回钩），是嗅觉系统的一部分。在海马沟处，部分皮质卷入侧脑室下角呈弓形隆起称**海马** hippocampus，在海马的内侧有锯齿状的**齿状回** dentate gyrus，海马与海马旁回之间过渡区称**下托** subiculum。海马和齿状回合称**海马结构** hippocampal formation（图 15-40）。

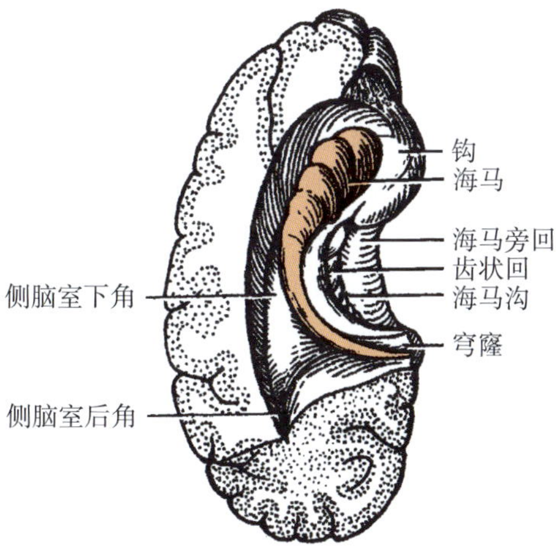

图 15-40　海马结构（左侧，上面观）

解剖拓展：解开大脑关联学习之迷

在大脑半球内侧面，将位于胼胝体周围和侧脑室下角底壁的一圈弧形结构称为**边缘叶** limbic lobe，包括**隔区** septal area、扣带回、海马旁回、海马和齿状回，其中隔区由位于终板前方的**终板旁回** paraterminal gyrus 和位于胼胝体嘴下方的**胼胝体下回** subcallosal gyrus 组成。

额叶底面（图 15-41）又称额叶眶部，额叶内有纵行的沟，称**嗅沟** olfactory groove，沟的内侧部称为**直回** straight，外侧部总称为**眶回** orbital。嗅沟内容纳**嗅束** olfactory tract，嗅束前端膨大为**嗅球** olfactory bulb（与嗅神经相连），嗅束向后扩大为**嗅三角** olfactory trigone，由此分出**内侧嗅纹** medial olfactory stria 和**外侧嗅纹** lateral olfactory stria，外侧嗅纹将嗅觉传至海马旁回前部和钩等嗅觉高级中枢。嗅三角与视束之间为**前穿质** anterior perforated substance，内有许多血管穿入脑实质。

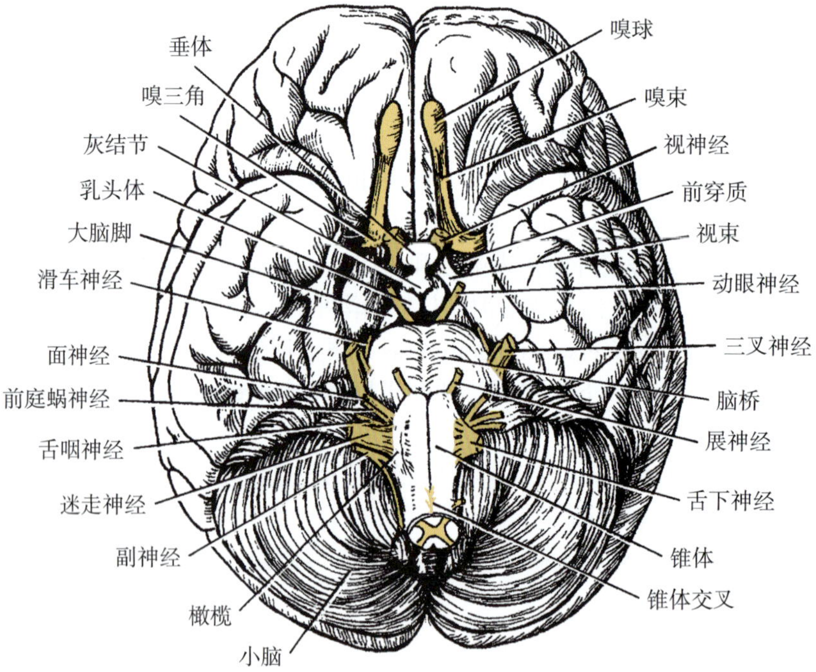

图 15-41 脑的底面

二、大脑皮质

大脑皮质是大脑半球表面的一层灰质（面积约 $0.2m^2$），平均厚度 2.5mm，最厚处为中央前回运动区（4.5mm），最薄处为视觉区（1.5mm）。人类大脑皮质神经元数量约为 200 亿（James，2002）。

（一）大脑皮质的细胞构筑

1．大脑皮质神经元 大脑皮质的神经元主要分为 5 类：**锥体细胞** pyramidal cell、颗粒细胞 granular cell（又称星形细胞 stellate cell）、梭形细胞 fusiform cell、水平细胞 horizontal cell 和 Martinotti 细胞。其中锥体细胞和梭形细胞属投射神经元（数量占皮质神经元半数以上），而颗粒细胞、水平细胞和 Martinotti 细胞属中间神经元。大脑皮质神经元是以分层方式排列的，原皮质和旧皮质分为 3 层，新皮质分为 6 层，而过渡区的中间皮质可分为 4～6 层。

2．新皮质分层 新皮质由浅入深的 6 层结构是：Ⅰ分子层 molecular layer（主要是水平细胞），Ⅱ外颗粒层 external granularlayer（主要是颗粒细胞），Ⅲ外锥体细胞层 external pyramidal layer（主要是中、小型锥体细胞），Ⅳ内颗粒层 internal granular layer（主要是星形细胞），Ⅴ内锥体细胞层 internal pyramidal layer（主要是大、中型锥体细胞，中央前回有巨型锥体细胞即 Betz 细胞）和Ⅵ多形细胞层 multiform layer（主要是梭形细胞和 Martinotti 细胞）。以内颗粒层为界，新皮质又可分为颗粒上层（Ⅰ ~ Ⅲ层）和颗粒下层（Ⅴ、Ⅵ层）。颗粒上层发展最晚，是新皮质的特征（原皮质和旧皮质无此层），该层接受和发出大量的联络纤维，实现皮质内的联系，该层发育不好者，往往患有白痴。内颗粒层主要接受来自间脑的特异性传入纤维。颗粒下层主要发出投射纤维（包括发自Ⅴ层的皮质核束、皮质脊髓束、皮质纹体束和发自Ⅵ层的皮质丘脑束）联系皮质下结构，调控躯体和内脏的活动。

3．**垂直柱** vertical column　指与软膜面垂直并贯穿大脑皮质全层，直径约为 300 μm（可占数个神经元的宽度）的柱状结构，柱内包括传入纤维、传出纤维、联络纤维和投射神经元、中间神经元，以构成柱内回路，可认为是大脑皮质的基本功能单位。

4．大脑皮质的分型和分区　依据进化，大脑皮质可分为原皮质 archicortex（或称古皮质，包括海马和齿状回）、旧皮质 paleocortex（嗅脑）和新皮质 neocortex（占大脑皮质的 96% 以上）。其中，原、旧皮质和新皮质过渡区的皮质称为中间皮质 mesocortex（扣带回、海马旁回）。虽然 6 层型的新皮质是大脑皮质的基本构筑形式，但不同区域皮质厚薄及纤维疏密均有不同，学者们依据大脑皮质的细胞构筑将全部皮质分为若干区，现广为采用的是 1909 年 Brodmann 命名的 52 区（图 15-42，图 15-43）。

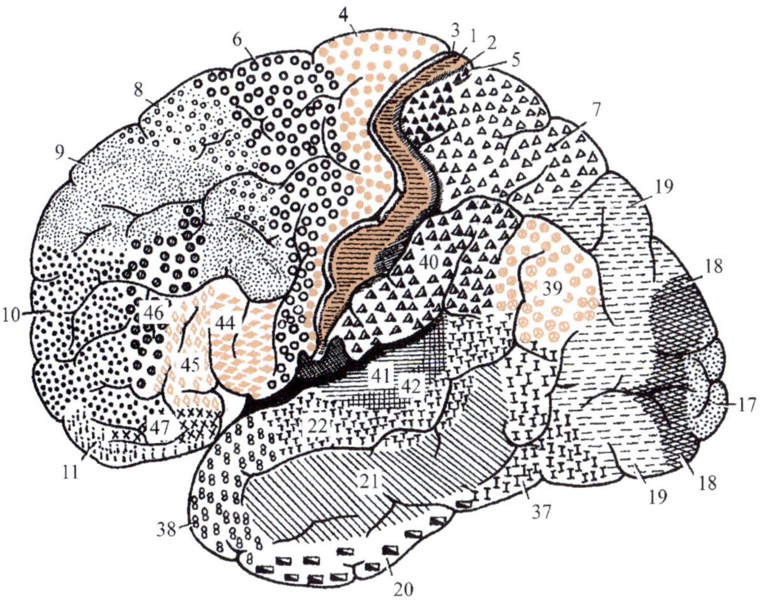

图 15-42　大脑皮质的分区（外侧面）

（二）大脑皮质的功能定位

随着动物的不断进化，人类的大脑皮质得到高度的发展，并特化出具有定位关系的皮质功能区（即中枢）。但这些皮质区只是执行某种功能的核心部分，其他皮质也有类似功能。当某一中枢损伤后其余相关皮质区也可在一定程度上代偿其功能。因此皮质的功能定位是相对的。

1．**第Ⅰ躯体运动区** primary somatic motor area（4、6 区）　位于中央前回和中央旁小叶前部（图 15-42，图 15-43）。该区接受中央后回和背侧丘脑腹前核、腹外侧核和腹后核的纤维，发出纤维组成锥体束，调控躯体随意运动。该区特点为：①第Ⅴ层有巨大的锥体细胞（Betz 细胞），由其发出的皮质脊髓束与脊髓前角细胞有直接的突触联系；②定位关系为倒置人体（图 15-44），头部正位，中央前回最上部和中央旁小叶前部与会阴及下肢运动相关，中部与躯干及上肢运动相关，下部与面、舌、咽、喉运动相关；③身体各部投影区大小取决于功能的重要性

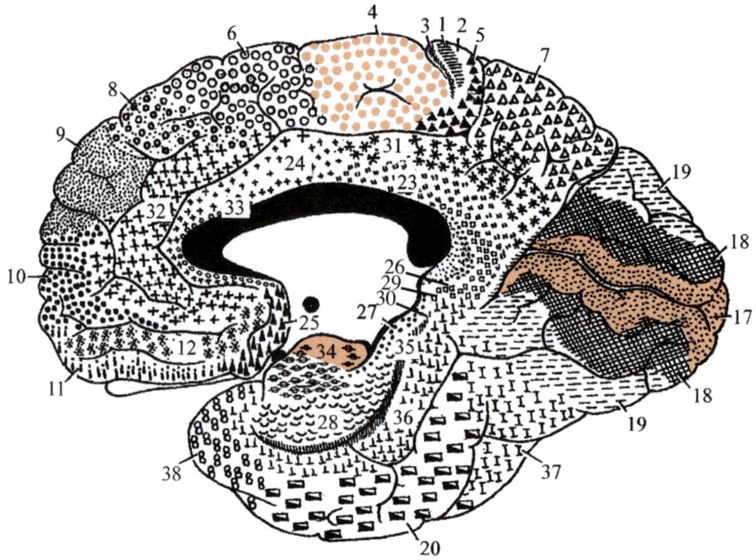

图 15-43 大脑皮质的分区（内侧面）

和复杂性，而与形体大小无关，如手（尤其拇指）和口的形体比下肢小，但因其功能的复杂性而投影区较下肢大（图 15-44）；④左右交叉，一侧皮质运动区支配对侧肢体运动，但一些与联合运动有关的肌受双侧运动区支配，如眼球外肌、咽喉肌、咀嚼肌和躯干肌。该区损伤可致对侧偏瘫。

另外，还有**运动前区** premotor cortex（6 区）和**补充运动区** supplementary motor cortex（6 区和 8 区的一部分）（图 15-42）。运动前区位于中央前回前方，主要调控躯干肌的相关运动。补充运动区位于中央旁小叶前方，主要计划复杂运动的完成序列和协调两侧的运动。这两区损伤并不引起瘫痪。

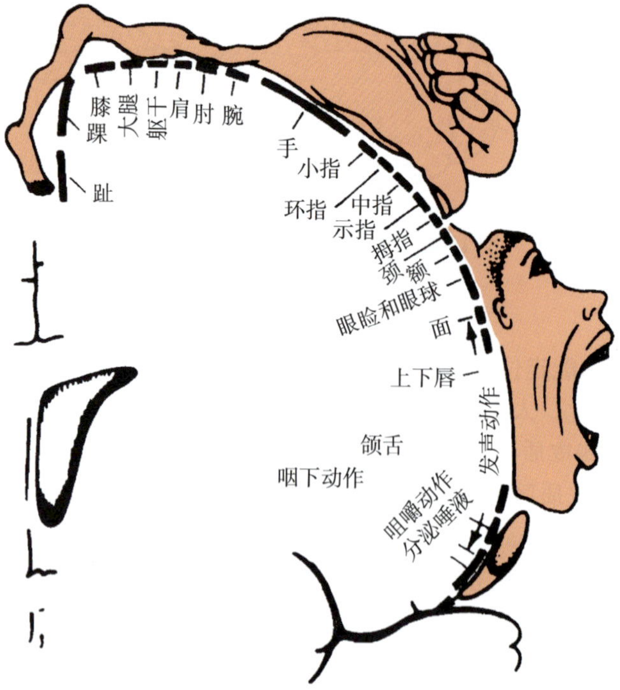

图 15-44 人体各部在第Ⅰ躯体运动区的定位

2．**第Ⅰ躯体感觉区** primary somatic sensory area（3、1、2 区）　位于中央后回和中央旁小叶后部（图 15-42）。该区接受背侧丘脑腹后核的纤维，精确感受对侧半身痛、温、触、压觉以及位置觉和运动觉，也发出纤维组成锥体束。该区特点与躯体运动区相似（图 15-45），特点为：①倒置人体，头部正位；②左右交叉；③身体各部投影区大小取决于感觉敏感程度，如手指和唇感受器最密集，感觉区投射范围也最大。

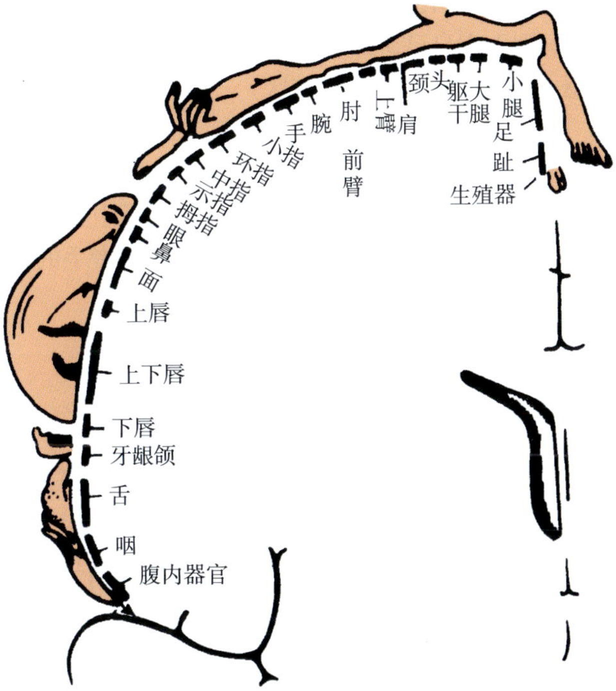

图 15-45　人体各部在第Ⅰ躯体感觉区的定位

另外，还有**次级躯体感觉区** secondary somatic sensory area，该区损伤可致对侧偏身感觉障碍（43 区），该区位于中央前回和中央后回下面的岛盖皮质。

3．**视觉区** visual area（17 区）　位于枕叶距状沟两侧的皮质（楔叶下部和舌回上部）（图 15-38，图 15-43）。该区接受来自外侧膝状体的纤维，距状沟上方的视皮质接受下部视野的冲动，距状沟下方接受上部视野的冲动。一侧视觉区接受同侧视网膜颞侧半和对侧视网膜鼻侧半的视觉冲动。一侧视觉区的损伤可引起双眼对侧半视野同向性偏盲，但不影响黄斑区视觉（黄斑回避），瞳孔对光反射不消失。

4．**听觉区** auditory area（41、42 区）　位于颞叶的颞横回（图 15-42）。该区接受来自内侧膝状体的纤维。一侧听觉区接受来自两耳的听觉冲动。一侧听觉区的损伤会出现声音方向感障碍，听力减弱甚微（不致引起全聋）。

5．**嗅觉区** olfactory area（34 区）　位于海马旁回钩的内侧部及邻近皮质（见图 15-38，图 15-40，图 15-43）。

6．**味觉区** gustatory area（43 区）　位于顶叶岛盖及岛周皮质，接受来自背侧丘脑腹后内侧核的味觉冲动。

7．**平衡觉区** vestibular area（2 区）　位于中央后回的下部头面投影区（见图 15-37，图 15-42），接受来自背侧丘脑腹后外侧核的平衡觉冲动。

人类大脑皮质与动物的本质区别在于能进行思维和意识等高级神经活动，并通过语言进行表达。由此人类的大脑皮质特化了相应的语言中枢，包括说话、听话、书写和阅读 4 个语言区（图 15-46）。

8．**运动性语言中枢** motor speech area（44、45 区） 又称说话中枢（见图 15-37，图 15-42，图 15-46），位于额下回后部，靠近中央前回的口部区又称 Broca 区。其主要功能是对语言的表述。该区损伤时，患者虽能发音但不能说出完整且有意义的句子，称运动性失语。

9．**听觉性语言中枢** auditory speech area（22 区） 又称听话中枢，位于颞上回后部，靠近听觉区（见图 15-37，图 15-42，图 15-46）。其主要功能是对语言的理解。该区损伤时，患者虽能听到声音，但不能理解别人和自己讲话的意思，即所答非所问，称感觉性失语。

10．**视觉性语言中枢** visual speech area（39 区） 又称阅读中枢，位于角回，靠近视觉区（见图 14-37，图 15-42，图 15-46）。其主要功能是对字义的理解。该区损伤时，患者视觉无障碍，但读不懂字义和句义，称失读症。

11．**书写中枢** writing area（8 区） 位于额中回后部，靠近中央前回手区（见图 14-37，图 15-42，图 15-46）。其主要功能是书写与绘画。该区损伤时，患者手的运动虽很正常，但书写、绘图出现障碍，称失写症。

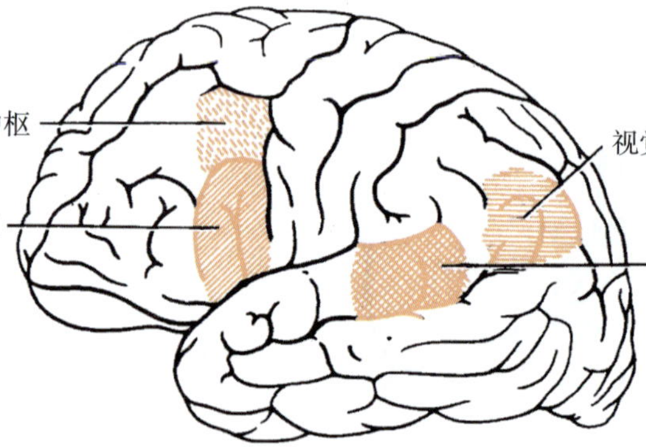

图 15-46 人左侧大脑半球的语言中枢

Wernicke 区是以德国神经学家 Karl Wernicke 的名字命名的，仅指颞上回后部（22 区），现扩展为顶、枕、颞交界区的颞上回、颞中回后部、缘上回和角回（图 15-46）。该区的损伤将产生感觉性失语或称 Wernicke **失语** Wernicke's aphasia。各语言中枢并不是孤立存在的，而是有着密切的联系。当回答问话时，首先听觉区接受听觉冲动并将信息传递到 Wernicke 区，信息被理解，然后将理解的信息通过弓状束传递到 Broca 区，在此通过与躯体运动区的联系，控制唇、舌、喉的运动形成语言。当要阅读时，首先视觉区接受文字或图像信息并传递到角回，再传递到 Wernicke 区，使信息被理解，然后再通过弓状束传递到 Broca 区。

（三）大脑半球的功能不对称性

在长期的进化发育过程中，大脑皮质的结构和功能都得到了高度的分化。

所谓的优势半球（有语言中枢半球）已被大脑半球特化区的概念所替代。左侧大脑半球与语言的理解和表达、数字的计算分析密切相关，右侧大脑半球感知非语言信息、音乐图形和视觉的空间性。因此，左、右大脑半球的功能呈不对称性，各有优势。

三、侧脑室和基底核

（一）侧脑室

侧脑室 lateral ventricle 位于大脑半球内（图 15-47），左右各一，内含脑脊液。

侧脑室可分为 4 部，位于顶叶内的水平裂隙称中央部，并由此发出 3 个角，前角自室间孔

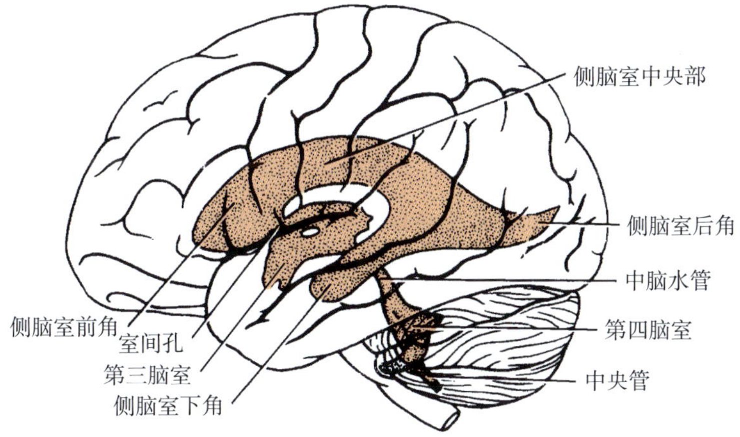

图 15-47　侧脑室投影图

（位于穹窿与丘脑前结节之间）水平伸向额叶；后角伸入枕叶，距状沟在后角内侧壁产生一个压迹称禽距；下角伸入颞叶（达海马旁回钩处），其底壁有海马和海马伞。

侧脑室脉络丛位于中央部和下角，通过室间孔与第三脑室脉络丛相连。

（二）基底核

基底核 basal nuclei 位于两侧大脑半球的白质内，因靠近脑底而得名，由尾状核、豆状核、屏状核和杏仁体组成（图 15-48）。

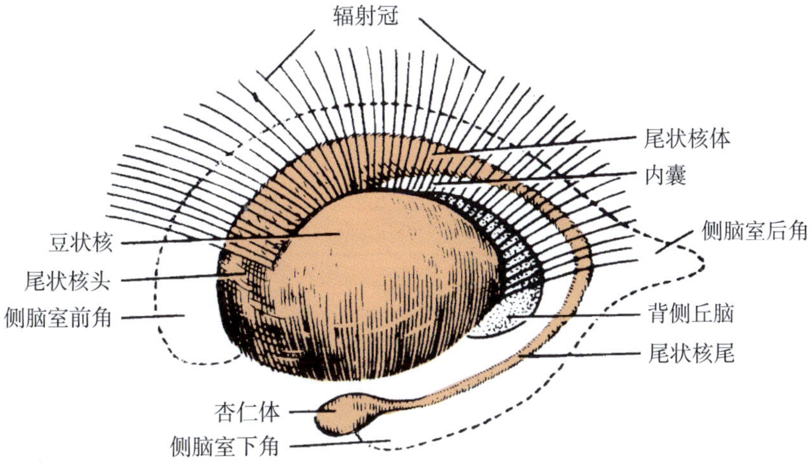

图 15-48　基底核与侧脑室、内囊和背侧丘脑的示意图

1．**尾状核** caudate nucleus　位于背侧丘脑背外侧，呈“C”形，全长伴随侧脑室，分为尾状核头、体、尾 3 部分。头部突向侧脑室前角，体部绕背侧丘脑背外侧缘弓形向后，两者间以终纹为界，变细的尾部行经侧脑室的顶，并在下角的末端连接杏仁体。

2．**豆状核** lentiform nucleus　位于岛叶深部，在水平切面和额状切面上均呈尖向内侧的楔形，并被外侧白质板分为外部的**壳** putamen 和内部的**苍白球** globus pallidus（因有许多颜色较淡有髓纤维得名），苍白球又被内侧白质板分为内侧部和外侧部。尾状核头部与豆状核前部相连，并有纤维穿过，在水平切面上呈灰白相间的纹理，故二核合称为**纹状体** corpus striatum。在种系发生上，苍白球出现较早（在鱼类），又称**旧纹状体** paleostriatum；尾状核和壳出现较晚（在爬行类），又称**新纹状体** neostriatum。纹状体比锥体系出现早，是锥体外系的重要组成部分。在哺乳类以下动物，纹状体是调控运动的高级中枢，在人类，由于大脑皮质的高度发展，纹状体退居从属地位。

纹状体的纤维联系：新纹状体接受大脑皮质（主要指额、顶叶皮质）的传入纤维，继而投射到旧纹状体（苍白球内侧部），再通过**背侧丘脑束** thalamic fasciculus 投射到丘脑的腹前核和腹外侧核。其中背侧丘脑束是由**豆核袢** lenticular ansa（绕行内囊腹侧并行向背内侧）和**豆核束** lenticular fasciculus（穿行内囊并行经底丘脑核和未定带间）组成。同时新纹状体与黑质、旧纹状体与底丘脑核均有往返纤维联系。纹状体的功能和作用：与随意运动的稳定、肌紧张的调节密切相关，并有认知功能。旧纹状体病变称帕金森病，其特征是运动过少而肌紧张过强，表现为全身肌紧张增强，肌强直，随意运动减少，动作缓慢，面部表情呆板，伴静止性震颤。新纹状体病变称**舞蹈症** chorea（主要指 Huntington 病），其特征是运动过多而肌张力低下，表现为肌张力降低，上肢和头部不自主的舞蹈动作。

3. **屏状核** claustrum　位于岛叶和豆状核之间，该核与豆状核之间为外囊（行经岛叶皮质与中脑被盖的联系纤维），与岛叶皮质之间为最外囊（行经弓形束），屏状核的功能作用尚不清楚。

4. **杏仁体** amygdaloid body　位于海马旁回钩深面，侧脑室下角的前端，与尾状核尾相连，属边缘系统。

四、大脑半球的髓质

大脑半球的髓质由大量神经纤维组成（图 15-49），主要包括连合纤维、联络纤维和投射纤维。

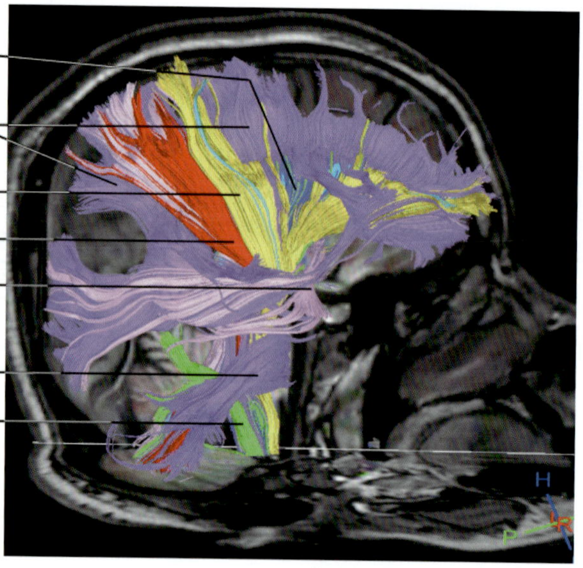

*北京大学第三医院杨军教授提供

图 15-49　大脑半球内的神经纤维（磁共振扩散张量成像）

（一）连合纤维

连合纤维 commissural fibers 是连接左、右大脑半球的纤维，包括胼胝体、前连合和穹窿连合（图 15-50）。

1. **胼胝体** corpus callosum　位于大脑纵裂底，构成侧脑室的顶，由连接左、右大脑半球新皮质的纤维构成。在正中矢状面上，胼胝体呈弓形，由前向后分为 4 部分。前端连终板处称**嘴** rostrum，弯曲部称**膝** genu，中部称**干** trunk，后部称**压部** splenium。在经胼胝体的水平切面上，可见胼胝体纤维在两半球内向前、后、左、右放射，连接左右额叶、顶叶、颞叶和枕叶。

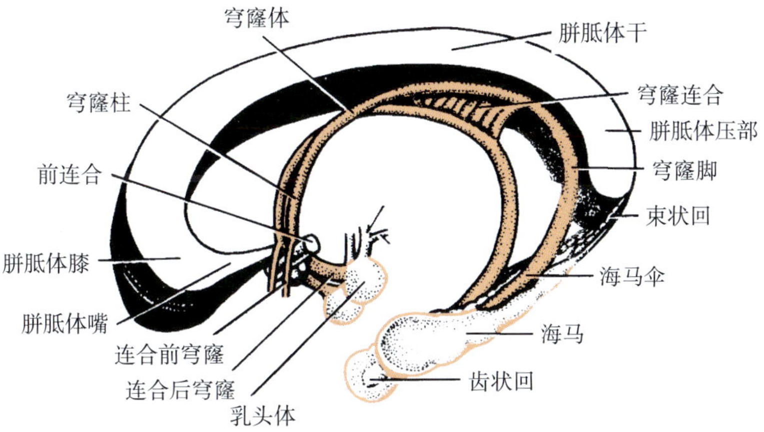

图 15-50　大脑半球髓质连合纤维的示意图

2．**前连合** anterior commissure　位于终板上方，由前、后两个弓状纤维束组成，分别连接两侧嗅球和颞叶。

3．**穹窿连合** commissure of fornix　又称**海马连合** hippocampal commissure。**穹窿** fornix 是由海马至下丘脑乳头体的弓形纤维束。海马发出的纤维在其内侧结成海马伞，行向背后方逐渐与海马分离称为穹窿脚，然后弓形向上，两侧穹窿经胼胝体下方前行并互相靠近，其中部分纤维越至对边，连接对侧海马称穹窿连合。过了连合以后两束再分开形成穹窿柱，越过室间孔止于乳头体。

（二）联络纤维

联络纤维 association fibers 是指同侧大脑半球内各部分皮质的纤维，包括弓状纤维、上纵束、下纵束、钩束、弓形束和扣带（图 15-49，图 15-51）。

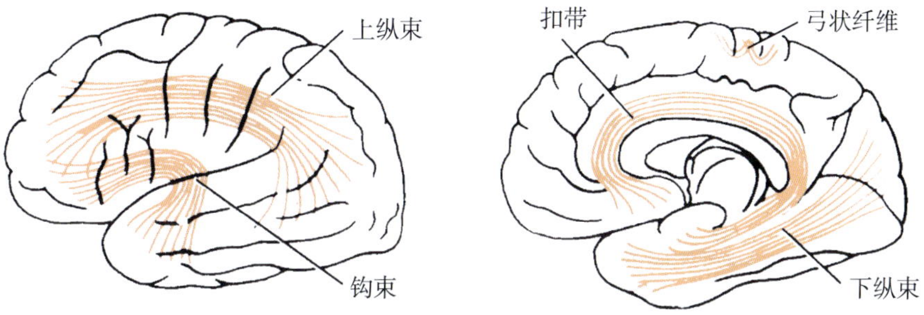

图 15-51　大脑髓质联络纤维（外侧面和内侧面）

1．**弓状纤维** arcuate fibers　联系相邻脑回。

2．**上纵束** superior longitudinal fasciculus　位于豆状核和岛叶上方，连接额、顶、枕和颞 4 叶。其中位于岛叶周围，连接 Broca 区和 Wernicke 区的又称**弓形束** arcuate fasciculus。

3．**下纵束** inferior longitudinal fasciculus　沿侧脑室下角和后角外侧壁直行，连接枕叶和颞叶。

4．**扣带** cingulum　位于扣带回和海马旁回深部，连接边缘叶。

5．**钩束** uncinate fasciculus　绕外侧沟，连接额、颞 2 叶。

（三）投射纤维

投射纤维 projection fibers 联系大脑皮质和皮质下结构（基底核、间脑、脑干、脊髓）的上、下行纤维，这些投射纤维大部分经过内囊。

内囊 internal capsule（图 15-49，图 15-52，图 15-53）位于背侧丘脑、尾状核与豆状核之

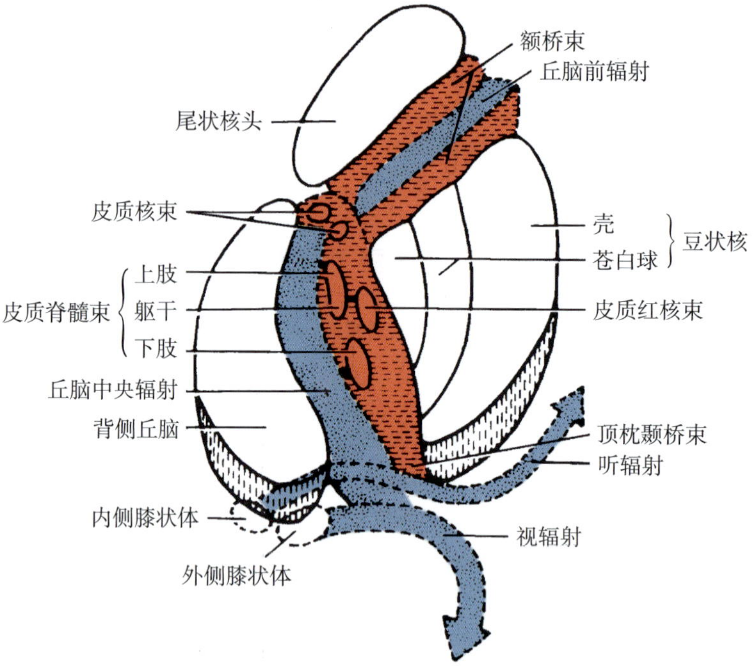

图 15-52 内囊模式图

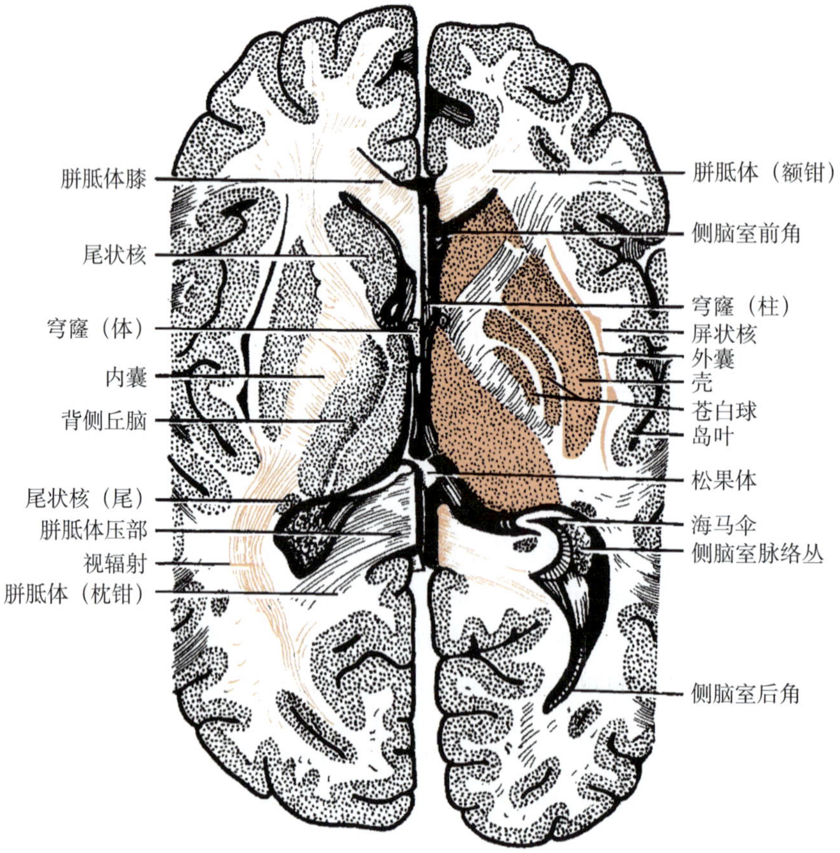

图 15-53 经内囊和纹状体的大脑半球水平切面

间，是由投射纤维构成的白质板。在水平切面上，内囊呈尖端向内侧的“V”字形，可分为（内囊）**前肢** anterior limb、（内囊）**膝** genu 和（内囊）**后肢** posterior limb。

内囊前肢位于豆状核和尾状核头之间，内囊后肢位于豆状核和背侧丘脑之间，又分为豆丘部、豆状核后部和豆状核下部，内囊膝位于前后肢汇合处。内囊前肢主要走行**额桥束** frontopontine tract 和**丘脑前辐射** anterior thalamic radiation（丘脑背内侧核投射到额叶前部的纤维束），内囊膝走行皮质核束，内囊后肢的豆丘部主要走行皮质脊髓束、皮质红核束、**丘脑中央辐射** central thalamic radiation（丘脑腹后核投射到中央后回的纤维束）和**顶枕颞桥束** parietooccipitotemporal tract，经豆状核后部的为**视辐射** optic radiation，经豆状核下部的是**听辐射** auditory radiation。

内囊损伤可出现“三偏”征，即偏身感觉障碍（丘脑中央辐射损伤）、偏瘫（皮质脊髓束、皮质核束损伤）和偏盲（视辐射损伤）。

解剖拓展：丘脑辐射

五、嗅脑和边缘系统

（一）嗅脑

嗅脑 rhinencephalon（图 15-54）是指与嗅觉有关的结构，是大脑皮质中古老的部分，在人类并不发达。嗅脑包括嗅球、嗅束、内外侧嗅纹（表面覆盖薄层灰质称嗅回，即内外侧嗅回）和嗅皮质。其中外侧嗅纹主要投射到嗅皮质感知嗅觉，部分投射到杏仁体和海马（属边缘系统），而内侧嗅纹投射到隔区，参与边缘系统的活动。

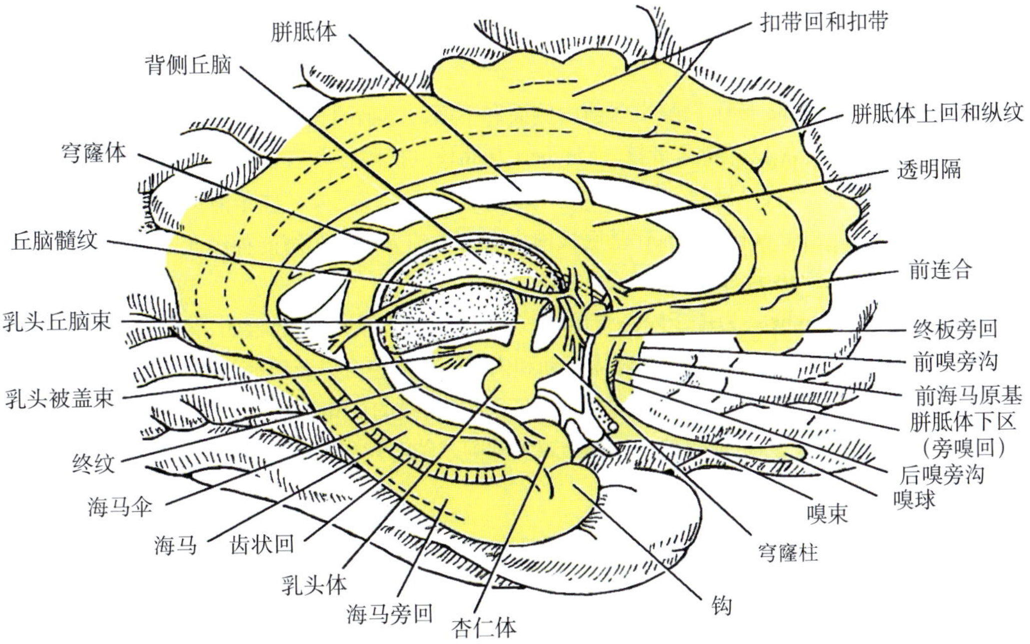

图 15-54　嗅脑和边缘系统

（二）边缘系统

1. **边缘系统** limbic system（图 15-54）　由边缘叶和相关的皮质及皮质下结构构成。边缘叶是指位于胼胝体周围和侧脑室下角底壁的一圈弧形结构，有隔区、扣带回、海马旁回和海马结构。相关皮质是指额叶眶部、岛叶及颞极。相关皮质下结构是指杏仁体、下丘脑、上丘脑、丘脑前核、中脑被盖等。其中边缘系统与边缘叶密切相关的重要结构为海马结构、隔区和杏仁体。

隔区 septal area 位于胼胝体嘴的下方，包括终板旁回和胼胝体下回，**隔核** septal nuclei 是隔区的皮质下核团，是边缘系统的重要核团之一。它接受穹窿、终纹、前穿质、扣带回以及中脑网状结构上行纤维。发出纤维投射到边缘系统各部皮质，也投射到脑干网状结构。当刺激或损毁隔核时，可见动物愤怒反应、进食、性与生殖行为的改变。

海马结构 hippocampal formation 由海马旁回卷入侧脑室下角形成，包括海马和齿状回。在冠状切面上，海马呈“C”形突入侧脑室下角，海马与齿状回紧密相连，共同形成“S”形结构。海马分为 3 层，由浅入深为多形层 polymorphic layer、锥体层 pyramidal layer（锥体细胞轴突构成海马的传出纤维）和分子层 molecular layer。海马分为 4 区（CA1、CA2、CA3、CA4），CA1 位于海马和下托交界面上区，对缺氧和缺血最敏感；CA2 和 CA3 位于海马下区，CA4 位于海马和齿状回的过渡带。齿状回和下托的分层与海马一致。在海马结构的传入纤维中，一个重要的传入来源是海马旁回。海马结构的主要传出纤维是穹窿。主要止于乳头体，也有到隔区的纤维。

杏仁体位于海马旁回沟的深面，接受来自嗅脑、新皮质、隔核、背侧丘脑和下丘脑的传入纤维，传出纤维经终纹和腹侧杏仁体通路到隔区和下丘脑。主要参与内脏及内分泌活动的调节和情绪活动。

2．纤维联系　1937 年 James Papez 所描述的起始于海马、最后又终止于海马的闭合回路是边缘系统的基础，即海马旁回→海马结构→乳头体→丘脑前核→扣带回→海马旁回。

重要的纤维有：前脑内侧束（由隔区经丘脑下部外侧区到中脑）、穹窿（由海马→乳头体）、乳头丘脑束（乳头体丘脑前核）、终纹（杏仁体→隔区）、丘脑髓纹（隔区→缰核）。

3．功能　边缘系统在进化上是脑的古老部分，其主要功能包括：①保持人体生存的平衡机制（如争斗与逃避、饮食与饮水）；②保持物种繁衍的平衡机制（如交配行为，其功能区主要在杏仁体）；③情感行为（如恐惧、愤怒、喜悦与沮丧）；④学习、记忆与认知（其功能区主要在海马结构）。

六、基底前脑

基底前脑 basal forebrain 位于大脑半球前内侧面和下面，间脑的腹侧，前连合下方的若干脑区和核团，包括下丘脑视前区，隔核、斜角带核、Meynert 基底核、伏隔核和杏仁核等。斜角带核位于前穿质后部邻近视束处，外观光滑，呈斜带状。Meynert 基底核在豆状核下方，位于前穿质与大脑脚间窝之间一大群细胞。隔核、斜角带核和 Meynert 基底核内含有大量的大中型胆碱能神经元，广泛投射到大脑新皮质、海马等处，与大脑学习、记忆功能关系密切。

伏隔核 nucleus accumbens 为位于隔区与尾状核头之间偏下方的一较大核团，含有多巴胺能神经元，与边缘系统有密切的纤维联系；功能上与躯体运动和内脏活动的整合以及镇痛机制、吸毒成瘾机制有关。

现研究表明，基底前脑与原始的内驱力和情绪反应及高级的认知活动密切相关。基底前脑的病变，常导致人类的神经精神病（如精神分裂症、帕金森病和阿尔茨海默病）的发生。

（武　艳）

院校风采：首都医科大学

第16章

神经系统的传导通路

案例分析

人之所以成为“万物之灵”，是因为具有高度发达的大脑。人体感受器接受内外环境的刺激后，将其转变为神经冲动，通过特定的途径进行传递，最后到达大脑皮质及其他相应中枢，经过分析和处理，产生感知和意识；同时，大脑皮质不断地将这些信息整合，发出指令性的神经冲动，再通过特定的途径进行传递，最后到达相应的效应器，引起效应。根据神经传递的方向，神经系统的传导通路可分为两类：**感觉传导通路** sensory pathway（又称上行传导通路 ascending pathway）和**运动传导通路** motor pathway（又称下行传导通路 descending pathway）。

第一节　感觉传导通路

感受器接受外界刺激后，将其转变为神经冲动，将这些神经冲动传递至相应感觉中枢的途径称为感觉传导通路。该通路一般由三级神经元构成，第一级神经元一般位于脊神经节或脑神经节，第二级神经元一般位于脊髓和脑干，第三级神经元一般位于间脑。

一、本体感觉传导通路

本体感觉 proprioception 又称深感觉，是指肌肉、肌腱和关节等运动器官本身在运动或静止时产生的位置觉、运动觉和振动觉，如闭眼时可感知身体各部的位置及运动状况。由于头面部的本体感觉传导途径目前尚不清楚，故本节主要介绍躯干和四肢的本体感觉传导通路。躯干和四肢的本体感觉传导通路可分为两条：一条传向大脑皮质，可以产生意识性感觉，称意识性本体感觉传导通路 pathways for conscious proprioception，该通路还传导皮肤的精细触觉（如两点距离辨别觉和物体的纹理粗细觉）；另一条传向小脑，不产生意识性感觉，称非意识性本体感觉传导通路 pathways for unconscious proprioception，该通路反馈地调节肌张力和协调肌运动，以维持身体的平衡和姿势。

（一）躯干和四肢意识性本体感觉传导通路

由三级神经元组成（图 16-1）。第一级神经元的胞体位于脊神经节内，其周围突经脊神经分布于躯干及四肢的肌肉、肌腱和关节等处的本体感受器和皮肤的精细触觉感受器，中枢突经脊神经后根内侧部（粗纤维）进入脊髓后索，分为长的升支和短的降支。其中来自第 5 胸节（T_5）以下的升支在后索的内侧部形成薄束，来自第 4 胸节（T_4）以上的升支在后索的外侧部形成楔束。两束上行至延髓分别止于薄束核和楔束核。短的降支到达脊髓后角或前角，完成牵张反射。第二级神经元的胞体位于薄束核和楔束核内，由两核发出的弓状纤维向前绕过中央灰质的腹侧，在中线处左右交叉形成内侧丘系交叉，交叉后的纤维行于延髓中线两侧，锥体后方，呈前后方向上行，称内侧丘系。内侧丘系在脑桥位于被盖前缘，在中脑被盖居红核的后外侧，向上止于背侧丘脑的腹后外侧核。第三级神经元的胞体位于背侧丘脑腹后外侧核，其发出

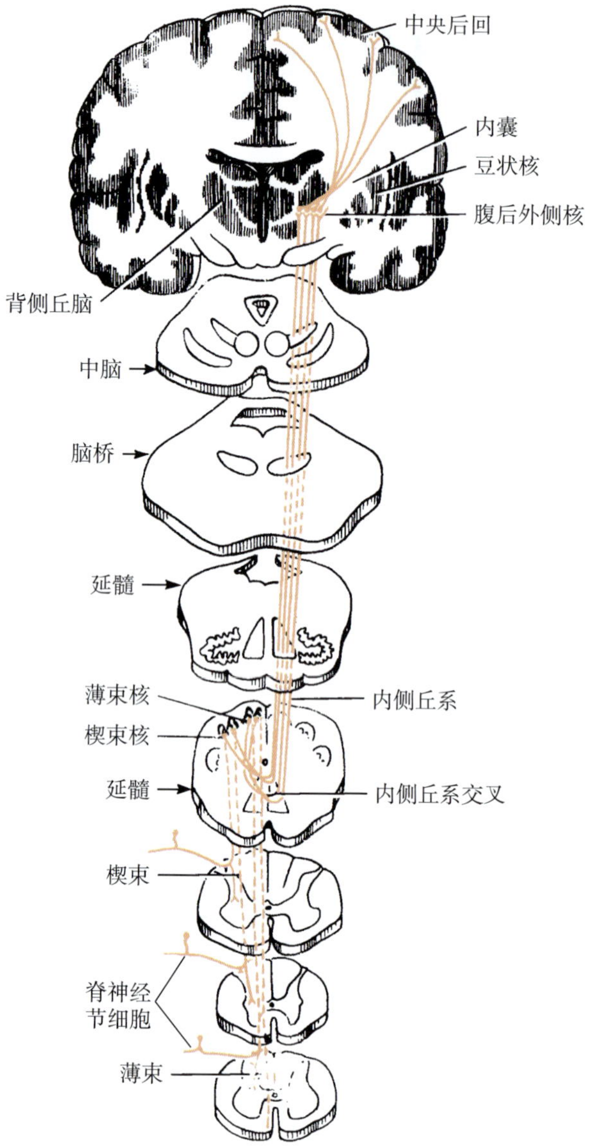

图 16-1 躯干四肢的本体感觉和精细触觉传导通路

的纤维组成丘脑中央辐射，经内囊后肢投射至中央后回的中、上部和中央旁小叶后部，部分纤维投射至中央前回。

该通路不同部位损伤，产生的症状不同。内侧丘系交叉以上损伤，症状出现在损伤对侧，患者闭眼时不能确定对侧关节的位置和运动方向以及两点间的距离；内侧丘系交叉以下损伤，症状出现在损伤同侧。

（二）躯干和四肢非意识性本体感觉传导通路

由两级神经元组成。第一级神经元的胞体位于脊神经节内，其周围突经脊神经分布于肌肉、肌腱和关节等处的本体感受器，中枢突经脊神经后根内侧部进入脊髓。第二级神经元的胞体位于脊髓 $C_8 \sim L_2$ 的胸核、$L_2 \sim S_3$ 的脊髓边缘细胞和延髓的楔束副核。由胸核发出的纤维在同侧外侧索形成脊髓小脑后束，经小脑下脚进入旧小脑皮质，由脊髓边缘细胞发出纤维，大部分经白质前连合交叉到对侧外侧索形成脊髓小脑前束，经小脑上脚进入旧小脑皮质。这两束传导下肢的非意识性本体感觉。由延髓楔束副核发出的纤维经小脑下脚进入旧小脑皮质，传导上肢和颈部的非意识性本体感觉。

二、痛、温觉和粗略触觉传导通路

该通路又称**浅感觉传导通路** pathways for superficial sensibility，由三级神经元组成。躯干四肢和头面部的浅感觉传导通路不尽相同，故分别介绍。

（一）躯干和四肢的浅感觉传导通路

第一级神经元的胞体位于脊神经节内（图 16-2），其周围突经脊神经分布于躯干、四肢皮肤内的感受器，中枢突经脊神经后根外侧部（细纤维，传导痛、温觉）和内侧部（粗纤维，传导粗触觉和压觉）进入脊髓。第二级神经元的胞体主要位于脊髓灰质后角（第Ⅰ、Ⅳ到Ⅶ层内的细胞），发出纤维上升 1～2 个脊髓节段经白质前连合交叉到对侧的外侧索和前索上行，形成脊髓丘脑侧束（传导痛、温觉）和脊髓丘脑前束（也含有少部分不交叉纤维，传导粗触觉和压觉），两束在脊髓合称脊髓丘脑束。进入脑干后合并上行又称脊髓丘系。该束行经延髓下橄榄核的背外侧，脑桥和中脑内侧丘系的外侧，向上止于背侧丘脑腹后外侧核。第三级神经元的胞体位于背侧丘脑腹后外侧核，发出的纤维形成丘脑中央辐射，经内囊后肢投射至中央后回中、上部和中央旁小叶后部。

该通路不同部位损伤，产生的症状不同。交叉以后，即脊髓丘脑束或脊髓丘系以上损伤，

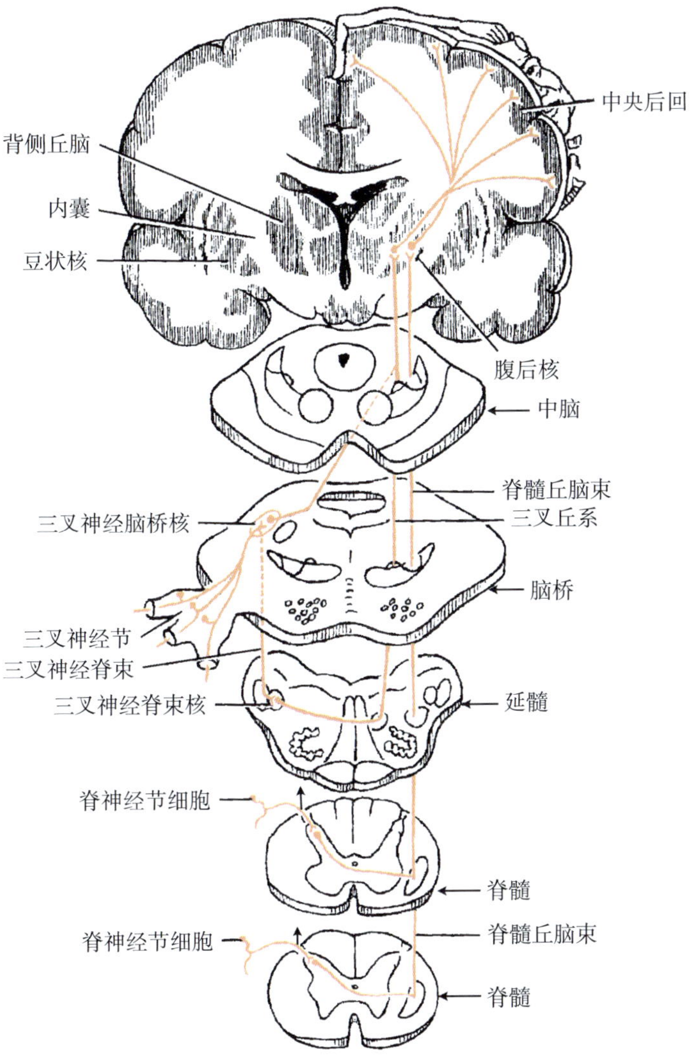

图 16-2　痛、温觉和粗触觉、压觉传导通路

症状表现在损伤的对侧。由于在脊髓内，脊髓丘脑束的纤维由外侧向内侧，由浅入深分别是来自于骶、腰、胸、颈部的纤维，因此在临床中，脊髓内部肿瘤压迫一侧脊髓丘脑束时，身体浅感觉障碍首先出现在对侧上半身（内部肿瘤首先压迫来自颈、胸部的纤维），然后才会逐渐扩大到下半身。如果脊髓受到外部肿瘤的压迫，发生感觉障碍的顺序则是从下半身逐渐波及上半身。

（二）头面部的浅感觉传导通路

第一级神经元的胞体位于三叉神经节内（图 16-2），其周围突经三叉神经分布于头面部皮肤及口、鼻腔黏膜的相关感受器，中枢突经三叉神经根进入脑桥。其中传导痛、温觉的纤维下降形成三叉神经脊束，止于三叉神经脊束核；传导触觉和压觉的纤维上升止于三叉神经脑桥核。第二级神经元的胞体位于三叉神经脊束核和三叉神经脑桥核，其发出的纤维交叉至对侧形成三叉丘脑束（三叉丘系），止于背侧丘脑的腹后内侧核。第三级神经元的胞体位于丘脑的腹后内侧核，其发出的纤维组成丘脑中央辐射，经内囊后肢投射至中央后回下部。此通路中，若三叉丘系以上损伤，症状表现为对侧头面部痛温觉、触压觉障碍；若损伤发生在三叉丘系以下，感觉障碍出现在同侧。

三、视觉传导通路

眼球固定、向前平视时所能看到的空间范围称视野 visual field。视野可分为颞侧半视野和鼻侧半视野。光线经瞳孔和眼球屈光装置后，鼻侧半视野物像投射到颞侧半视网膜，颞侧半视野物像投射到鼻侧半视网膜，上半视野物像投射到下半视网膜，下半视野物像投射到上半视网膜。

（一）视觉传导通路

视觉传导通路 visual pathway 由三级神经元组成（图 16-3）。第一级神经元是位于视网膜中层的双极细胞，其周围突连至视网膜最外层的感光细胞（视锥细胞和视杆细胞），中枢突连至视网膜最内层的节细胞。第二级神经元是节细胞，其轴突在视神经盘处汇合形成视神经，经视神经管入颅腔后，两侧视神经部分交叉形成视交叉并延续为视束。在视交叉中，来自两眼视网膜鼻侧半的纤维交叉，而颞侧半的纤维不交叉。因此，左侧视束含有来自两眼视网膜左侧半的纤维，右侧视束含有来自两眼视网膜右侧半的纤维。视束向后绕过大脑脚，主要终止于后丘脑的外侧膝状体。第三级神经元的胞体位于外侧膝状体内，由外侧膝状体核发出的纤维形成视辐射，经内囊后肢投射到距状沟上下方的枕叶皮质（视觉区）。视束中有少数纤维经上丘臂终止于上丘和顶盖前区，上丘发出纤维组成顶盖脊髓束完成视觉反射。顶盖前区是瞳孔对光反射通路的一部分。

视觉传导通路不同部位损伤可致不同的视野缺损：①视网膜损伤引起的视野缺损与病变的范围和部位有关：若视神经盘受损，则同侧视野中出现较大暗点；若黄斑区受损则同侧中央

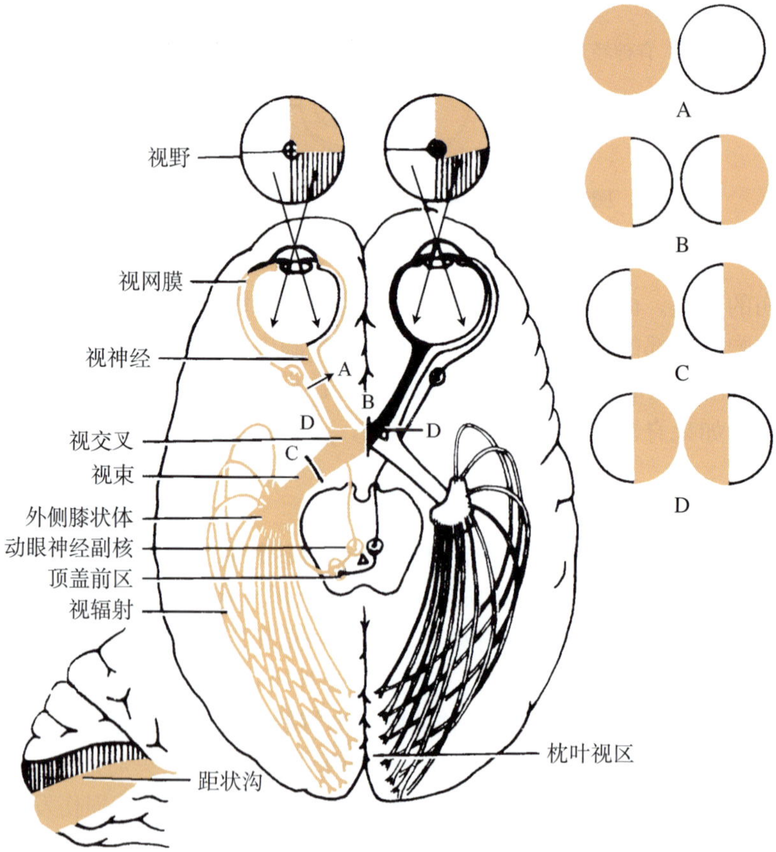

图 16-3 视觉传导通路和瞳孔对光反射通路

视野有暗点；其他部位损伤会导致相应部位的暗点出现；②一侧视神经损伤可致患侧视野全盲（图 16-3，A）；③视交叉中央部（交叉纤维）损伤（如垂体瘤压迫）可致双眼视野颞侧半偏盲（图 16-3，B）；④视交叉外侧部（不交叉纤维）损伤（如颈内动脉瘤压迫）可致患侧视野鼻侧半偏盲（图 16-3，D）；⑤一侧视束、视辐射或视觉区的损伤可致双眼对侧视野同向性偏盲（图 16-3，C），如右侧损伤可致右眼视野鼻侧半和左眼视野颞侧半偏盲。

（二）瞳孔对光反射通路

瞳孔对光反射 pupillary light reflex 是指光照一侧瞳孔引起两眼瞳孔缩小。其中受照侧的瞳孔缩小称直接对光反射，受照对侧的瞳孔缩小称间接对光反射。该反射通路为：视网膜→视神经→视交叉→视束→上丘臂→顶盖前区→双侧动眼神经副核→睫状神经节→节后纤维→瞳孔括约肌→双侧瞳孔缩小。

瞳孔对光反射在临床上有重要意义，反射消失可能预示着患者处于昏迷状态，但该传导通路不同部位损伤，也会出现对光反射障碍。一侧视神经损伤，由于传入信息中断，光照患侧瞳孔，两眼瞳孔对光反射均消失；但光照健侧瞳孔，两眼瞳孔对光反射均存在。临床表现为患侧瞳孔直接对光反射消失，间接对光反射存在的现象。一侧动眼神经损伤，由于传出信息中断，无论光照哪一侧瞳孔，患侧对光反射都消失，但健侧直接和间接对光反射均存在。

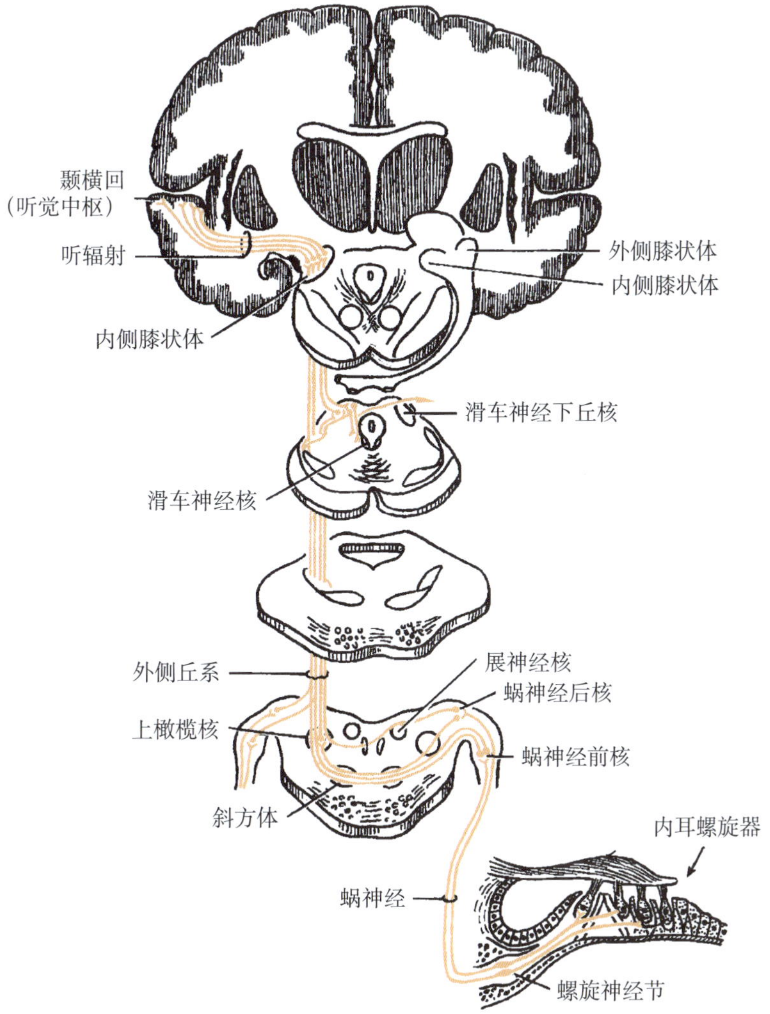

图 16-4　听觉传导通路

四、听觉传导通路

听觉传导通路 auditory pathway 由四级神经元组成（图 16-4）。第一级神经元为蜗神经节内的双极细胞，其周围突分布于内耳的螺旋器（Corti 器），中枢突组成蜗神经，与前庭神经一起经内耳道入颅，在延髓和脑桥交界处入脑，止于第二级神经元蜗腹侧核和蜗背侧核，其发出纤维大部分横穿内侧丘系形成斜方体，越过中线至上橄榄核外侧折向上行形成外侧丘系，而少部分不交叉纤维进入同侧外侧丘系。外侧丘系在脑桥被盖部的外侧上行，大部分止于下丘，少部分直接止于内侧膝状体。第三级神经元的胞体位于下丘，其发出纤维经下丘臂止于第四级神经元内侧膝状体，其发出纤维组成听辐射，经内囊后肢投射到大脑皮质的颞横回（听觉区）。

下丘是听觉的反射中枢，下丘神经元发出纤维到上丘，由上丘发出顶盖脊髓束完成听觉反射。由于外侧丘系含有来自两侧的听觉纤维，故单侧外侧丘系、听辐射及听觉区损伤不致产生听觉明显障碍。

五、平衡觉传导通路

平衡觉传导通路 vestibular pathway 由三级神经元组成（图 16-5）。第一级神经元的胞体位于前庭神经节内，其周围突分布于内耳膜半规管的壶腹嵴、椭圆囊斑和球囊斑，中枢突组成前庭神经，和蜗神经一起经内耳门进入颅腔，在脑桥小脑角处入脑，止于第二级神经元前庭神经核，其发出纤维大多止于双侧的背侧丘脑腹后外侧核。第三级神经元的胞体位于腹后外侧核，其发出纤维投射至中央后回下部的头面部投影区。

此外，由前庭神经核发出的纤维还有：①内侧纵束，上升的纤维止于动眼、滑车和展神经核，完成眼肌前庭反射（如眼球震颤）；下降的纤维止于副神经核和上颈髓前角细胞，完成转

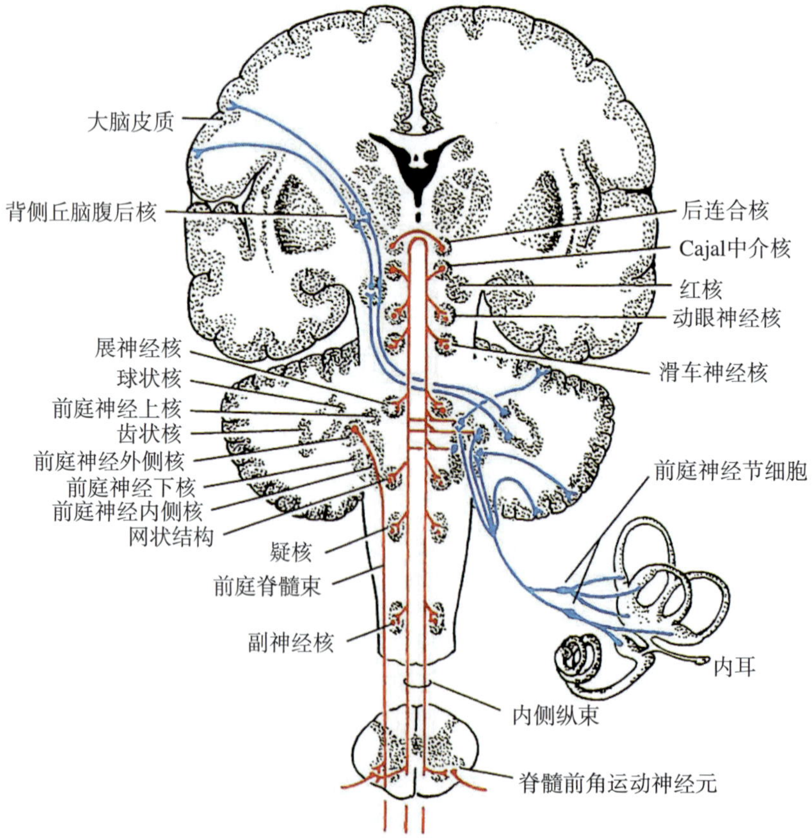

图 16-5 平衡觉传导通路

眼、转头的协调运动以及眼球注视与头颈姿势的反射性调节。②前庭脊髓束，下行止于各节段的脊髓前角细胞，完成躯干、四肢的姿势反射调节，以维持身体的直立。③前庭小脑束，经小脑下脚进入小脑以维持身体平衡。前庭脊髓束和前庭小脑束共同完成眼球注视与躯干、四肢姿势反射和身体平衡维持。④至脑干网状结构、迷走神经背核和疑核等，所以当平衡觉传导通路或前庭器受到刺激时可引起眩晕、恶心和呕吐等反应。

眼球震颤 nystagmus 为眼球不自主和有规律地来回摆动，为平衡觉传导通路受到损害的特征性症状。

六、内脏感觉传导通路

内脏感觉传导通路 visceral sensory pathway 包括一般内脏感觉（心血管、腺体和脏器的感觉）传导通路和特殊内脏感觉（嗅觉和味觉）传导通路，由于前者传入路径较复杂，至今尚不完全清楚，这里主要介绍嗅觉和味觉传导通路。

（一）嗅觉传导通路

嗅觉传导通路 olfactory pathway 由两级神经元组成。第一级神经元是位于鼻腔上部嗅黏膜的嗅细胞，兼有感受嗅刺激和传导冲动的双重作用。其周围突分布于嗅黏膜，中枢突组成嗅丝（即嗅神经，有 20 余条）穿过筛板，止于嗅球，并与嗅球内细胞构成突触联系。第二级神经元为嗅球内细胞，其发出的二级纤维形成嗅束，经嗅三角和外侧嗅纹投射至梨状前区、杏仁周区、杏仁体皮质内侧核。由于两侧之间有较多纤维联系，故中枢病变极少出现嗅觉丧失，但可出现幻嗅。

（二）味觉传导通路

味觉传导通路 gustatory pathway 由三级神经元组成。第一级神经元为位于膝状神经节和舌咽神经、迷走神经下神经节的神经节细胞，其周围突分布于舌和会厌的味蕾，中枢突止于孤束核上半部分。第二级神经元为位于脑干的孤束核，其发出的纤维通过中央被盖束投射到同侧的丘脑腹后内侧核。第三级神经元为丘脑腹后内侧核，其发出的味觉纤维投射到额叶岛盖和岛叶皮质。

第二节　运动传导通路

运动是动物行为的基础，随着动物的进化，人的运动能力已达到很高的水平（如钢琴家和微雕家对手部运动的精确控制）。运动可分为躯体运动、一般内脏运动和特殊内脏运动。运动传导通路常是指从大脑皮质至躯体运动和内脏活动效应器的神经联系，由上运动神经元和下运动神经元组成。躯体运动传导通路主要为锥体系和锥体外系。

一、锥体系

锥体系 pyramidal system 是习惯称法，因皮质脊髓束行经延髓锥体而得名。锥体系调控骨骼肌的随意运动，由上运动神经元和下运动神经元两级神经元组成。上运动神经元 upper motor neurons 胞体由位于中央前回和中央旁小叶前部的巨型锥体细胞（Betz 细胞）和其他类型的锥体细胞组成。该神经元的轴突共同组成锥体束，其中下行至脊髓前角细胞的纤维束称为皮质脊髓束，下行至脑干脑神经运动核的纤维束称为皮质核束。下运动神经元 lower motor neurons 胞体由位于脊髓灰质的前角细胞和位于脑干的脑神经运动核组成。该神经元的胞体和轴突构成传导运动冲动的最后公路 final common pathway，到达所要支配的效应器。

（一）皮质脊髓束

皮质脊髓束 corticospinal tract（图 16-6）由大脑皮质中央前回中上部和中央旁小叶前部的锥体细胞轴突集合而成，是哺乳动物最大的下行传导束。该束下行经内囊后肢前部、中脑大脑脚底中 3/5 的外侧部、脑桥的基底部（在此被横行的脑桥小脑束分隔为众多小束）和延髓的锥体。在锥体下端，有 75%～90% 的纤维交叉至对侧形成锥体交叉，交叉后的纤维行于对侧脊髓外侧索的后部形成皮质脊髓侧束，在下行过程中逐节止于前角细胞（可达骶节），主要支配四肢肌。小部分不交叉纤维行于脊髓前索的最内侧形成皮质脊髓前束，该束仅达上胸节。

皮质脊髓前束在下行过程中，大部分纤维经白质前连合逐节交叉至对侧，止于前角细胞，少部分不交叉纤维止于同侧前角细胞，这些纤维主要支配躯干肌。由此可知，四肢肌受对侧大脑皮质的支配，躯干肌受双侧大脑皮质的支配。所以，一侧皮质脊髓束在锥体交叉以上受损，主要引起对侧肢体的瘫痪，而对躯干肌的运动没有明显影响。研究表明，只有起始于第 1 躯体运动区（主要是巨型锥体细胞）的皮质脊髓束（约 10 万根）直接终止于前角细胞，而起始于其他皮质区的皮质脊髓束需经中间神经元的中继后才与前角细胞联系。

（二）皮质核束

皮质核束 corticonuclear tract 主要由大脑皮质中央前回下部的锥体细胞轴突集合而成（图 16-7）。该束下行经内囊膝、中脑大脑脚底中 3/5 的内侧部，此后与皮质脊髓束伴行至脑桥和

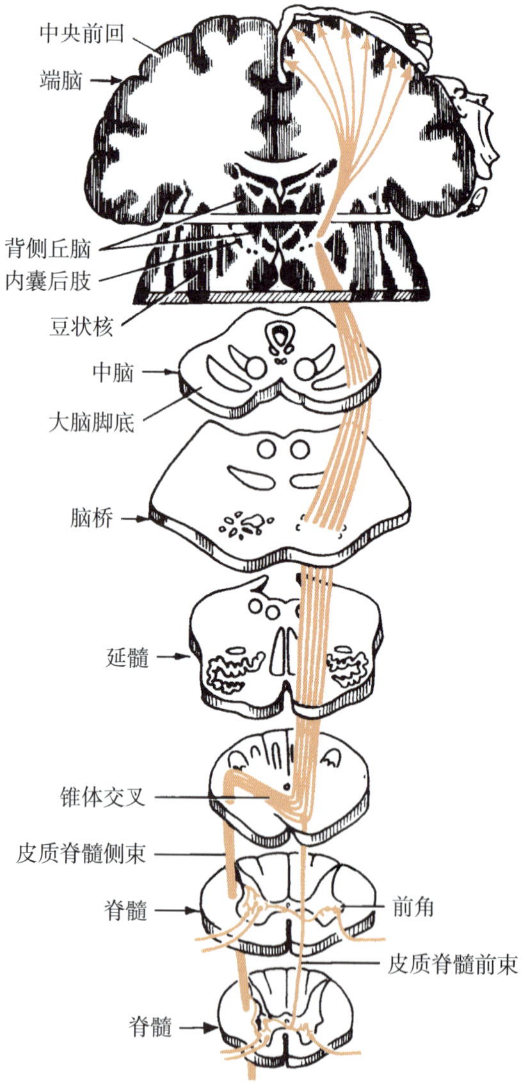

图 16-6　锥体系（示皮质脊髓束）

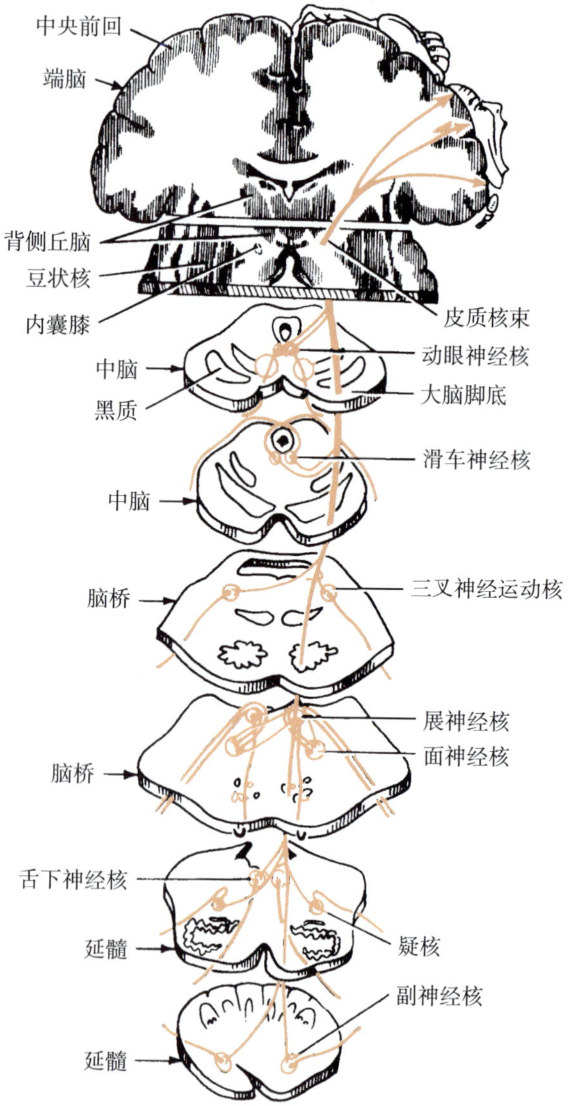

图 16-7　锥体系（示皮质核束）

延髓。该束在脑干的下行过程中陆续发出纤维到相应的脑神经运动核，其中大部分纤维终止于双侧脑神经运动核，包括动眼神经核、滑车神经核、展神经核、三叉神经运动核、面神经核上部（支配额肌和眼轮匝肌）、疑核和副神经脊髓核，分别支配眼外肌、咀嚼肌、面上部表情肌、咽喉肌、胸锁乳突肌和斜方肌；小部分纤维交叉到对侧，止于面神经核下部和舌下神经核，分别支配面下部表情肌和舌肌。由此可知，面神经核下部和舌下神经核只接受对侧皮质核束的支配，而其他脑神经运动核均接受双侧皮质核束的支配。故当一侧皮质核束受损时（核上瘫），只出现对侧面下部肌和对侧舌肌的瘫痪，表现为口角偏向患侧（健侧鼻唇沟消失），流涎，不能鼓腮、露齿，伸舌时舌尖偏向健侧。而当一侧面神经（包括面神经核）受损时（核下瘫），会出现患侧所有面肌的瘫痪，表现为额纹消失，不能闭眼，口角偏向健侧。一侧舌下神

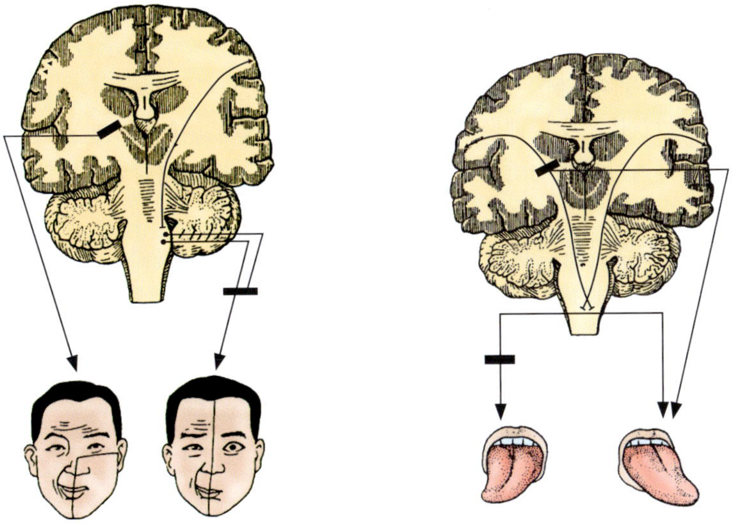

A.面肌瘫痪　　B.舌肌瘫痪

图 16-8　锥体系（示皮质核束）

经（包括舌下神经核）受损时，会出现患侧舌肌的瘫痪，表现为患侧舌肌萎缩，伸舌时舌尖偏向患侧（图 16-8）。

（三）上运动神经元和下运动神经元损伤

锥体系对随意运动的调控是通过上运动神经元和下运动神经元的完整性实现的，若其完整性受到损伤（上运动神经元和锥体束的损伤或下运动神经元的损伤）就会导致瘫痪。但不同部位损伤所产生的症状有所不同：上运动神经元损伤表现为：①随意运动障碍；②肌张力增高，出现痉挛性瘫痪（硬瘫）；③深反射亢进，浅反射（腹壁反射和提睾反射）减弱或消失；④出现病理反射（如 Babinski 征）；⑤短期无肌萎缩。这些症状大多为上运动神经元对下运动神经元抑制作用丧失所致。

知识链接：上、下运动神经元损伤表现比较

下运动神经元损伤后所有的反射弧中断，效应器失去神经的直接支配和营养，出现较为严重的运动障碍，表现为：①随意运动障碍；②肌张力降低，出现弛缓性瘫痪（软瘫）；③深反射和浅反射均消失；④无病理反射；⑤出现肌萎缩。这些症状均为失去神经直接支配所致。

二、锥体外系

锥体外系 extrapyramidal system 是指锥体系以外影响和控制躯体运动的所有传导通路，其结构十分复杂，主要中枢结构包括大脑皮质、纹状体、小脑、背侧丘脑、底丘脑、红核、黑

质、脑桥核、前庭神经核和脑干网状结构等。在种系发生上，锥体外系较为古老，从鱼类开始出现，在鸟类则是控制全身运动的主要系统。而到了哺乳类（特别是人类），由于大脑皮质和锥体系的高度发达，锥体外系逐渐退居从属地位。人类锥体外系的主要功能是调节肌张力、协调肌肉运动、维持体态姿势、完成习惯性和节律性的动作等，如走路时的双臂自然摆动和某些防御性反应等，损伤后不出现瘫痪，而出现肌张力、肌协调和姿势障碍。

锥体系和锥体外系在运动功能上是一个不可分割的整体。锥体外系是在锥体系的主导下进行的，锥体系是运动的发起者，而锥体外系为锥体系的活动提供了最适宜的完成条件。同时只有在锥体外系保持肌张力稳定协调的前提下，锥体系才能完成一些精确的随意运动。例如锥体系发动如书法或刺绣等精细运动时，必须在锥体外系的参与下来保持肢体的协调与稳定。大脑皮质通过发出大量的下行传导束调控锥体外系，如通过皮质红核束直接调控红核脊髓束，通过皮质网状束直接调控网状脊髓束。下面重点介绍与纹状体和小脑密切相关的环路（图 16-9）。

（一）纹状体环路

1．皮质 - 新纹状体 - 背侧丘脑 - 皮质环路　从大脑皮质运动区（以额叶和顶叶为主）发出的皮质纹状体纤维经内囊止于新纹状体，交换神经元后发出纤维至苍白球的内侧部，继而发出纤维投射到背侧丘脑腹前核和腹外侧核，再通过丘脑皮质束返回大脑皮质运动区。此环路对发出锥体束的皮质运动区有重要的反馈调节作用。

2．新纹状体 - 黑质环路　新纹状体与黑质致密部之间有往返的纤维联系，由新纹状体发出纤维，止于黑质，再由黑质发出纤维返回新纹状体。黑质纹状体纤维属多巴胺能纤维（因黑质主要由多巴胺能神经元组成），该神经递质参与调节纹状体、丘脑和大脑运动皮质之间的平衡关系，当黑质病变多巴胺含量降低时，平衡被破坏，使丘脑腹前核和腹外侧核处于释放状态，从而异常兴奋运动皮质，这可能是

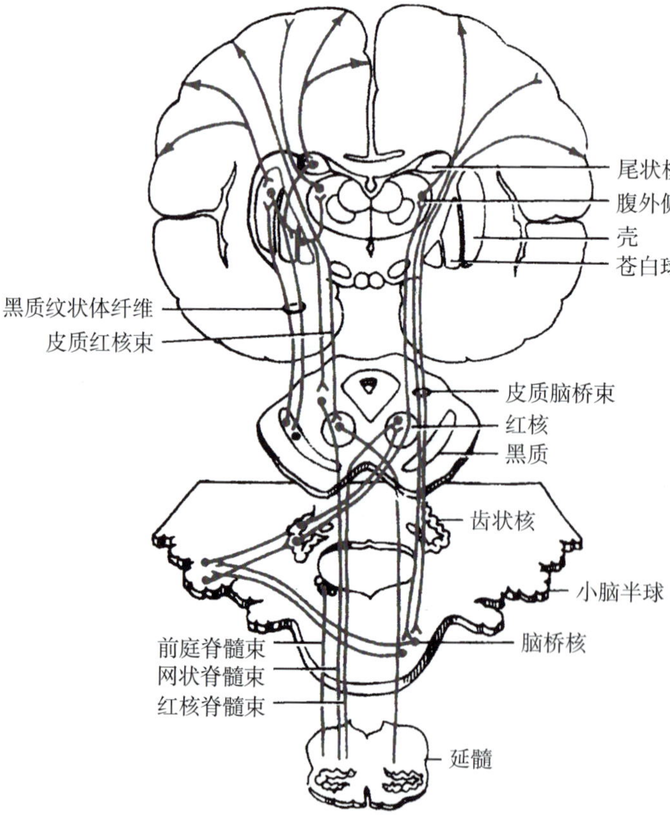

图 16-9　锥体外系主要通路

帕金森病的主要原因。

3．苍白球 - 底丘脑核环路　苍白球与底丘脑核之间有往返的纤维联系。底丘脑核在发生上与苍白球同源，主要功能是对苍白球的抑制性反馈。一侧底丘脑受损，丧失对同侧苍白球的抑制，对侧肢体将出现大幅度震颤和抽搐。

（二）小脑环路

皮质 - 脑桥 - 小脑 - 皮质环路　从大脑皮质的额、顶、颞、枕叶等广泛皮质发出的额桥束和顶枕颞桥束，行经内囊下行，止于脑桥核，交换神经元后交叉至对侧组成小脑中脚进入新小脑皮质，由皮质发出纤维至齿状核，中继后发出纤维经小脑上脚投射到对侧背侧丘脑腹外侧核，由此再投射到大脑皮质运动区。此环路将小脑与端脑往返联系起来，在人类最为发达。小脑整合了大脑皮质及脊髓的传入信息，对肌肉的共济运动发挥重要调节作用。该环路的任何部位损伤，都会导致共济失调，出现蹒跚步态和醉酒步态等。

第三节　神经化学传导通路

神经系统活动的本质是化学物质的传递，突触是神经传导通路的关键部位，绝大多数突触都是化学性的。神经元含有不同的神经递质，它们之间互相联系，组成各种化学通路。下面简要介绍神经系统中一些重要的化学通路。

一、胆碱能通路

胆碱能通路 cholinergic pathway 是以乙酰胆碱为神经递质的通路，该通路的分布十分广泛。乙酰胆碱主要集中在周围神经系统的神经 - 肌肉接头、副交感神经、交感节前纤维、支配汗腺的交感节后纤维及中枢神经系统的脊髓、脑干的躯体运动核和内脏运动核。主要功能包括参与控制随意运动，激活非特异性上行激动系统，完成大脑皮质的特异性感觉投射和管理内脏活动等。

二、胺能通路

胺能通路 monoaminergic pathway 是以胺类为神经递质的通路。包括儿茶酚胺、5- 羟色胺及组胺。儿茶酚胺包括多巴胺、去甲肾上腺素和肾上腺素。这里主要介绍多巴胺、去甲肾上腺素和 5- 羟色胺。

（一）多巴胺能通路

多巴胺能通路 dopaminergic pathway 的递质主要集中在黑质和中脑被盖部。其主要通路包括：黑质纹状体系、脚间核边缘系统、漏斗核垂体系统。

（二）去甲肾上腺素能通路

去甲肾上腺素能通路 noradrenergic pathway 的递质主要集中在蓝斑、延髓和脑桥被盖外侧区和交感神经的节后神经元。其主要通路为：被盖外侧区→（被盖中央束、内侧前脑束）→丘脑和下丘脑（大脑皮质、边缘系统、网状结构、小脑和脊髓）→蓝斑→中枢各部。

（三）5- 羟色胺能通路

5- 羟色胺能通路 5-HT pathway 的递质主要集中在中缝核。其主要通路为：延髓的中缝核群→脊髓后角，脑桥的中缝核→脊髓和小脑，中脑的中缝核→间脑和端脑。

三、氨基酸能通路

氨基酸能通路 amino acid pathway 是以氨基酸为神经递质的通路。氨基酸可分兴奋性和抑制性两类。

兴奋性氨基酸包括谷氨酸和天冬氨酸；抑制性氨基酸包括γ-氨基丁酸（GABA）、甘氨酸和牛磺酸，其中 GABA 能通路最为广泛，这里主要介绍谷氨酸和 GABA。

（一）谷氨酸能通路

谷氨酸是脑内最主要的兴奋性递质。谷氨酸能通路 glutaminergic pathway 的递质主要集中在小脑皮质的颗粒细胞、大脑新皮质（锥体束的起始细胞）和后根脊神经节细胞。其主要通路为：皮质→纹状体，皮质→背侧丘脑，底丘脑→苍白球。

（二）GABA 能通路

GABA 是脑内最主要的抑制性递质。该递质主要集中在小脑皮质的梨状细胞、星状细胞、篮状细胞和 Golgi 细胞以及纹状体。其主要通路为：壳核→苍白球和底丘脑，苍白球→背侧丘脑，黑质→背侧丘脑。

四、肽能通路

肽能通路 peptidergic pathway 是以肽为神经递质的通路。肽类包括 P 物质、生长抑素、后叶加压素、催产素等，这里主要介绍 P 物质。

P 物质能通路 substance P pathway　P 物质是兴奋性神经递质。该递质主要集中在后根脊神经节细胞、黑质和纹状体。其主要通路为：后根脊神经节细胞→脊髓后角胶状质，纹状体→黑质。

（宋焱峰）

脑和脊髓的被膜、血管和脑脊液

第17章

第一节　脑和脊髓的被膜

脑和脊髓的表面都有3层被膜包裹，从外向内依次为硬膜、蛛网膜和软膜。这些被膜对脑和脊髓具有保护和支持作用，并通过被膜的血管使脑和脊髓得到营养。

一、脊髓的被膜

（一）硬脊膜

硬脊膜 spinal dura mater（图17-1）是由致密结缔组织构成的厚而坚韧的纤维膜，呈管状包裹脊髓与脊神经根丝。上端附着于枕骨大孔边缘，并与硬脑膜续连，下部从第2骶椎平面变细，包裹终丝，附于尾骨，两侧在椎间孔处与脊神经外膜相续。

硬脊膜与椎管内面的骨膜之间为狭窄的**硬膜外隙** epidural space，内含疏松结缔组织、脂肪、淋巴管和椎内静脉丛。由于硬脊膜在枕骨大孔边缘与骨膜紧密附着，故此隙仅存在于椎管，不与颅腔内相通。硬膜外隙内为负压，并有脊神经根经过。临床上进行硬膜外麻醉，即将药物注入此间隙，阻滞脊神经根内的神经传导。硬脊膜与其深面的脊髓蛛网膜之间为潜在的硬膜下隙。

（二）脊髓蛛网膜

脊髓蛛网膜 spinal arachnoid mater 为半透明、无血管的薄膜，与脑蛛网膜相延续，衬于硬脊膜的内面，也包裹脊神经根和脊神经节，并与脊神经外膜融合。

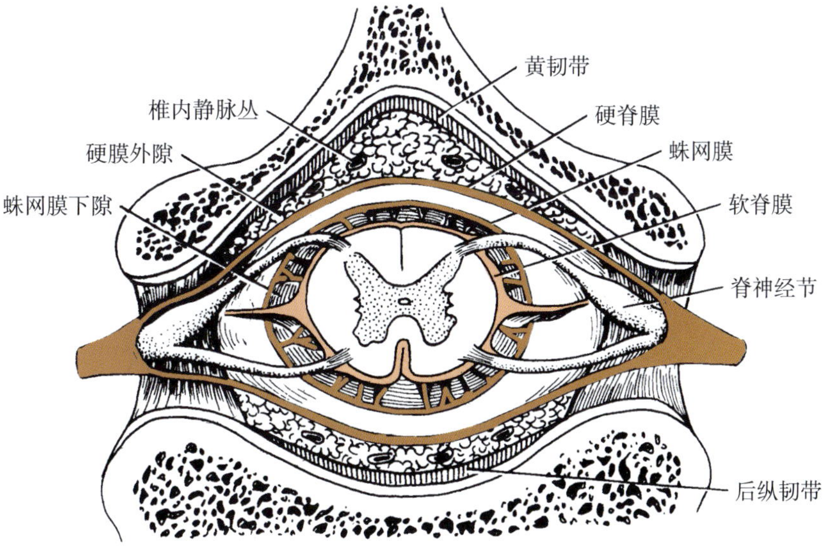

图17-1　脊髓的被膜

脊髓蛛网膜与硬脊膜之间有潜在的硬膜下隙，与软脊膜之间有较宽阔的**蛛网膜下隙** subarachnoid space，两层间有许多纤细的结缔组织小梁相连，内充满脑脊液。该隙向上与脑蛛网膜下隙相通，其下部，自脊髓下端至第 2 骶椎平面扩大为**终池** terminal cistern，内有马尾和终丝。因此临床上可在第 3、4 或第 4、5 腰椎之间进行穿刺，抽取脑脊液或注入药物而不会伤及脊髓。

（三）软脊膜

软脊膜 spinal pia mater 为薄而富有血管的透明结缔组织膜，紧贴于脊髓表面，并延伸入脊髓的沟裂中，在脊髓下端延续为终丝，向下附着于尾骨。软脊膜在脊髓两侧脊神经前、后根之间形成锯齿状的齿状韧带 denticulate ligament，其尖端附于硬脊膜，从枕骨大孔至第 1 腰脊神经根间共约 21 对。齿状韧带、终丝和脊神经根将脊髓固定于椎管内并浸泡在脑脊液中，加之硬膜外隙内的脂肪组织和椎内静脉丛的弹性垫作用，使脊髓不易受到外界震荡的损伤。齿状韧带也可作为椎管内手术的标志。

二、脑的被膜

（一）硬脑膜

硬脑膜 cerebral dura mater 为厚而坚韧的双层膜，有丰富的神经和血管行经其间。外层为颅骨内面的骨膜，其与颅盖骨结合疏松，当颅盖骨发生骨折或此处硬脑膜血管损伤时，在硬脑膜与颅骨之间易形成硬膜外血肿。但其与颅底骨结合紧密，如果发生颅底骨折，易将硬脑膜和蛛网膜同时撕裂而发生脑脊液外漏；若发生颅前窝骨折，脑脊液可流入鼻腔，形成鼻漏。

硬脑膜在脑神经出颅处移行于神经外膜。内层在枕骨大孔周围与硬脊膜相续，并在某些部位形成一些板状隔，分隔颅腔，伸入各脑部之间，对脑起着保护作用。

由硬脑膜形成的这些特殊结构有：

1. **大脑镰** cerebral falx　形似镰刀，伸入大脑纵裂，分隔两侧大脑半球。其前端附于鸡冠，后部连于小脑幕上面的正中线上，下缘游离于胼胝体上方（图 17-2）。

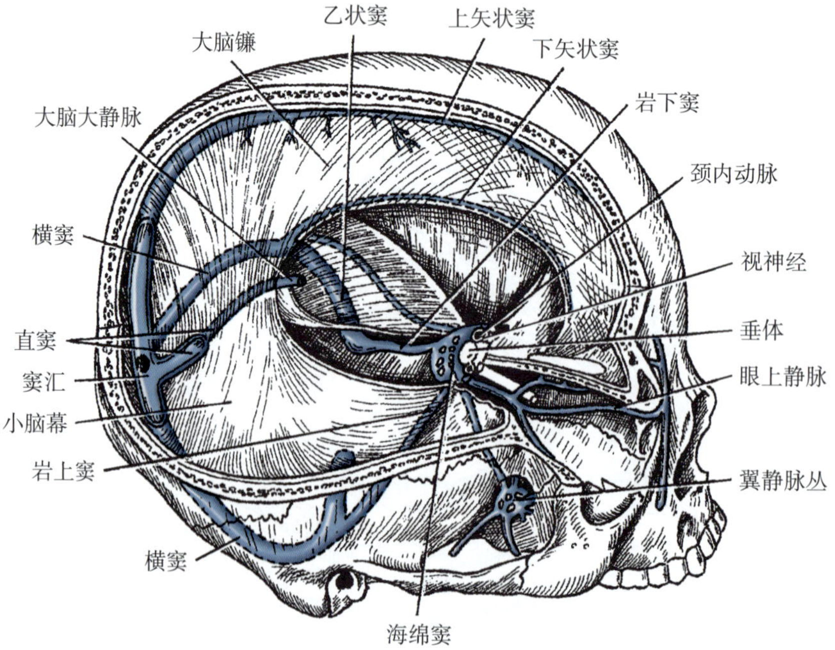

图 17-2　硬脑膜及硬脑膜窦

2．**小脑幕** tentorium of cerebellum　呈半月形，伸入大脑横裂，分隔大脑半球与小脑（图 17-2）。它附着于枕骨横窦沟和颞骨岩部的上缘。小脑幕前缘游离，称**幕切迹** tentorial incisure，与蝶骨鞍背围成一环形的孔，称小脑幕孔，中脑从中通过。

小脑幕将颅腔后部不完全地分隔成上、下两部。当小脑幕上部因颅脑病变而引起颅内压增高时，位于幕切迹上方的海马旁回和钩可被挤压入小脑幕孔，形成小脑幕切迹疝，压迫相邻的大脑脚和动眼神经。

3．**小脑镰** cerebellar falx　位于颅后窝后分，自小脑幕下方伸入两侧小脑半球之间。

4．**鞍膈** diaphragma sellae　位于蝶鞍上方，张于鞍结节和鞍背上缘之间，形成垂体窝的顶，鞍膈的中央有一小孔，其内有漏斗通过。

5．**硬脑膜窦** sinus of dura mater　由硬脑膜两层在一些部位彼此分开，并衬以内皮细胞构成。脑的静脉血先注入窦内，最终引流至颈内静脉。窦壁无平滑肌，不能收缩，若受到损伤则出血难止，容易形成颅内血肿。

知识链接：硬脑膜窦内的血液流向归纳简表

主要的硬脑膜窦有（图 17-2）：

（1）**上矢状窦** superior sagittal sinus：位于大脑镰上缘内，前端起自盲孔，向后逐渐增粗汇入窦汇。

（2）**下矢状窦** inferior sagittal sinus：位于大脑镰的游离下缘内，向后注入直窦。

（3）**直窦** straight sinus：位于大脑镰与小脑幕连接处，由大脑大静脉与下矢状窦汇合而成，向后通入窦汇。

（4）**窦汇** confluence of sinuses：由上矢状窦与直窦在枕内隆凸处汇合扩大而成，向两侧移行为左、右横窦。

（5）**横窦** transverse sinus：成对，位于小脑幕附着处的枕骨横窦沟内，行向外侧续为乙状窦。

（6）**乙状窦** sigmoid sinus：成对，位于乙状窦沟内，向前内侧在颈静脉孔处移行为颈内静脉。

（7）**海绵窦** cavernous sinus：位于蝶鞍两侧，前至眶上裂，后达颞骨岩部尖端，是硬脑膜两层之间不规则的腔隙，因其内有许多纤维束分隔，形似海绵而得名（图 17-3）。

海绵窦内有颈内动脉和展神经通过，在窦的外侧壁内，自上而下有动眼神经、滑车神经、三叉神经的眼神经（V_1）和上颌神经（V_2）通过。海绵窦与周围的静脉有广泛的交通。它收纳眼静脉和大脑中浅静脉的血液，并由岩上窦和岩下窦引流至横窦、乙状窦和颈内静脉。左、右两侧的海绵窦借横支相连。海绵窦向前借眼静脉与面部的浅静脉交通，向下经卵圆孔借导血管与翼静脉丛相通，因而面部的感染可蔓延至海绵窦。海绵窦向后与斜坡上的基底静脉丛

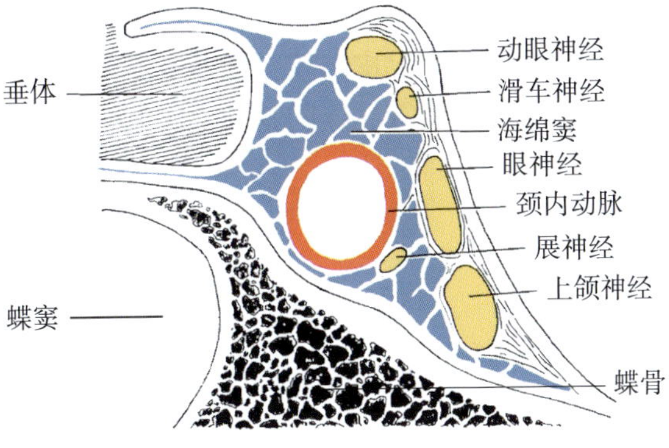

图 17-3　海绵窦

相通，而基底静脉丛向下通过椎内静脉丛又与腔静脉系交通，因而腹部、盆部的感染可经此途径蔓延至海绵窦内，造成颅内感染。海绵窦与位于其下方的蝶窦之间仅隔以薄层骨板，蝶窦炎可导致海绵窦炎或血栓形成。若通过海绵窦内和窦壁的神经受到损伤，则会出现相应的症状。

（8）**岩上窦**和**岩下窦** superior and inferior petrosal sinus：分别位于颞骨岩部的上缘和后缘处，分别把海绵窦的血液引流至横窦和颈内静脉。

（二）脑蛛网膜

脑蛛网膜 cerebral arachnoid mater 与脊髓蛛网膜相连，衬于硬脑膜内面，也有硬膜下隙和蛛网膜下隙，并与脊髓蛛网膜下隙相通。

脑蛛网膜除随大脑镰和小脑幕分别伸入大脑纵裂和大脑横裂外，均跨过脑的其他沟裂而不伸入其中，致使脑蛛网膜下隙在某些部位扩大成为**蛛网膜下池** subarachnoid cisterns。其中最大的是在小脑与延髓背面之间的**小脑延髓池** cerebellomedullary cistern，又称枕大池，第四脑室内的脑脊液借正中孔和外侧孔流入此池，临床上可在此进行蛛网膜下隙穿刺。另外，在脚间窝处有脚间池，视交叉周围有交叉池，脑桥腹侧有桥池。脑的血管走行于蛛网膜下池内。

脑蛛网膜在上矢状窦的两侧形成许多绒毛状突起，突入上矢状窦内称**蛛网膜颗粒** arachnoid granulations，脑脊液即通过这些颗粒渗入硬脑膜窦内，回流入静脉（图 17-4）。

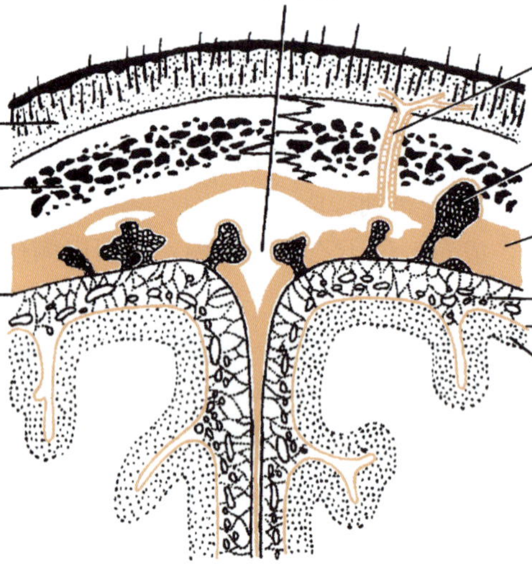

图 17-4 上矢状窦和蛛网膜粒

（三）软脑膜

软脑膜 cerebral pia mater 薄而富有血管，紧贴脑的表面并深入脑的沟裂之中，对脑起着重要的营养作用。脑室壁一定部位的室管膜上皮与软脑膜及其血管共同构成脉络组织。有些部位的脉络组织中的血管反复分支形成丛，血管丛连同其表面的软脑膜和室管膜上皮一起突入脑室内，形成脉络丛，产生脑脊液。

第二节 脑和脊髓的血管

脑是人体内新陈代谢最旺盛的结构，故其血液供应非常丰富。尽管人脑的重量仅占体重的 2%，但其耗氧量却占全身总耗氧量的 20%，脑的血流量约占心搏出量的 1/6。各种因素引起的脑供血不足或中断超过一定的时间，就可导致脑神经细胞缺氧甚至坏死，造成严重的神经精神障碍直至死亡。

一、脑的血管

与身体其他部位的血管相比，脑的血管有以下特点：①动脉壁很薄，其中膜内只有一些弹力纤维，平滑肌也稀少；动脉走行弯曲，无搏动；②动脉分支在脑表面有丰富的吻合，而进入脑内的穿支则是终动脉；③动、静脉不伴行；④静脉壁也很薄，缺乏平滑肌；⑤硬脑膜窦是独特的结构；⑥静脉和硬脑膜窦内无瓣膜；⑦血液与神经元间的物质交换要经过脑屏障。

案例分析

（一）脑的动脉

脑的动脉来源于颈内动脉和椎动脉（图 17-5）。前者供应大脑半球的前 2/3 和间脑前部；后者供应大脑半球后 1/3、间脑后部、小脑和脑干。两者供应范围大致以顶枕沟为界，分别称颈内动脉系和椎 - 基底动脉系的分布区。两系动脉的分支可分为皮质支 cortical branch 和中央支 central branch，皮质支供应大脑皮质及其深面的髓质，中央支供应基底核、内囊和间脑等。

1．**颈内动脉** internal carotid artery　起自颈总动脉，从颈部向上行至颅底，经颈动脉管进入颅腔，在破裂孔上方弯行向上至后床突处转行向前穿入海绵窦，紧贴窦内侧壁水平向前，在前床突内侧弯行向上，穿出硬脑膜并转向后行，依次发出眼动脉、后交通动脉和脉络丛前动脉，最后在外侧沟起始处的内侧，分为大脑前动脉和大脑中动脉两终支。根据颈内动脉的行程，可将其分为颈部、岩部、海绵窦部和脑部。临床上把海绵窦部和脑部合称为“虹吸部”，呈“U”形或“V”形弯曲，在脑血管造影诊断时有重要意义，也是动脉硬化的好发部位。

颈内动脉的主要分支有：

（1）**眼动脉** ophthalmic artery：在颈内动脉行至前床突内侧，进入蛛网膜下隙时发出，沿视神经外侧经视神经管入眶，分支分布到眶内结构。

（2）**后交通动脉** posterior communicating artery：自颈内动脉发出后，经动眼神经上方、视束下方向后行，与基底动脉的大脑后动脉吻合，是颈内动脉系和椎 - 基底动脉系的吻合支。两侧后交通动脉的管径常不一致，往往一侧较粗大。

（3）**脉络丛前动脉** anterior choroidal artery：从后交通动脉发起处附近发自颈内动脉，沿视束下面行向后，经大脑脚与海马旁回钩之间潜入侧脑室下角的脉络丛内。沿途分支供应内囊后肢后下部、外侧膝状体、大脑脚底的中 1/3 及苍白球等。此支细小而变异多，行程又较长，易被血栓阻塞。

（4）**大脑前动脉** anterior cerebral artery：是颈内动脉较小的终支，发出后经视交叉上方行向前内，进入大脑纵裂，沿胼胝体上面行向后，在顶枕沟附近与大脑后动脉吻合。大脑前动脉在进入大脑纵裂处，与对侧同名动脉借短而横行的前交通动脉 anterior communicating artery 相连。大脑前动脉的皮质支分布于顶枕沟以前的半球内侧面和额叶底面的一部分，以及额、顶叶外侧面的上部（图 17-5）；中央支从大脑前动脉的近侧段发出，经前穿质进入脑实质，供应尾状核、豆状核前部和内囊前肢。

（5）**大脑中动脉** middle cerebral artery：是颈内动脉的直接延续，供血范围最广，沿外侧沟走行。皮质支分布到岛叶和大脑半球上外侧面顶枕沟以前的大部分，包括躯体运动区、躯体感觉区和语言中枢（图 17-5，图 17-6）。该动脉一旦发生栓塞，将对机体的运动、感觉和语言功能产生严重的影响。中央支多数为小支，从大脑中动脉起始部发出后进入前穿质，分布于豆状核、尾状核和内囊（图 17-6），其中最大的一支为豆状核纹状体动脉，沿豆状核外侧上行至内囊。该动脉在动脉硬化和高血压时容易破裂而导致脑出血的严重后果，故又名为“出血动脉”。

2．**椎动脉** vertebral artery　起自锁骨下动脉，向上穿经第 6 至第 1 颈椎横突孔，在寰椎侧

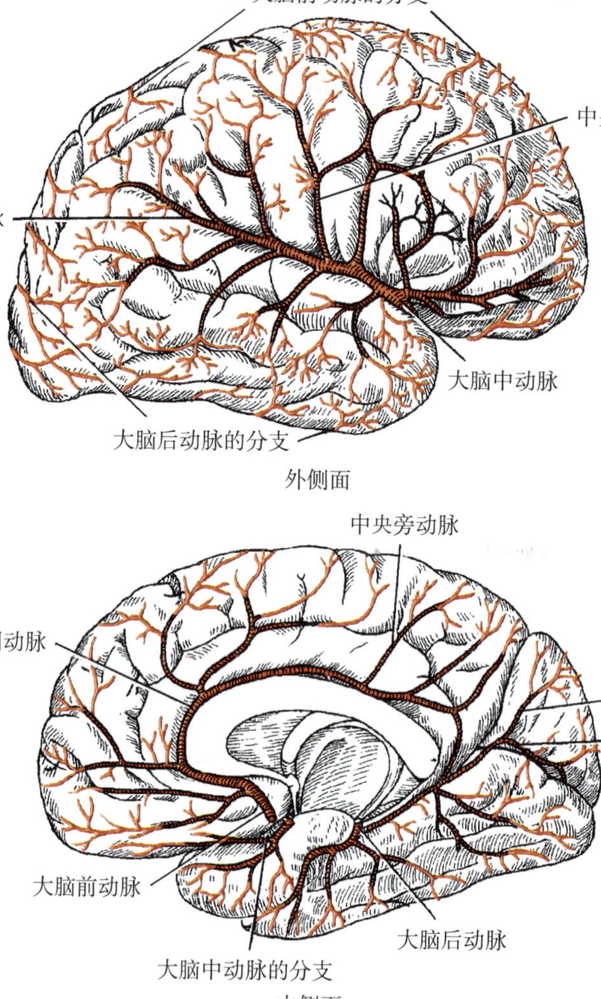

图 17-5 大脑前、中、后动脉在大脑半球表面的分布区域

块后方向内侧弯曲，经枕骨大孔入颅腔，在脑桥与延髓交界处腹侧，左、右椎动脉汇合为一条**基底动脉** basilar artery。基底动脉沿脑桥腹侧面的基底沟上行，至脑桥上缘分为左、右大脑后动脉两大终支（图 17-7，图 17-8）。

椎动脉的主要分支有：

（1）脊髓前、后动脉（见后）。

（2）**小脑下后动脉** posterior inferior cerebellar artery：是椎动脉的最大分支，在橄榄下端发出后，绕过橄榄行向背侧，继而在舌咽神经和迷走神经根后面上升到脑桥下缘，最后转向下外进入小脑，分布于小脑下面后部和延髓后外侧部（图 17-7）。该动脉还发出延髓支，分布于橄榄后区（包括脊髓丘脑束和三叉神经脊束等）。小脑下后动脉

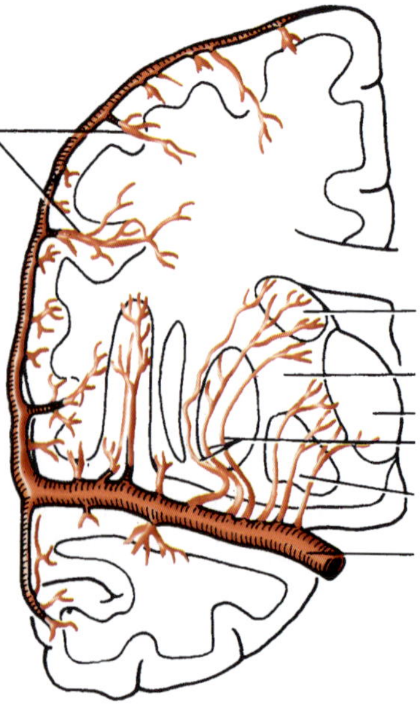

图 17-6 大脑中动脉的皮质支和中央支

行程弯曲，较易发生栓塞，可导致同侧面部浅感觉障碍、对侧躯体浅感觉障碍（交叉性感觉麻痹）和小脑共济失调等。

基底动脉的主要分支有（图 17-7）：

（1）**小脑下前动脉** anterior inferior cerebellar artery：发自基底动脉起始段，供应小脑下面的前部。

（2）**迷路动脉** labyrinth artery：又称内听动脉，细长，伴随面神经和前庭蜗神经进入内耳，供应内耳迷路。

（3）**脑桥动脉** pontine artery：为一些细小分支，行向外侧，供应脑桥基底部。

（4）**小脑上动脉** superior cerebellar artery：发自基底动脉末段，行向外侧，绕过大脑脚转向后，供应小脑上面。

（5）**大脑后动脉** posterior cerebral artery：是基底动脉的一对终支，在脑桥上缘附近发出，与小脑上动脉并行向外侧，二者之间夹有动眼神经和滑车神经。大脑后动脉绕大脑脚行向后，沿海马旁回钩转至颞叶和枕叶内侧面（图 17-8）。皮质支分布于颞叶内侧面和底面以及枕叶，终支绕至大脑半球外侧面；中央支由其起始部发出，经脚间窝穿入脑实质，供应背侧丘脑，内、外侧膝状体，下丘脑和底丘脑等。大脑后动脉借后交通动脉与颈内动脉末端相交通。当颅内压增高时，颞叶的海马旁回钩可被挤压至小脑幕切迹下方，使大脑后动脉移位，压迫、牵拉动眼神经，导致动眼神经麻痹。

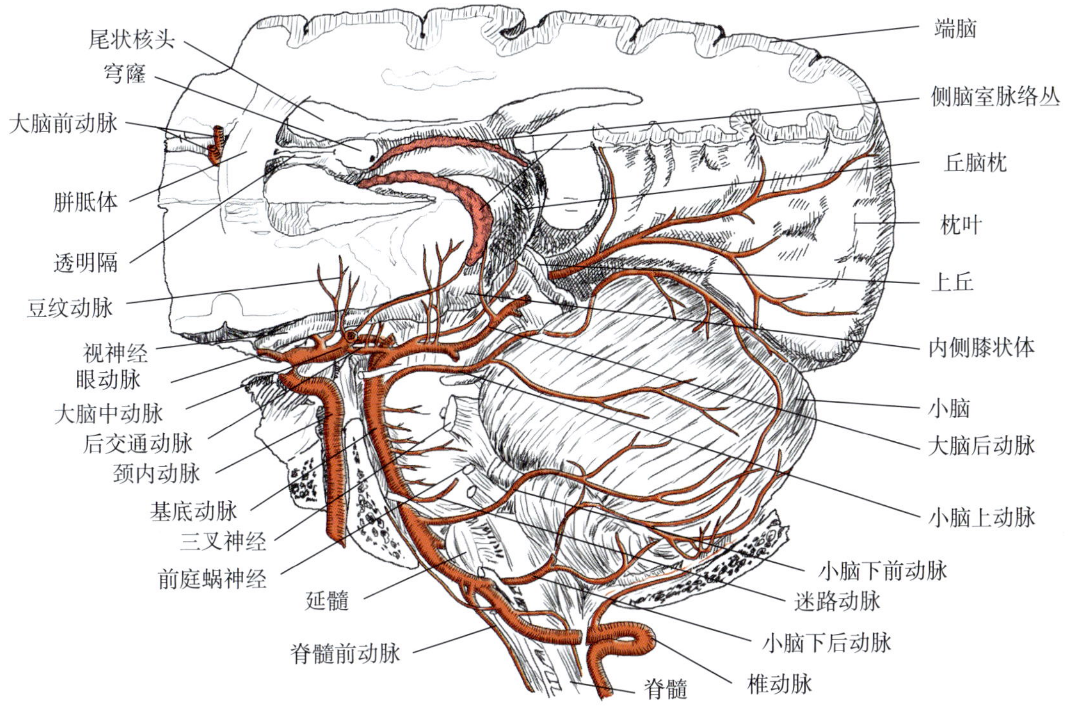

图 17-7　椎 - 基底动脉系

3．**大脑动脉环** cerebral arterial circle　又称 Willis 环，由不成对的前交通动脉、成对的大脑前动脉起始段、成对的颈内动脉末段、成对的后交通动脉和成对的大脑后动脉起始段共同构成。它位于脑底部，蝶鞍的上方，环绕视交叉、灰结节、漏斗、乳头体周围（图 17-8）。大脑动脉环使两侧颈内动脉系和椎 - 基底动脉系相互吻合。在正常情况下，两侧椎动脉和颈内动脉

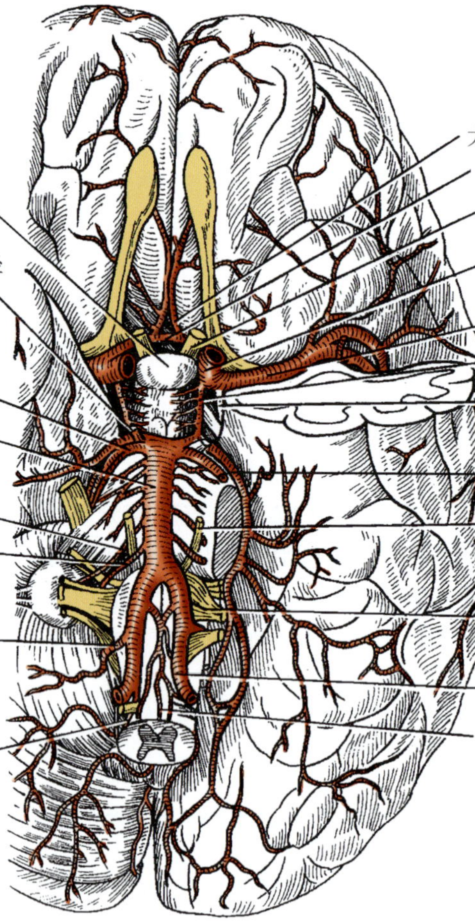

图 17-8 脑底面的动脉

的血液很少混合，各有其供应区；但当构成此动脉环的某一主支发生阻塞时，可在一定程度上通过此动脉环使血液重新分配而起代偿作用。

（二）脑的静脉

脑的静脉不与动脉伴行，可分为浅、深两组，两组之间有吻合，但最终都是通过硬脑膜窦（见图 17-2）汇入颈内静脉。

1．浅组 位于大脑半球表面，收集皮质和皮质下髓质的静脉血，并直接注入邻近的硬脑膜窦（图 17-9）。

根据浅静脉所在的位置可将其分为：

（1）大脑上静脉 superior cerebral veins：每侧大脑半球有 8～12 支，引流大脑半球内面和外侧面上部的静脉血，向上汇入上矢状窦。

（2）大脑中浅静脉 superficial middle cerebral veins：位于外侧沟前段内，通过一系列属支引流大脑半球外侧面的静脉血，向下汇入海绵窦或向后汇入岩上窦。此静脉经上吻合静脉与上矢状窦相交通，经下吻合静脉与横窦相交通。

（3）大脑下静脉 inferior cerebral vein：引流大脑半球外侧面下部和下面的静脉血，汇入横窦。

2．深组 收集大脑深部的髓质、基底核、间脑、脑室脉络丛等处的静脉血（图 17-10）。

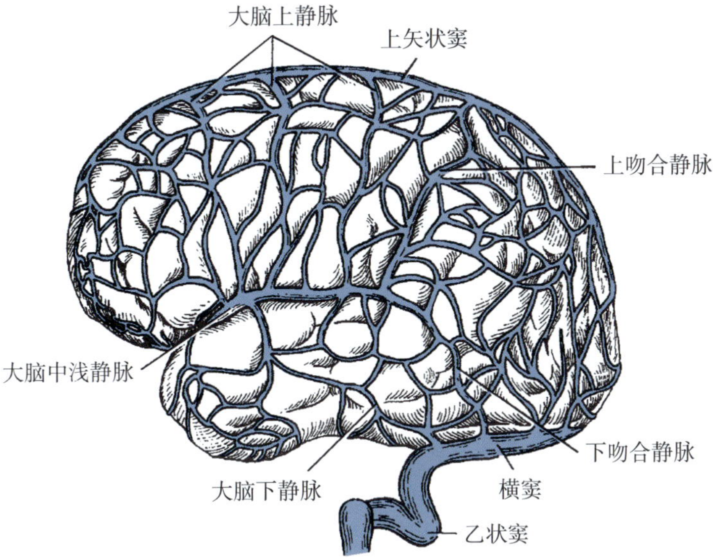

图 17-9　大脑浅静脉

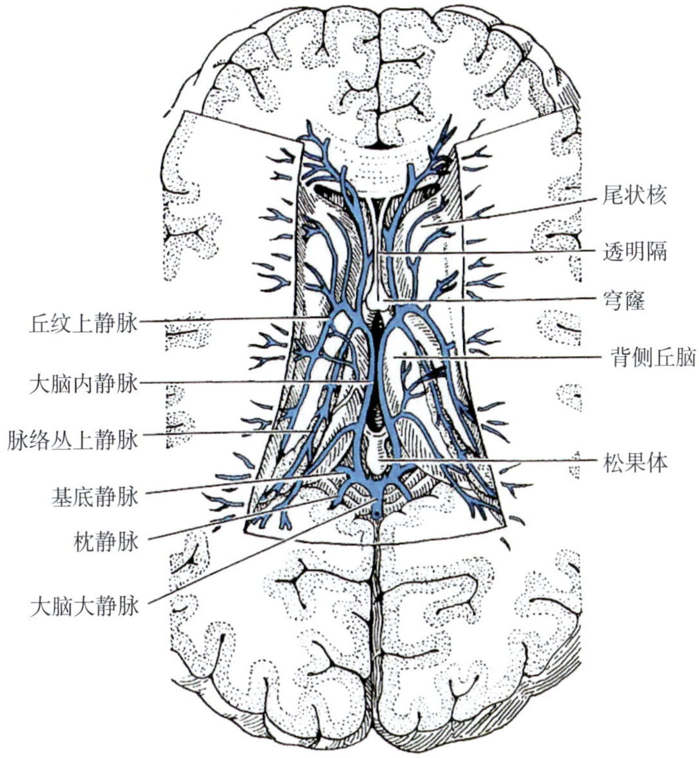

图 17-10　脑的静脉（深组）

其中，大脑内静脉为一对，位于背侧丘脑背侧面，从室间孔向后汇入大脑大静脉，沿途收纳侧脑室周围大脑半球深部的静脉血。

大脑大静脉 great cerebral vein（又称 Galen **静脉**）是一条很短的静脉，长约 1 cm，管壁极薄，引流两侧大脑内静脉的血，经胼胝体压部的后下方向后汇入直窦。

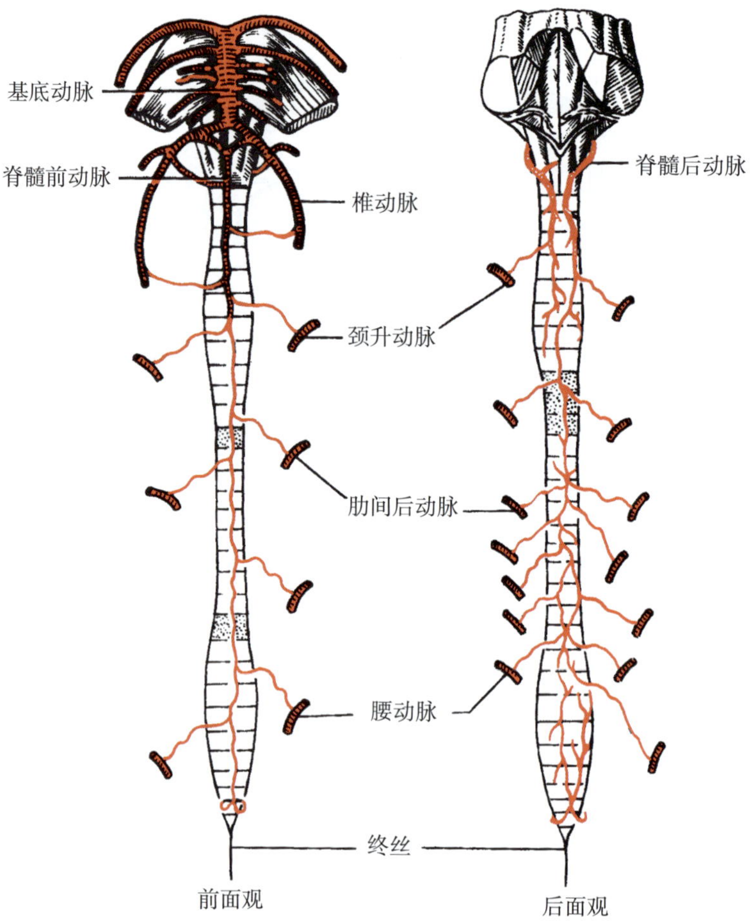

图 17-11 脊髓的动脉

二、脊髓的血管

（一）脊髓的动脉（图 17-11）

1．**脊髓前动脉** anterior spinal artery 由椎动脉末段发出，左、右脊髓前动脉沿延髓前面下降并向中线靠拢，在枕骨大孔上方合并为一支进入椎管，沿脊髓前正中裂下降至脊髓颈膨大，在后者下方有节段性动脉与脊髓前动脉吻合形成脊髓前正中动脉 anteromedian spinal artery。分支分布于脊髓前角、侧角、灰质连合、后角基部、前索和侧索。

2．**脊髓后动脉** posterior spinal artery 由椎动脉发出向后走行，经枕骨大孔出颅后在脊神经后根内侧，沿脊髓后外侧沟下行，直至脊髓末端，分支分布于脊髓后角基部以后的部分和后索。

3．根动脉 radiculomedullary artery 为来自颈升动脉、肋间后动脉、腰动脉和骶外侧动脉等发出的节段性动脉。根髓动脉经椎间孔进入椎管，沿脊神经前、后根至脊髓，并与脊髓前、后动脉吻合（图 17-12）。

由于脊髓的动脉有椎动脉和节段性动脉两个来源，两者的移行部位因吻合薄弱而称危险区。此处在一个来源的血液供应不足时，易导致脊髓受到缺血性损伤，如第 1 至第 4 胸髓节段（特别是第 4 胸节）以及第 1 腰髓节段的腹侧面。

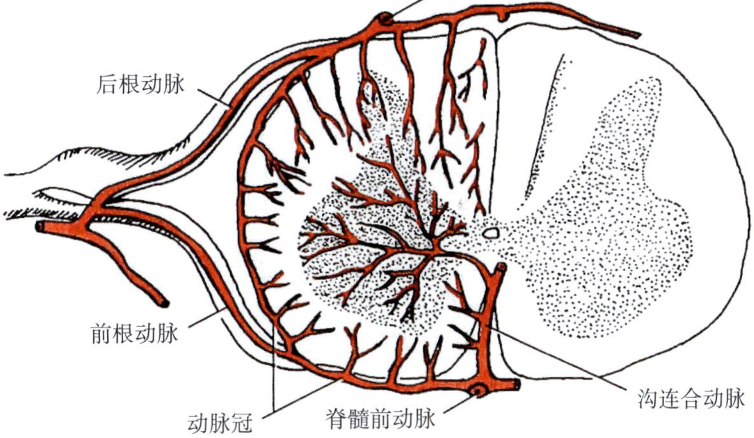

图 17-12　脊髓的动脉（横断面）

（二）脊髓的静脉

脊髓的静脉较动脉多而粗，表面共有 6 条静脉，即行于脊髓前正中裂和后正中沟内的脊髓前、后静脉，行于两侧脊髓前、后外侧沟内的脊髓前外侧和后外侧静脉。这 6 条静脉彼此借交通支相连，它们收集脊髓内的小静脉，汇入椎内静脉丛。

第三节　脑脊液及其循环

中枢神经系统内无淋巴液，而代之以**脑脊液** cerebral spinal fluid（CSF）。脑脊液是充满脑室系统、脊髓中央管和蛛网膜下隙内的无色透明液体，比重 1.003 ~ 1.008。它含有无机离子、葡萄糖和少量蛋白质以及很少的细胞，主要为单核细胞和淋巴细胞。正常成人脑脊液总量平均为 150ml。脑脊液的功能主要是在脑和脊髓周围形成水垫，起着缓冲和保护作用。同时又相当于外周组织的淋巴，对脑和脊髓起着营养、运输代谢产物及维持正常颅内压的作用。

脑脊液主要由各脑室脉络丛产生。由侧脑室脉络丛产生的脑脊液经室间孔流入第三脑室，与第三脑室脉络丛产生的脑脊液一起，经中脑水管流至第四脑室，再与第四脑室脉络丛产生的脑脊液汇合后，经第四脑室正中孔和外侧孔流入蛛网膜下隙。最后脑脊液流至大脑半球背侧蛛网膜下隙，通过蛛网膜颗粒渗透入上矢状窦回流入血液中（图 17-13）。经由动脉来的脑脊液再回到静脉，形成脑脊液循环。该循环中脑脊液的产生和吸收保持动态平衡。脑脊液循环途中若发生阻塞，可导致脑积水和颅内压增高，使脑组织受压、移位，甚至形成脑疝。

此外，对实验动物的研究发现，血液与脑脊液之间在室管膜及软脑膜毛细血管也有少量的双向物质转运，脑脊液也可能吸收入蛛网膜下隙附近周围神经的淋巴管。

在中枢神经系统存在着接触脑脊液的神经元系统 CSF-contacting neuronal system，即胞体位于脑室腔内、室管膜内或脑实质中，借胞体或突起直接与脑脊液接触的神经元。它们能接受脑脊液的化学和物理因素的刺激，并释放神经活性物质至脑脊液中，以执行感受、分泌和调节的功能。所以，在脑脊液与神经组织之间存在着交流信息的神经 - 体液回路。在神经系统发生病变时，既可抽取脑脊液进行检测，也可经脑室给药进行有效的治疗。

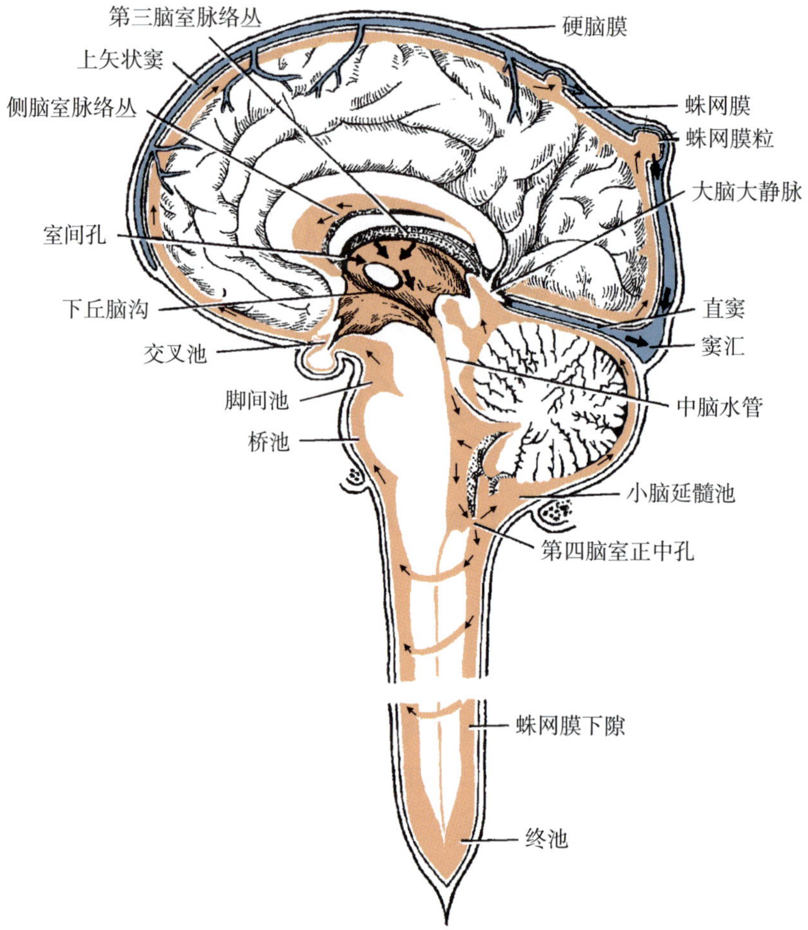

图 17-13 脑脊液循环模式图

第四节 脑屏障

中枢神经系统内神经元的正常活动，需要依赖于稳定的微环境，这个环境（如氧、有机物及无机离子浓度）的轻微变化，都会影响神经元的活动。中枢神经系统内有相应的结构对物质在毛细血管或脑脊液与脑组织间转运过程中进行一定的限制或选择，该结构即脑屏障。

脑屏障由 3 个部分组成（图 17-14）。

一、血 - 脑屏障

血 - 脑屏障 Blood-Brain Barrier（BBB）位于血液与脑、脊髓的神经细胞之间。其结构基础是：①脑和脊髓内的毛细血管为连续型，内皮细胞无窗孔，内皮细胞之间有紧密连接封闭，使大分子物质不能通过，但水和某些离子却能通过；②完整而连续的毛细血管基膜；③毛细血管基膜外有星形胶质细胞突起形成的胶质膜。

二、血 - 脑脊液屏障

血 - 脑脊液屏障 Blood-CSF Barrier 位于脑室脉络丛的血液与脑脊液之间，其结构基础主要是脉络丛上皮细胞之间有闭锁小带（属于紧密连接）相连。但脉络丛的毛细血管内皮细胞有窗孔，因而具有一定的通透性。

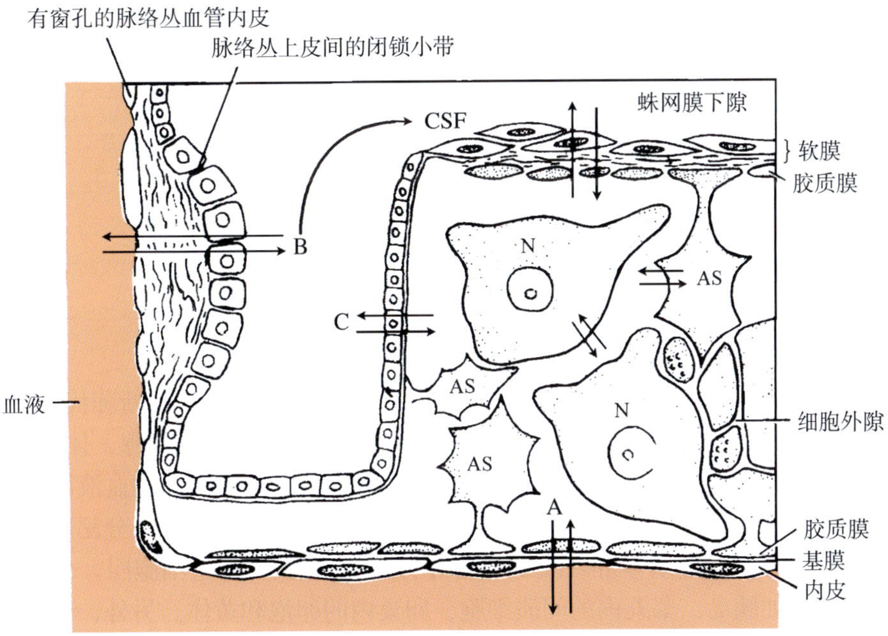

A．血 - 脑屏障 B．血 - 脑脊液屏障 C．脑脊液 - 脑屏障
AS：星形胶质细胞　N：神经元　CSF：脑脊液

图 17-14　脑屏障的结构和位置关系

三、脑脊液 - 脑屏障

脑脊液 - 脑屏障 CSF-brain barrier 位于脑室和蛛网膜下隙的脑脊液与脑、脊髓的神经细胞之间，其结构基础是室管膜上皮、软脑膜和软膜下胶质膜。但脉络膜上皮之间主要为缝隙连接，不能有效地限制大分子通过，软脑膜的屏障作用也很弱。因此，脑脊液的化学成分与脑组织细胞外液的成分大致相同。

脑屏障的存在保证了中枢神经系统的神经细胞周围有一个相对稳定的微环境，使脑和脊髓不致受到内、外环境各种化学和物理因素变化的影响，以保障神经细胞的功能得以正常进行。若脑屏障受到损害（如脑或脊髓的外伤、炎症或血管疾病）时，脑屏障的通透性增高或减低，脑或脊髓的神经细胞则会直接受到各种致病因素的刺激，将导致脑水肿、脑出血、免疫异常等严重后果。

脑屏障的作用也是相对的。脑的某些部位缺乏血 - 脑屏障（如松果体、神经垂体等），这些部位的毛细血管内皮细胞上有窗孔，因而具有一定的通透性；脑 - 脑脊液屏障也不完善，脑脊液和脑内神经元的细胞外液能相互交通。脑屏障的相对性使人体内三大调节系统（免疫、神经和内分泌系统）的物质之间的交流，在中枢神经系统内也同样存在，即免疫 - 神经 - 内分泌网络，它在全面调节人体的各种功能活动中起着重要作用。

（李建华）

院校风采：
青海大学医学院

第18章 内分泌系统

内分泌系统由内分泌腺、内分泌组织和内分泌细胞构成，对机体的新陈代谢、生长发育、生殖活动等进行调节，保持机体内环境的平衡和稳定。内分泌腺为无管腺，体积小，重量轻，血供丰富，其分泌的微量物质称**激素** hormone，后者可直接进入血液，随血液循环作用于特定靶器官或组织。内分泌腺的结构和功能活动有显著的年龄变化。人体的内分泌腺有垂体、甲状腺、甲状旁腺、肾上腺、松果体等（图 18-1）。内分泌组织仅为一些细胞团，分散存在于其他器官或组织之内。如胰岛、睾丸内的间质细胞、卵巢内的卵泡和黄体。另外，在呼吸道、消化道、泌尿生殖道、心血管和神经组织中还存在丰富的内分泌细胞。

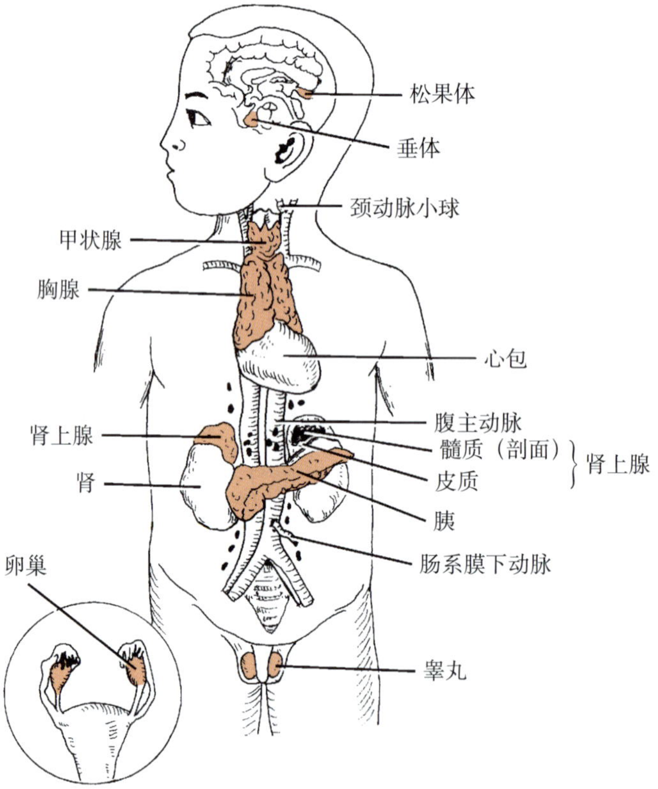

图 18-1　内分泌器官概况

内分泌系统与神经系统关系密切：一方面内分泌系统受神经系统的控制和调节，神经系统通过对内分泌腺的作用，间接地调节人体各器官的功能，这种调节称神经 - 体液调节；另一方面内分泌系统也可影响神经系统的功能，如甲状腺分泌的甲状腺素可影响脑的发育。

第一节 内分泌腺

一、垂体

垂体又称**脑垂体** hypophysis，不成对，是促进生长和物质代谢的重要内分泌腺。它可分泌多种激素，并且影响其他许多内分泌腺（甲状腺、肾上腺、性腺等）的活动（图 18-1，图 18-2）。

（一）位置和形态

垂体位于颅中窝蝶骨体上的垂体窝内。其前下方为蝶窦，两侧为海绵窦，上面被硬脑膜形成的环行鞍隔所覆盖，鞍隔中央有漏斗孔穿过，借漏斗（垂体柄）部与下丘脑相连。垂体呈横椭圆形，淡红色，前后径约 1.0cm，横径 1.0 ~ 1.5cm，高约 0.6cm。成年人垂体的重量为 0.4 ~ 0.8g，女性略大于男性，妇女在妊娠时可高达 1g，经产妇可达 1.5g。新生儿垂体的重量约 0.1g。

（二）分部

垂体分为**腺垂体** adenohypophysis 和**神经垂体** neurohypophysis 两部分（图 18-2）。腺垂体又分为远侧部、结节部和中间部；神经垂体分神经部、漏斗部和正中隆起。远侧部和结节部称**垂体前叶** anterior lobe of hypophysis，约占垂体体积的 75%；中间部和神经部称**垂体后叶** posterior lobe of hypophysis。

知识链接：垂体的分部

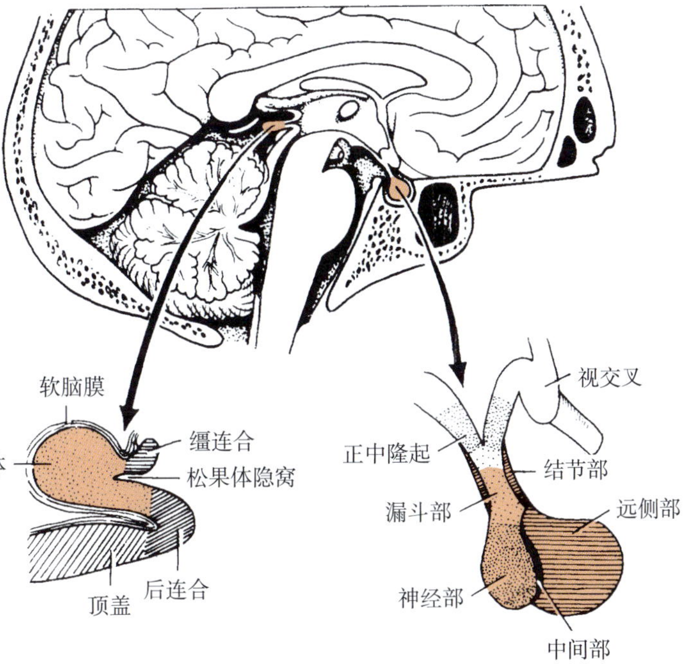

图 18-2 垂体和松果体

（三）垂体的血管

1．动脉

（1）垂体上动脉：起自颈内动脉前床突上部和大脑前、后动脉，分前、后 2 支，供应正中隆起、漏斗上部，前支发出 1 支小梁动脉至漏斗下部。

（2）垂体中动脉：起自于垂体上动脉或直接发自垂体下动脉，到达神经部后与垂体下动脉的分支吻合。

(3) 垂体下动脉起自颈内动脉海绵窦部，分内、外2支，主要供应垂体神经部。垂体上动脉和垂体下动脉在中间部和正中隆起处有毛细血管间的吻合。

2．垂体门脉系统　下丘脑对垂体前叶腺细胞的调节作用，是通过特殊的垂体门静脉系统进行的（图 18-3）。垂体上动脉到达正中隆起后，经过反复分支形成初级毛细血管网，此毛细血管网汇集成 12～20 条垂体门静脉至垂体前叶，垂体门静脉在前叶再反复分支形成次级毛细血管网，最后汇集成静脉。垂体门静脉系统的初级毛细血管网可将下丘脑的神经分泌物质带到前叶，再经次级毛细血管网作用于前叶的腺细胞，从而调节前叶腺细胞的激素分泌。

3．静脉　垂体前叶的次级毛细血管汇集成小静脉，小静脉最终汇成垂体下静脉，后者注入海绵窦；神经部和中间部的静脉最终也汇入海绵窦。

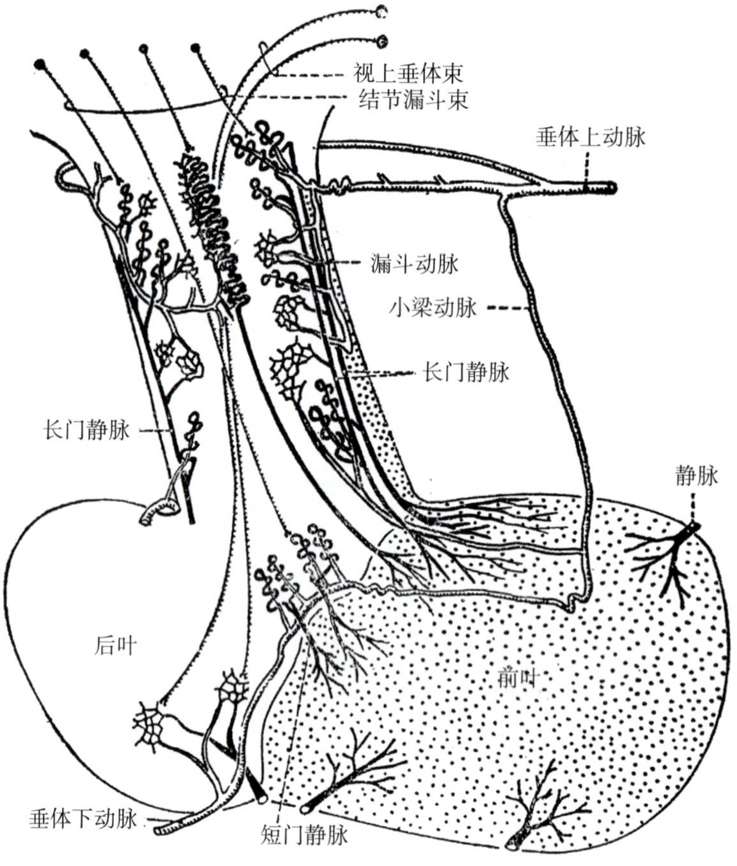

图 18-3　垂体门脉系统

（四）功能

垂体前叶能分泌生长激素、促甲状腺激素、促肾上腺皮质激素、催乳素、黑色素细胞刺激素、促性腺激素等，促进机体的生长发育和影响其他内分泌腺（如甲状腺、肾上腺和性腺等）的活动。神经垂体不具有内分泌功能，但能贮存和释放由下丘脑神经细胞产生的抗利尿激素（ADH）和催产素（OT）。

二、甲状腺

（一）位置和形态

案例分析

甲状腺 thyroid gland 位于颈前部，舌骨下肌群深面。它略呈“H”形，由左、右两个侧叶和**甲状腺峡** isthmus of thyroid gland 构成（图 18-4）。

甲状腺侧叶位于喉下部与气管上部的两侧，一般分为前、后缘，上、下端以及前外侧面

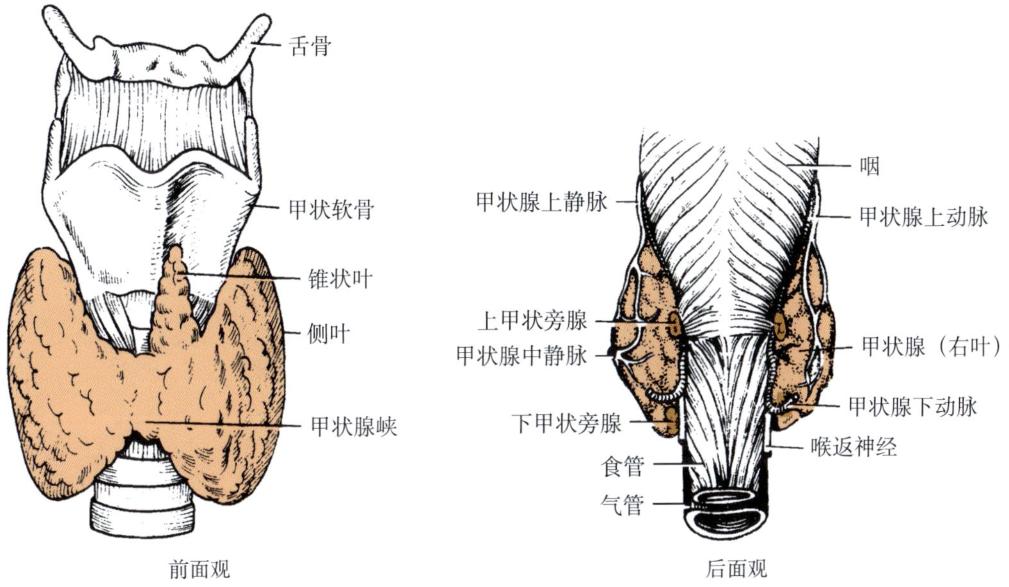

图 18-4　甲状腺

与内侧面。上端可达甲状软骨中部，下端至第 6 气管软骨，后方平对第 5 ~ 7 颈椎。甲状腺峡多位于第 2 ~ 4 气管软骨环前方，有时自峡部向上伸出一个锥状叶（出现率 50%），长短不一，长者可达舌骨水平。少数人甲状腺峡可缺如。

甲状腺柔软，呈棕红色，富含血管，其大小依年龄、性别和功能状态而不同，青春期和妊娠期略有增大。

（二）被膜

甲状腺表面覆有 2 层结缔组织被膜：内层称纤维囊（临床称真被膜），包裹腺组织并随血管、神经伸入腺实质，将腺组织分隔成许多大、小不等的小叶；外层称甲状腺鞘或假被膜（临床称外科囊），由颈深筋膜中层的气管前筋膜形成。二者之间形成的间隙为囊鞘间隙，内含静脉丛、神经、甲状旁腺和丰富的血管吻合。甲状腺两个侧叶内侧有增厚的纤维，连于环状软骨及第 1、2 气管软骨环，称甲状腺侧韧带，又名甲状腺蒂或脚，有喉返神经及甲状腺下动脉穿过。故吞咽时，甲状腺可随喉上、下移动。

（三）毗邻

甲状腺的前面，由浅入深依次有皮肤、浅筋膜、颈深筋膜浅层（封套筋膜）、舌骨下肌群及气管前筋膜遮盖。左、右两侧叶的后内侧紧邻喉与气管、咽与食管及喉返神经，两侧叶的后缘与甲状旁腺相贴；两侧叶的后外面与颈动脉鞘及颈交感干相邻。颈动脉鞘内包裹有颈总动脉、颈内静脉和迷走神经，鞘后方有颈交感干。当甲状腺肿大时，如向后内侧压迫喉与气管，可出现呼吸与吞咽困难以及声音嘶哑；如向后外方压迫颈交感干时，可出现 Horner 综合征，即瞳孔缩小、上睑下垂、眼裂变窄及眼球内陷等。

（四）甲状腺的血管

1．动脉　甲状腺的动脉有 2 个来源（图 18-4，图 18-5）：①由颈外动脉发出的甲状腺上动脉；②由甲状颈干发出的甲状腺下动脉；有时还有甲状腺最下动脉（10%），多发自头臂干。上述各动脉的分支彼此形成吻合。

2．静脉　在甲状腺的表面和器官的前面形成静脉丛，由丛发出甲状腺上、中、下静脉（图 18-4）。甲状腺上静脉和中静脉汇入颈内静脉，甲状腺下静脉注入头臂静脉。

（五）功能

甲状腺分泌甲状腺素和降钙素。甲状腺素可调节机体基础代谢并影响生长和发育，降钙素有降低血钙作用，参与机体钙平衡调节。如果甲状腺合成释放过多的甲状腺激素，则导致甲状腺功能亢进。出现心动过速、多汗、消瘦等基础代谢异常的表现。还会出现突眼、眼睑水肿、视力减退等症状。甲状腺素

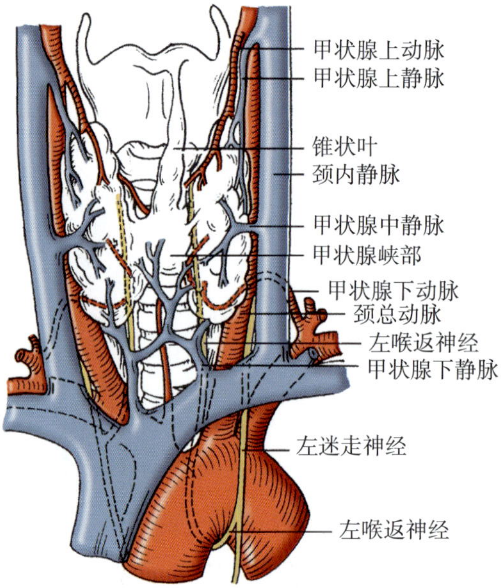

图 18-5 甲状腺的血管

分泌不足时，成人患黏液性水肿，患者的神经系统兴奋性和代谢率均低于正常，表现为表情淡漠、反应迟钝、皮肤变厚、毛发脱落、体温低。婴儿患呆小症，又称克汀病，表现为身材异常矮小、智力低下。

三、甲状旁腺

（一）位置和形态

甲状旁腺 parathyroid gland 呈扁椭圆形（图 18-4），棕黄色，大小如黄豆，通常每侧有上、下各 1 个，两侧共 4 个（2 对）。通常位于甲状腺侧叶的后面。根据其位置可分为上甲状旁腺和下甲状旁腺。上甲状旁腺位置比较恒定，一般位于囊鞘间隙中，甲状腺侧叶后缘的中部（或稍高一些）；下甲状旁腺位置变异较大，多位于囊鞘间隙中甲状腺侧叶后缘近下端甲状腺下动脉处，甲状旁腺也可在囊鞘间隙外或埋入腺实质中。甲状腺上、下动脉的吻合支与甲状旁腺的位置关系很密切，因此吻合支可作为寻找甲状旁腺的标志。甲状旁腺的血供来源于甲状腺下动脉或甲状腺上、下动脉之间的吻合支。静脉血则回流入甲状腺静脉。甲状旁腺的神经由交感神经分布。

（二）功能

甲状旁腺分泌甲状旁腺激素，它与甲状腺分泌的降钙素之间保持着相互联系。甲状旁腺激素调节机体钙磷代谢，维持血钙平衡。如甲状腺手术时不慎误将甲状旁腺切除，则引起血钙下降，肢体的肌肉出现搐搦性痉挛（手足搐搦症）；若甲状旁腺功能亢进，则可引起钙离子从骨移出入血液，导致骨质疏松、发生骨折。

四、肾上腺

（一）位置与形态

肾上腺 suprarenal gland 是人体重要的内分泌腺之一，呈黄色，前后扁平，左右各一，成人每个肾上腺约长 5cm，宽 3cm，前后径 1cm，重约 5g。左肾上腺近似半月形，右肾上腺呈三角形（见图 6-4，图 18-6）。它们分别位于左、右肾上极的上内方，包裹在肾前、后筋膜围成的肾旁间隙内。但肾上腺有独立的纤维囊和脂肪囊，故肾下垂时肾上腺不随之下降。肾上腺的前面有不太明显的肾上腺门，是血管、神经和淋巴管进出之处。肾上腺实质分为浅部的皮质和深部的髓质两部分。

（二）毗邻

右肾上腺前为下腔静脉，外侧为肝右叶后部，后上为右肾上极，内侧为右膈肌脚。左肾上腺内侧为左膈肌脚，后外为左肾上极，前面的毗邻较为复杂，80% 的左肾上腺前面为胰、脾动脉、脾静脉，其余 20% 为胃、网膜囊、脾（图 18-6）。

（三）肾上腺的血管

1．动脉　肾上腺的动脉有 3 个来源：①由腹主动脉发出的肾上腺中动脉；②由膈下动脉发出的肾上腺上动脉；③由肾动脉发出的肾上腺下动脉。这些动脉的分支互相吻合。

2．静脉　肾上腺的静脉：左侧汇入左肾静脉，右侧汇入下腔静脉。

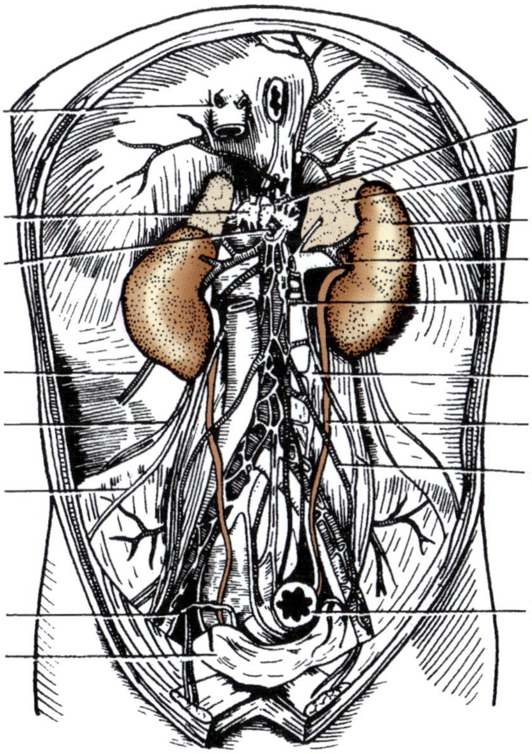

图 18-6　肾上腺的位置、毗邻和腹后壁的神经

（四）功能

肾上腺皮质 adrenal cortex 由浅入深可分为球状带、束状带和网状带。球状带细胞分泌盐皮质激素（醛固酮），调节体内水、电解质代谢；束状带细胞分泌糖皮质激素（皮质醇），调节糖、蛋白质的代谢；网状带细胞分泌性激素（孕酮、雌激素和雄激素），影响性行为和副性特征。肾上腺髓质 adrenal medulla 分泌肾上腺素和去甲肾上腺素，其作用与交感神经兴奋一致（心悸、多汗、面色苍白、高血压等）。

五、松果体

（一）位置与形态

松果体 pineal body（见图 18-2）又称**松果腺** pineal gland，位于上丘脑的缰连合后上方，以柄附于第三脑室顶的后部，第三脑室凸向柄内形成松果体隐窝。松果体是 1 个椭圆形小体，色灰红，长约 0.8cm，宽约 0.5cm，重约 0.2g。一般认为松果体随年龄而萎缩。在儿童期比较发达，于 7 岁左右开始退化，结缔组织增生；青春期后可有钙盐沉积，甚至钙化形成脑砂，可作为 X 线诊断颅内占位病变、口腔牙齿正畸的定位标志。松果体的血液供应来自于大脑后动脉，静脉血则注入大脑内静脉和大脑大静脉，交感神经的颈上神经节节后纤维分布于松果体。

（二）功能

松果体主要发挥抑制性作用，可以直接抑制腺垂体分泌细胞的分泌，也可通过抑制下丘脑释放因子，间接地降低垂体前叶激素的合成与分泌。松果体细胞分泌的某些吲哚胺，如褪黑激素 melatonin，能抑制人体性激素的释放，有防止儿童性早熟的作用。松果体病变引起分泌不足时，可出现性早熟或生殖器官过度发育。若分泌功能过盛，可导致青春期延迟。此外，松果体内还含有大量的 5- 羟色胺（5-HT）和去甲肾上腺素等多种活性物质，它们都表现出明显的昼夜节律改变。

第二节　内分泌组织和内分泌细胞

一、胸腺上皮细胞

胸腺 thymus 是一个淋巴器官，兼有内分泌功能，位于胸骨柄后方和上纵隔前部（详见淋巴系统）。胸腺组织内的胸腺上皮细胞 thymic epithelial cell 在促使胸腺细胞成熟的过程中，分泌胸腺趋化素、胸腺素和胸腺生成素等具有激素作用的活性物质，影响 T 细胞在不同阶段的发育。胸腺趋化素可吸引淋巴干细胞；胸腺素可将淋巴干细胞转化为具有免疫能力的 T 淋巴细胞，参与细胞免疫反应；胸腺生成素可使包括胸腺在内的淋巴细胞分化为参与免疫反应的细胞成分。

二、胰岛

胰岛 pancreatic islets 是胰的内分泌部分，由许多大小不等和形状不定的细胞团组成，大约有 100 万个。散在于胰腺实质内，胰尾最多，胰体、胰头较少。人的胰岛主要有 A、B、D、PP 四种细胞，其中，B 细胞的数量最多。它们分别分泌胰高血糖素、胰岛素、生长抑素和胰多肽，参与调节糖代谢。若胰岛素分泌不足，则导致糖尿病。

三、卵泡和黄体

卵巢 ovary 为女性生殖腺（详见女性生殖系统），产生卵泡 follicle。卵泡壁的细胞主要产生雌激素（雌酮和雌二醇），也可产生孕酮。卵泡排卵后，残留在卵巢内的卵泡壁转变成黄体 corpus luteum，黄体的主要作用是分泌孕激素和一些雌激素。雌激素可刺激子宫、阴道和乳腺的生长发育，出现并维持第二性征。孕激素能使子宫内膜增厚，为受精卵的着床做准备，同时还使乳腺逐渐发育，以备授乳。

四、睾丸间质细胞

睾丸 testis 是男性生殖腺，位于阴囊内，产生精子和雄性激素（详见男性生殖系统）。精子经输精管道排出体外；雄性激素由精曲小管之间的间质细胞 interstitial cell 产生，经毛细血管进入血液循环。雄激素可刺激男性附属性腺的生长和功能活动，激发男性第二性征的出现，并维持正常性功能。

院校风采：
首都医科大学

（刘　丽）

主要参考文献

[1] 高秀来．系统解剖学，3 版．北京：北京大学医学出版社，2013.
[2] 于恩华，刘洋，张卫光．人体解剖学，4 版．北京：北京大学医学出版社，2014.
[3] 柏树令，应大君．系统解剖学，8 版．北京：人民卫生出版社，2013.
[4] 张朝佑 . 人体解剖学（上、下册），3 版 . 北京：人民卫生出版社，2009.
[5] 顾晓松．人体解剖学，4 版 . 北京：科学出版社，2014.
[6] 丁文龙，王海杰．系统解剖学，3 版．北京：人民卫生出版社，2015.
[7] 张卫光译 . 奈特人体解剖学彩色图谱，6 版 . 北京：人民卫生出版社，2015.
[8] 刘树伟，李瑞锡 . 局部解剖学，8 版 . 北京：人民卫生出版社，2013.
[9] Sunsan Standring. Gray's Anatomy，40th. Elsevier，2008.
[10] David L. Felten，M. Kerry O' Banion，Mary Summo Maida. Netter's Atlas of Neuroscience，3rd. Elsevier，2016.
[11] Keith L Moore，Arthur F. Dalley，Anne M.R. Agur. Clinically Oriented Anatomy，7th. Willians & Wilkins，2014.

索引

E

F

G

H

J

K

L

M

N

P

Q

R

S

T

W

X

Y

Z